检验结果临床解读
（第3版）

主　编　胡成进　　陈英剑　　公衍文
副主编　牛爱军　　杜秀敏　　王明义
编　委　（以姓氏笔画为序）

丁春梅　王　琳　王开森　王延群
王坤平　卢兆莲　司海燕　刘晓斐
孙　晓　孙　黎　孙子涵　杜　丹
李　伟　李继霞　吴建英　吴艳花
闵　彦　张　华　张玮玮　武　静
范　晨　曹　源　韩　凝　薛　炼

U0287225

科 学 出 版 社
北 京

内 容 简 介

本书系统阐述了临床血液学、体液学、细胞学、遗传学与分子生物学、生物化学、微生物学、免疫学检验及常用治疗性药物浓度监测,详细介绍了1000余种检验项目的正常值参考范围、影响因素及临床解读。结合临床实际删减了第2版中不常用的检验项目,针对性、实用性更强。

本书内容精练,查阅方便,是临床各科医师的工具书,也适合患者查阅。

图书在版编目(CIP)数据

检验结果临床解读/胡成进,陈英剑,公衍文主编. —3版. —北京:科学出版社,2019.8

ISBN 978-7-03-062067-5

Ⅰ.①检… Ⅱ.①胡… ②陈… ③公… Ⅲ.①临床医学－医学检验 Ⅳ.①R446.1

中国版本图书馆 CIP 数据核字(2017)第 165859 号

责任编辑:路 弘 / 责任校对:张怡君
责任印制:霍 兵 / 封面设计:龙 岩

科学出版社 出版
北京东黄城根北街 16 号
邮政编码:100717
http://www.sciencep.com
三河市春园印刷有限公司 印刷
科学出版社发行 各地新华书店经销
*
2019 年 8 月第 三 版 开本:890×1240 1/32
2024 年 1 月第十次印刷 印张:18 1/2
字数:556 000
定价:105.00 元
(如有印装质量问题,我社负责调换)

第 3 版前言

随着基因测序、大数据、分子生物学技术等学科的快速发展,检验医学在临床疾病诊疗中的作用日显突出。从循证医学到精准医学的新医学模式转变已经到来,精准治疗的前提条件是精准诊断,精准的检验结果是精准诊断和治疗的重要依据。检验结果的临床解读和合理应用是临床医务工作者需要熟知的知识,也是部分患者迫切想要了解的知识。本书第1版于2005年出版,第2版于2010年出版。第3版主要删减了检验方法落后和不常用的检验项目,使本书尽量做到针对性和实用性更强。但鉴于时间仓促、编者水平有限书中疏漏和不足之处在所难免,祈望专家、读者批评指正。

编　者
2019 年 7 月于济南

第 2 版前言

　　检验医学在临床疾病预防、诊断、治疗和康复过程中的作用日显重要，新的检验技术和方法不断涌现，掌握临床检验方法、影响因素及结果正常参考范围，便于临床合理选择试验、正确分析结果及准确地做出诊断。为此，我们在人民军医出版社的大力支持下，查阅资料，并结合自己实验室的工作实践，于 2005 年 8 月组织编写了《检验结果临床解读》一书，共 7 章 49 节。该书已出版印刷 2 次，仍不能满足读者需求。为了适应检验医学新形势的发展，为方便广大读者更好更全面地了解各类检验项目，分析判断各项检验结果与临床疾病的关系。我们在第 1 版的基础上再次修订出版。

　　本书共分 8 章 54 节，内容涉及临床血液学、临床体液学、临床细胞学、临床生物化学、临床微生物学、临床免疫学检验，增加了遗传与分子生物学、常用治疗性药物浓度监测新内容，同时对第 1 版的部分章节内容进行了补充和删减。每一检验项目包括名称、方法、正常参考范围、影响因素及临床解读。重点介绍了影响检验结果的因素，被测物质浓度的变化与相关疾病的关系，正常生理情况下引起检验结果异常的原因。本书可为医学实验室、临床医疗及护理人员、医学院校学生、医保及社会有关人员参阅。

　　感谢丛玉隆教授在百忙中给予细心指导并作序。本书涉及面广、项目多，编者水平有限，书中疏漏和不足之处在所难免，祈望专家、读者批评指正。

编 者
2009 年 10 月于济南

目　录

第1章 临床血液学检验

第一节 一 般 检 验

一、白细胞(white blood cell，WBC)

【正常值】

仪器法成人静脉血(3.5～9.5)×10⁹/L。儿童(5.0～12.0)×10⁹/L。新生儿(15.0～20.0)×10⁹/L。

【影响因素】

1. 血细胞分析仪　为保证仪器的正常工作状态,应严格按仪器说明书的要求选择远离电磁干扰源及热源的安装环境,室内温度控制在 15～25℃,同时要定期做好仪器的校正及室内、室间质控。

2. 静脉血标本采集　应严格使用 EDTA-K₂ 抗凝静脉血,不能用肝素或枸橼酸盐抗凝,抽血后立即轻轻颠倒混匀,防止血小板黏附和聚集,注意切勿用力振摇,防止产生气泡或造成标本溶血;标本抽取后应及时送检,以便于检验人员在 2h 内进行测定,抗凝血在室温储存不得超过 6h,检测前检查标本有无凝块。

3. 婴幼儿末梢血标本采集　采血针穿刺过浅会使血液不能自然流至所需用血量,若挤压会造成大量组织液的混入,使计数结果偏低;气温变化影响末梢循环,炎热时,易混入汗液,寒冷时,末梢循环不良,均易使细胞计数有较大偏差;采血应避开冻疮、炎症、水肿及有瘢痕的部位,以免影响计数结果的准确性。

4. 半自动血细胞分析仪进行末梢血细胞计数　预稀释血人工加入溶血剂的量及溶血的时间要掌握好,若加入量不足或加入后放置时间过短,可造成溶血不完全,将未溶解的红细胞计入白细胞,从而使白细胞计数假性升高;若加入溶血剂量过多或加入后放置时间长,则引起白细胞形态改变,使白细胞分类计数结果不准确,甚至不能进行分类计数。

5. **不宜在剧烈运动后抽血** 住院病人最好在清晨空腹采血。

6. **病理因素影响**

(1)多发性骨髓瘤、巨球蛋白血症、淋巴系统增殖性疾病、转移瘤、自身免疫性疾病、感染等患者血中含有的冷球蛋白、癌症、白血病、妊娠、血栓疾病、糖尿病患者血中含有的冷纤维蛋白,均可使血液中非晶体物质聚集而导致白细胞计数假性升高。此时将稀释标本放在 37℃水浴,10min 后立即计数即可。

(2)血液中有核红细胞过多;当 M 蛋白增多时,在低 pH 情况下,M 蛋白与溶血素发生反应;低色素贫血或红细胞内含有大量 HbS 或 HbCO,某些初生儿或某些肝病患者红细胞膜异常具有抵抗溶血剂作用,导致红细胞溶血不完全等均可使白细胞计数假性升高。

7. **药物影响**

(1)升高:常见的有苯妥英、甲基多巴、新生霉素、万古霉素、卡那霉素、异烟肼。氨苄西林、头孢噻吩钠等能致嗜酸性粒细胞增加从而导致白细胞总数升高的药物;乙醚和氯仿等麻醉药,丙咪嗪、泼尼松龙等激素类药物可引起一时性白细胞增多;阿托品可引起儿童的白细胞增多;红霉素、汞化合物、铜、磷中毒时均可致白细胞升高;口服避孕药、促皮质素等也可使白细胞升高。

(2)降低:常见的有磺胺制剂、解热镇痛药、抗甲状腺药、抗肿瘤药物等。

【临床解读】

1. **生理变化**

(1)年龄:新生儿计数较高,可达$(15\sim30)\times10^9/L$,通常在 $3\sim4d$ 降至$10\times10^9/L$。

(2)日间变化:一般安静放松时白细胞较低,活动和进食后较高;早晨较低,下午较高,一日之内可相差 1 倍。

(3)运动、疼痛和情绪影响:剧烈运动、剧痛、极度恐惧等均可使白细胞短时升高。

(4)妊娠与分娩:妊娠期特别是最后 1 个月白细胞升高,分娩时可达$34\times10^9/L$,产后 $2\sim5d$ 恢复正常;女性绝经期、月经期则可降低。

(5)饮酒、大量吸烟、冷浴亦可升高。

由于生理因素,同一监测对象白细胞计数甚至可波动 50%。

2. **病理变化**

(1)升高:①各种球菌引起的急性感染及化脓性炎症:中耳炎、扁桃体炎、阑尾炎、脓肿等;②全身感染:肺炎、败血症、猩红热等;③中毒:尿毒症、糖尿病酸中毒、汞中毒、铅中毒;④急性出血、急性溶血、手术后;⑤恶性肿瘤、粒细胞血液病等;⑥类白血病反应:白细胞在 $20 \times 10^9 / L$ 以上,说明存在严重感染。

(2)降低:①病毒感染,如重症肝炎、流行性感冒、麻疹等;②某些传染病,如伤寒、副伤寒、疟疾等;③某些血液病,如再生障碍性贫血、白细胞减少性白血病、粒细胞缺乏症;④化学药品及放射损害,如 X 线照射、镭照射、晚期砷中毒等;⑤自身免疫性疾病及脾功能亢进等。

白细胞在 $2.5 \times 10^9 / L$ 以下,是传染病、中毒和骨髓再生障碍的重要危险值。

(一)中性粒细胞(neutrophilic,N)

【正常值】

1. 绝对值　仪器法 $(1.8 \sim 6.3) \times 10^9 / L$ 。

2. 百分率　仪器法、显微镜分类计数法 $0.45 \sim 0.75$ 。

【影响因素】

1. 需镜检的标本制片是否及时　因为抽血 2h 后粒细胞形态即有所改变。其他同白细胞计数。

2. 药物影响

(1)升高:激素类如皮质激素、肾上腺素、可的松和氢化可的松;周围血管扩张药如烟酸可使中性粒细胞增加。

(2)降低:抗心律失常药如苯妥英、普鲁卡因胺;解热镇痛药如对乙酰氨基酚、吲哚美辛;利尿药;抗生素类如氨苄西林、青霉素、头孢菌素、氯霉素;抗结核药异烟肼;抗甲状腺药卡比马唑及乙醇等可使中性粒细胞减少;多种抗肿瘤药物;常见引起中性粒细胞一过性减少的药物有普鲁卡因胺、羟苄西林、四环素等。

【临床解读】

1. 生理变化

(1)升高:初生儿外周血以中性粒细胞为主,6~9d 逐渐下降至与淋巴细胞大致相等。体力劳动、妇女妊娠、女性黄体期、吸烟、晚上较白天均可升高。

(2)降低:4~14 岁儿童、女性月经期及绝经期。

2. 病理变化

(1)增多:①急性感染和化脓性炎症,尤其是各种球菌感染最明显,如丹毒、败血症、猩红热、白喉、中耳炎、疖、痈、扁桃体炎、阑尾炎等;②急性中毒如代谢紊乱所致的代谢性中毒如糖尿病酸中毒、痛风危象、慢性肾炎尿毒症和妊娠中毒等;③急性大出血(特别是内出血时)和急性溶血后;④较严重的组织损伤及大量的血细胞破坏:较大手术后 12~36h,WBC 可达 $10×10^9/L$ 以上,急性心肌梗死 2d 内 WBC 明显升高,可持续 1 周,借此可与心绞痛区别;⑤肾移植术后排斥反应期 WBC 升高;⑥白血病及恶性肿瘤。

(2)减少:①革兰阴性杆菌感染,如伤寒、副伤寒;②某些病毒感染,如流感病毒;③慢性理化损伤,如机体长期接触铅、汞、苯等,某些药物如氯霉素等,长期接受放射线及放化疗病人;④系统性红斑狼疮等自身免疫性疾病;⑤再生障碍性贫血等血液病;⑥脾功能亢进、甲状腺功能亢进症;⑦某些寄生虫病,如疟疾、黑热病。

(二)淋巴细胞(lymphocyte,L)

【正常值】

1. 绝对值　仪器法(1.1~3.2)$×10^9/L$。

2. 百分率　仪器法、显微镜分类计数法 0.2~0.5。

【临床解读】

1. 生理变化　整个婴儿期淋巴细胞均较高,可达 70%。2~3 岁后淋巴细胞逐渐下降,至 4~5 岁时淋巴细胞与中性粒细胞大致相等。

2. 病理变化

(1)增多:①某些病毒或杆菌所致的急性传染病,如风疹、流行性腮腺炎、传染性淋巴细胞增多症、传染性单核细胞增多症、百日咳、结核病等;②某些血液病,如淋巴细胞白血病、白血病淋巴肉瘤、肥大细胞增多症等;③组织器官移植术后排异反应期;④多数急性传染病恢复期。

(2)减少:①接触放射线及应用肾上腺皮质激素或促肾上腺皮质激素等;②传染病急性期;③粒细胞明显增加时,淋巴细胞相对减少;④长期化疗及免疫缺陷病等。

(三)单核细胞(monocyte,M)

【正常值】

1. 绝对值　仪器法(0.1~0.6)$×10^9/L$。

2. 百分率　仪器法、显微镜分类计数法 0.03~0.1。

【临床解读】

1. 生理变化

(1)升高:女性月经周期卵泡期偏高。

(2)降低:高海拔地区居民。

2. 病理变化

(1)增多:①某些感染,如亚急性细菌性心内膜炎、急性感染恢复期、活动性肺结核等;②某些血液病,如单核细胞白血病、恶性淋巴瘤、恶性组织细胞病等;③某些疾病恢复期,如粒细胞缺乏症恢复期等;④某些寄生虫病,如疟疾、黑热病等;⑤甲状腺功能亢进症、结节性动脉炎等疾病;⑥病毒、立克次体感染,如麻疹、水痘、风疹、传染性单核细胞增多症、病毒性肝炎等。

(2)减少:急、慢性淋巴细胞白血病和全髓功能不全。

(3)药物影响:氨苄西林及氯丙嗪可引起单核细胞增加。

(四)嗜酸性粒细胞(eosinophil,E)

【正常值】

1. 绝对值　仪器法(0.02～0.52)×10^9/L。

2. 百分率　仪器法、显微镜分类计数法 0.004～0.08。

【影响因素】

青霉素等药物过敏可使嗜酸性粒细胞升高。

【临床解读】

1. 生理变化 { (1)夜间较白天高
(2)降低:运动和刺激

2. 病理变化

(1)增多:①变态反应性疾病,如支气管哮喘、血管神经性水肿、食物过敏、血清病等;②各种寄生虫病;③某些皮肤病,如湿疹、剥脱性皮炎、天疱疮、牛皮癣等;④某些血液病,如慢性粒细胞白血病、淋巴网状细胞肉瘤、嗜酸粒细胞性淋巴细胞肉芽肿等;⑤某些肿瘤,如鼻咽癌、肺癌及宫颈癌等;⑥其他,如肾移植术后排异反应、脾切除后、感染恢复期等;⑦内分泌疾病,如肾上腺皮质功能减退、垂体前叶功能减退等;⑧结缔组织病,如皮肌炎、结节性周围动脉炎等。

(2)减少:见于伤寒或副伤寒初期、大手术、烧伤等应激状态,或应用肾上腺素和促肾上腺皮质激素。

(五)嗜碱性粒细胞(basophil,B)

【正常值】

1. 绝对值　仪器法　(0～0.06)×10^9/L。

2. 百分率　仪器法、显微镜分类计数法 0～0.01。

【临床解读】

1. 生理变化

(1)升高:吸烟、妊娠、月经期,晚间较白天高。

(2)降低:绝经期、排卵、黄体期,晨起偏低。

2. 病理变化

(1)增多:①骨髓增殖性疾病,如慢性粒细胞白血病、嗜碱性粒细胞白血病、霍奇金病等;②某些铅、铋、锌等金属中毒;③溃疡性结肠炎、甲状腺功能减低症、肾病综合征、获得性溶血性贫血等;④某些癌肿转移,脾切除术后等。

(2)减少:①失血性休克;②传染病急性期。

(六)白细胞形态

【影响因素】

制片是否及时,染色时间过长或过短,染料渣子是否冲洗干净等均影响白细胞形态的观察。

【临床解读】

白细胞的常见形态变化有以下几种。

1. 中性粒细胞的核分裂象变化

(1)核左移:外周血中出现不分叶的粒细胞(指杆状核粒细胞、幼稚粒细胞)超过5%。常见于感染,尤以急性化脓性感染最常见,其他如急性中毒、急性溶血时也可出现。核左移伴白细胞总数增多表示骨髓功能旺盛,常见于急性炎症,如大叶性肺炎;核左移但白细胞总数不增多或降低表示骨髓释放功能受抑制,常见于严重感染、机体抵抗力下降,如伤寒、败血症等。

(2)核右移:外周血中中性粒细胞出现4、5叶核(正常多为3叶)或更多,其百分数超过3%。主要见于营养性巨幼细胞贫血、应用抗代谢药物治疗后、感染恢复期等。疾病进展期突然出现核右移提示预后不良,炎症恢复期也常一过性核右移。

2. 中性粒细胞的形态异常

(1)中毒颗粒(toxic granulation):细胞质中部分或全部颗粒变粗、深染,颗粒的分布不同、大小不等。常见于严重的化脓性感染、大面积烧伤等。

(2)空泡变性(vacuoloation):常为多个,可在细胞质或细胞核中出现,多因粒细胞受损发生脂肪变性所致。常见于严重感染,特别是败血症。

(3)核变性(degeneration of nucleus):包括核固缩、核溶解、核碎裂等,临床意义同中毒颗粒及空泡变性。

(4)杜勒小体(Döhle body)：为细胞质内出现的嗜碱性斑块状、梨形或云雾状成分，是疾病严重的标志，有时伴中毒颗粒出现。

(5)棒状小体(Auer body)：仅见于白血病细胞中，但在急性淋巴细胞白血病中则不出现棒状小体。

(6)Pelger-Huët 畸形：即中性粒细胞核分叶不良，是一种常染色体显性遗传性异常，亦可继发于某些严重感染、白血病、骨髓增生异常综合征、肿瘤转移和某些药物治疗后。

(7)Jordan 异常：即家族性白细胞空泡形成，见于家族性白细胞空泡增多症。

(8)May-Hegglin 畸形：即中性粒细胞胞质内蓝斑形成。可见于猩红热、球菌感染及某些烧伤早期的病例。

3. 淋巴细胞形态变异　异形淋巴细胞(abnormal lymphocyte)根据形态特点分为 3 型：Ⅰ型(空泡型)、Ⅱ型(不规则型)、Ⅲ型(幼稚型)。除以上 3 型外，尚可有呈浆细胞样或组织细胞样的异形淋巴细胞，见于：

(1)病毒感染性疾病：如传染性单核细胞增多症、流行性出血热、病毒性肝炎、带状疱疹、流行性腮腺炎、流感、风疹等；

(2)少数细菌性感染，原虫、螺旋体感染；

(3)某些免疫性疾病、药物过敏等。

二、红细胞(red blood cell)

【正常值】

成年男性：仪器法静脉血　$(4.3\sim5.8)\times10^{12}/L$。

成年女性：仪器法静脉血　$(3.8\sim5.1)\times10^{12}/L$。

【影响因素】

1. 采血部位　最好选择静脉血，婴幼儿可采末梢血，耳垂血所得结果偏高且波动大，故不宜采用。

2. 采血时间　宜选择安静空腹时，不宜在食后消化旺盛、情绪波动或剧烈运动后采血。激动、兴奋、恐惧、寒冷等刺激及剧烈运动均可使红细胞升高。

3. 药物影响

(1)增加：毛果芸香碱、肾上腺素、钴、糖皮质激素、促皮质素、雄激素等可致红细胞增加。

(2)减少：常见以下几种。①可引起全血细胞减少的药物：抗癫痫药、抗肿瘤药、吲哚美辛、洋地黄、金霉素、避孕药、白消安、四氯化碳、砷剂、锑化合物等。②可引起再生障碍性贫血的药物:催眠药、苯妥英钠、羟布宗、甲基多巴、洋地黄、甲巯咪唑、氯霉素、链霉素、苯、金、氟化物等。③可引起巨幼细胞贫血的药物:格鲁米特、苯妥英、雌激素、口服避孕药、呋喃啶、环丝氨酸、苯、砷剂。新霉素和秋水仙碱、抗叶酸药和抗肿瘤药及异烟肼等。④可引起溶血性贫血的药物:有抗心律失常药、甲基多巴、抗组胺药、抗生素、抗结核药、哌嗪、避孕药、亚硝酸盐、煤焦油、苯胺、硝基苯、锑化合物、铅、煤酚。⑤引起骨髓抑制的药物:阿司匹林、保泰松、噻嗪类、抗真菌药、抗代谢药、一氧化氮等。⑥汞利尿药、抗凝血药、维生素 A(超剂量时)、头孢噻啶、庆大霉素可引起贫血,氨苄西林和环酰胺可引起可逆性贫血。吲哚美辛和皮质类固醇可引起胃肠道出血。

4. 其他

(1)用半自动血细胞分析仪进行末梢血细胞计数时,在血液预稀释后,人工加入溶血剂的量及溶血的时间应掌握好。加入量过多使红细胞计数偏低,随放置时间的延长红细胞自行溶解,数量亦明显减少。

(2)大量巨大血小板的存在,影响红细胞的检查。

(3)如有冷凝集素存在,红细胞计数结果将显著降低,而血红蛋白不受影响,将标本置 37℃水浴 15min 后再测,可消除此影响。

【临床解读】

1. 生理变化

(1)年龄与性别差异:新生儿 RBC 较高,出生 2 周后降至正常;男性在 6～7 岁最低,25～30 岁时达最高值,30 岁以后随年龄增长有所下降;女性在 13～15 岁时达最高值,21～35 岁维持最低水平,后又与男性水平相接近。

(2)高山居民、登山运动员 RBC 高于正常。

(3)长期多次献血者红细胞代偿性增加。

(4)婴幼儿生长发育迅速、妊娠中后期孕妇血浆量增加致造血原料相对性不足,可出现生理性贫血。

2. 病理变化

(1)红细胞增多:①相对增多:连续呕吐、严重腹泻、出汗过多、大面积烧伤等情况,由于大量失水,血浆量减少,血液浓缩致红细胞相对增多;②代偿性或继发性增多:多见于慢性肺源性心脏病、先天性心脏病、肾癌、肾上腺肿瘤等患者;③真性红细胞增多症,红细胞可达$(7.0～12)×10^{12}/L$;④反应性红细胞增多症:肾小球肾炎、高铁血红蛋白血症。

(2)红细胞减少:①相对减少,血中红细胞总数并不减少,仅血浆增多所致,如肝硬化;②各种原因引起的贫血,如急、慢性失血性贫血、营养不足或吸收不良使造血物质缺乏而致的贫血、红细胞破坏过多如溶血性贫血、骨髓造血功能障碍如再生障碍性贫血等;③继发性贫血,多种疾病如炎症、内分泌疾病及结缔组织病等都可致贫血。

(一)平均红细胞体积(mean corpuscular volume,MCV)

【正常值】

平均红细胞体积仪器法:82～100fl。

【临床解读】

1. 增大 急性溶血性贫血,巨幼细胞贫血。

2. 减小 严重缺铁性贫血,遗传性球形细胞增多症,铁粒幼细胞贫血,珠蛋白生成障碍性贫血。

(二)平均红细胞血红蛋白含量(mean corpuscular hemoglobin,MCH)

【正常值】

平均红细胞血红蛋白含量仪器法:27～34pg。

【临床解读】

1. 增高 巨幼细胞贫血,溶血性贫血,再生障碍性贫血。

2. 降低 缺铁性贫血,铁粒幼细胞贫血,珠蛋白生成障碍性贫血。

(三)平均红细胞血红蛋白浓度(mean corpuscular hemoglobin concentration,MCHC)

【正常值】

平均红细胞血红蛋白浓度仪器法:316～354g/L。

【影响因素】

由于 MCV、MCH、MCHC 三项平均值是根据 RBC、HGB、HCT 这三项计算出来的,所以一切影响后三项测定的因素均会影响前三项数值的准确性。

【临床解读】

1. 增高 巨幼细胞贫血,溶血性贫血,再生障碍性贫血。

2. 降低 缺铁性贫血,铁粒幼细胞贫血,珠蛋白生成障碍性贫血。

MCV、MCH、MCHC 三项指标可对贫血进行形态学分类(表 1-1)。

表 1-1　根据 MCV、MCH、MCHC 的常见贫血分类

类别	MCV	MCH	MCHC
正常细胞性贫血	—	—	—
大细胞性贫血	↑	↑	—
小细胞低色素性贫血	↓	↓	↓
单纯小细胞性贫血	↓	↓	—

注:"—"无变化;↑增大;↓减低

(四)红细胞体积分布宽度(red cell volume distribution width,RDW)

【正常值】

红细胞体积分布宽度仪器法 11.0%～15.5%。

【影响因素】

血细胞分析仪的状态是否良好。

【临床解读】

反映红细胞大小不均程度的指标,增大多见于缺铁性贫血及营养不良性贫血。缺铁性贫血时 RDW 值增大,当给以铁剂治疗有效时 RDW 一过性增大,随后逐渐降至正常。RDW 与 MCV 的变化可对贫血进行进一步分类(表1-2)。

表 1-2　RDW、MCV 变化与贫血的分类

类别	常见疾病	MCV	RDW
正细胞均一性贫血	慢性病所致贫血、急性失血、溶血	—	—
正细胞不均一性贫血	早期缺铁性或营养性贫血	—	↑
大细胞均一性贫血	再生障碍性贫、慢性肝病、白血病前期	↑	—
大细胞不均一性贫血	巨幼细胞性贫血、慢性肝病、慢性淋巴细胞白血病	↑	↑
小细胞均一性贫血	轻型地中海贫血、慢性疾病	↓	—
小细胞不均一性贫血	缺铁性贫血、铁粒幼细胞性贫血	↓	↑

注:"—"无变化;↑增大;↓减低

(五)红细胞大小及形态(red cell morphology)

1. 红细胞大小异常

(1)小红细胞(microcyte):直径<6μm,厚度薄,常见于缺铁性贫血。

(2)大红细胞(macrocyte):直径>10μm,巨红细胞(megalocyte)直径>15μm,超巨红细胞(extra megalocyte)直径>20μm,体积大,常见于维生素B_{12}或叶酸缺乏引起的巨幼红细胞性贫血。

(3)红细胞大小不均(anisocytosis):红细胞大小相差悬殊(常在1倍以上),常见于各种增生性贫血,但不见于再生障碍性贫血。

2. 红细胞形态异常

(1)球形红细胞(spherocyte):直径缩小(常<6μm),厚度增加。常见于遗传性球形红细胞增多症(一般>25%)、自身免疫性溶血性贫血。

(2)靶形红细胞(target cell):呈靶形,主要见于珠蛋白生成障碍性贫血、某些血红蛋白病、脾切除术后及肝病等。

(3)椭圆形红细胞(elliptocyte):长径增大,短径缩小,呈椭圆形,见于遗传性或获得性椭圆形红细胞增多症(常多于25%),也可见于巨幼细胞贫血及恶性贫血。

(4)镰形红细胞(sickle cell):如镰刀状、柳叶状等,主要见于镰状红细胞性贫血。

(5)红细胞缗线状形成(erythrocye rouleaux formation):红细胞呈平行叠串状排列,见于骨髓瘤、高球蛋白血症、高纤维蛋白血症等。

(6)碎裂红细胞(schizocyte):多见于弥散性血管内凝血(DIC)、微血管病性溶血、癌转移、心脏瓣膜病、尿毒症、重症缺铁性贫血等。

(7)棘形红细胞(acanthocyte):见于先天性无β-脂蛋白血症、酒精性肝硬化合并溶血状态、肾衰竭、红细胞丙酮酸激酶缺乏症(PKD)、某些病人使用肝素等。

(8)口形红细胞(stomatocyte):见于遗传性口形红细胞增多症、酒精中毒等。

(9)咬痕红细胞(bite cell,degmacyte):见于 Heinz 小体贫血、不稳定血红蛋白病、地中海贫血等。

(10)泪滴形红细胞(tear drop cell,dacryocyte):见于骨髓增殖性疾病、恶性贫血、地中海贫血等。

(11)半月形红细胞:见于疟疾、某些增生性贫血等。

3. 红细胞染色异常 红细胞染色深浅反映血红蛋白的含量。

(1)低色素性(hypochromia):红细胞内含血红蛋白减少,见于缺铁性贫血及其他低色素性贫血。

(2)高色素性(hyperchromia):红细胞内含血红蛋白较多,多见于巨幼细胞贫血。

(3)嗜多色性(polychromasia):是未完全成熟的红细胞,呈灰蓝色,体积稍大,见于骨髓造红细胞功能旺盛的增生性贫血。

4. 红细胞结构异常

(1)嗜碱性点彩红细胞(basophilic stippling cell):见于重金属(铅、铋、银等)中毒、硝基苯、苯胺等中毒及溶血性贫血、恶性肿瘤等。

(2)卡波环(Cabot ring):可能是幼红细胞核膜的残余物,见于溶血性贫血、脾切除术后、某些增生性贫血。

(3)豪-焦小体(Howell-Jolly body):可能是细胞核的残余物,见于巨幼细胞贫血、溶血性贫血及脾切除术后。

(六)红细胞沉降率(erythrocyte sedimentation rate,ESR)

【正常值】

魏氏(Westergren)法　男性:0~15mm/h。

女性:0~20mm/h。

血沉仪法正常值同魏氏法。

【影响因素】

1. 采用枸橼酸盐抗凝,抗凝剂与血液比例为1:4,严格防止凝血并于采血后2h内检测完毕。

2. 魏氏法及血沉仪法最适温度为18~25℃,夏天温度高血沉增快应进行温度校正后报告。

3. 血沉管必须干燥且内径符合要求,一定要垂直放置。

【临床解读】

1. 生理变化

(1)新生儿因纤维蛋白原低而血沉减慢,12岁以下的儿童血沉可略快。

(2)妇女月经期和妊娠3个月后血沉可加快。

(3)老年人因纤维蛋白原的增高血沉可加快,可达30mm/h。

2. 病理变化

(1)增快:①急性细菌性炎症常于感染2~3d见血沉增快。②组织损伤如较大手术创伤可致血沉增快,无并发症时多于 2～3 周恢复正常。③用于观察结核病、结缔组织病及风湿病的病情变化和疗效。血沉加快,表示病症复发和活动,当病情好转或静止时血沉逐步恢复正常。④某些疾病的鉴别诊断:如心肌梗死(常于发病 1 周见血沉增快,并持续 2～3 周)和心绞痛,胃癌和胃溃疡,盆腔炎性包块和无并发症的卵巢囊肿等的鉴别。前者血沉明显增快,后者正常或略有增快。但应注意不少疾病可继发红细胞形态改变,从而掩盖了原发性疾病血沉增快的本质。如胃癌病人常合并营养不良性贫血,有时其血沉增快并不明显。⑤增长迅速的恶性肿瘤血沉增快,而良性者血沉多正常。恶性肿瘤手术切除或治疗较彻底时血沉可趋于正常,复发或转移时又见增快。⑥各种原因所致的高球蛋白血症均可见血沉增快,如多发性骨髓瘤患者,血浆中出现大量异常免疫球蛋白,血沉明显增快,为重要诊断指标之一。系统性红斑狼疮、巨球蛋白血症、亚急性感染性心内膜炎、黑热病、肝硬化、慢性肾炎等也见血沉增快。⑦贫血(HGB＜90g/L)时因红细胞数量稀少,下沉摩擦阻力减小而致血沉增快。⑧高胆固醇血症时血沉亦可增快。⑨健康查体:血沉测定虽无特异性,但与体温、血压、白细胞计数一样可以了解机体健康状况的一般信息,血沉增高往往暗示疾病存在,可以提示临床注意。

(2)减慢:见于红细胞明显增多及纤维蛋白原含量减低时,如真性红细胞增多症、DIC 晚期。

三、血红蛋白(hemoglobin, HGB)

【正常值】

仪器法、静脉血:成年男性:130～175g/L。

　　　　　　　成年女性:115～150g/L。

　　　　　　　新生儿:180～190g/L。

　　　　　　　婴儿:110～120g/L。

　　　　　　　儿童:120～140g/L。

【影响因素】

1. 大量吸烟,血内 HbCO 升高,患者 HGB 会明显升高。

2. 高脂血症可使 HGB 假性升高。

3. 剧烈而长期的体育锻炼可降低。

4. 静脉输入氨基酸影响 HGB 测定的准确性,导致 HGB 的假性增高。

5. 药物影响:常见引起贫血的药物有:苯妥英钠、口服避孕药、雌激素、苯乙双胍、维生素 K(仅维生素 K_3 和维生素 K_4)、伯氨喹、氯喹、奎宁、阿司匹林(致骨髓抑制和胃肠道出血)、非那西丁、氯苯那敏、苯海拉明、磺胺类药、抗生素、癌宁、苯胺、锑化合物、亚硝酸盐、铅、苯、氟化物、考来烯胺、二硫化碳、吲哚美辛、皮质类固醇、利福平、呋塞米、铜等均可引起贫血。

【临床解读】

血红蛋白增减的意义基本上与红细胞增减相似,其能更好地反映贫血程度。各种不同类型贫血时,血红蛋白量减少与红细胞数减少程度不一定呈平行关系。小红细胞性贫血(如缺铁性贫血)时,血红蛋白量减少程度较红细胞数减少明显;而大红细胞性贫血(如巨幼红细胞贫血)时,红细胞数减少程度较血红蛋白量减少明显。

1. 升高　见于真性红细胞增多症、血氧减少性红细胞增多症(包括:慢性支气管、肺疾病、心功能不全和家族性红细胞增多症)、肿瘤性红细胞增多症、反应性红细胞增多症(包括肾小球肾炎和高铁血红蛋白血症)和脱水。

2. 降低　结合 RBC、MCV(平均红细胞体积)、MCH(平均红细胞血红蛋白含量)、MCHC(平均红细胞血红蛋白浓度)、RDW(红细胞体积分布宽度)等指标综合分析,可大致确定贫血类型。

(1)正常细胞正色素性贫血:①癌症、白血病、再生障碍性贫血;②红细胞内原因溶血,如:红细胞酶缺陷、红细胞膜异常、异常血红蛋白病、地中海贫血;③红细胞外原因溶血,如寄生虫病、中毒和由免疫作用引起的溶血;④急性出血;⑤脾功能亢进。

(2)小细胞低色素性贫血:①铁缺乏、铁粒幼红细胞贫血;②慢性失血性贫血,如溃疡病、月经过多;③一氧化碳中毒;④维生素 B_6 缺乏。

(3)大细胞高色素性贫血:①恶性贫血;②寄生虫病。

(4)单纯小细胞性贫血:感染、中毒、慢性炎症、尿毒症等。

四、血细胞比容(hematocrit，HCT)

【正常值】

仪器法　男性:0.40~0.50。

女性:0.35~0.45。

【影响因素】

1. 待测标本不能溶血。

2. 测定前一定要充分混匀标本,混匀时用力太大,易发生溶血及产生气泡,影响测定结果。

【临床解读】

1. 增加　见于真性红细胞增多症、甲状腺功能亢进症(程度较轻);慢性充血性心力衰竭、先天性或获得性心脏病在缺氧时可致红细胞比容增加。

2. 减少　见于出血、休克、烧伤和电解质紊乱;再生障碍性贫血;各种贫血患者;妊娠贫血时,红细胞容量相对减少;嗜铬细胞瘤、肝硬化、营养不良、垂体功能低下等。

五、血小板(platelet,PLT)

(一)血小板计数

【正常值】

仪器法、静脉血　(125～350)×10^9/L。

【影响因素】

1. 抽血后立即轻轻颠倒混匀,防止血小板黏附和聚集而使血小板计数假性降低。

2. 各种原因引起的血栓前状态使血小板易于聚集。

3. 大量巨大血小板或小红细胞的存在,影响血小板的检测。

4. 药物影响

(1)增加:β受体阻断药,肾上腺素,糖皮质激素和磷中毒均可致血小板增加。

(2)减少:β受体兴奋药、抗有丝分裂药、代谢拮抗药物致血小板减少。

【临床解读】

1. 生理变化

(1)正常人每天 PLT 有 6%～10% 的波动,一般晨间较低,午后略高;春季较低,冬季略高;平原居民较低,高原居民略高;静脉血平均值较末梢血略高。

(2)新生儿 PLT 较少,3 个月后达到成人水平。

(3)女性比男性约高 9%,女性月经前 PLT 降低,经后逐渐上升;妊娠中、晚期升高,分娩后 1～2d 降低。

(4)剧烈活动和饱餐后 PLT 升高,休息后恢复至原来水平。

(5)急性酒精中毒时可降低。

2. 病理变化

(1)增多:①持续性增多,血小板增多症(血小板>800×10^9/L)、慢性粒细胞性白血病、真性红细胞增多症、伴白细胞增多症、原发性中性多核细胞增多症等;② 一过性增多,急性化脓性感染、急性大失血、急性溶血等;③脾切除术后或脾大、脾发育不全或脾萎缩、肝硬化等;④多发性骨髓瘤、霍奇金病、网状细胞瘤、结核病、结节性关节炎、慢性胰腺炎、创伤及某些恶性肿瘤早期;⑤PLT$>700\times10^9$/L,存在感染或凝血机制的紊乱或贫血等。

(2)减少:①生成减少,如急性白血病、再生障碍性贫血、急性放射病、某些药物(如抗菌药、抗惊厥药、免疫抑制剂)治疗后等;②破坏过多,如免疫性或继发性血小板减少性紫癜、脾功能亢进及体外循环等;③消耗过多,见于血栓性血小板减少性紫癜、弥散性血管内凝血;④某些病毒感染(风疹、肝炎、传染性单核细胞增多症、水痘、流行性腮腺炎等);⑤PLT$<60\times10^9$/L,存在出血或传染病的危险。

(二)血小板比积(plateletcrit, PCT)

【正常值】

仪器法:男性:0.108%～0.272%。
     女性:0.114%～0.282%。

【临床解读】

1. 增高　见于骨髓纤维化、脾切除、慢性粒细胞白血病等。
2. 减低　见于再障、化疗后、血小板减少症等。

六、网织红细胞（reticulocyte,RET）

【正常值】

成人:绝对值$(22\sim84)\times10^9$/L。
     仪器法百分率 0.005～0.015。
儿童:仪器法百分率 0.03～0.06。
荧光染色激光流式细胞技术:
LFR （低荧光强度比率） 仪器法 0.813～0.909。
MFR （中荧光强度比率） 仪器法 0.072～0.154。
HFR （高荧光强度比率） 仪器法 0.009～0.043。

【影响因素】

标本应严格使用 EDTA-K_2 抗凝静脉血,不能用肝素或枸橼酸盐抗凝;抽血量 1ml,抽血后立即轻轻颠倒混匀,注意切勿用力振摇,以免造成标本溶血。

【临床解读】

1. 增高　提示骨髓造血功能旺盛,见于各种增生性贫血(溶血性贫血、缺铁性贫血、巨幼细胞性贫血、急性失血性贫血)及经相应药物治疗有效时;急性溶血时可高达 0.6～0.8;急性失血后 5～10d 网织红细胞达高峰,2 周后恢复正常;恶性贫血或缺铁性贫血使用维生素 B_{12} 或供铁质后显著增多,表示有疗效。

2. 减低　提示骨髓造血功能低下,见于再生障碍性贫血,溶血性贫血再生危象时,典型再生障碍性贫血,网织红细胞计数常<0.005。网织红细胞绝对值<$15×10^9$/L 为再生障碍性贫血的诊断依据之一。

3. 采用荧光染色激光流式细胞技术进行 RET "分群"对肿瘤化疗有一定的指导意义。肿瘤患者在化疗进程中,当骨髓受抑制时,HFR+MFR 减低先于 WBC 与 PLT 的数目减低;化疗间歇期骨髓造血功能恢复时,HFR+MFR 和 RET 总数增高先于 WBC 和 PLT;骨髓移植成功患者,HFR 比例较 WBC 数提前 3～5d 恢复。

七、红斑狼疮细胞
(lupus erythematosus cell,LE cell)

【正常值】

脱纤维法、血块法:阴性。

【影响因素】

1. 取血后应立即检查,不能搁置过久。

2. 孵育时间为 2h,若时间过短则阳性率低,时间过长则细胞易退变,不好识别。

3. 注意与血片中其他吞噬现象区别,中性粒细胞或单核细胞吞噬衰老退变的细胞核时,不能误认为 LE 细胞。

4. 应尽可能在用激素治疗前采血送检。

5. 服用某些药物,如肼屈嗪、盐酸普鲁卡因胺、甲基多巴等可造成假阳性。

【临床解读】

1. 未经治疗的系统性红斑狼疮患者 LE 细胞阳性率为 70%～90%,其活动期较缓解期阳性率高。

2. 其他自身免疫性疾病如类风湿关节炎、硬皮病、结节性动脉炎、活动性肝炎、白血病、恶性贫血等也可偶见 LE 细胞。

3. 未找到狼疮细胞,并不能排除红斑狼疮,应进一步做其他有关免疫学检查。

八、疟原虫检查(malauial parasites, MP)

【正常值】

薄血膜或厚血膜检查法:阴性。

血清学检查:抗疟抗体一般在感染后 2~3 周出现,4~8 周达高峰,以后逐渐下降。现已应用的有间接免疫荧光、间接血凝与酶联免疫吸附试验等,阳性率可达 90%。

【影响因素】

1. 用油镜检查,若未检出疟原虫时,镜检视野不少于 200 个。

2. 在患者发热前后采血为宜。间日疟或三日疟在发作数小时至 10h 内采血较好,恶性疟则在发作开始时采血为好。

3. 一次阴性不能排除,对高度可疑患者应多次复查,以免漏诊。

【临床解读】

1. 查出疟原虫病原体即可确诊疟疾。

2. 红细胞和血红蛋白在多次发作后下降,恶性疟尤重;白细胞总数初发时可稍增,后正常或稍低,白细胞分类单核细胞常增多,并见吞噬有疟色素颗粒。

第二节 骨髓细胞学检验

一、骨髓涂片检查
(examination of marrow smear)

骨髓细胞学检查有助于诊断与观察造血系统疾病,协助诊断代谢性疾病与出血性疾病,诊断原发或继发性骨髓肿瘤。

【正常值】

1. 骨髓增生程度 根据成熟红细胞与有核细胞之比,可将骨髓增生程度分为 5 个等级:增生极度活跃、增生明显活跃、增生活跃、增生减低、增生极度减低。正常骨髓象为增生活跃。

2. 有核细胞分类 涂片体尾交界处或分布均匀处油镜分类计数 200~

500 个有核细胞,计算粒/红细胞比值及各种细胞相对比例,成人粒红细胞比例为(2～4):1。如比值在正常范围内也不能排除骨髓病变。

3. **巨核细胞计数** 计数 1.5cm×3cm 涂片巨核细胞并分类,通常全片巨核细胞为 7～35 个,分类:原始型 0,幼稚型<5%,颗粒型 10%～27%,产板型 44%～60%,裸核型 8%～30%。

4. **正常骨髓** 涂片中各个系统的血液细胞按一定的比例组合在一起,细胞形态均无明显异常,巨核细胞和成簇血小板均可见到,并能见到少量正常非造血性细胞,成熟红细胞大小均匀,染色正常,无其他异常细胞和血液寄生虫。

【影响因素】

1. 制骨髓涂片应结合实际情况,若是再生障碍性贫血,可涂厚些,涂片要求头、体、尾分明,髓小体丰富,脂肪滴可见。

2. 染色勿偏酸或偏碱,染色时间可根据室温不同做相应调整,染液冲洗要干净,勿留残渣于涂片上。

3. 观察涂片要求全面、仔细,对整张涂片用低倍镜或高倍镜认真地观察,特别对尾部和边缘部分,用油镜分类时须选择细胞分布均匀、互不重叠、结构清楚的区域以不重复走向进行。

4. 由于计数方法上的缺陷,误差较大,故对同一份标本应至少观察 2～3 张骨髓涂片,取其均值。

5. 在辨认细胞过程中,对每个细胞均应由表及里、全面分析,分清系列、阶段有无异常,如遇分类不明细胞,则要多观察几张涂片,并结合其他辅助检测手段,直至搞清。

6. 根据形态出报告时,应十分慎重,要结合病人临床情况、外周血检查及有关检测报告结果综合考虑,不能单凭经验和主观推断。

【临床解读】

1. **骨髓有核细胞计数变化**

(1)骨髓增生程度:增生极度活跃,常见于各种类型急、慢性白血病。增生明显活跃常见于各类型白血病、增生性贫血、原发性血小板减少性紫癜、脾功能亢进等。增生活跃见于正常骨髓象或某些增生性贫血、淋巴瘤早期、多发性骨髓瘤等疾病。增生减低可见于再生障碍性贫血和部分低增生型白血病,各种恶性肿瘤、白血病等在化疗过程中骨髓增生被抑制。增生极度减低常见于再生障碍性贫血。

(2)骨髓粒红比例:比例增大常见于粒细胞白血病、纯红细胞再生障碍性贫血、类白血病反应等;若比例减少常见于急性或慢性失血,溶血性贫血,巨幼细胞贫血、粒细胞缺乏症、白细胞减少症、脾功能亢进、真性红细胞增多症、骨髓增生异常综合征(MDS)等;粒/红比例正常见于正常骨髓象、再生障碍性贫血、原发性血小板减少性紫癜(ITP)、多发性骨髓瘤、恶性组织细胞病、骨髓肿瘤转移、淋巴肉瘤等。

(3)巨核细胞的数量:①增多:原发性血小板减少性紫癜以颗粒型巨核细胞增多为主;巨核细胞白血病以原始与幼稚型增多为主;慢粒早期以颗粒型和产板型增多为主;急性失血溶血以产板型居多。②减少:见于急、慢性再生障碍性贫血、各种急性白血病、纯巨核细胞再生障碍。

2. 骨髓细胞形态学变化

(1)细胞大小变化:较正常细胞体积大的病理改变常见于巨幼细胞贫血、骨髓增生异常综合征、白血病和白血病化疗期间、重症感染等;细胞体积变小的疾病有缺铁性贫血、骨髓增生异常综合征、白血病等。

(2)细胞质变化:见于缺铁性贫血、遗传性球形红细胞增多症、巨幼细胞贫血、急性白血病、多发性骨髓瘤、传染性单核细胞增多症、严重病毒感染。细胞质内颗粒异常可见于感染、类白血病反应、重金属中毒、白血病化疗期间、MDS、脾功能亢进、各种类型贫血。细胞质内有空泡出现可见于中毒、感染、灼伤、ITP、MDS、ALL-L3,AML-M3,M5 及淋巴瘤等。

(3)细胞核的变化:常见于核形异常的疾病有感染、中毒、溶血性贫血、巨幼细胞贫血、MDS、白血病和白血病化疗期间、淋巴瘤、恶性组织细胞病、多发性骨髓瘤等。

核成熟度异常可见于病毒感染、巨幼细胞贫血、MDS、慢性感染、先天性Pelger-Huët 畸形、脾功能亢进、白血病、多发性骨髓瘤等疾病。

二、骨髓细胞化学染色(cellular histochemical stain examination in marrow smear)

骨髓细胞化学染色在结合细胞形态学的基础上对各类白血病的确诊,对多种血液疾病的鉴别诊断,对各种良、恶性血液系统疾病疗效和预后评估均具有重要意义。

(一)过氧化物酶染色(peroxidase stain,POX)

【正常值】

细胞质中有蓝黑色颗粒者为阳性。

过氧化物酶主要存在于粒细胞中,除早期粒细胞外,其余各阶段均呈阳性反应,细胞越成熟,POX 阳性程度越强。单核细胞从幼单核细胞起呈弥散细颗粒状弱阳性。各阶段淋巴细胞、巨核细胞、红细胞等均呈阴性。

【影响因素】

1. 标本要求新鲜,放置过久细胞内过氧化物酶易消失。

2. 溶血的标本易使背景产生许多难以去除的杂质颗粒。

3. 标本在未染色前不能沾甲醇和氧化剂类试剂,以免细胞内的过氧化物酶被抑制和破坏。

4. 过氧化物酶反应的最佳 pH 一般在 6.5 左右,若将试剂应用液控制在此 pH,则染色效果较佳。

5. 过氧化氢液体的浓度过高会抑制酶作用,过低则失去应起的作用,使阳性程度减弱。过氧化氢的浓度以将其滴在血膜上产生微小气泡为准。

6. 每次染色均应设阴性和阳性标本对照,如有疑问,则需要复测。

【临床解读】

过氧化物酶染色主要用于鉴别白血病的类型:急性粒细胞白血病多呈阳性,急性单核细胞白血病多呈弱阳性,急性淋巴细胞白血病则呈阴性。通常将 POX 染色阳性率 3% 作为淋巴细胞与非淋巴细胞的分界标准,小原粒细胞白血病与急性淋巴细胞白血病细胞在形态上很难鉴别,前者 POX 阳性率常 >10%,后者 <3%。异常组织细胞和单核细胞,前者呈 POX 染色阴性。

(二)苏丹黑 B 染色 (sudan black B stain,SB)

【正常值】

阳性产物为黑色或蓝黑色颗粒定位于细胞质中。

粒细胞除原粒细胞外,均可见阳性颗粒,嗜酸性粒细胞呈泡状阳性;单核细胞大多呈弱阳性反应,其颗粒细小,散在分布;淋巴细胞、幼红细胞、巨核细胞和血小板呈阴性反应。

【影响因素】

1. 苏丹黑 B 储存液配好后,染料充分溶解后再用。

2. 苏丹黑 B 储存液为无水乙醇所配,易挥发,所以容器封闭性能要好,并置 4℃ 冰箱保存。

3. 苏丹黑 B 染色液可用 1~2 个月,如发生沉淀、由蓝色变为褐色,则不宜再用。

4. 缓冲液在临用前应混匀,对结果方能无影响。

5. 避免部分脂肪溶解,涂片在染色前勿沾上丙酮、乙醚、氯仿等溶剂。

【临床解读】

SB 染色与 POX 结果相似,但 SB 较 POX 更敏感。SB 染色主要应用于各种急性白血病的鉴别。急性粒细胞白血病原粒细胞呈阴性反应,少数阳性;早幼粒细胞呈阳性反应。急性淋巴细胞白血病各期淋巴细胞均为阴性。急性单核细胞白血病的原单核细胞为阴性,少数为少而细小的阳性。再生障碍性贫血时成熟中性粒细胞的阳性程度增高;慢性粒细胞白血病、霍奇金病、恶性贫血可见阳性减弱;戈谢细胞呈弱阳性;尼曼-匹克细胞呈中等阳性。再生障碍性贫血时阳性增多。

(三)中性粒细胞碱性磷酸酶染色(neutrophil alkaline posphatase stain, NAP)

【正常值】

中性粒细胞碱性磷酸酶积分参考范围:Kaplow 法 35～100 分。阳性结果为胞质内出现灰褐色至深黑色颗粒状或片状沉淀。各实验室条件不同,参考值有差异,应建立自己的实验室参考值。

【影响因素】

1. 标本要求新鲜,标本放置过久酶活性降低。

2. 固定液以 10% 甲醛甲醇固定液为好。

3. 基质液必须新鲜配制,pH 以 9.5 为宜,pH<9 时酶活力下降,pH>10 时细胞易破碎,酶扩散,造成假阴性。

4. 环境条件可干扰本试验,每次染色均应设阴性、阳性对照。

【临床解读】

1. 生理变化　NAP 活性受肾上腺皮质激素、雌激素影响较大,因此新生儿 NAP 活性较高,以后逐渐下降;妊娠和月经周期的变化也可使 NAP 的活力有所差异;应激状态下(紧张、恐惧、激烈运动等)NAP 积分可增高。

2. 病理变化

(1)严重的化脓性感染,球菌性感染较杆菌性感染高;烧伤、中毒、手术后、外伤等均可使 NAP 活力升高。

(2)鉴别白血病类型:慢性粒细胞白血病与类白血病反应,前者 NAP 活性降低,后者升高;急性粒细胞白血病 NAP 活性降低,而急性淋巴细胞白血病 NAP 活力增高;再生障碍性贫血 NAP 活力持续增加,而阵发性睡眠性血红蛋白尿降低;真性红细胞增多症 NAP 活力持续增加,而继发性红细胞增多症 NAP 积分正常或降低;恶性组织细胞白血病 NAP 积分明显减低,而反应性组织细胞增多时 NAP 积分往往增高。

(四)过碘酸-雪夫反应(periodic acid schiff reaction,PAS)

【正常值】

糖原在细胞质中为红色或紫红色,呈弥散状、颗粒状或块状。细胞质内无色或无颗粒为阴性。

1. 粒细胞系统 原粒细胞呈阴性,自早幼粒细胞以后随细胞成熟阳性反应逐渐增强,中性分叶核粒细胞最强。嗜碱性粒细胞呈阳性,嗜酸性粒细胞颗粒不着色,但颗粒间的细胞质呈现红色。

2. 单核细胞系 可见细胞质内呈弥散伴细小颗粒状红色阳性。

3. 淋巴细胞系 T 细胞仅一小部分可呈粗颗粒和小块状阳性,但 B 细胞绝大部分呈阳性反应。

4. 红细胞系 正常人红细胞系的各个阶段皆呈阴性反应,病理性幼红细胞为阳性。

5. 巨核细胞 呈阳性。

6. 巨噬细胞 可呈阳性反应,浆细胞呈阴性反应。

【影响因素】

(1)Schiff 染液变红不能再用。

(2)标本和使用器材应避免带醛基和还原基团的物质污染,以免出现假阳性。

(3)品红质量要求严格,若品红质量不佳,多加活性炭红色也不能被吸收。

(4)过碘酸易潮解,若潮解则氧化效果明显下降。

(5)涂片经过碘酸氧化水洗后,必须底部干燥后方可置入品红液中,胞间隙中的残留水分导致整张涂片呈鲜红色,影响结果观察。

(6)染色后的标本不能久置,8d 后逐渐退色,应及时观察结果。

(7)染色时间和温度应相对恒定。

【临床解读】

PAS 染色主要用于血液病的鉴别诊断。

1. 红细胞系血液病 红血病和红白血病及部分重型珠蛋白生成障碍性贫血、缺铁性贫血等疾病中可呈强阳性反应,其他类型的贫血如巨幼细胞贫血、再生障碍性贫血为阴性反应。

2. 白细胞系血液病　急性粒细胞白血病呈阴性或弱阳性反应,急性单核细胞白血病呈阳性反应,颗粒小而多,弥散分布,胞质边缘伪足处颗粒明显。淋巴系统恶性增生性疾病如淋巴瘤、霍奇金病、急、慢性淋巴细胞白血病等淋巴细胞 PAS 积分明显增加。

3. 鉴别不典型巨核细胞和霍奇金细胞　前者呈粗大紫红色颗粒或块状阳性,后者弱阳性或阴性。

4. 用于戈谢细胞与尼曼-匹克细胞的鉴别　前者多呈强阳性,后者呈阴性或弱阳性;用于瑞-斯(Reed-Sternberg)细胞和巨核细胞的鉴别、骨髓转移腺癌细胞与白血病细胞的鉴别。

(五)酸性磷酸酶染色(acid phosphatase stain,ACP)

【正常值】

细胞质内出现紫红色颗粒为阳性。

正常粒细胞除原粒阴性外,其余各阶段呈弱至中度阳性,单核细胞为弱至强阳性,红系为阴性,淋巴细胞可呈弱阳性,浆细胞和巨核细胞可呈中度阳性,网状细胞、吞噬细胞、组织嗜碱性细胞可呈阳性。

【影响因素】

1. 血液细胞内酸性磷酸酶的反应最佳 pH 为 4.5~5.5,由于方法不同,工作液的配置须用酸度计进行测定,以免阳性强度受影响,甚至无阳性出现。

2. ACP 染色结果以弥散状阳性出现的细胞较多。如为弱阳性反应,在复染时应注意在涂片纵向复染一半,另一半不复染,以利弱阳性的观察。

【临床解读】

1. 帮助诊断毛细胞性白血病　毛细胞性白血病可呈较强的阳性反应,且不被 L-酒石酸所抑制,淋巴瘤细胞和慢性淋巴细胞白血病淋巴细胞 ACP 染色也呈阳性反应,但被 L-酒石酸所抑制。

2. 鉴别 T 淋巴细胞和 B 淋巴细胞　前者呈阳性反应,后者阴性。

3. 鉴别细胞　鉴别戈谢细胞和尼曼-匹克细胞,前者强阳性,后者阴性。鉴别浆细胞、多发性骨髓瘤与异常淋巴细胞,前者呈阳性或强阳性,后者呈阴性。

(六)铁粒染色(iron granules staining)

【正常值】

骨髓铁可染成蓝色颗粒、小珠及小块。

细胞外铁正常为(＋)~(＋＋)。

细胞内铁正常阳性率为 0.12～0.44,细胞质内常见 1～5 个铁染色颗粒。

【影响因素】

(1)标本取材要满意。外铁检查要选择含有骨髓小粒的涂片。

(2)所用玻片一定要清洁无污,需经无铁处理,除去载玻片上可能存在的污染铁,此点对外铁检测特别重要。

(3)试剂要新鲜配置,浓盐酸与亚铁氰化钾的比例要准确。

(4)最好用放骨髓液的原片做铁染色,观察时要仔细。

(5)细胞内铁计算积分时以中晚幼红为准,原红和早幼红不计入百分比内。

【临床解读】

1. 诊断缺铁性贫血　细胞外铁减低或消失,细胞内铁在缺铁早期不减少或轻度减少,重症贫血时,内铁明显减少甚至为阴性。经铁剂治疗有效后,外铁迅速增加。

2. 诊断铁粒幼细胞性贫血　出现环形铁粒幼细胞量增多,常＞15%,细胞外铁增多。

3. 非缺铁性贫血　临床常见的有,溶血性贫血、巨幼细胞贫血、再生障碍性贫血、骨髓增生异常综合征、白血病等,均可引起细胞内外铁的增多。感染、肝硬化、慢性肾炎、尿毒症及多次输血者骨髓外铁增加。

(七)氯乙酸 AS-D 萘酚酯酶染色 (naphthol-AS-D chloracetateesterase stain, AS-DCE)

【正常值】

阳性反应为细胞质中出现红宝石色颗粒。中性粒细胞(除原粒细胞外)可呈阳性反应,但酶活性并不随细胞成熟而增强。嗜酸性和嗜碱性粒细胞为阴性,嗜碱性细胞偶可呈弱阳性。肥大细胞有时可呈阳性反应。巨核细胞、淋巴细胞、浆细胞、幼红细胞、血小板为阴性。

【影响因素】

(1)标本必须新鲜,取材后如无法及时染色可先行固定。

(2)氯化醋酸萘酚酯酶(NCE)最佳反应 pH 为 7.0～7.6。

(3)严格遵守操作规程,若温度升高和 pH 增加可导致氯化醋酸萘酚水解,从而在细胞内产生明显的非特异性酯酶反应。

【临床解读】

1. 用于鉴别急性白血病类型　急性粒细胞白血病大多呈阳性反应,急性单核细胞、淋巴细胞白血病时呈阴性,急性粒-单细胞白血病部分(原粒和早幼粒细胞)呈阳性,部分(原单核细胞和幼单核细胞)呈阴性。

2. 鉴别嗜碱性粒细胞与肥大细胞　前者阴性,后者阳性。

(八)非特异性酯酶染色(nonspecific esterase stain)

常用非特异性酯酶有 α-乙酸萘酚酯酶(α-naphtholacetateesterase, α-NAE)、醋酸 AS-D 萘酚酯酶(naphtholAS-Dacetateesterase, AS-DAE)、α-丁酸萘酚酯酶(α-naphthol butyrase esterase, α-NBE)等。

【正常值】

细胞质中出现棕黄色颗粒为阳性。在单核细胞、吞噬细胞中此类酶的含量较多且多数受到氟化钠(NaF)抑制;粒细胞、淋巴细胞、部分幼红细胞、巨核细胞和血小板等呈阴性,如有阳性,则不被 NaF 抑制。

【影响因素】

1. 酶的活性随标本采集后的时间而逐渐下降,应取材 2d 内染色。

2. α-NAE 最佳反应 pH 为 6.0～6.3。

3. 染色时间和温度要相对恒定。

4. 各种基质试剂由于其产品衍生物较多,染色效果可随产地、生产厂商及批号不同等因素相差甚远,所以每次操作应设阴、阳性对照。

5. 在酯酶染色反应中切忌基质浓度过高,以防引起背景污染,冲洗困难,特别在冬天,易使涂片表面产生脂质沉淀,影响结果观察。

【临床解读】

1. 非特异性酯酶又称单核细胞酯酶,主要存在于单核细胞和组织细胞内,正常单核细胞各阶段均呈阳性,且可被氟化钠抑制。

2. 急性粒细胞白血病可呈阳性或弱阳性,急性早幼粒细胞白血病细胞呈强阳性,但不被氟化钠抑制。

3. 急性淋巴细胞白血病一般为阴性。

三、骨髓活检(bone marrow biopsy)

【正常值】

正常骨髓活检切片中可见到造血细胞、非造血细胞及血管间质三大类成分。其中造血细胞主要是指各阶段幼稚细胞及成熟血细胞。正常情况下,粒系幼稚细胞多靠近骨小梁分布,且随着成熟度的增加逐渐远离骨小梁,进入骨小梁之间的中央区。红系细胞常靠近血窦旁生长,幼稚红细胞一般围绕巨噬细胞形成幼稚红细胞岛,且成熟度由内到外逐渐增加。巨核细胞多分布在窦样结构旁,距骨小梁有一定距离,正常情况下,所有巨核细胞均与窦样结构相连,位于后者外侧,正常值为 4～12 个/HP。单核细胞在骨髓中数量较少,无特定的分布位置。幼稚及成熟淋巴细胞均可见到,分布情况不一,可呈弥散或聚集分布。浆细胞多散在于骨髓细胞之间。肥大细胞在正常骨髓中少见。

【影响因素】

取材部位以髂后上棘为最好,如在骨髓活检同时做骨髓涂片细胞学检查,应当先抽取髓液涂片,之后再将活检针另换角度取骨髓组织。操作过程中应尽量避免过多出血,防止人为因素的影响。

【临床解读】

1. 骨髓活检可以提供较为完整的骨髓组织学结构,从而更准确地反映骨髓增生程度,较全面地衡量骨髓中造血组织、脂肪及纤维组织所占的比例。而且骨髓活检可以较早地发现幼稚细胞的增多,比骨髓涂片细胞学检查能更早预测疾病的预后。

2. 对于某些仅导致骨髓局灶病变的疾病,如多发性骨髓瘤、霍奇金病及非霍奇金淋巴瘤等,或者引起重要的骨髓组织学变化的疾病,如骨髓坏死、骨髓纤维化、骨髓转移肿瘤、炎性肉芽肿等可进行较为明确的诊断。

3. 对于临床骨髓液抽取发生"干抽"时骨髓活检尤为重要。通过活检可以明确"干抽"的原因,对于骨髓增生极度活跃造成的塞实性"干抽"、骨髓增生极度低下造成的"干抽"及骨髓纤维化引起的"干抽"能够很准确地加以区分。

第三节　溶血检验

一、一般试验

(一)红细胞寿命(red cell life-span)

【正常值】

正常人:^{51}Cr 标记 RBC 半衰期(^{51}Cr-RBCT)为 25～32d。

【影响因素】

1. 检查前 3 周及检查期间要避免输血,以保证^{51}Cr 标记的是自身红细胞及标记红细胞不被非标记红细胞所稀释,否则会影响测定结果。

2. 标记红细胞时所加入^{51}Cr 的浓度应＜2μg/ml 红细胞,过量会影响红细胞存活期。

3. 检查前 1 周停服维生素 C,因其可使六价^{51}Cr 还原成三价而降低标记率。

【临床解读】

1. 红细胞寿命缩短见于各种溶血性贫血,其半衰期常＜15d,轻度溶血性贫血变化不明显。

2. 红细胞寿命测定与红细胞破坏部位往往同时进行,有助于贫血的鉴别诊断、脾切除适应证的选择。

(1)^{51}Cr -RBCT 缩短:早期出现脾/肝比值＞2.0 与脾/心比值＞1.5,且呈持续上升趋势,而肝/心比值基本正常(正常参考值＜1.0),说明脾是过度破坏红细胞的主要场所。如遗传性球形红细胞增多症等,这类征象是脾切除的指征。

(2)^{51}Cr -RBCT 轻度缩短:脾/肝比值＞2.0,脾/心比值＞1.0,但动态观察基本稳定,无上升趋势,说明只是脾大,而无脾破坏红细胞功能亢进的现象。

(3)单纯肝/心比值＞1.0 伴^{51}Cr-RBCT 缩短,表示肝是红细胞破坏的主要场所,见于镰状红细胞性贫血。

(4)^{51}Cr -RBCT 缩短,而肝、脾均无明显异常的放射性聚集,见于某些免疫性溶血性贫血。

(二)血浆游离血红蛋白(plasma free hemoglobin)

【正常值】

比色法:10～40mg/L。

【影响因素】

1. 试验器皿要避免血红蛋白的污染。

2. 血标本要避免体外溶血。

【临床解读】

血浆游离血红蛋白增加是血管内溶血的指征,如蚕豆病、阵发性睡眠性血红蛋白尿(PNH)、阵发性寒冷性血红蛋白尿、冷凝集素综合征、温抗体型自身免疫性溶血性贫血、行军性血红蛋白尿、微血管病性溶血性贫血,黑热病、镰状红细胞性贫血、珠蛋白生成障碍性贫血等。血管外溶血者血浆游离血红蛋白正常,如遗传性球形红细胞增多症。

(三)血清结合珠蛋白(serum haptoglobin,HP)

【正常值】

比色法:0.5～1.5g/L。

【影响因素】

标本要避免体外溶血。

【临床解读】

1. 各种溶血都可使 HP 减低,尤其是血管内溶血。

2. 肝病、传染性单核细胞增多症和先天性无结合珠蛋白血症状时,结合珠蛋白亦降低,因此在诊断溶血性贫血时应排除上述疾病。

3. 感染、创伤、肿瘤、红斑狼疮、类固醇治疗、肝外阻塞性黄疸、霍奇金病等可使 HP 升高。此时如 HP 正常,不能排除溶血可能。

(四)红细胞自身溶血及纠正试验

【正常值】

健康人血在无菌条件下孵育 48h 后不加葡萄糖或 ATP 管,溶血率＜4%,加葡萄糖或加 ATP 管,溶血率＜0.6%。

【影响因素】

1. 本试验注意无菌操作。

2. 空白对照管溶血程度应该在正常参考范围内。

【临床解读】

自溶试验溶血率增加见于球形、椭圆形、口形和棘形红细胞增多症等,加入葡萄糖和 ATP 溶血都被纠正。非球形红细胞性溶血性贫血Ⅰ型虽也呈阳性,但溶血率较低,加入葡萄糖溶血可被纠正;Ⅱ型溶血率显著增加,加入葡萄糖不被纠正,但加入 ATP 后溶血则被纠正。PHA、自身免疫性溶血性贫血、药物性溶血等溶血率轻度增高,加葡萄糖Ⅰ型可纠正,Ⅱ型不被纠正。

二、红细胞膜缺陷性溶血

(一)红细胞渗透脆性试验(red cell osmotic fragility test)

【正常值】

开始溶血:3.8～4.6g/L(NaCl)。

完全溶血:2.8～3.2g/L(NaCl)。

【影响因素】

1. 所用的器械必须清洁干燥,防止血标本在体外溶血,否则影响试验的准确性。

2. NaCl 溶液浓度要准确,应干燥称量。

3. 应用新鲜静脉血,忌用抗凝血,特殊情况下可用去纤维蛋白血或肝素作为抗凝剂。

4. 黄疸或严重贫血的患者开始溶血时不易观察,可用等渗盐水将红细胞配成 50% 的悬液后再行试验。

5. 每次试验均应做正常对照,被检者与对照相差 0.4g/L 有临床意义。

【临床解读】

1. 脆性增加　见于遗传性椭圆形红细胞增多症,某些伴有球形红细胞增多的自身免疫性溶血性贫血。

2. 脆性降低　见于地中海贫血,缺铁性贫血,血红蛋白 C、血红蛋白 D、血红蛋白 E 病,脾切除术后及阻塞性黄疸和肝脏疾病。

(二)红细胞孵育渗透脆性试验

【正常值】

未孵育:50% 溶血为 4.0~4.45g/L(NaCl)。

37℃孵育 24h:50% 溶血为 4.65~5.90g/L(NaCl)。

【影响因素】

1. 所用的器械必须清洁干燥,防止血标本在体外溶血,否则影响试验的准确性。

2. NaCl 溶液浓度要准确,应干燥称量。

3. 应用新鲜静脉血,忌用抗凝血。

4. 每次试验均应做正常对照,与被检查者相差 0.4g/L 有临床意义。

【临床解读】

本试验用于轻型遗传性球形红细胞增多症、先天性非球形红细胞溶血性贫血的鉴别诊断。

1. 脆性增加　见于遗传性椭圆形红细胞增多症、先天性非球形红细胞溶血性贫血。

2. 脆性降低　见于珠蛋白障碍性贫血,缺铁性贫血,镰状红细胞贫血、脾切除术后。

(三)蔗糖溶血试验（sucrose hemolysis test）

【正常值】

定性:阴性。

定量:溶血率$<5\%$。

【影响因素】

1. 患者自身的血清可出现假阳性。

2. 正常血清中所含补体系统异常时出现假阴性。

3. 所用器械必须干燥无水,避免影响结果。

【临床解读】

1. 阳性见于阵发性睡眠性血红蛋白尿(PNH)患者。此试验可作为PNH的筛选试验,但特异性差,阴性可基本排除 PNH,如阳性应再做酸溶血试验证实。

2. 轻度阳性见于巨幼细胞贫血、再生障碍性贫血、自身免疫性溶血性贫血和遗传性球形红细胞增多症(HS)。

(四)酸溶血试验(acid hemolysis test,Ham 试验)

【正常值】

阴性。

【影响因素】

1. 血清酸化后试管必须塞紧,否则 CO_2 逸出使血清酸度降低。

2. 试验中所用的弱酸溶液必须新鲜配制。

3. 本实验不能使用抗凝标本,可用脱纤维蛋白血。

4. 为保证补体充分,最好用混合血清,但正常对照 RBC 须用 O 型血。

【临床解读】

1. 酸溶血试验为诊断阵发性睡眠性血红蛋白尿(PNH)的主要依据,但阴性并不能排除 PNH 的可能。

2. 遗传性球形红细胞增多症和遗传性椭圆形红细胞增多症时,亦有部分患者本试验可呈阳性。

(五)酸化甘油溶血试验(acidified glycerin hemolysis test,AGLT)

【正常值】

正常人 $AGLT_{50}>290s$。

【影响因素】

1. 试验中所用的试剂必须新鲜配制。

2. 标本应防止体外溶血。

【临床解读】

缩短见于遗传性球形红细胞增多症、肾衰竭、慢性白血症、自身免疫性溶血性贫血和妊娠妇女。

(六)微量补体溶血敏感试验

【正常值】

一般正常人的敏感值:6.2%~8.3%。

PNH 红细胞的敏感值:Ⅰ型<11%。

Ⅱ型 17%~25%。

Ⅲ型>25%。

【影响因素】

所用器械必须干燥无水,避免影响结果。

【临床解读】

每例 PNH 患者的 3 型细胞比例不一,而且同一患者在病程不同时期此 3 型红细胞比例也不同。因此,通过测定其百分数可对患者的病情发展及治疗效果进行动态观察。

(七)蛇毒因子溶血试验(venom hemolysis test)

【正常值】

健康人溶血率<5%,溶血率>10%为阳性。

【影响因素】

1. 试剂必须新鲜配制,保证蛇毒因子的有效性。

2. AB 型血清应新鲜,如为干粉配成溶液,则必须当天使用。

3. 所用器具必须清洁干燥,以免溶血造成假阳性。

4. 对照管吸光度应该控制在 5%左右,一般不超过 10%,否则应检查血清有无溶血现象或血清与红细胞血型是否不合。

【临床解读】

1. 蛇毒因子为特异性 PNH 的试验,特异性比 Ham 试验高。

2. PNH Ⅲ型红细胞对本试验敏感性最高,PNH Ⅱ型次之,PNH Ⅰ型不敏感。

（八）热溶血试验（heat hemolysis test）

【正常值】

阴性。

【影响因素】

所用器械必须无水、干燥，避免溶血。

【临床解读】

阳性主要见于 PNH，HS 和自身免疫性溶血性贫血阳性率比 PNH 为低，本试验用于 PNH 的筛选。

（九）红细胞膜蛋白电泳（protein electrophoresis of erythrocyte membrane）

【正常值】

红细胞各种膜蛋白组分百分率变化较大，多与正常红细胞膜蛋白电泳图谱作比较，或以区带 3 蛋白为基准，以各膜蛋白含量与区带 3 蛋白的比例表示。

【影响因素】

1. 电泳过程中应注意电泳时间、点样量、电流强度、染色和漂洗时间等因素。

2. 应同时做正常人和必要的已知异常蛋白的标本进行对照。

【临床解读】

1. 许多先天性和后天性溶血性贫血都伴有红细胞膜蛋白异常，各种膜缺陷病如遗传性球形红细胞增多症有收缩蛋白等含量减低或结构异常。

2. 某些血红蛋白病骨架蛋白等可明显异常。

三、红细胞酶缺陷性溶血

（一）自溶试验（autohemolysis test）

【正常值】

无菌孵育 48h 后，溶血率很低，一般＜4％。

【影响因素】

本试验注意无菌操作。

【临床解读】

自溶试验溶血率增加见于球形、椭圆形、口形和棘形红细胞增多症等，加入葡萄糖或 ATP 后溶血都被纠正。

（二）高铁血红蛋白还原试验（methemoglobin reducing test）

【正常值】

比色法：高铁血红蛋白还原率＞75％。

【影响因素】

1. 对于贫血患者应将血细胞比容调整在 0.35～0.40（35％～40％）。

2. 草酸盐抗凝剂具有还原性，不宜使用。

3. 试剂的比例要准确，否则易产生假阳性或假阴性。

4. 标本不应有凝块或溶血，以免影响测定结果。

5. 患者如存在高铁血红蛋白（HbH）、不稳定血红蛋白、高脂血症、巨球蛋白血症等均可造成假阳性。NADPH-MHb 还原酶缺乏（罕见）也可出现阳性结果。

【临床解读】

本试验用于红细胞葡萄糖-6-磷酸脱氢酶（G-6-PD）缺陷症的过筛试验。

（三）红细胞葡萄糖-6-磷酸脱氢酶（red rell glucose 6-phosphatedehydrogenase，G-6-PD）

【正常值】

紫外分光光度计法：8～18U/gHb。

荧光斑点法：5min 和 10min 斑点出现荧光而 10min 斑点荧光最强。

【影响因素】

1. pH、温度等影响蛋白质的一切因素均能影响酶的活性，故配制缓冲液时需用 pH 计校正至要求范围。

2. 在测定中所有试剂必须准确复温至室温才能进行测定。

3. 待测标本必须新鲜，操作应尽快进行。

4. 在溶血液制备过程中要尽量减少白细胞、血小板及网织红细胞的数量，否则结果偏高。

5. 每次都要有葡糖-6-磷酸脱氢酶正常和缺陷者的标本做对照。

【临床解读】

正常人有很强的荧光，葡糖-6-磷酸脱氢酶缺陷症患者荧光很弱或无荧光，杂合子型葡糖-6-磷酸脱氢酶缺陷症或某些变异型可有轻度或中度荧光。

(四)红细胞丙酮酸激酶(red cell pyruvatenase,PK)

【正常值】

紫外分光光度法:PK 活性(15 ± 1.99)U/g Hb。

荧光斑点法:无荧光点。正常荧光在 25min 内消失。

【影响因素】

1. 试剂的 pH、温度要准确。

2. 每次试验都应有正常人血液做阴性对照。

【临床解读】

丙酮酸激酶缺乏症时呈阳性(有荧光点),骨髓增生异常综合征(MDS)、急性粒细胞白血病(AML)和慢性粒细胞白血病(CML)等也可有获得性 PK 活性降低。

(五)变性珠蛋白小体检查(heinz bodies examination)

【正常值】

正常人含 5 个及以上珠蛋白小体的红细胞<1%。

【影响因素】

试验过程中严格控制加入乙酰苯肼的量,制片后立即计数,久置会降低阳性率。且要做正常对照,同时注意含变性珠蛋白小体的红细胞与网织红细胞的鉴别。

【临床解读】

阳性见于 G-6-PD 缺乏症患者(3%～82%)。正常人无变性珠蛋白小体或仅偶见几个细小变性珠蛋白小体。当 G-6-PD 缺乏所致的蚕豆病、伯氨喹型溶血性贫血时含变性珠蛋白小体的红细胞可增多。此外,硝基苯、苯胺、苯肼等化学物质中毒者也可出现变性珠蛋白小体。

四、自身免疫性溶血

(一)冷凝集素(cold agglutinin)

【正常值】

正常人呈阴性(一般滴度<1:16)。

【影响因素】

1. 患者未分离的血清标本不放冰箱,标本应在 37℃环境下保存,以防冷凝集素被红细胞吸收而呈假阴性。

2. 分离的血清应尽快进行试验,因长时间冷藏可致冷凝集素消失。

【临床解读】

冷凝集素增加见于冷凝集素综合征。支原体肺炎产生的抗体在小儿可引起一过性溶血,因而小儿支原体肺炎可见冷凝集素阳性。轻度增高常见于非特异性炎症、自身免疫性疾病、多发性骨髓瘤、非霍奇金淋巴瘤、传染性单核细胞增多症、疟疾、肝硬化等。

(二)冷热溶血试验(donath-Landsteiner test,D-LT)

【正常值】

正常人为阴性,阵发性冷性血红蛋白尿症病人为阳性。

【影响因素】

制备纤维蛋白血离心时应低速。

【临床解读】

冷热溶血试验是诊断阵发性冷性血红蛋白尿症的主要指标。

三期梅毒、传染性单核细胞增多症、水痘、麻疹和流行性腮腺炎时可见阳性,但一般是短暂的。

(三)抗人球蛋白试验(anti-human globulin test)

【正常值】

阴性。

【影响因素】

1. 标本应新鲜。

2. 试管洁净,避免血浆蛋白污染,以防假阴性。

3. 抗人球蛋白血清在制好后,需用阳性红细胞或致敏的 Rh 阳性"O"型红细胞鉴定。

4. 试验应在 37℃下进行,以排除冷抗体。

5. 洗涤红细胞时,需用多量生理盐水洗 3 次,以使血清蛋白充分洗净,才可排除其抑制阳性结果的因素。

【临床解读】

1. 抗人球蛋白试验直接试验阳性是自身免疫性溶血性贫血的诊断依据。

2. 抗人球蛋白试验阳性主要表现在青霉素类和奎宁类药物引起的自身抗体增多或冷凝集素综合征、PNH 以及新生儿同种免疫溶血病。而其他自身免疫性疾病,如系统性红斑狼疮(SLE)、结节性动脉周围炎、慢性淋巴细胞增生病、Evan 综合征、癌肿等也可阳性。

五、血红蛋白异常性贫血

(一)抗碱血红蛋白(alkali resistant hemoglobin,HbF)

【正常值】

比色法:成人:1%~3.1%。

新生儿:5.5%~8.5%,2~4个月后逐渐下降,1岁左右接近成人水平。

【影响因素】

操作过程中应注意:血红蛋白液必须新鲜,碱化时间要准确,过滤后须在1h内比色测定。

【临床解读】

HbF轻度增高可见于:50%的轻型β-珠蛋白生成障碍性贫血、再生障碍性贫血(AA)、阵发性睡眠性血红蛋白尿(PNH)、真性红细胞增多症、铁粒幼细胞贫血、白血病等。

显著增高见于:重型珠蛋白生成障碍性贫血;α、F、A_2F和γ-珠蛋白生成障碍性贫血及HbH病患者HbF也可增高;δ-珠蛋白生成障碍性贫血HbF不升高。

(二)血红蛋白电泳(hemoglobin electrophoresis)

【正常值】

1. pH8.6的TEB缓冲液醋酸纤维膜电泳 正常血红蛋白电泳区带:HbA>95%,HbF<2%,HbA2为1%~3.1%。pH8.6的TEB缓冲液适合于检出HbA、HbA2、HbS、HbC,但HbF不易与HbA分开,HbH与Hb Barts不能分开和显示,应再选择其他缓冲液进行电泳分离。

2. pH6.5的TEB缓冲液醋酸纤维膜电泳 主要用于HbH与Hb Barts的检出。HbH等电点为5.6,在pH6.5的TEB缓冲液中电泳时泳向阳极,Hb Barts则在点样点不动,而其余的血红蛋白都向阴极移动。

【影响因素】

1. 电泳时间不能太长,电泳时醋纤膜不能变干,故应该观察到HbA和HbA2清晰分开就停止电泳,电泳时间太长区带反而扩散模糊。

2. 点样量不能太多,如血红蛋白液太多,色带易脱落或染色不透,则可出现HbA2相对增高的假阳性结果。

3. 避免醋酸纤维膜被蛋白质污染。

4. 电流不应过大,否则血红蛋白分不开带。

【临床解读】

1. 通过与健康人的血红蛋白电泳图谱比较,可发现异常血红蛋白电泳区带。如 HbH、HbE、HbBarts、HbS、HbD 和 HbC 等异常血红蛋白。

2. HbA2 增多见于珠蛋白生成障碍性贫血,为杂合子的重要实验室诊断指标。HbE 病时也在 HbA2 区带位置处增加,但含量很大(在 0.1 以上)。HbA2 轻度增加也可见于肝病、肿瘤和某些血液病。

(三)血红蛋白 A2 测定

【正常值】

健康成人 HbA2 为 $1.4\%\sim3.6\%$。

【影响因素】

1. 所用标本应新鲜。

2. 在整个操作过程中应该注意加入缓冲液,不能让制好的柱干涸。

3. 如有异常蛋白存在时,某些异常血红蛋白的等电点和 HbA2 接近,注意防止假阳性结果的出现。

【临床解读】

1. HbA2 增高在 $4\%\sim8\%$,多数为轻型 β-珠蛋白合成障碍性贫血,某些血液病、肿瘤、肝病等 HbA2 也有轻度增加。

2. HbA2 减低见于 α-珠蛋白和 δ-珠蛋白合成障碍性贫血以及重度 IDA 和遗传性 HbF 持续存在综合征等。

(四)热不稳定试验(heat instability test)

【正常值】

$\leqslant5\%$

【影响因素】

所有器械必须无水、干燥,避免溶血。

【临床解读】

阳性主要见于 PNH,另外 HS 和自身免疫性溶血性贫血阳性率比 PNH 为低,本试验用于 PNH 筛选试验。

(五)胎儿血红蛋白(HbF)酸洗脱试验(fetal hemoglobin acid washing test)

【正常值】

脐带血呼所有的红细胞均呈阳性,新生儿阳性率为 $55\%\sim85\%$,1 个月后的婴儿为 67% 4～6 个月后偶见成人小于 1%。

【影响因素】

1. 应严格掌握缓冲液的 pH、酸洗脱的温度和时间,以保证测定结果的准确性。

2. 标本必须用新鲜的或 4℃冰箱保存 3d 以内的枸橼酸钠抗凝血,血片制成需 2h 内染色,否则可出现假阳性结果。

3. 如观察时不好区分白细胞与红细胞,可先用苏木素染液对白细胞进行染色。

【临床解读】

1. 珠蛋白生成障碍性贫血着色细胞增加,重型患者大多数红细胞染成红色,轻型患者可见少数染成红色的细胞。

2. 遗传性胎儿血红蛋白持续综合征全部红细胞均染为红色。

(六)血红蛋白 H 包涵体检测

【正常值】

健康人 0～5%。

【影响因素】

1. 不典型的包涵体应与网织红细胞相鉴别,包涵体形态为在红细胞内均匀分布的蓝色球形小体,有折光性。而网织红细胞内网状物质是呈颗粒或网状不均匀排列。

2. HbH 病红细胞内包涵体一般在 10min 至 2h 形成,观察温育 2h 含包含体的红细胞是否比温育 10min 的阳性细胞多,可了解是否有 HbH 等不稳定的血红蛋白的存在。

3. 推好片后宜即及时风干,否则红细胞形态不清楚,影响观察。

4. 制片后应及时计数。否则放置过久变性的血红蛋白小体可褪色消失。

【临床解读】

1. 不稳定血红蛋白病:孵育 1～3h 多数细胞内可出现变性珠蛋白肽链沉淀形成的包涵体。

2. HbH 病:孵育 1h 就可出现包涵体,也称为 HbH 包涵体。

3. G-6-PD 缺乏或者细胞还原酶缺乏及化学物质中毒,红细胞中也可出现包涵体。

第四节 出、凝血检验
(examination of bleeding and coagulation)

一、血管及内皮功能的检验

(一)出血时间(bleeding time,BT)

【正常值】

模版式刀片法:(6.9±2.1)min。

【影响因素】

1. 应消除患者的紧张情绪,避免血小板、凝血因子的激活。

2. 在操作过程中要避免在水肿、冻伤或有瘢痕的部位刺血。

3. 避开浅表静脉处。

4. 采血部位应保暖,血液应自动流出。

5. 试验前1周内不能服用抗血小板药物,如阿司匹林等,以免影响结果。

6. 切口方向、切口深度、环境温度、静脉血压、年龄和性别等因素均会影响出血时间的测定结果。

【临床解读】

1. BT缩短 见于血栓前状态或血栓栓塞性疾病,如妊娠高血压综合征、心肌梗死、脑血管疾病、心绞痛、糖尿病伴血管病变、成人型呼吸窘迫综合征及弥散性血管内凝血(DIC)的高凝血期等。

2. BT延长 通常表示止血初期的障碍。见于:

(1)血小板质与量异常:血小板减少性紫癜、血小板增多症、血小板无力症、再生障碍性贫血、急性白血病、恶性贫血等。

(2)微血管结构或功能异常:如遗传性毛细血管扩张症、血管性假血友病、坏血病等。

(3)其他:先天性纤维蛋白缺乏症、凝血酶原缺乏症、纤维蛋白溶解活性增高、新生儿出血病。抗凝血药物(如双香豆素、肝素)服用过量、慢性尿毒症、甲状腺功能减低症、肝脏疾患、严重阻塞性黄疸、维生素K吸收减少及严重贫血等。

（二）毛细血管脆性试验（capilliary fragility test，CFT）

【正常值】

正压束臂法：男性 0～5 个（出血点）；女性 0～10 个（出血点）。通常出血点直径为 0.5～1mm，数目在 5 个以下即为（－），5～9 个者为（＋），10～19 个者为（＋＋）。如前臂的前面和后面有广泛性出血点者为（＋＋＋）。健康人约有 30％为（＋）。如在（＋＋）以上者则肯定为异常。除计数出血点外，如出血点直径超过 1～3mm 者，可判断为潜在性紫癜。

【影响因素】

1. 试验前应对受试者的前臂先行出血点检查。

2. 在观察出血点时选择好适宜的光线和角度。

【临床解读】

1. 试验阳性常见于

（1）血管病变，毛细血管壁异常：单纯性紫癜、感染性紫癜、药物性紫癜、遗传性出血性毛细血管扩张症、血管性假血友病、异常血红蛋白症及其他可疑毛细血管壁受损的疾病。①如遗传性出血性毛细血管扩张症，系遗传性病变，病变部位的毛细血管或小动脉有不规则的扩张，有的部位毛细血管壁变薄，血管壁脆、易损伤、易出血。②过敏性紫癜，因肥大细胞（嗜碱性粒细胞）释放活性物质，如组胺、5-羟色胺等，使毛细血管扩张，血管通透性增加所致。③维生素 C 的缺乏，使毛细血管内皮细胞之间的间隙不能黏合，导致通透性增加而易出血。④感染，毛细血管壁受毒素的损害，亦可引起血管性紫癜。

（2）血小板减少或功能障碍：见于特发性血小板减少性紫癜、巨大血小板综合征、继发性血小板减少性紫癜、血小板病和血小板无力症等。①血小板数减少：如原发性或继发性血小板减少性紫癜。正常时血小板在血流中沿着血管壁分布，血管内皮细胞间的轻微裂隙可由血小板填补，血小板减少至一定程度时，不足以填充间隙，而致脆性增加。②血小板功能缺陷：束臂试验亦可出现阳性，如血小板黏附性降低，就不能填补血管内皮间隙。③单纯性和老年性紫癜：前者多见于女性，四肢常有散在的紫癜出现，尤其下肢居多，除脆性试验部分病人出血点增加外，一般都属正常。后者由于软组织弹性消失等因素，也可出现束臂试验弱阳性。

2. 该试验有时也有原因不明或不易解释的阳性结果，特别是女性。

(三)血浆血管性血友病因子(von willebrand factor,vWF)

【正常值】

酶联免疫吸附试验(ELISA 法):(107.5±29.6)%。

【影响因素】

1. 枸橼酸钠抗凝剂不能完全抑制血小板活化,应选用抗凝剂+抗聚剂的抗凝剂,通常选用 CTAD 液。

2. 最好采用硅化或塑料注射器,试管等需涂硅处理,因为玻璃可以激活凝血过程。

3. 对 vWF 含量过高的标本,应在稀释后测定。

4. 肿瘤生长时产生的活性物质对内皮细胞的刺激可造成 vWF 在血中的量和结构改变,更会影响免疫分析测定的结果。

【临床解读】

1. 血浆血管性血友病因子减低见于

(1)先天性疾病:血管性血友病为常染色体遗传性出血性疾病,其 vWF 质或量异常。

(2)获得性疾病:①产生抗 vWF 抗体,见于自身免疫性疾病、恶性肿瘤、淋巴增殖性疾病;②vWF 结构异常,见于骨髓增殖异常综合征、溶血性尿毒综合征。

2. 血浆血管性血友病因子增高见于

(1)血管内皮损伤,如缺血性心脑血管病、周围血管病。

(2)高凝状态疾病,如肾病综合征、妊娠高血压、尿毒症等。

(3)其他如大手术后、糖尿病、高脂血症、DIC 等。还可见于剧烈运动后、高原反应等应激状态时。

(四)血浆 6-酮前列腺素 $F_{1\alpha}$ 和血浆血栓烷 B_2 测定(plasma 6-kelo-prostalandin $F_{1\alpha}$ and thromboxane B_2 , $PGF_{1\alpha}$ and TXB_2)

【正常值】

6-kelo-$PGF_{1\alpha}$:酶联免疫吸附试验(ELISA 法),(17.9±7.2)pg/ml。

TXB_2:酶联免疫吸附试验(ELISA 法),(4.5±2.5)ng/L。

【影响因素】

1. 试验前 10d 停用阿司匹林类药物。

2. 标本和标准品应低温保存。

3. 试管等需涂硅处理或使用塑料制品。

【临床解读】

1. 6-kelo-PGF$_{1a}$ 降低见于各种原因所致血管内皮细胞及其下层组织损伤时导致 PGI2 合成酶减少,其稳定的代谢产物 6-酮-PGF$_{1a}$ 含量相应减少。还见于糖尿病、动脉粥样硬化、急性心肌梗死、心绞痛、脑血管病变、肿瘤转移、血栓性血小板减少性紫癜及周围血管血栓形成等。在先天性花生四烯酸代谢缺陷性疾病或口服阿司匹林后亦常显著减低。

2. TXB$_2$①增高:见于高凝状态和血栓性疾病,如动脉粥样硬化、糖尿病、恶性肿瘤等。②降低:见于先天性花生四烯酸代谢缺陷性疾病(如环氧化酶、TX 合成酶缺陷)或口服阿司匹林等药物后。

二、血小板检验

(一)血小板黏附试验(platelet adhesiveness test,PAdT)

【正常值】

转动法:0.58～0.75。

玻珠法:0.20～0.60。

【影响因素】

1. 取静脉血 4.5ml,以 109mmol/L 枸橼酸钠抗凝,血液与抗凝剂之比为 9:1,应严格按照此比例进行抗凝。

2. 将玻珠柱两端分别与针头及注射器相连,行肘静脉穿刺,当血液接触玻珠时立即开动秒表。

3. 过程必须顺利,不可混入气体或产生凝块。掌握血液通过玻珠柱的速度,流速太快,黏附率降低,流速太慢会使黏附率增高。

4. 玻珠柱应置于干燥器内储存,受潮后黏附率降低。

【临床解读】

1. 增高　见于高凝状态或血栓形成性疾病,如心肌梗死发作、静脉栓塞或大动脉栓塞、高脂蛋白血症、动脉粥样硬化、高血压、糖尿病、某些癌症手术后及口服避孕药后。

2. 降低　见于血小板无力症、血管性血友病(vWD)、储藏池病、轻型血小板病、胶原无效性血小板病,Hermansky-Pudiak 综合征、巨大血小板综合征、May-Hegglin 异常、服阿司匹林等药物后、肝病、尿毒症、白血病、血小板增多症、糖原贮积症(Ⅰ型)、先天性纤维蛋白原缺乏症及进食鱼油后等。

(二)血小板聚集试验(platelet aggregation test,PAgT)

【正常值】

1. 浓度 6×10^{-6} mol/L 的 ADP 时 MAR 为 (35.2 ± 13.5) %;坡度为 (63.9 ± 22.2) 度。

2. 浓度 4.5×10^{-5} mol/L 的肾上腺素可引起双相聚集曲线,此时第一相 MAR 为 (20.3 ± 4.8) %;坡度 (61.9 ± 32.9) 度。

【影响因素】

1. 最好采用硅化或塑料注射器,玻璃试管等需涂硅处理,因为玻璃可以激活凝血反应。

2. 止血带不应扎得太紧,最好不超过 5min,强调采血顺利,以防激活凝血反应。

3. 必须在采血后 3h 内检测完毕。

4. 避免 EDTA 作抗凝剂,防止血浆中 Ca^{2+} 被过度螯合,首选枸橼酸钠抗凝。

5. 由于是比浊法,故避免溶血、红细胞混杂及牛奶、豆浆等脂质物质对检测的干扰。

6. 阿司匹林、双嘧达莫、肝素、双香豆素类药物在检测前 1 周内不能使用。

7. 血小板聚集试验受当日的环境和试剂影响颇大,最好每次以正常人血小板做对照。

8. 血小板聚集作用随血浆中枸橼酸钠浓度的降低而增高,因此在贫血患者中应加入较正常者为多的抗凝剂。

9. 采血后的标本以放在 $15 \sim 25$ ℃的室温下为宜,低温会使血小板激活和聚集能力增强。

【临床解读】

1. 血小板聚集性增强:提示血小板活性增强,见于手术后、糖尿病、急性心肌梗死、静脉血栓形成、青紫型先天性心脏病、肺炎、高 β 脂蛋白血症、肾移植的排异反应、人工心脏瓣膜移植术及多发性硬化症等。口服避孕药、高脂肪食谱、吸烟等也会引起血小板聚集性增强。

2. 血小板聚集性降低:提示血小板功能障碍,见于血小板无力症(Glanzmann 病)、原发及继发血小板疾病 Bernard-Soulier 综合征、释放反应异常(储藏池疾病)、血管性假性血友病、May-Hegglin 异常、Swisscheese 病、先天性低纤维蛋白原血症、迁延性及严重肝病、Wilson 病、肾病（尿毒症）、维生素 B_{12} 缺乏、细菌性心内膜炎、抗血小板抗体血症及术后低纤维蛋白原血症等。

3. 使用某些药物如阿司匹林、右旋糖酐、保泰松等后,可使聚集性减低,故在本试验前应停用有关药物。

（三）血小板凝血酶敏感蛋白（platelet thrompospondin,TSP）

【正常值】

1. 人血浆含量　酶联免疫吸附试验（ELISA 法）:(105.0±31.6)μg/L 血小板。

2. 血清含量　酶联免疫吸附试验（ELISA 法）:(25.3±5.70)μg/L 血小板。

3. 全血含量　酶联免疫吸附试验（ELISA 法）:(18.0±3.39)μg/L 血小板。

4. 血小板含量　酶联免疫吸附试验（ELISA 法）:(89.1±28.26)μg/L 血小板。

【影响因素】

1. TSP 检测中要注意血小板的体外激活问题,强调采血的顺利。

2. 玻璃器皿的硅化或塑料制品的使用是必须的。因为玻璃可以激活凝血反应。

3. TSP 可以因肿瘤细胞的生长、转移而大量释放入血,尤其是腺癌时。

【临床解读】

TSP 增高见于血栓前状态与血栓性疾病,如急性心肌梗死、不稳定型心绞痛、糖尿病伴微血管病变、高脂血症、高血压病、脑血管病、深静脉血栓形成、DIC、肾病综合征、肺栓塞、妊娠后期和妊娠毒血症等。TSP 不如 β-TG 和 PF4 特异性好。

（四）血小板（血浆）表面 α-颗粒膜蛋白 140 检测[platelet(plasma)α-granule membrane protein 140,GMP-140]

【正常值】

放射免疫法（RIA 法）:(780±490)分子数/血小板。

放射免疫法（RIA 法）:(1.61±0.72)×10^{10} 分子数/L 血浆。

【影响因素】

1. 最好采用硅化或塑料注射器,玻璃试管等需涂硅处理,因为玻璃可以激活凝血反应。

2. 较理想的抗凝剂应首选枸橼酸钠。

3. 止血带不应扎得太紧,最好不超过 5min,并强调采血顺利,以防激活凝血反应。

【临床解读】

1. 减低 主要见于血小板无力症(GPⅡb、GPⅢa 缺陷)、巨大血小板综合征(GPⅠb、GPⅨ 缺陷)、原发性血小板减少性紫癜(体内可有血小板蛋白自身抗体)。

2. 增高 在血栓前状态与血栓性疾病时,GMP-140 升高可作为血小板活化的特异性分子标志物。

(五)血浆纤维连接蛋白(plasma fibronectin,Fn)

【正常值】

酶联免疫吸附试验(ELISA 法):277～513mg/L。

【影响因素】

1. 最好采用硅化或塑料注射器,玻璃试管等需涂硅处理,因为玻璃可以激活凝血反应。

2. 要注意标本的保存,最好为新鲜标本。

3. 如不是新鲜标本,不管是取自 -80℃,还是取自 -20℃环境,均需在37℃清水中,以免影响测定结果。

4. 为防止肝素和 EDTA 抗凝剂与 Fn 形成冷沉淀物或变得不稳定,血标本以枸橼酸钠抗凝为佳。

【临床解读】

1. 血浆 Fn 浓度增高 见于急性肝炎和慢性肝炎、脂肪肝、肝硬化、阻塞性黄疸、脑血管病变、妊娠晚期、妊娠高血压综合征、胰腺癌、肺癌、癌性腹水和腺癌广泛转移等。

2. 血浆 Fn 浓度降低 见于急性白血病、DIC、急性重型肝炎、烧伤、创伤、休克、细菌性或病毒性感染、急性呼吸窘迫性综合征、糖尿病并发酮症酸中毒、尿毒症、急性循环衰竭、绝经期妇女及部分化疗耐受差的患者。

(六)血小板第 3 因子有效性测定(platelet factor 3 availability test,PF3aT)

【正常值】

被检者血浆与正常富含血小板血浆(PRP)及乏血小板血浆(PPP)分别

反应,后者较前者凝血时间(检测器法)延长不超过 5s。

【影响因素】

1. 最好采用硅化或塑料注射器,玻璃试管等需涂硅处理,因为玻璃可以激活凝血反应。

2. 较理想的抗凝剂应首选枸橼酸钠。

3. 止血带不应扎得太紧,最好不超过 5min,并强调采血顺利,以防激活凝血反应。

4. PF3 有效性测定的准确性取决于富含血小板血浆(PRP)及乏血小板血浆(PPP)的制备是否符合要求,其中 PRP 必须保证血小板数在 $(250\sim350)\times10^9/L$,而 PPP 则需 $<20\times10^9/L$。

5. 鉴于红细胞膜与血小板 PF3 有某些相近之处,因此血浆中不能混有红细胞,也不可造成溶血。

6. 在血浆凝固点的判断上,各组标本间必须统一,尤其是手工操作时,应以纤维蛋白出现为准,不然 5s 的差值很可能超出而造成假的有效性下降。

【临床解读】

1. PF3 有效性增高　见于糖尿病、动脉粥样硬化、急性心肌梗死等疾病。

2. PF3 有效性降低　有 2 种可能:PF3 的量减少;PF3 的释放障碍。常见的疾病有血小板无力症、巨大血小板综合征、某些血小板病及 Ⅰ 型糖原储积症、尿毒症、慢性肝脏疾病、异常蛋白血症(巨球蛋白血症、多发性骨髓瘤等)、系统性红斑狼疮、骨髓增殖性疾病(真性红细胞增多症、原发性出血性血小板增多症、慢性粒细胞性白血病)、急性白血病、再生障碍性贫血、恶性贫血及先天性心脏病等。还见于服用阿司匹林类非甾体抗炎药或先天性血小板环氧化酶缺陷等。

(七)血小板相关抗体(platelet associated antibodies,PAIg)

【正常值】

PA IgG　放射免疫法(RIA 法):$0\sim78.8ng/10^7PLT$。

PA IgA　放射免疫法(RIA 法):$0\sim2ng/10^7PLT$。

PA IgM　放射免疫法(RIA 法):$0\sim7ng/10^7PLT$。

PA C3　放射免疫法(RIA 法):$30\sim129ng/10^7PLT$。

【影响因素】

1. 最好采用硅化或塑料注射器,玻璃试管等需涂硅处理,因为玻璃可以激活凝血反应。

2.因肾上腺皮质激素可影响结果,故应停药2周以上才能抽血检测。

3.多次输血患者由于同种免疫抗体升高易吸附于血小板表面而致PAIgG升高而产生假阳性。

4.血清中免疫球蛋白,免疫复合物增高也可使PAIgG升高而产生假阳性。

5.酶标反应板每次洗涤完毕必须甩干。

【临床解读】

1.作为特发性血小板减少性紫癜(ITP)诊断指标之一　90%以上ITP患者的PAIgG增高,如同时测定PAIgM、PAIgA及PAC,阳性率可达100%。但SLE等自身免疫性疾病也呈阳性反应。有学者认为,PAIg增高的程度与血小板数和血小板生存时间呈负相关。

2.作为观察疗效的指标　经肾上腺皮质激素治疗后的ITP,其PAIgG降低,复发患者的PAIgG升高。

3.作为估计预后的指标　经治疗后的ITP,PAIgG减低且不再复发的患者预后较好,反之则预后较差。

4.作为脾切除术适应证的指标　肾上腺皮质激素治疗后,PAIgG不降低的可作为切脾的指征。

5.作为预测胎儿血小板状况的指标　若ITP孕妇血清中游离抗血小板抗体的水平增高,该抗体可通过胎盘进入胎儿血循环,导致胎儿血小板减少。

(八)血小板膜糖蛋白自身抗体(autoantibodies of platelet membrane glucoprotein)

【正常值】

血小板表面:抗原抗体复合物法:阴性。

血清:抗原抗体复合物法:阴性。

【影响因素】

1.选择的正常对照血小板必须是O型血的供者,以免过多的干扰。

2.O型血混合血小板的准备要十分重视,需20人以上的供者,不然将无可比性。

【临床解读】

1.血小板膜糖蛋白自身抗体与免疫性血小板减少性紫癜、某些类型的输血后紫癜及新生儿紫癜有关。

2. 血小板膜糖蛋白 GPIb-Ⅲa 和(或)GPIb-Ⅸ阳性主要用于诊断 ITP,并可作为 ITP 疗效和预后的评价指标,且敏感性和特异性都高于血小板相关抗体测定。

(九)血浆肝素辅因子Ⅱ检测(plasma heparin cofactorⅡ, HC-Ⅱ)

【正常值】

发色底物法:0.75~1.39。

【影响因素】

1. 最好采用硅化或塑料注射器,玻璃试管等需涂硅处理,因为玻璃可以激活凝血反应。

2. 理想的抗凝剂应首选枸橼酸钠。

【临床解读】

1. 降低见于先天性 HC-Ⅱ缺陷,或因 DIC 和急性重型肝炎所致获得性 HC-Ⅱ缺陷,后者与 AT-Ⅲ呈平行关系,多见于肝硬化、DIC。

2. HC-Ⅱ的缺乏可以被认为是易栓症的一个原因。

(十)血浆组织因子途径抑制物检测(plasma tissue factor pathway inhibitor, TFPI)

【正常值】

酶联免疫吸附试验(ELISA 法):70~130μg/L。

【影响因素】

1. 最好采用硅化或塑料注射器,玻璃试管等需涂硅处理,因为玻璃可以激活凝血过程。

2. 理想的抗凝剂应首选枸橼酸钠。

【临床解读】

1. TFPI 升高可以发生在 70 岁以上的老年人、晚期妊娠妇女、败血症及血管内皮广泛受损者。

2. 血浆水平下降主要是消耗所致,如大手术后、DIC 等。

3. TFPI 的先天缺乏是罕见的。

(十一)血浆凝血因子抑制物检测(plasma factor inhibitor assays)

【正常值】

阴性。

【影响因素】

1. 最好采用硅化或塑料注射器,玻璃试管等需涂硅处理,因为玻璃可以激活凝血反应。

2. 理想的抗凝剂应首选枸橼酸钠。

3. 试验存在假阳性和假阴性,要求患者最少测 2 次以上(不是指同一标本重复 1 次),如果怀疑因子Ⅷ抑制物,一定要加入狼疮样抗凝物检测。

4. 对接近正常值的标本可进行弱抑制物检测,其实质就是提高受检血浆在混合血浆中的份额,一般可提高(4~9):1。

【临床解读】

1. 血浆凝血因子抑制物是一种抗体,使用血制品,如血友病甲患者使用高浓度的因子Ⅷ,或出血患者和其他因子缺陷的病人使用的血制品甚至是使用重组凝血因子,都有可能因免疫反应而产生各类凝血因子抑制物。

2. 这种免疫反应还偶见于妊娠妇女,母亲的血因胎盘出血而进入胎儿,引起免疫反应产生抗体。另一种少见的凝血因子抑制物产生与自发性或自身免疫、药物免疫和肿瘤免疫有关。

三、外源性凝血系统的检测

(一)血浆凝血酶原时间(prothrombin time,PT)

【正常值】

全自动凝血仪法:不同品牌仪器及试剂间结果差异较大需要各实验室自行制定。

凝血酶原比值为 0.82~1.15 (1.00±0.05)。

【影响因素】

1. 应使用对凝血因子无激活作用的塑料制品或经硅化的玻璃器收集标本。

2. 采血时穿刺尽量一针见血,不要淤血和气泡,采血后立即与抗凝剂混合,尽快送往实验室。

3. 抗凝剂使用枸橼酸钠,血液与抗凝剂的比例严格按 9:1 混合均匀。

4. 分离血浆时应低速离心 10min。

5. 溶血、脂血对结果有影响。

6. 如果不能立即测试,应尽快分离血浆,盛血浆的容器加塞,防止 pH 改变。

7. 采血后宜在 1h 内完成,置 4℃冰箱保存不应超过 4h,−20℃下可放置 2 周,−70℃下可放置 6 个月。

【临床解读】

1. 延长

(1)先天性凝血因子异常,如凝血因子 I、凝血因子 II、凝血因子 V、凝血因子 VII、凝血因子 X 因子缺乏症和低(无)纤维蛋白原血症。

(2)获得性凝血因子异常,见于严重肝病、DIC、原发性纤维蛋白溶解症、维生素 K 缺乏症、血液中有抗凝物质等。

2. 缩短　见于口服避孕药、高凝状态,如 DIC 早期和血栓性疾病等。

3. 用于香豆素类等口服抗凝剂的监控　一般应维持 PT 值在参考值的 2 倍左右,即 25～30s,INR 为 2.0～3.0 为宜。

(二)血浆凝血酶原时间纠正试验(prothrombin time extension's discrimination test)

【正常值】

PT 延长纠正试验的结果及意义

标本(ml)	凝血酶原缺乏	因子 VII-X缺乏	因子 V缺乏	有抗凝物质
受检血浆测定 PT	延长	延长	延长	延长
受检血浆 0.09+健康人血浆 0.01	正常	正常	正常	延长
受检血浆 0.09+健康人血清 0.01	延长	正常	延长	延长
受检血浆 0.09+吸附血浆 0.01	延长	延长	正常	延长
受检血浆 0.09+贮存血浆 0.01	正常	延长	延长	延长

【影响因素】

注意标本不要溶血,采血要顺利。

【临床解读】

凝血,因子 V、VII、X 的减少及血循环中有抗凝物质存在,均可使凝血酶原时间延长。为鉴别何种因素所致凝血酶原时间延长,可将经处理的血清或血浆加入被检血浆中,观察凝血酶原时间是否被纠正,可确定何种凝血因子缺乏或抗凝物质存在。

(1)若延长被正常血浆纠正,为凝血因子缺陷,若不能纠正,则为血液中存在抗凝物质。

(2)凝血酶原时间能被正常储存血清纠正,提示为 VII、X 因子缺陷(因正常血清于 4℃储存 7d 后,只含有因子Ⅶ和因子Ⅹ,而无因子Ⅴ和因子Ⅱ),此时尚不能鉴别Ⅶ、Ⅹ因子中哪种缺陷。

(3)凝血酶原时间能被硫酸钡吸附血浆所纠正,则为因子Ⅴ缺陷(因吸附血浆中有因子Ⅴ,无因子Ⅱ和因子Ⅶ、Ⅹ)。

(4)本试验不能区别因子Ⅶ和因子Ⅹ,如需要区别可用蝰蛇毒时间或因子Ⅶ:C、Ⅹ:C测定。

(三)血浆蝰蛇毒磷脂试验(russell viper venom coagulation time test, RVVCT)与血浆蝰蛇毒复钙时间(russell viper venom recalcification time test,RVVRT)

【正常值】

PVVCT:8.3～10.7s。

RVVRT:16.4～22.0s。

【影响因素】

1. 应使用对凝血因子无激活作用的塑料制品或经硅化的玻璃器收集标本。

2. 采血时穿刺尽量一针见血,不要淤血和气泡,采血后立即与抗凝剂混合,尽快送往实验室。

【临床解读】

血清蝰蛇毒磷脂试验主要是观察贫血小板血浆凝固所需时间。

1. 血清蝰蛇毒磷脂试验和 RVVRT 均延长,表示缺乏因子Ⅹ。

2. 血清蝰蛇毒磷脂试验正常而 RVVRT 延长,表示缺乏血小板第3因子。

3. 血清蝰蛇毒磷脂试验和 RVVRT 均正常而 PT 延长,表示缺乏因子Ⅶ。

4. 血清蝰蛇毒磷脂试验延长,见于先天性或获得性纤维蛋白原、凝血酶原因子Ⅴ和因子Ⅹ缺乏症。

四、内源性凝血系统的检验

(一)简易凝血活酶生成试验(simple thromboplastin generative test, STGT)

【正常值】

静脉血(11.99±0.72)s。

毛细血管血(11.95±0.7)s。

简易凝血活酶生成试验最有价值读数大于正常人最有价值读数 3s 以上者即考虑为异常。

【影响因素】

1. 采血时穿刺尽量一针见血,不要有淤血和气泡,采血后立即与抗凝剂混合,尽快送往实验室,标本要及时检测,最迟不超过 2h。使用枸橼酸钠(抗凝)血浆。

2. 分离血浆时离心速度和时间要够,务必除去血小板,特别是用于肝素治疗监测时,因为残留血小板中的 PF4 可影响肝素的效应。并且此时最好用塑料管收集血液,以免玻璃管引起血小板释放 PF4。

3. 如果不能立即测试,应尽快分离血浆,盛血浆的容器要加塞,以防止pH 改变。

4. 分离血浆时应低速离心 10min。

【临床解读】

该试验以稀释的患者血液作为凝血活酶生成试验中所需的全部凝血因子的来源,利用溶解的红细胞为血小板替代物,简易过筛内源性凝血活酶生成障碍,较凝血酶原消耗试验敏感。简易凝血活酶生成不良见于血友病甲、乙、丙,血中存在抗凝血活酶生成的物质,如果凝血酶原消耗试验不良,而简易凝血活酶生成试验正常则说明有血小板因子 3 缺乏。本试验最好和凝血酶原时间测定联合应用分析。

(二)活化凝血时间(activited alotting time,ACT)

【正常值】

(1.70±0.76)min。

【影响因素】

一般采集安静状态下空腹静脉血。

【临床解读】

该试验较"凝血时间"敏感性高,在肝素治疗监护时有应用价值。

1. 凝血时间延长

(1)先天性凝血因子缺乏,如各型血友病。

(2)获得性凝血因子缺乏,如重症肝病、维生素 K 缺乏等。

(3)纤溶蛋白溶解活力增强:如继发性、原发性纤维蛋白溶解功能亢进等。

(4)血液循环中有抗凝物质:如有抗因子Ⅷ或因子Ⅸ抗体、弥散性血管内凝血(DIC)早期肝素治疗时等。

2. 凝血时间缩短

(1)高凝状态:如促凝物质进入血液及凝血因子的活性增高等情况。

(2)血栓性疾病:如心肌梗死、不稳定型心绞痛、脑血管病变、糖尿病伴血管病变、肺梗死、深静脉血栓形成、妊娠高血压综合征和肾病综合征等。

(三)活化部分凝血活酶时间(activited partial thomboplastin time,APTT)

【正常值】

全自动凝血仪法:不同品牌仪器及试剂间结果差异较大,需要各家自行制定。

【影响因素】

1. 采血时穿刺尽量一针见血,不要有淤血和气泡,采血后立即与抗凝剂混合,尽快送往实验室,标本要及时检测,最迟不超过 2h。使用枸橼酸钠(抗凝)血浆。

2. 分离血浆时,离心速度和时间要够,务必除去血小板,特别是用于肝素治疗监测时,因为残留血小板中的 PF4 可影响肝素的效应。并且最好用塑料管收集血液,以免玻璃管引起血小板释放 PF4。

3. 如果不能立即测试,应尽快分离血浆,盛血浆的容器要加塞,以防止pH 改变。

4. 分离血浆时应低速离心 10min。

【临床解读】

目前所用的大多数 APTT 测定方法,凡血浆凝血因子低于正常水平的15%～30%即可出现异常。

1. APTT 延长　APTT 结果超过正常对照 10s 以上即为延长。APTT是内源凝血因子缺乏最可靠的筛选试验,主要用于发现轻型的血友病。虽可检出因子Ⅷ:C 水平<25%血友病 A,但对于亚临床型血友病(因子Ⅷ>25%)和血友病携带者敏感性欠佳。APTT 延长也见于因子Ⅺ(血友病 B)、因子Ⅻ和因子Ⅶ缺乏症;血中抗凝血物如凝血因子抑制物或肝素水平增高时,当凝血酶原、纤维蛋白原及因子Ⅴ、因子Ⅹ缺乏时也可延长,但敏感性略差;其他还见于肝病、DIC 及大量输入库存血等。

2. APTT 缩短　见于 DIC、血栓前状态及血栓性疾病。

3. 肝素治疗监测　APTT 是目前广泛应用的实验室监测指标。此时要注意 APTT 测定结果必须与肝素治疗范围的血浆浓度呈线性关系,否则不宜使用。一般在肝素治疗期间,APTT 维持在正常对照的 1.5～3.0 倍为宜。

(四)凝血酶原消耗试验(prothrombin consumption test,PCT)

【正常值】

一般 25.0～108.2s,以>25s 者为正常,<20s 为异常,20～25s 为可疑。应用时应与正常人做对照。

【影响因素】

溶血标本会导致假阴性结果出现。

【临床解读】

<20s 表示凝血酶原消耗不佳,应注意患者的凝血酶原时间。正常则有价值,如果 DT 延长不必进行这种试验。

PCT 缩短见于:①先天性因子Ⅷ、因子Ⅸ、因子Ⅺ和因子Ⅻ缺乏所引起的血友病 A、血友病 B 和因子Ⅺ、因子Ⅻ缺乏症。②获得性因子Ⅷ、因子Ⅺ、因子Ⅸ和因子Ⅻ缺乏症,如 DIC、原发性纤维蛋白溶解症及肝脏疾病、维生素 K 缺乏症。③血循环中有抗凝物质如肝素、口服抗凝药及其他抗凝物质等。④先天性获得性 PF3 缺乏症、血小板无力症、血小板减少症、骨髓增生综合征、尿毒症和应用抗血小板药物等。⑤某些正常妇女的月经期、纤维蛋白溶解性紫癜、异常蛋白血症等疾病,有的原因难以解释。

(五)凝血酶原消耗纠正试验(prothrombin consumption correction test)

【正常值】

PCT 由<20s 延长至>25s(正常)为纠正。

【影响因素】

注意标本不要溶血,采血要顺利,分离血浆要及时。

【临床解读】

1. 能被含有因子Ⅷ、因子Ⅸ、因子Ⅺ的血浆纠正者,提示缺乏因子Ⅷ,见于血友病 A、弥散性血管内凝血等。

2. 能被含有因子Ⅸ、因子Ⅺ、因子Ⅻ的血浆纠正者,提示缺乏因子Ⅸ,见于血友病 B、肝脏疾病、维生素 K 缺乏症等。

3. 能同时被含有因子Ⅷ、因子Ⅸ、因子Ⅺ的吸附血浆和因子Ⅸ、因子Ⅺ、因子Ⅻ新鲜血清纠正者,提示缺乏因子Ⅺ、因子Ⅻ,见于因子Ⅺ、因子Ⅻ缺乏症、肝病等。

4. 加入含有因子Ⅷ、因子Ⅸ、因子Ⅺ的吸附血浆和因子Ⅸ、因子Ⅺ、因子

Ⅻ新鲜血清均不能被纠正者,提示血液循环中有抗凝物质存在,如肝素。

5. 能被红细胞素纠正者,提示红细胞素缺乏症,见于先天性或获得性血小板第3因子缺乏症、血小板无力症。

五、病理性抗凝物检验

(一)血浆肝素浓度(plasma heparin concentration)

【正常值】

正常人用本法检测肝素为 0 U/ml。根据抗凝治疗的强度不同,本检测值有相应变化,其范围是 0~0.8U/ml。

【影响因素】

1. 采血与离心必须细心,避免血小板激活,导致血小板第4因子释放,从而抑制肝素活性。

2. 反应中温育时间和温度均应严格按要求控制,否则将影响检测结果。

3. 严重黄疸患者检测中应设自身对照。

4. 制作标准曲线的肝素制剂应与患者使用的一致。

【临床解读】

血浆肝素浓度增高多见于过敏性休克、使用氮芥化疗或放疗后、严重肝病、DIC、肝叶切除术后或肝移植术后。

(二)狼疮抗凝因子(lupus anticoagulant,LA)

【正常值】

1. Lupo 试验为 31~44s。

2. Lucor 试验为 30~38s。

Lupo 试验/Lucor 试验

比值为 1.0~1.2。

【影响因素】

1. 依据不同实验要求,抽取空腹血。

2. 立即分离血清,避免溶血、脂血、污染。

3. 标本存放 24h 以上应置于 -20℃ 冰柜中。

【临床解读】

Lupo 试验、Lucor 试验均比正常对照延长 20%,提示有 LA 存在。

LA 是一种免疫球蛋白。它的免疫活性主要存在于 IgM,少数在 IgA。当凝血酶原转化为凝血酶时,需要包含磷脂、凝血因子 Ⅴ、凝血因子 Ⅹ 和

Ca^{2+}等组成的凝血酶原激活物,而 LA 就是针对复合物中磷脂的,它使磷脂丧失活性,使凝血酶原转化为凝血酶的时间延长,导致出现栓塞现象。

(三)血浆复钙时间(plasma recalcification time,PRT)

【正常值】

全自动凝血仪法:(142 ± 45)s

【影响因素】

1. 最好采用硅化或塑料注射器,玻璃试管等需涂硅处理,因为玻璃可以激活凝血反应。

2. 抗凝剂应首选枸橼酸钠,而且抗凝剂与血液的比例必须准确。

3. 止血带不应扎得太紧,最好不超过 5min,并强调采血顺利,以防激活凝血机制。

4. 取血后应立即检测,不宜久置。

5. 离心速度不能过快,以免大量血小板下沉而使 PRT 延长。

6. 氯化钙应新鲜配制,或配制高浓度,用前稀释。

【临床解读】

1. PRT 延长见于:①先天性缺陷症:因子Ⅷ、因子Ⅸ、因子Ⅺ先天性缺乏或蛋白分子异常症、因子Ⅶ、因子Ⅹ、因子Ⅴ先天性缺乏症或蛋白分子异常症、纤维蛋白原或凝血酶原先天性缺乏症或蛋白分子异常症。②获得性缺乏症:严重肝病使凝血因子合成减少,如重症肝炎、慢性肝炎、肝硬化;维生素 K缺乏或利用障碍,如吸收不良综合征、脂肪泻、阻塞性黄疸、应用广谱抗生素、口服抗凝剂治疗;消耗过多,如原发性或继发性纤溶亢进。③循环抗凝物增加或肝素治疗。

2. PRT 缩短见于:凝血亢进,如 DIC 早期、血栓性疾病、妊娠高血压综合征。

3. 由于 PRT 敏感性不如 APTT,又容易受血小板数量和功能的影响,目前多用于筛选是否存在病理性抗凝物质增多。

六、凝血因子的检测

(一)凝血因子Ⅱ(Ⅱ∶C)、凝血因子Ⅴ(Ⅴ∶C)、凝血因子Ⅶ(Ⅶ∶C)、凝血因子Ⅹ(Ⅹ∶C)的促凝活性测定

【正常值】

凝血因子Ⅱ∶C 一期法:72.9%～118.9%。

凝血因子Ⅴ：C一期法：64.5％～140.3％。

凝血因子Ⅶ：C一期法：85.8％～123.2％。

凝血因子Ⅹ：C一期法：89.5％～120.3％。

【影响因素】

1. 血和抗凝剂比例应准确。

2. 标本要及时送检，不能久置，时间长了活性减低。

【临床解读】

测定单一凝血因子缺乏和缺乏程度，用于先天性或获得性凝血因子缺乏疾病的检查。

1. 血浆中凝血因子Ⅱ：C、Ⅴ：C、Ⅶ：C、Ⅹ：C增高，意义同内源性凝血因子测定，但肝病除外。

2. 血浆中凝血因子Ⅱ：C、Ⅴ：C、Ⅶ：C、Ⅹ：C减低，见于先天性因子Ⅱ、Ⅴ、Ⅶ、Ⅹ缺乏症，但较少见，获得性减低者见于维生素 K 缺乏症、肝脏疾病、DIC 和口服抗凝剂等。

(二)凝血因子Ⅷ(Ⅷ：C)、Ⅸ(Ⅸ：C)、Ⅺ(Ⅺ：C)、Ⅻ(Ⅻ：C)的促凝活性测定

【正常值】

Quick 一期法：凝血因子Ⅷ：C：77.3％～128.7％。

凝血因子Ⅸ：C：67.6％～128.5％。

凝血因子Ⅺ：C：81.6％～118.4％。

凝血因子Ⅻ：C：71.7％～113.1％。

【影响因素】

1. 血和抗凝剂比例应准确。

2. 标本要及时送检，不能久置，时间长了活性减低。

【临床解读】

可测定单一凝血因子缺乏和缺乏程度，用于先天性或获得性凝血因子缺乏疾病的检查。

1. 血浆Ⅷ：C、Ⅸ：C、Ⅺ：C、Ⅻ：C增高，主要见于高凝状态和血栓性疾病，尤其是静脉血栓形成性疾病，如深静脉血栓形成、肺栓塞、肾病综合征、口服避孕药、妊娠高血压综合征、恶性肿瘤、肝病时Ⅷ：C升高。

2. 血浆中凝血因子Ⅷ：C减低，见于血友病 A。按减低的程度分为重型（<2％）、中型（2％～5％）、轻型（5％～25％）以及亚临床型（25％～45％），血

管性血友病(vWD)的降低程度不如血友病明显,一般在 20％～40％,DIC 时凝血因子Ⅷ被消耗,故也减少。凝血因子Ⅸ:C 降低,见于血友病 B,临床分型同血友病 A,其次见于肝脏疾病、维生素 K 缺乏症:CDIC 和口服抗凝剂等。凝血因子Ⅺ:C 减低,见于凝血因子Ⅺ缺乏症、肝脏疾病和 DIC 等。凝血因子Ⅻ:C 减少,见于先天性凝血因子Ⅻ缺乏症(Hageman 特征)、DIC 和肝脏疾病等。

(三)凝血因子 Ⅷ:Ag、Ⅸ:Ag、Ⅺ:Ag、Ⅻ:Ag 检测

【正常值】

免疫火箭电泳法:凝血因子Ⅷ:Ag:67.84％～124.38％。

凝血因子Ⅸ:Ag:68.7％～127.7％。

凝血因子Ⅺ:Ag:63.4％～130.2％。

凝血因子Ⅻ:Ag:男性为 78％～126％。

女性为 86％～138％。

【影响因素】

1. 血和抗凝剂比例应准确。

2. 标本要及时送检,不能久置。

【临床解读】

1. 凝血因子Ⅷ:Ag 水平增高,基本上与凝血因子Ⅷ:C 相一致。

2. 凝血因子Ⅷ:Ag 水平减低,见于血友病 A 和 vWD,根据凝血因子Ⅷ:C 和凝血因子Ⅷ:Ag 的水平可将血友病 A 分为两型;交叉反应物质阴性(CRM⁻)型和交叉反应物质阳性(CRM⁺)型。

3. 血友病 B 中,3/4 病人的凝血因子Ⅸ:C 和凝血因子Ⅸ:Ag 呈平行性的减低或缺乏,属 CRM⁻型,另 1/4 的病人凝血因子Ⅸ:C 降低而凝血因子Ⅸ:Ag 呈正常或偏高,属 CRM⁺型,前者是由于凝血因子Ⅸ合成量减少所致,后者是由于凝血因子Ⅸ分子结构异常所致。

4. 根据凝血因子Ⅺ:C 和凝血因子Ⅺ:Ag 的测定结果分析为 CRM⁺型和 CRM⁻型,CRM⁺型仅占 20％左右,属于凝血因子Ⅺ分子结构异常。

5. 根据凝血因子Ⅻ:C 和凝血因子Ⅻ:Ag 测定结果的分析,可将凝血因子Ⅻ缺乏症分为 CRM⁻型和 CRM⁺型两型。

(四)血浆纤维蛋白原(plasma fibrinogen, FIB)

【正常值】

全自动凝血仪法:2～4g/L。

【影响因素】

1. 最好采用硅化或塑料注射器,玻璃试管等需涂硅处理,因为玻璃可以激活凝血反应。

2. 止血带不应扎得太紧,最好不超过 5min,并强调采血顺利,以防激活凝血机制。

3. 采完血后应拔掉针头,沿管壁将血液缓缓注入试管,要避免产生气泡,因为泡沫可以使 FIB 变性。

4. 目前检测 FIB 用得最多的方法是 Clauss 法。虽然这种方法敏感且快速,便于操作,但对凝血酶试剂的要求要高(不能长时间保存于玻璃器皿中)、高血细胞比容时抗凝剂会相对不足,使用肝素时血浆浓度不能>10U/ml。

5. 血中存在副蛋白和纤维蛋白(原)降解产物(FDP)等都可以影响检测值,尤其是当 FIB<1.5g/L 时,应与血清 FDP 检测同时做。

6. 由于受 Clauss 法敏感性的限制,当 FIB<0.75g/L 时,误差较大,应与APTT、PT、TT 等结果一同分析。

7. Clauss 法检测的 FIB 需要结构正常,并有一定含量,因此,低(无)纤维蛋白原血症和异常纤维蛋白原血症时,应考虑改用 ELISA 和 RIA 等免疫检测手段。

【临床解读】

1. 纤维蛋白原增加　见于月经期和妊娠期、糖尿病、动脉硬化症、大叶肺炎、支气管肿瘤、肾病综合征、淀粉样变性、尿毒症、亚急性细菌性心内膜炎、心包炎、心肌梗死、血栓性静脉炎等。剧烈运动后纤维蛋白原可增加。

2. 纤维蛋白原减少　见于先天性纤维蛋白原缺乏症、异常纤维蛋白原血症、新生儿、早产儿、肝损伤(如氯仿或磷中毒、急性黄色肝萎缩、微生物毒素中毒、肝硬化)、恶性肿瘤、严重结核病、烧伤、纤维蛋白原溶解活性增高等。

(五)血浆凝血因子ⅩⅢ筛选试验(plasma factor ⅩⅢ screening test)

【正常值】

定性法:在 24h 内纤维蛋白凝块不溶解。

【影响因素】

1. 抽血应顺利,不要溶血或凝血。

2. 抽血后应立即检测,不宜久置。

3. 试验中使用的氯化钙必须新鲜配制,这是防止出现假阴性的关键。

【临床解读】

1. 若血浆凝块在 24h 内,尤其在 2h 内完全溶解,表示凝血因子ⅩⅢ有先天或获得性严重缺乏。①先天性减少:先天性因子缺乏症往往在 1h 内溶解,见于先天性Ⅹ因子缺乏症、先天性ⅩⅢ因子缺乏症基因携带者、先天性 B 亚单位缺乏症。②获得性减少:见于产生凝血因子ⅩⅢ抑制物、DIC、重症肝病特别是失代偿性肝硬化、恶性肿瘤特别是有肝转移时、白血病、溃疡性结肠炎、糖尿病、淋巴瘤、原发性纤溶等。

2. 对手术后伤口愈合差者,或有自身免疫性疾病时,也可直接测定凝血因子ⅩⅢ各亚基的抗原含量,对于免疫功能的评价是有益的。

七、抗凝系统的检验

(一)血浆抗凝血活酶-Ⅲ(plasma antithrombinⅢ,AT-Ⅲ)

【正常值】

1. AT-Ⅲ：A　发色底物法:$(108.5 \pm 5.3)\%$。

2. AT-Ⅲ：Ag　免疫火箭电泳法:$(290 \pm 30.2)mg/L$。

【影响因素】

1. 无论是抗原含量测定,还是活性测定,都不能用肝素抗凝血浆。理想的抗凝剂应首选枸橼酸钠。

2. 以 AT-Ⅲ抗原和 AT-Ⅲ活性同时测定为好。两者临床意义相似,但不一定平行,尤其在先天性 AT-Ⅲ缺陷时,并非 AT-Ⅲ合成量的减少,而是合成了结构异常的 AT-Ⅲ分子,因此其抗原量正常,而活性减低。

3. 进行发色底物法测定时必须同时做正常对照,不然标本条件将难以控制,无法与先前的正常参考范围比较。

4. 保存的待检血浆从冰箱中取出后应立即置于 37℃ 水浴中复融,但不能反复冻融。

【临床解读】

1. 减低　见于先天性与获得性 AT-Ⅲ缺陷,但以获得性缺陷为多见,如肝脏疾病、DIC、重症感染、多器官衰竭、肾病综合征、大面积烧伤、外科手术后,以及血栓前状态或血栓性疾病;先天性 AT-Ⅲ缺陷按凝血因子 AT-Ⅲ：Ag 及凝血因子 AT-Ⅲ：C 测定结果分为 CRM^- 型(两者均减低)和 CRM^+ 型(凝血因子 AT-Ⅲ：Ag 正常,凝血因子 AT-Ⅲ：C 减低)。

2. 增高　可见于血友病、白血病和再生障碍性贫血等疾病的急性出血期以及口服抗凝药治疗过程中。

(二)血浆蛋白 C(protein C,PC)

【正常值】

PC：A　发色底物法：(100.24±13.18)％。

PC：Ag　免疫火箭电泳法：(102.5±20.1)％。

【影响因素】

1. 最好采用硅化或塑料注射器,玻璃试管等需涂硅处理,因为玻璃可以激活凝血反应。

2. 理想的抗凝剂应首选枸橼酸钠。

3. 检测时建立正常参考值非常关键。由于 PC 活性波动很大,每个实验室必须自建参考范围,且正常混合血浆的制备要规范,建议使用 100 人以上的混合血浆,并保证年龄段和性别的均衡。

【临床解读】

PC 是一种维生素 K 依赖性酶原,其主要作用是活化后可灭活Ⅷa 因子与Ⅴa 因子,抑制血液凝固。

1. 降低　见于先天性 PC 结构异常或生成障碍(Ⅰ型者 PC：Ag 与 PC：A 均降低；Ⅱ型者 PC：Ag 正常,PC：A 降低)或获得性 PC 缺陷,如深静脉血栓、肺梗死、DIC、严重肝脏疾病、手术后及口服香豆素类抗凝药物诱导的皮肤紫癜等。

2. 升高　见于冠心病、糖尿病、肾病综合征、妊娠后期及炎症和其他疾病的急性期。

(三)活化蛋白 C 抵抗性试验(iesistance to activated protein C test,APC-R) 【正常值】

发色底物法：APC-R 比值＞1.96(95％范围,平均比值 2.36)。

【影响因素】

1. 最好采用硅化或塑料注射器,玻璃试管等需涂硅处理,因为玻璃可以激活凝血过程。

2. 理想的抗凝剂应首选枸橼酸钠。

【临床解读】

1. APC-R 是近年来发现的发生率较高的遗传性血栓的风险因素,正常人群发生率 2％～10％,主要原因之一是Ⅴ因子基因突变抵抗了活化蛋白 C(APC)的降解作用。在血栓患者中的比率高达 15％,在有家族史的病例中则更上升到 30％左右。

2. APC-R 与多种血栓性疾病有关,如静脉血栓、卒中、心肌梗死、心律失常;此外,孕妇有 60％的发生率。

3. APC 抵抗可能表现在家族性或年幼起病的血栓性病变、深静脉血栓形成,也可能提示动脉血栓形成的机会要高于无 APC 抵抗的人群。

4. 临床上 APC-R 试验可适用于各种疑为静脉血栓形成、肺栓塞、APTT 缩短、口服避孕药、外科手术前及家族性血栓性疾病等患者的病因及危险因素分析。如同时检查患者血浆 AT-Ⅲ、PC 及 PS 等水平,则能更好地确定血栓形成原因,为 APC-R 阳性患者的治疗提供准确依据。

(四)血浆蛋白 S(protein S,PS)

【正常值】

免疫火箭电泳法:总 PS(TPS):(96.6±9.8)％。

游离 PS(FPS):72％～130％(100.9±11.6)％。

【影响因素】

1. 最好采用硅化或塑料注射器,玻璃试管等需涂硅处理,因为玻璃可以激活凝血反应。

2. 理想的抗凝剂应首选枸橼酸钠。

3. 检测时正常参考值的建立非常关键。由于 PS 活性波动很大,每个实验室必须自建参考范围,且正常混合血浆的制备要规范,建议使用 100 人以上的混合血浆,并保证年龄段和性别的均衡。

【临床解读】

PS 也是一种维生素 K 依赖性酶原。可协同活化蛋白 C(APC),消除 X_a 对 V_a、$Ⅸ_a$、$Ⅷ_a$ 的保护作用,使之被水解。减低可见于先天性 PS 缺陷,患者常伴发严重的深静脉血栓。获得性 PS 减低见于肝脏疾病、皮肤血栓性坏死性静脉炎、妊娠、SLE、肾病综合征及口服香豆素类抗凝药物后。

八、纤溶系统的检验

(一)血浆纤溶酶原测定(plasma plasminogen,PLG)

【正常值】

PLG 活性:发色底物法:(85.55±27.83)％。

【影响因素】

1. 理想的抗凝剂应首选枸橼酸钠。

2. 纤溶酶原活性测定尤为可靠,但需注意各种厂家提供的发色底物试剂相差甚远,必须选择特定的方法进行,不可套用。

3. 链激酶溶栓治疗时,纤溶酶原测定十分重要。

4. 在免疫扩散中要注意保持一定的湿度,避免凝胶扩散板的干裂,但过湿又可引起水蒸气稀释。

【临床解读】

1. 纤溶酶原含量减少 可见于先天性纤溶酶原缺乏症,但更常见于纤溶酶原激活物活性增强的情况,此种情况常见于肝硬化、外科手术(如胸腔手术、肾切除术、前列腺手术、脾切除术)后及白血病、肿瘤、前置胎盘、胎盘早期剥离、羊水栓塞,特别是 DIC 所致的消耗性凝血障碍等。

2. 溶酶原含量增高 表明纤溶活性减弱,见于血栓前状态或血栓性疾病及高凝状态。

(二)组织纤溶酶原激活物(tissue-type plasminogen activator, t-PA)

【正常值】

发色底物法:(0.3～0.6)U/ml。

【影响因素】

1. 采血时最好不用止血带,加压后会引起 t-PA 进入血液,取血后尽快在低温分离血浆。

2. 较理想的抗凝剂应首选枸橼酸钠。

3. 标本采集后避免体外活化纤溶酶原。

4. 标本必须酸化处理,否则受纤溶酶原激活剂抑制物(PAI)的影响较大。

5. 剧烈运动、应激反应,口服避孕药会使 t-PA 活性增加。

6. 所用器材需硅化处理或用塑料制品。

7. 高脂血症时会使 t-PA 活性增加。

8. t-PA 活性可以受多种因素的干扰,如溶血和高脂饮食、抽血是否顺利及采血时间等。

【临床解读】

1. 活性增加 见于应激反应、剧烈运动、先天性增高及 DIC、感染、脑出血、肝功障碍、急性早幼粒细胞白血病等时。

2. 活性降低 表示形成血栓的可能性增加,可见于伴有血栓形成倾向的疾病、冠心病、心肌梗死、糖尿病、深部静脉血栓等。

(三)纤溶酶原激活物抑制因子-1(plasminogen activator inhibitor-1,PAI-1)

【正常值】

酶联免疫吸附试验(ELISA 法):4～43ng/ml[平均(18±10)ng/ml]。

【影响因素】

1. 最好采用硅化或塑料注射器,玻璃试管等需涂硅处理,因为玻璃可以激活凝血反应。

2. 较理想的抗凝剂应首选枸橼酸钠。

3. 采取静脉血时最好不用止血带或止血带不宜扎得太紧。

4. 一天中早晨的含量较高,活性也较高;下午则最低。标本采集必须严格定时。

5. 为防止体外 PAI-1 与 t-PA 的结合,应将抗凝剂的 pH 调整到 4.0～4.5。

6. 离心温度需在 4℃环境中,以达到血浆中无血小板,不然血小板中高浓度的 PAI-1 将导致 PAI-1 检测结果的严重误差。

7. 必要时,采血试管中可放置血小板释放抑制剂。

【临床解读】

1. 升高　见于:①高凝状态和血栓性疾病。②肝胆疾病,如阻塞性黄疸、肝动脉栓塞术凝血亢进时。③其他,如恶性肿瘤、大手术后、感染症、血小板增多症、高脂血症、糖尿病、吸烟、饮酒。

2. 降低　见于原发性和继发性纤维蛋白溶解症。

(四)血浆 α2-纤溶酶原抑制物(plasma α 2-plasmin inhibiton,α2-PI)

【正常值】

α2-PI 活性度:发色底物法:0.8～1.2 抑制单位/ml。

【影响因素】

1. 较理想的抗凝剂应首选枸橼酸钠。

2. 检测温度要严格控制在 37℃。

3. 以链激酶作为激活剂较好。

4. 在分析前,所有试剂必须预温在 37℃水浴中,但纤溶酶则应保持在 15～25℃。

【临床解读】

1. 增高　见于动脉或静脉血栓形成、恶性肿瘤和分娩后。

2. 减低　见于肝病、DIC、手术后、先天性 α2-PI 缺乏症和使用溶栓药物后。

（五）血浆硫酸鱼精蛋白副凝固试验（3P 试验）（plasma protamine paracoagulation test，3P）

【正常值】

手工定性法：正常人为阴性。

【影响因素】

1. 最好采用硅化或塑料注射器，玻璃试管等需涂硅处理，因为玻璃可以激活凝血过程。

2. 理想的抗凝剂应首选枸橼酸钠。

3. 止血带不应扎得太紧，最好不超过 5min，并强调采血顺利，以防激活凝血机制。

4. 创伤、手术、咯血、消化道出血等大出血可以引起本试验假阳性。

5. 纤维蛋白原含量过低，实验水温低于 37℃ 均可造成假阴性。

6. 抽血不顺利、抗凝不均匀、导管内抽血、标本反复冻融或久置、冰浴中放置时间超过 20min、贫血等可以造成假阳性。

7. 因血小板第 4 因子可使 FM-X′ 转变为纤维蛋白，离心分离血浆时若速度不够可影响结果。

【临床解读】

1. 阳性　见于弥散性血管内凝血（DIC）的早期和中期、严重创伤、大手术后、咯血、呕血，久置冰箱的样品及局限性血管内凝血。

2. 阴性　见于正常人、DIC 晚期和原发性纤维蛋白溶解症。

（六）凝血酶时间（thrombin time，TT）

【正常值】

全自动凝血仪法：16～18s 超过正常对照 3s 为异常。

【影响因素】

1. 最好采用硅化或塑料注射器，玻璃试管等需涂硅处理，因为玻璃可以激活凝血反应。

2. 理想的抗凝剂应首选枸橼酸钠。

3. 止血带不应扎得太紧，最好不超过 5min，并强调采血顺利，以防激活凝血机制。

4. 解冻后，凝血酶溶液必须保存在融化的冰块上。

5. 将凝血酶溶液冰冻于－20℃ 条件下，其保质期少于 1 个月。

6. 组织液混入血标本、标本在 4℃ 环境中放置过久会缩短凝血酶时间。

【临床解读】

1. 凝血酶时间延长包括以下几种情况：

（1）低（无）纤维蛋白原血症，纤维蛋白原浓度通常为 0.9g/L 或更低。

（2）血中存在肝素或类似肝素的抗凝物质，如 SLE、肝病、肾病等。

（3）在纤溶状态下，纤维蛋白原的功能降低。

（4）存在异常纤维蛋白原。

（5）如果病人和正常质控血浆的混合液的凝血酶时间值更接近于病人的血浆凝血酶时间值，并且如果该病人在抽血测定前 6h 内并没有摄入肝素，则该病人血浆中很可能存在异常纤维蛋白原或纤维蛋白降解产物。

2. 异常纤维蛋白血症和巨球蛋白血症，有造成凝血酶时间缩短的可能。

3. 凝血酶时间测定也可能作为溶栓和抗凝治疗的一个检测指标，尤其在肝素治疗时。

（七）血浆 D-二聚体（plasma D-dimer,DD）

【正常值】

定性：凝集法：阴性。

定量：（ELISA 法、LAT 法、免疫渗透胶体金法）：0～0.256mg/L。

【影响因素】

1. 待检血浆用枸橼酸钠、EDTA 和肝素等抗凝剂抗凝均可，但抗凝剂量不应超过血总体积的 10%。

2. 待检血浆在室温保存 8h 或 4℃ 保存 4d，D-二聚体含量基本不变，若需长期保存，可置 -20℃ 保存，临检时置 37℃ 水浴中快速复溶。

【临床解读】

1. D-二聚体反映高凝状态以后发生的纤溶，故可用于鉴别原发性与继发性纤溶亢进。D-二聚体在原发性纤维蛋白溶解症时正常，继发性纤溶亢进时则显著增高。见于 DIC 继发纤溶亢进、深静脉血栓形成、肺栓塞、先兆子痫、冠心病、慢性肾病等。

2. 当 D-二聚体<0.5mg/L 时血栓形成的可能性较小，但如临床上已有明显的血栓形成所致的症状与体征时，D-二聚体仍<0.5mg/L，则应考虑患者有无纤溶活性低下的可能。

3. 随年龄增长，D-二聚体有升高趋势。

4. 重症肝炎、肝硬化和慢性活动性肝炎时，D-二聚体也会升高，且与疾病的严重程度和预后相关。

(八)纤维蛋白(原)降解产物(fibrinogen degradation product,FDP)

【正常值】

胶乳凝集法:<5mg/L。

【影响因素】

1. 止血带不应扎得太紧,并强调采血顺利,以防激活凝血机制。

2. 剧烈运动、妊娠中后期等生理情况下会出现较慢的FDP升高。

【临床解读】

1. FDP是综合反映纤溶亢进的指标,纤维蛋白(原)降解时呈阳性反应。增高见于各种疾病引起的原发性与继发性纤溶症(如DIC)、恶性肿瘤、白血病、肺栓塞、深静脉血栓形成。在DIC晚期当3P试验为阴性时,FDP含量增高对诊断DIC有重要意义。溶栓治疗时FDP可显著增高。

2. 如与尿FDP配合,还可以对某些肾脏病变做出判断,如血FDP上升、尿FDP也上升,则提示肾小球肾炎、泌尿系统感染和肾移植后排斥反应等。

第五节　血液流变学检验

一、全血黏度测定(whole-blood viscosity test)

【正常值】

全血黏度(高切)男性:3.84~5.30;女性:3.39~4.41。

全血黏度(中切)男性:4.94~6.99;女性:4.16~5.62。

全血黏度(低切)男性:8.80~16.05;女性:6.56~11.99。

【影响因素】

1. 采血方式对试验结果有影响。应尽可能减少压脉带的压迫时间。

2. 人体24h内的血黏度呈规律性变化,峰值出现时间一般为11:00及20:00,所以一般宜清晨空腹采集静脉血进行试验。

3. 应使用固体抗凝剂对标本进行抗凝,以避免标本稀释,一般采用肝素或EDTA-2Na。

4. 标本应于采集后尽快检测,一般应于4h内完成测定,放置过久会导致结果升高。

5. 纤维蛋白原增多时,特别是其活性增强时,能直接提高血浆黏度,而血浆黏度增高又直接影响到全血黏度。另外,纤维蛋白原的高分子链状结构可使红细胞发生缗钱状聚集,从而也使血黏度升高,这些作用都在低切变范围内较明显。

6. 红细胞比容与全血黏度呈正相关。

7. 温度与全血黏度呈负相关,试验温度一般为 37℃。

【临床解读】

1. 增高　血液黏度增高可提示机体的病理状态,即高黏滞血症或高黏滞综合征,应积极采取措施,预防血栓性疾病的发生。全血黏度增高常见原因:

(1)红细胞数量增多:原发性或继发性真性红细胞增多症、肺源性心脏病、白血病、高原环境、长期缺氧等造成红细胞增多的疾病,均可伴有血液黏度的增高。

(2)血浆蛋白异常:如巨球蛋白血症、多发性骨髓瘤、先天性高纤维蛋白血症等,由于血浆中蛋白的含量异常增高,使血浆黏度增高,进而使全血黏度增高。

(3)红细胞质异常:如红细胞聚集性增加、膜的流动性和稳定性下降等可使得血液在流动时阻力增加,此类型血液黏度增高最典型的疾病为心肌梗死、冠心病;此外还可见于脑梗死、糖尿病、血栓闭塞性脉管炎、肺梗死、视网膜动静脉栓塞、镰状红细胞性贫血、异常血红蛋白病、球形细胞增多症等。

(4)其他疾病:如雷诺征、高脂血症、肿瘤等。

2. 降低　从引起血液黏度降低的原因来看,主要与血细胞比容的减少有关,可分为病理性和生理性低血黏度两大类。

(1)病理性低血黏度:主要是几种出血性疾病引起,如出血性脑卒中、上消化道出血、鼻出血、功能性子宫出血等。这些疾病的特点是血液黏度降低与红细胞比容的减少成平行关系,是机体失血后组织内水分向血管内转移而使血液稀释的结果。因此,这类疾病又称为出血性低血黏症。另外,尚有一些疾病,如各种贫血症、尿毒症、肝硬化腹水症、急性肝炎等,也表现低血黏度,但这类血液黏度降低与出血无关,而与慢性消耗性病理过程有关。因此,这类疾病称为非出血性低血黏症。

(2)生理性低血黏综合征:这一类型的特点是血液黏度的降低出现于人体正常生理过程的某一阶段。例如,妇女在月经期以及妊娠期所见的血液黏度低下均属于此类。

二、血浆黏度测定(plasma viscosity test)

【正常值】

男性(1.72~1.80)mPa·s。

女性(1.72~1.84)mPa·s。

【影响因素】

1. 采血方式对试验结果有影响。应尽可能减少压脉带的压迫时间。

2. 一般宜清晨空腹采集静脉血进行试验。

3. 应使用固体抗凝剂对标本进行抗凝,以避免标本稀释,一般采用肝素或EDTA-2Na。

4. 标本应于采集后尽快检测,一般应于4h内完成测定,放置过久会导致结果升高。

5. 血浆蛋白是影响血浆黏度的最主要因素。血浆黏度主要由血浆的蛋白成分所形成,血浆蛋白对血浆黏度的影响取决于血浆蛋白质的含量。其中以结构不对称并形成网状结构能力大的纤维蛋白原对血浆黏度影响最大,其次是球蛋白分子,还有脂质等。

6. 血糖过高或白血病患者血浆内出现大量的核酸(DNA 和 RNA),也会使血浆黏度增高。

7. 温度与血浆黏度呈负相关,一般试验温度应为37℃。

【临床解读】

1. 增高　见于肿瘤、风湿、结核、感染、放射治疗、自身免疫性疾病。此外,也可见于高热、大量出汗、腹泻、烧伤、糖尿病、高脂血症及部分尿毒症。

2. 降低　过量补液,肝、肾、心脏或不明原因引起的水肿,肾病,长期营养不良均可使血浆黏度降低。

三、红细胞变形性测定
(red blood all de-formability test)

【正常值】

1. 黏性检测法

(1)旋转式黏度计检测法:180s^{-1}< 1.00。

(2)毛细管黏度计检测法:3.07~3.95。

2. 微孔滤膜法

(1)全血过滤法:0.19～0.39。

(2)红细胞悬浮液过滤法:0.90～1.06。

【影响因素】

1. 患者应在用药或治疗前进行检查。

2. 标本配制好后,应于 4h 内进行检测,否则结果会降低。

3. 严重贫血患者会因血色素过低而导致结果降低。所以在试验前应对过低的血红蛋白进行校正。

4. 血液中过高的胆固醇含量会导致测定结果的降低。

【临床解读】

正常红细胞能通过比其直径小得多的微血管,说明红细胞本身具有变形能力。此种变形能力使细胞在血液中可沿流动方向变形或定向,从而使其体积缩小,血液黏度下降。如果红细胞变形能力下降或丧失,在高切变速度范围内,增加了红细胞之间的摩擦力,而直接影响血液的流动性。高血压、冠心病、脑卒中、高脂血症、糖尿病、肺源性心脏病、肝脏疾病、周围血管病、某些血液病及急性心肌梗死、休克、灼伤等疾病均可见红细胞变形能力异常。

第六节　血栓前状态检验

一、血浆血栓烷 B_2 (plasma thromboxane B_2, TXB_2)

【正常值】

TXB_2　放射免疫法(RIA 法):54.2～217.8ng/L。

　　　　酶联免疫吸附试验(ELISA 法):28.2～124.7ng/L。

【影响因素】

1. 试验前 10d 停用阿司匹林类药物。

2. 标本和标准品应低温保存。

3. 试管等需涂硅处理或使用塑料制品。

【临床解读】

1. 增高　见于高凝状态和血栓性疾病,如动脉粥样硬化、糖尿病、恶性肿瘤等。

2. 降低　见于先天性花生四烯酸代谢缺陷性疾病(环氧化酶、TX 合成酶缺陷),或口服阿司匹林等药物后。

二、血浆凝血酶原片段 1＋2
(prothrombin fragment1＋2,F1＋2)

【正常值】

(0.67±0.190)nmol/L。

【影响因素】

(1)血浆 F1＋2 水平与年龄、性别、种族、吸烟有关。

(2)机体大运动量活动后血浆 F1＋2 水平可明显升高。

【临床解读】

(1)F1＋2 升高见于血栓前状态和 25％～50％ 的易栓症。DIC 时,凝血反应亢进,凝血酶生成增多,血浆 F1＋2 含量明显升高,阳性率 98％。急性白血病 F1＋2 水平也升高。

(2)作为口服抗凝药和溶栓治疗的监测,口服抗凝剂和肝素治疗后,原来升高的 F1＋2 均可降低。

(3)F1＋2 对抗血小板药物无监测价值。

三、纤维蛋白肽 A(fibrin peptide A,FPA)

【正常值】

不吸烟男性:(1.83±0.61)μg/L。

不吸烟女性:(2.22±1.04)μg/L。

【影响因素】

年龄、饮食习惯、吸烟、药物、情绪状态、脂质代谢等有较大影响。

【临床解读】

FPA 是纤维蛋白原在凝血酶的作用下的降解产物,因此,它是血管内凝血酶生成的标志。

1. 血浆中 FPA 水平升高:急性心肌梗死和不稳定型心绞痛患者 FPA 水平较正常增高 0.5～2 倍;但稳定型心绞痛者则不升高,有助于鉴别。脑血栓、脑梗死、DIC、DVT、肺栓塞、肾小球肾炎、肾病综合征、尿毒症、SLE、妊娠晚期和妊娠高血压综合征以及大面积烧伤等也见 FPA 升高。恶性肿瘤未转移时 FPA 多为正常,转移时 95％ 的患者升高,可作为鉴别恶性肿瘤是否转移的指标之一。

2.FPA 定量试验主要用于 DIC 的早期诊断和 DIC 抗凝治疗的监测。在 DIC 患者使用肝素开始后,如 FPA 下降,表明治疗有效。

3. 因为 FPA 自肾排泄,故肾功能不良时也增多。FPA 在体内的半衰期短,在抗凝疗法时其变动出现得也早,所以 FPA 测定可用于 DIC 抗凝疗法的监测检查。

四、凝血酶-抗凝血酶Ⅲ复合物
(thrombin AT-Ⅲ complex,TAT)

【正常值】

酶联免疫吸附试验(ELISA 法):$1.0\sim4.1\mu g/L$(平均 $1.5\mu g/L$)。

【影响因素】

$1.4℃$ 储存的标本应于 72h 内测定。

2. 若标本中 TAT 浓度>60%,则应与正常人 TAT 血浆稀释后测定,否则测定结果偏高。

【临床解读】

血浆 TAT 含量增高见于血栓形成前期和血栓性疾病,如 DIC、深部静脉血栓形成、急性心肌梗死等。

第2章 临床体液学检验

第一节 尿液检验（urine examination）

一、尿量（urine volume）

【正常值】

成人：1.0L～1.5L/24h，即 1ml/(h·kg)。

儿童：称量法 3～4ml/(h·kg)。

【影响因素】

1. 大量饮水或大量摄入有利尿作用的食物可使尿量增多。

2. 摄入水量过少或出汗过多可使尿量减少。

3. 尿量测定应与尿比重测定同时进行，首先要了解患者的饮食特别是饮水和服药情况，排除生理性因素；其次，必须连续数天收集 24h 的全部尿液进行检测，才能客观准确。

【临床解读】

1. 病理性多尿（成人 24h 尿量＞2500ml，儿童 24h 尿量＞3000ml）

（1）肾脏疾病，如肾源性尿崩症、慢性肾盂肾炎、慢性肾炎后期、急性肾衰竭、高血压性肾损害、失钾性肾病。

（2）内分泌与代谢疾病，如糖尿病、中枢性尿崩症、原发性甲状旁腺功能亢进症、原发性醛固酮增多症等。

（3）精神神经疾病，如精神性烦渴、癔病性多尿等。

（4）药物性多尿：氨基糖苷类抗生素、青霉素、庆大霉素、排钾利尿剂、糖皮质激素、噻嗪类利尿药等。

2. 病理性少尿（成人 24h 尿量＜400ml）或每小时尿量持续＜17ml；学龄前儿童＜0.3L/24h，婴幼儿＜0.2L/24h。

（1）肾前性少尿，如严重脱水与电解质紊乱（腹泻、呕吐、大面积烧伤、大出血等）、心力衰竭、休克、低血压、肾动脉栓塞或受压迫、进行性水肿、渗出液或漏出液水肿潴留期、重症肝病与肝硬化腹水、急性发热性疾病。

（2）肾性少尿，如严重急性肾炎、急性或慢性肾衰竭、急性肾小管坏死、急性间质性肾炎、急性重症肾盂肾炎、流行性出血热、恶性肾硬化、肝肾综合征、肾毒性物质损害、慢性肾炎、肾皮质或髓质坏死、肾移植术后排异反应。

（3）肾后性少尿，如输尿管结石、损伤、肿瘤、前列腺肥大、膀胱功能障碍等。

3. 无尿（成人 24h 尿量少于 100ml 或 12 小时无尿排出，儿童 24h 少于 30～50ml 为无尿。病情发展到不能排出尿液时称为尿闭。其发生原因与少尿相同。

二、尿色（urine color）

【正常值】

目测法：黄色或淡黄褐色。

【影响因素】

1. 正常尿液颜色与尿色素、尿胆原、卟啉等物质有关，尤与尿色素的关系最大。大量饮水，尿量增多时尿色淡或无色；反之尿少，尿浓缩呈深黄色或浓茶色。

2. 多种因素能改变尿液颜色，如食物（胡萝卜、甜菜及食物色素等）、药物、运动、出汗等。

3. 红色尿液需结合尿沉渣镜检和隐血试验，以区别血尿和血红蛋白尿。深黄色尿液应结合尿三胆（即胆红素、尿胆原及尿胆素）检查，以利于黄疸类型的鉴别。

【临床解读】

1. 无尿　见于尿崩症、糖尿病、慢性间质性肾炎等。

2. 乳白色　丝虫病、淋巴管破裂（乳糜试验阳性）、细菌尿等。

3. 白色黏液状　精液污染、前列腺炎、非淋菌性尿道炎、淋病等。

4. 深黄色　服用大量中药大黄、维生素等（尿液泡沫无色）。

5. 浓茶色　肝胆系统疾病（尿液泡沫呈黄色）。

6. 棕褐色　严重烧伤、溶血、输血后溶血、急性肾炎等。

7. 红色或综红色　泌尿系统感染及结核、结石、肿瘤、损伤等（隐血阳性，上清液红色或无色）；大黄、抗结核药、止痢药、驱虫药等（隐血阴性，上清液无色)。

8. 黑色　恶性疟疾、醋中毒、黑色素瘤、尿黑酸病等。

9. 绿色　消炎药、铜绿假单胞菌感染、尿蓝母、靛青红等。

三、尿液酸碱度(urine pH)

【正常值】

随机尿 pH4.5～8.0,一般为 5.5～6.5。

【影响因素】

1. 尿标本必须新鲜,否则放置过久细菌分解尿液成分可导致 pH 改变,或因尿中的碳酸氢盐分解产生的二氧化碳会自然扩散到空气中,使 pH 升高。

2. 测定过程中,试剂带浸尿时间过长,尿 pH 呈降低趋势。

3. 饮食影响:饮食以动物性为主,pH 降低。以植物性为主,pH >6。餐后胃液分泌增多,尿液酸分泌减少,pH 升高,夜间睡眠时,有轻度的呼吸性酸中毒,尿 pH 降低。

4. 生理活动:剧烈运动、大汗、应激、饥饿时尿 pH 降低。

5. 服用药物:如服用碳酸氢盐和有机酸盐使尿 pH 升高,服用氯化铵、氯化钙、氯化钾、稀盐酸等使尿 pH 降低。

【临床解读】

1. 尿 pH 降低:见于代谢性酸中毒、低钾代谢性碱中毒、慢性肾小球肾炎、发热、痛风、糖尿病、白血病等。

2. 尿 pH 升高:见于碱中毒、长期呕吐、肾小管性酸中毒、尿路感染、应用利尿剂及碳酸氢钠、原发性醛固酮增多症等。

3. 观察尿 pH 变化,指导临床用药。

四、尿比重(specific gravity)

【正常值】

晨尿或通常饮食条件下>1.020

随机尿:成人:1.003～1.030。

　　　　新生儿:1.002～1.004。

【影响因素】

1. 生理情况下尿比重与饮水量、饮食性质有关,正常尿比重取决于尿中尿素、氯化钠的含量,前者主要反映食物中蛋白质的含量,后者则反映盐的含量。

2. 尿液标本必须新鲜,不能污染强碱、强酸性等物质,这些物质的存在直接影响试剂带测定尿比重的准确性。

3. 尿蛋白浓度增高时,蛋白质分子本身对尿比重检测有影响。

4. 盐类析出比重下降,应待盐类溶解后测比重;尿素分解比重下降。

5. 干化学法不宜用于新生儿尿比重检查,这可能由于新生儿尿比重太低,仅为 1.002~1.004 的缘故。

6. 由于干化学法所测尿比重结果间隔较大,不能反映较小的比重变化,因此只能用于过高比重或过低尿比重患者的筛选,对于病理性特别是系统观察的患者仍以折射法检测更为理想。

7. 尿比重计法、折射仪法和干化学法采用不同的原理测定尿比重,前两种方法测定尿中固体物质浓度,干化学法测定尿液离子浓度。因此,测定结果必然存在一定差异。

【临床解读】

1. **比重增高**　表示尿液浓缩,见于急性肾炎、蛋白尿、糖尿病、高热、大量出汗、脱水、心功能不全、腹腔积液、周围循环衰竭、泌尿系梗阻、妊娠中毒、流行性出血热少尿期等。

2. **比重减低**　表示肾浓缩功能减退,见于尿崩症、慢性肾功能不全、慢性肾炎、肾小球损害性疾病、急性肾衰竭多尿期、尿毒症多尿期、胶原性疾病、蛋白质营养不良、精神性多饮多尿症、原发性醛固酮增多症、流行性出血热多尿期及恢复期等。

五、尿渗量(urinary osmolarity)

【正常值】

600~1000mmol/(kg·H_2O)(相当于 SG1.015~1.025)。

【影响因素】

1. 尿比重测定较尿渗量测定操作简单、成本低,但易受溶质性质影响;尿渗量只与溶质颗粒数量有关,不受大分子物质影响。冰点渗透压计测定的准确性高,不受尿液的温度影响。

2. 尿液标本应收集于洁净、干燥、无防腐剂的带盖容器内,并立即送检。

3. 离心除去标本中的不溶性颗粒,但注意不能丢失盐类结晶。

4. 若不能立即测定,则应将标本保存于冰箱内,测定前置温水浴中,使盐类结晶复溶。

【临床解读】

尿渗透浓度测定主要应用于肾浓缩和稀释功能的评价。

1. 判断肾浓缩功能 禁饮时尿渗量在 $300mmol/(kg \cdot H_2O)$ 左右,即与正常血浆渗量相等,称为等渗尿;若 $<300mmol/(kg \cdot H_2O)$,称为低渗尿。正常人禁水 8h 后尿渗透浓度 $<600mmol/(kg \cdot H_2O)$,尿/血浆渗透浓度比值 $\leqslant 1$,则表明肾浓缩功能障碍,见于慢性肾盂肾炎、多囊肾、尿酸性肾病等慢性间质性病变,也可见于慢性肾炎后期及急性、慢性肾衰竭累及肾小管和间质。

2. 鉴别少尿 一次性尿渗透浓度检测用于鉴别肾前性、肾性少尿。肾前性少尿时,肾小管浓缩功能完好,故尿渗透浓度较高,常 $>450mmol/(kg \cdot H_2O)$;肾小管坏死致肾性少尿时,尿渗透浓度降低,常 $<350mmol/(kg \cdot H_2O)$。

六、尿蛋白(urine protein)

【正常值】

定性:干化学法:阴性。

定量:$<100mg/L$,$\leqslant 0.15g/24h$。

【影响因素】

1. 尿液标本必须新鲜,变质的尿液会使尿 pH 发生变化,或尿液本身过酸、过碱都会影响实验结果。

2. 不同的尿蛋白测定方法对患者尿液内不同类型蛋白质检测的敏感性不同,测定结果也不相同。

3. 多种物质(多为药物)可使尿蛋白不同检查方法呈假阴性和假阳性结果。尿中含蛋白质的患者使用青霉素治疗时,干化学法检验易产生假阴性;尿中含有高浓度有机碘造影剂超大剂量使用青霉素及尿酸盐时,磺柳酸法易呈假阳性。

4. 尿液存放时间过久而致细菌生长繁殖,或尿液受其他分泌物如阴道分泌物污染,或含有较多细胞成分时,也可出现假阳性反应。

【临床解读】

1. 生理性蛋白尿

(1)功能性蛋白尿,可因一时的高热、严寒、剧烈运动及妊娠等引起。生理性蛋白尿的特点是一过性,且尿蛋白一般<0.5g/24h,很少超过 1g/24h。

(2)体位性蛋白尿(可能为脊柱前突压迫肾静脉所致),又称直立性蛋白尿。其特点为夜间无蛋白尿,起床活动若干时间后出现蛋白尿,再平卧后蛋白尿消失。

2. 病理性蛋白尿　①肾小球性蛋白尿:由于肾小球滤过膜受损而使通透性增加,滤出较多的血浆蛋白质,超过了肾小管重吸收能力。蛋白尿以清蛋白为主。常见于急性或慢性肾小球肾炎、狼疮性肾炎、过敏性紫癜性肾炎、肾静脉血栓形成、心功能不全、肾肿瘤等。②肾小管性蛋白尿:由于炎症或中毒引起近曲小管对低相对分子质量的蛋白质的重吸收障碍,导致以低相对分子质量蛋白为主的蛋白尿。其特点是以 β_2 微球蛋白、溶菌酶等增多为主。常见于:活动性肾盂肾炎、Fanconi 综合征、肾移植、镉等重金属中毒等。③混合性蛋白尿:由于炎症或中毒时累及肾小球和肾小管而产生的蛋白尿。此类特点是清蛋白和 β_2 微球蛋白同时增多。④组织性蛋白:包括肾前性蛋白尿和肾后性蛋白尿,由于肾小管分泌蛋白过多或肾组织破坏分解所引起。如 Tamm-Horsfall 糖蛋白、IgA、黏蛋白。⑤溢出性蛋白尿:由于血红蛋白、肌红蛋白、免疫球蛋白、本周蛋白等过分增多所致,见于骨髓瘤、重链病、轻链病等。

七、尿葡萄糖(urine glucose)

【正常值】

干化学法:阴性。

【影响因素】

1. 尿液中维生素 C 浓度≥2.8mmol/L,或酮体浓度>4mmol/L,可使葡萄糖含量在 4~7mmol/L 的样本呈假阴性反应。原因是维生素 C 可与试剂带中的试剂发生竞争性抑制反应,使尿糖出现假阴性。

2. 尿比重升高时,可降低试剂带对糖的敏感性,使葡萄糖测试的反应性降低。

3. 由于试剂带是酶促反应,测定结果与反应时间和反应温度有关,因此应在规定的温度下按规定的时间与标准色板比色,否则影响结果的准确性。

4. 抗生素对尿糖有影响。抗生素对班氏法糖定性、糖定量测定有不同程度的影响,而对干化学法定性及酶法定量测定无影响。

5. 试剂带易失效,不可暴露于空气中及阳光下。

【临床解读】

1. 病理性尿糖 ①真性尿糖是由于胰岛素绝对或相对不足,血糖浓度超过肾糖阈值而从尿中排出所致。轻型患者常在餐后出现阳性。重者每次测定多为阳性。②肾性尿糖是由于肾小管对葡萄糖的重吸收功能减退,肾糖阈降低而引起的尿糖。如家族性尿糖、慢性肾炎、肾病综合征等。③其他尿糖:生长激素、甲状腺素、皮质醇、胰高血糖素都可使血糖浓度上升而引起糖尿。如肢体肥大症、甲状腺功能亢进症、嗜铬细胞瘤等。

2. 生理性尿糖 生理性尿糖为一过性尿糖,是暂时性的,排除生理性因素后恢复正常。①饮食性尿糖:短时间内食用大量的糖所致。②应激性尿糖:又称一过性尿糖,原因是脑外伤、脑血管意外、情绪激动等情况下,延脑血糖中枢受刺激,导致肾上腺、胰高血糖素大量释放,因而可出现暂时性的高血糖和尿糖。③妊娠性尿糖:以妊娠末期多见,由于肾小球滤过增加,肾小管重吸收相对减少;另外妊娠末期和哺乳期间可因乳腺产生乳糖过多而致乳糖尿。

八、尿酮体(urine ketone bodies)

【正常值】

干化学法:阴性。

【影响因素】

1. 由于尿酮体中的丙酮和乙酰乙酸都具有挥发性,乙酰乙酸更易受热分解成丙酮,尿液被细菌污染后,酮体消失。因此尿液必须新鲜,及时送检,以免酮体的挥发或分解出现假阴性或结果偏低。

2. 含色素样本或含有大量左旋多巴代谢产物的样本易出现假阳性。

3. 注意干化学法与酮体粉法的灵敏度差异。同一病理标本两种方法可能出现截然不同的结果,在分析结果时应注意。

4. 不同病程酮体成分的变化会给检测结果带来差异。不同病因引起的酮症,酮体的成分可不同,即使同一患者的不同病程也可能有差异。因此检测人员必须注意病情发展与临床医生共同分析结果的可靠性。

【临床解读】

1. 非糖尿病尿酮 婴儿和儿童急性发热,伴有呕吐或腹泻者常出现尿酮。尿酮也可见于寒冷、剧烈运动后紧张状态、妊娠期、低糖性食物、禁食、呕吐、甲状腺功能亢进症、恶病质、减肥治疗有效会出现酮体,说明脂肪代谢增强。

2. **糖尿病性尿酮**　糖尿病酮症酸中毒,由于糖利用减少,脂肪分解加强酮体产生增加而引起尿酮,应与低血糖、心脑疾病酸中毒或高血糖渗透性糖尿病昏迷相区别:酮症酸中毒时尿酮体阳性,而后者尿酮体一般不升高,但应注意糖尿病酮症者肾功能严重损伤而肾阈值增高时,尿酮体亦可减少,甚至完全消失。

3. **中毒**　如氯仿、乙醚麻醉后及磷中毒等,也可引起尿酮体阳性。

4. **药物**　服用苯乙双胍时,由于药物有抑制细胞呼吸的作用,可出现血糖正常、尿酮体阳性的现象。

九、尿胆红素(urine bilirubin)

【正常值】

干化学法:阴性。

【影响因素】

1. 尿液标本必须新鲜,以免胆红素在阳光照射下成为胆绿素。标本不能及时测定时,须避光保存。

2. 维生素 C、亚硝酸盐、氯丙嗪等药物或尿液内含有大量亚硝酸盐时,可导致尿胆红素测定结果假阴性。

3. 一些药物的代谢产物在低 pH 下可产生颜色。例如:吡啶和吲哚酸可致假阳性反应、靛青苷可产生一种橘黄色至红色的颜色反应,这易给胆红素阴性或阳性比色的判断带来干扰。

4. 试带在使用和保存过程中不能接触酸碱物质和气体,也不能用手触摸模块。

【临床解读】

1. 尿胆红素阳性:见于肝实质性病变,如病毒性肝炎、酒精性肝炎、中毒性肝炎、肝硬化、Dubin-Johnson 综合征、Roter 综合征、肝细胞坏死、肝癌、胆道阻塞(胆石症、胆道肿物、胰头癌)和新生儿黄疸、家族性黄疸等。

2. 尿胆红素阴性除见于正常人外,还可见于各种溶血性黄疸,如疟疾、溶血性贫血、大面积烧伤、溶血性尿毒症、DIC、阵发性睡眠性血红蛋白尿等,血中以非结合胆红素升高为主。

3. 尿胆红素检测可作为黄疸实验室鉴别的一个项目,但它是非特异性试验,应与血清胆红素、尿胆原、黄胆原、粪胆原、红细胞计数、网织红细胞计数等检查项目一起综合分析。

十、尿胆原(urobilinogen)

【正常值】

Ehrlich 法、干化学法:阴性或弱阳性。

【影响因素】

1. 尿液必须新鲜避光,否则尿胆原可被氧化成尿胆素而呈假阴性结果。

2. Ehrlich 法:该试剂与一些内源性物质产生颜色反应,如与卟胆原、吲哚类化合物等产生红色,与粪臭素产生蓝色,与一些药物如磺胺类及对氨基水杨酸盐类产生黄色,这些均易使检测结果出现假阳性。

3. 尿中含大量维生素 C 或使用广谱抗生素(抑制了肠道菌丛,使尿胆原减少)可出现假阴性。

4. 尿胆原检测与尿胆红素一样,均可作为临床上黄疸鉴别的实验室指标,但也须与血清胆红素、粪胆原等检测指标一起综合分析。

5. 试纸条的反应随温度的升高而增强,反应的最适温度为 22~26℃。

6. 正常人尿胆原排泄量每天波动很大,夜间和上午量少,午后迅速增加,在午后 2~4h 达到高峰;同时尿胆原的清除率与尿的 pH 相关,因此尿胆原的检测结果应综合分析。

【临床解读】

1. 尿胆原阳性 主要见于肝细胞性黄疸和溶血性黄疸的各种疾病,如病毒性肝炎、药物性肝炎、中毒性肝炎、肝硬化、溶血性贫血及充血性心力衰竭、巨幼细胞性贫血(在骨髓中幼红细胞破坏)。尿胆原阳性也见于顽固性便秘、肠梗阻、发热等。

2. 尿胆原阴性 除正常人外,还见于阻塞性黄疸疾病,如胆总管结石、肿瘤压迫(如胰头癌)所致的阻塞性黄疸,在肝细胞性黄疸极期,也可因胆红素肠肝循环受阻,尿胆原生成减少,而尿胆原阴性。

十一、尿亚硝酸盐(nitrite,NIT)

【正常值】

干化学法:阴性。

【影响因素】

1. 高比重的尿液能降低亚硝酸盐试验的灵敏度,可出现假阴性。

2. 当体内缺少硝酸盐(<13μmol/L)时,尽管尿液中所存在的细菌含还原酶,但也将出现假阴性结果。当尿液在膀胱内停留时间不足 4h,尿液中的维生素 C 浓度>1.42μmol/L 时也可产生假阴性结果。

3. 粉红色斑点或粉红色反应为阳性结果,并提示尿中所存在的细菌数在 10^5 个/ml 以上,但颜色的强度与所存在的细菌数不呈正比例关系。

4. 阴性结果并不表示尿液中无细菌存在。阴性结果可见于非硝酸盐转化型细菌的尿道感染。

5. 标本放置过久或污染均可以呈假阳性,故此试验阳性也不能就此肯定是泌尿系统感染。

【临床解读】

1. 亚硝酸盐定性阳性常见于大肠埃希菌引起的泌尿系感染,其检出敏感度为 0.3~0.6mg/L。同时符合以下 3 个条件:①感染的细菌含有硝酸盐还原酶;②食物中含有适量的硝酸盐;③尿液标本在膀胱停留间隔 4h 以上,并排除药物的干扰。

2. 亚硝酸盐+干化学白细胞检查+尿培养,可用于诊断产科病人尿路感染。

3. 亚硝酸盐+干化学法白细胞检查+蛋白质试剂带检测新生儿和婴儿尿路感染,试剂带有助于婴儿尿路感染的诊断,可避免进行昂贵的细菌培养。

十二、尿隐血(urine occult blood,BLD)

【正常值】

干化学法:阴性。

【影响因素】

1. 高比重尿液可降低该试验的灵敏度。

2. 某些氧化物如次氯酸盐的污染可引起假阳性结果。

3. 与尿道感染有关的微生物中的过氧化物酶可致假阳性结果。

4. 因为不同型号的试纸条灵敏度不同,使用时必须注意批间差。

5. 肌红蛋白尿或菌尿可引起假阳性。

6. 尿中含大量维生素 C 时可干扰实验结果,引起有些试纸条出现假阴性结果。

【临床解读】

1. 当血管内溶血时,红细胞受到大量的破坏,可形成大分子游离血红蛋白(Hb),其超过结合珠蛋白的结合能力,由肾小管滤出,当滤过的 Hb 量超过了肾小球重吸收的量时,Hb 就出现在尿中,尿隐血试验即可出现阳性反应。

2. 引起溶血和尿隐血的病因见于①红细胞直接损伤:心瓣膜修复、严重烧伤、剧烈运动、行军、肌肉或其他血管组织严重损伤;②微血管性贫血(溶血性尿毒症、肾皮质坏死、DIC);③动物所致溶血:蛇毒、蜘蛛毒、蜂毒等;④感染:疟疾、黄热病、斑疹伤寒;⑤免疫介导:血栓性血小板减少性紫癜、血型不合的溶血性输血反应、阵发性寒冷性 Hb 尿、阵发性睡眠性 Hb 尿;⑥服氧化性药物:阿司匹林、磺胺、伯氨喹、硝基呋喃类等;⑦所有引起血尿的病因均可出现尿隐血阳性:如急慢性肾盂肾炎、泌尿道外伤、急性膀胱炎、肾结石等。

十三、尿白细胞(urine white blood cell)

【正常值】

干化学法:阴性。

【影响因素】

1. 干化学法检测尿内白细胞是基于粒细胞内含有酯酶,其可与试剂带模块中的吲哚酚酯反应而显色,而淋巴细胞中酯酶含量很低,因此干化学法只能检测粒细胞,淋巴细胞不被检出。在肾移植病人发生排异反应的尿液中,以淋巴细胞为主时,干化学白细胞会出现阴性结果。此类病人应以显微镜检验法为主。

2. 尿液中葡萄糖浓度升高或高比重尿液、尿蛋白>5g/L 及尿中含有大量头孢菌素类、庆大霉素等药物时,可使结果偏低或出现假阴性。

3. 尿液内污染甲醛、尿中含高浓度胆红素或使用某些药物(如呋喃妥因)时,可产生假阳性反应。

4. 任何引起尿液颜色异常的结果均可影响试验颜色的反应。呋喃妥因所引起的尿液黄色可掩盖试纸条的反应颜色。

5. 尿液标本必须新鲜,留尿 2h 内完成测定,以免白细胞破坏,导致干化学法与镜检法出现人为的误差。

【临床解读】

1. 尿白细胞阳性可提示泌尿系统有化脓性炎症,如肾盂肾炎、膀胱炎、尿道炎或肾结核等。

2. 肾移植手术后 1 周内,尿中可出现较多的中性粒细胞,引起尿白细胞阳性,随后可逐渐减少而恢复至正常。如出现排斥反应,尿中白细胞可阳性。

十四、尿含铁血黄素(urine hemosiderin)

【正常值】

罗斯(Rous)法:阴性。

【影响因素】

1. 所有试管、玻片、试剂均应防止被铁污染,否则易出现假阳性。

2. 试剂要新鲜配制,否则易失效。如亚铁氰化钾与盐酸混合后即显蓝色,表示试剂已被污染高铁,不宜再用。

3. 用首次晨尿标本检查阳性率较高。

4. 溶血初期未形成含铁血黄素,本试验可为阴性,所以尿液含铁血黄素阴性不能完全排除有血管内溶血。

5. 由于慢性血管内溶血含铁血黄素间断性出现,故定量测定尿铁水平有助于诊断慢性血管内溶血。

【临床解读】

1. 慢性血管内溶血,如阵发性睡眠性血红蛋白尿和其他血管内溶血(如微血管性溶血性贫血、反复输血、恶性贫血等)可引起含铁血黄素尿。

2. 血色素沉着症可引起肾铁质沉着,尿中出现含铁血黄素。

十五、尿三杯试验(urine three-cup test)

【正常值】

目测法和显微镜检验法:三杯均呈透明淡黄色,沉渣镜检均正常。

【影响因素】

1. 正确留取标本是本试验成功的前提。受试者一次不间断排尿分三段,第一杯接最前段尿约 10ml;第三杯接最后段尿约 10ml;其余的尿均接入第二杯中。

2. 尿三杯试验只能粗略地区分红细胞和白细胞的来源,大致了解病变部位,其敏感性和特异性不强,注意结合临床表现综合分析。

【临床解读】

1. 第一杯尿液红细胞增多,提示出血部位多在尿道或膀胱颈。如第一杯弥散脓液,则为急性尿道炎。如第一杯有脓丝,则为亚急性或慢性尿道炎。

2. 第三杯尿液红细胞增多,提示出血部位多在膀胱三角区或后尿道。

如第三杯有弥散脓液,则为前列腺炎、精囊炎。

3. 如三杯红细胞均增多,则提示出血部位可能是来自膀胱颈以上病变(肾或输尿管)。膀胱肿瘤也可呈全程血尿。

4. 如第一杯有脓丝、第三杯有弥散脓液,则为尿道炎、前列腺炎和精囊炎。

十六、尿本周蛋白(urine Bence-Jones protein)

【正常值】

热沉淀反应法:阴性。

【影响因素】

1. 本周蛋白(Bence-Jones protein,BJP)具有特异的热凝固特性(在40℃时混浊,60℃时凝固,100℃时又溶解),因此又称为凝溶蛋白。BJP对疾病诊断缺乏特异性,如骨髓瘤,应配合其他检查如X线、骨髓穿刺、病理活检等检验才能确诊。

2. BJP检查方法有热沉淀法、对-甲苯磺酸法、免疫电泳法等。①热沉淀法:若尿液含清蛋白和球蛋白,可呈假阳性,BJP浓度高时,则易出现假阴性。②对-甲苯磺酸法:慢性肾炎伴有肾小管功能障碍时,本试验可出现假阳性。③免疫电泳法:如果尿中BJP含量<5~10g/L,需将尿液浓缩100倍才能显示出BJP的单株峰。

3. 脓尿标本或尿液中混入精液可导致假阳性。

【临床解读】

1. 骨髓瘤和巨球蛋白血症患者约有60%在尿中检出BJP,约有15%的病例在血清中无骨髓瘤蛋白的M蛋白带,而仅在血液和尿液中查到BJP,少数非分泌型的骨髓瘤BJP阴性。

2. BJP也可见于:慢性淋巴细胞白血病、绿色瘤、恶性淋巴瘤、急性粒细胞或单核细胞白血病(伴巨球蛋白血症)、骨肉瘤、真红细胞增多症、特发性本周蛋白尿病、骨转移性肿瘤、前列腺炎、非活动性肺结核。

3. 一过性BJP阳性可见于肾淀粉样变、慢性肾盂肾炎、慢性肾炎、慢性肾衰竭、肾小管酸中毒、肾小管坏死。

十七、尿乳糜试验(chyluria test)

【正常值】

乙醚抽提法:阴性。

【影响因素】

1. 由于食物的影响,尿液内有时可有大量的非晶形磷酸盐结晶或尿酸盐结晶,易被误认为乳糜尿,应注意区分。

2. 脓液尿有时易与乳糜尿混淆,应通过显微镜镜检来区分脓细胞与乳糜尿。

3. 萃取剂与尿液的均匀应彻底,否则可能出现假阴性。

【临床解读】

1. 乳糜尿因丝虫病或其他原因(腹内结核、肿瘤等)引起的淋巴管阻塞,使尿路淋巴管破裂而形成。

2. 其他如胸腹部创伤或手术,先天性淋巴管畸形及肾盂肾炎等均可引起乳糜尿。

3. 妊娠、包虫病、疟疾等偶可引起乳糜尿。

4. 如果乳糜尿含有较多的血液称为乳糜血尿。如果患者合并泌尿系感染时,可出现乳糜脓尿。

十八、尿沉渣红细胞
(red blood cell in urine sediment)

【正常值】

显微镜检验法:男性:0~2 个/HP;女性:0~5 个/HP。

流式仪器法:男性:0~11 个/μl;女性:0~25 个/μl。

【影响因素】

1. 尿沉渣检查的标本以清晨第一次尿液为佳,尿液非冷藏条件下 2h 内完成测试。标本量不得<10ml。

2. 在>12ml 的离心管中倒入混匀的尿液至 10ml,离心 5min,相对离心力 400×g(回转半径 15cm 的水平离心机 1 500r/min),离心后倾倒或吸去上清液,离心管底部残留的液体量应在 0.2ml 处,使之浓缩 50 倍。否则会直接影响细胞计数。

3. 妇女尿中可混有阴道分泌物,必要时应冲洗外阴后取中段尿再做尿沉渣检验。

【临床解读】

尿沉渣红细胞增多可见于以下几种情况:

1. 肾病 急性和慢性肾小球肾炎、急性膀胱炎、肾结核、肾结石、肾盂肾炎,与药物有关的间质性肾炎、肾肿瘤、肾静脉栓塞、损伤(肾活检)、多囊肾、狼疮性肾炎等。

2. 移植术后　尿中常发现较多的红细胞,1周后可逐渐减少而至消失。发生排斥反应时,尿中红细胞可再度增多。

3. 下尿道疾病　急慢性感染、结石、肿瘤、尿道狭窄和药物(如环磷酰胺)治疗后膀胱出血。

4. 肾外疾病　急性胰腺炎、输卵管炎、结肠及盆腔肿瘤、急性发热期、疟疾、亚急性细菌性心内膜炎、恶性高血压、白血病和维生素 C 缺乏症。

5. 药物引起的中毒　磺胺药物治疗、水杨酸及不合适的抗凝治疗。

十九、尿沉渣红细胞信息
(urinary RBC Information)

【正常值】

流式仪器法:阴性。

【影响因素】

1. 仪器根据 RBC-S-FSC 直方图判断红细胞是否存在损坏。如果红细胞为 20 个以下或红细胞参数被附上一个低可靠性标记,则系统将不执行红细胞信息判断,并且此处空白。

2. 从广泛意义上讲,凡是能使红细胞计数产生假性增高的因素,均可以导致红细胞信息错误的产生。

(1)草酸钙结晶、非晶形无机盐类、药物结晶等出现并增多时,可能因其中大量的测定参数与红细胞的测定参数相近或相重叠,误将一些结晶等计数为红细胞,其中以草酸钙结晶最为多见。

(2)酵母样细胞存在时,因此菌与红细胞大小、形态极为相似而造成红细胞计数增高。在实际工作中较为多见,特别是住院患者的尿液标本中或者是慢性糖尿病患者的尿液标本更易见到。

(3)大量细菌、脂肪滴、卵磷脂小体存于尿液标本中时,可能是由于其大小、形态等与红细胞相似,故可影响尿沉渣红细胞的检测结果。

【临床解读】

根据红细胞前向散射光强度直方图判断,出现下列 3 种情况:

1. Dysmorphic 或 Microcytic(不均一小红细胞)　提示红细胞源于肾小球。肾性血尿疾病主要有膜性肾小球肾炎、IgA 肾病、狼疮性肾炎、局灶性肾硬化、系统性血管炎、肾淀粉样变、肾病综合征等。

2. Isomorphic 或 Normocytic(正常均一红细胞) 提示红细胞非来源于肾小球。非肾性血尿疾病主要有青少年剧烈运动、急行军、冷水浴、久站或重体力劳动后。病理性的常见于泌尿系统炎症、肾结石症、泌尿道肿瘤、前列腺肥大、肾移植排异反应及各种原因引起的出血性疾病等。

3. Mixed 或 Non-Classified(混合型) RBC 前向散射光直方图显示出混合型细胞分布。

二十、尿沉渣白细胞
(white blood cell in urine sediment)

【正常值】

显微镜法:男性:0~3 个 / HP。女性、儿童:0~5 个 / HP。

流式仪器法:男性:0~11 个/μl;女性:0~25 个/μl。

【影响因素】

1. 尿沉渣检查的标本以清晨第一次尿液为佳,尿液非冷藏条件下 2h 内完成测试。标本量不得少于 10ml。

2. 在>12ml 的离心管中倒入混匀的尿液至 10ml,离心 5min,相对离心力 400×g(回转半径 15cm 的水平离心机 1 500r/mim),离心后倾倒或吸去上清液,离心管底部残留的液体量应在 0.2ml 处,使之浓缩 50 倍。否则会直接影响细胞计数。

3. 妇女尿中可混有阴道分泌物,必要时应冲洗外阴后取中段尿再做尿沉渣检验。

【临床解读】

1. 正常尿液中可有少数白细胞,健康成人 24h 排出的白细胞不超过 200万个,偶然一次离心沉淀的尿内每高倍视野见到 1~2 个白细胞仍属正常。如显微镜检超过 5 个/HP 即为增多,称为镜下脓尿。

2. 肾小球肾炎时,尿内白细胞可轻度增多。若发现大量白细胞,则表示泌尿系统有化脓性炎症,如肾盂肾炎、膀胱炎、尿道炎或肾结核等。

3. 肾移植手术后 1 周内,尿中可出现较多的中性粒细胞,随后可逐渐减少而恢复至正常。如出现排异反应,尿中可见大量淋巴细胞和单核细胞。

4. 发热期和剧烈运动后也可见尿中白细胞增多。

5. 尿内嗜酸细胞增多见于对药物高度敏感的肾小管间质性疾病及其他

急性生殖泌尿道疾病。

二十一、尿沉渣类酵母细胞(urinary yeast cell)

【正常值】

流式仪器法:0 个/μl。

【影响因素】

1. 酵母细胞和精子细胞都含有核酸(RNA 和 DNA),具有很高的荧光强度,因为两者的散射光强度与红细胞和白细胞相差不多。

2. 在低浓度时,区分精子细胞与类酵母细胞有一定的难度,精子可能干扰类酵母细胞的计数。

3. 在高浓度时,类酵母细胞的 Fsc 与红细胞类似,这部分类酵母细胞对红细胞计数会产生交叉干扰作用。

4. 女性应排除阴道分泌物的污染,多数为白色假丝酵母菌。

【临床解读】

阳性多见于糖尿病病人、女性尿液及碱性尿中。

二十二、尿路感染信息
(urinary tract infection,UTI)

【正常值】

流式仪器法:阴性。

【影响因素】

通过白细胞与细菌数的组合,显示 UTI 信息(UTI)。判断标准:WBC:>50 个/μl,BACT:>10^4 cfu/ml。因此凡是影响白细胞计数和细菌计数检测的因素都可影响尿路感染信息。

1. 影响白细胞计数的因素

(1)大量滴虫,大量上皮细胞,特别是小圆上皮细胞或大圆上皮细胞存在时,使尿液标本中白细胞计数不同程度增高。

(2)体积相对较大的酵母样细胞、部分管型、假管型等存在时致使白细胞计数增高。

(3)尿液标本放置时间过久或环境温度过高时,白细胞被溶解破坏,导致白细胞计数降低,尤其是住院患者的尿液标本,此类现象较为常见。

(4)黄疸尿液的标本,可能是由于胆红质的颜色与散色光及荧光的抵消作用的影响,使白细胞计数随黄疸程度的不同而有所不同,即黄疸越重,白细胞计数就会越低,甚至可低至零。

2. 影响细菌计数的因素　因为尿液标本中细菌计数以增高为有意义。凡是各种有形结晶、非晶形无机盐类结晶、药物结晶、灰尘、脂肪滴、气泡等均可以导致尿液标本中细菌计数增高。

标本要避免污染物,收到标本快速检测,尽可能采用新鲜中段尿并且使用标准化方法。

【临床解读】

泌尿系统感染常见于肾盂肾炎、膀胱炎、尿道炎、前列腺炎。肾移植术后、新月形肾小球肾炎,应用抗生素、抗癌药物引起的间质性肾炎等。此外应排除女性生殖系统炎症污染尿液。

二十三、尿沉渣上皮细胞
(urinary epithelial cell)

【正常值】

流式仪器法:男性:0～8 个/μl;女性:0～20 个/μl。

显微镜检验法:男性:0～2 个/HPF;女性:0～5 个/HPF。

【影响因素】

1. 上皮细胞计数增高的影响因素　①大量白细胞,特别是大量中性粒细胞存在时,可能是由于其大小、形态、结构及核等测定参数与上皮细胞及其相近或相重叠,导致上皮细胞计数明显增高。②可能是因为滴虫的大小、形态、结构与上皮细胞相似,大量滴虫存在时,使上皮细胞计数增高。

2. 上皮细胞计数降低的影响因素　由于上皮细胞体积较小,导致上皮细胞计数降低。

【临床解读】

1. 肾小管上皮细胞增多见于肾小管病变,成堆出现提示肾小管有急性坏死性病变。肾移植术后大约 1 周,尿液内出现较多的肾小管上皮细胞,随后逐渐减少至恢复正常。当发生排异反应时尿中可再度出现肾小管上皮细胞,并可见上皮细胞管型。

2. 移行上皮细胞增多提示相应部位的病变,如膀胱炎时可见大量的大圆上皮细胞;肾盂肾炎时可见大量的尾行上皮细胞。

3. 正常尿液中可见少量鳞状上皮细胞,如大量增多并伴白细胞增多,则提示有炎症。女性病人应排除阴道分泌物混入的位于阴道表层的扁平上皮细胞。

二十四、尿沉渣小圆上皮细胞
（urinary small epithelial cell）

【正常值】

流式仪器法：0～3 个/μl。

【影响因素】

尿沉渣分析仪能报告上皮细胞的定量结果，并标出小圆上皮细胞，显示出每微升尿液中小圆上皮细胞数。这些细胞的大小与白细胞相近，形态较圆，其散射光、荧光及电阻抗的信号变化较大。因这类上皮细胞多为病理性的，故当提示这类细胞达到一定数量时，必须按尿沉渣规范化操作离心镜检。

【临床解读】

1. 底层移行上皮细胞与肾小管上皮细胞统称为小圆上皮细胞。

2. 正常尿液中可见少量鳞状上皮细胞和移行上皮细胞，这两种细胞增多并可见小圆上皮细胞，提示存在泌尿系统炎症。

二十五、尿沉渣管型（casts in urine sediment）

【正常值】

显微镜检验法：偶见透明管型（0～2 个/HP）。

【影响因素】

1. 标本：最好用第一次晨尿并避免阴道分泌物、前列腺液或粪便等污染。标本如需保存，宜用 40% 的甲醛，并使尿呈酸性，否则管型在碱性尿中迅速溶解。

2. 管型观察和计数：可用标准的尿沉渣计数板（如 kova 系统），其重复性大大优于传统玻片涂片法。

3. 注意辨别透明管型，防止把类圆柱体、黏液丝、假管型、非晶型尿酸盐团和磷酸盐团误认为透明管型。

【临床解读】

1. 透明管型　可见于①正常人清晨浓缩尿、剧烈运动后等。②发热、心力衰竭、肾实质病变如肾小球肾炎等疾病，治疗中的原发性高血压、痛风性肾炎、非进行性肾炎和其他非活动性疾病。③可使透明管型增多的药物：头孢噻啶、利尿药等。

2. 颗粒管型 反映肾单位有淤滞现象。虽有粗、细颗粒管型之分,但此区分在临床上无重要意义。①常见于肾间质疾病、肾移植排斥反应、肾盂肾炎、病毒感染、慢性铅中毒、恶性高血压、淀粉样变及阻塞型黄疸等疾病。②卡那霉素、两性霉素B、铋剂、降钙素、吲哚美辛、先锋霉素Ⅱ可使颗粒管型增多。

3. 红细胞管型 反映肾小管疾病和实质出血。常见于急性肾小球肾炎、慢性肾小球肾炎急性发作、急性肾小管坏死、肾移植后急性排异反应等。

4. 白细胞管型 反映肾化脓性炎症,见于急性肾盂肾炎、间质性肾炎,也可见于非感染性炎症如肾病综合征、狼疮性肾炎。

5. 肾小管上皮细胞管型 见于急性肾小管坏死、急性肾炎、病毒感染、重金属中毒、乙烯乙(二)醇和水杨酸盐中毒。肾移植术后3d出现肾小管上皮细胞管型为急性免疫排斥反应的可靠指标。

6. 肾衰竭管型 见于急性肾功能不全多尿早期或慢性肾功能不全。

7. 脂肪管型 见于肾病综合征、慢性肾小球肾炎、慢性肾炎急性发作、中毒性肾病及严重的骨创伤性疾病。

8. 蜡样管型 提示局部肾单位有长期阻塞,见于慢性肾小球肾炎晚期、肾性肾衰竭、肾淀粉样变、急慢性肾移植排异反应等,出现蜡样管型反映了肾病的严重性。

9. 混合管型 当管型中出现两种以上物质时称为混合管型。多见于肾移植排异反应、活动性肾小球肾炎等疾病。

二十六、尿沉渣结晶、盐类
(crystals urine sediment)

【正常值】

显微镜检验法:可见磷酸盐、尿酸盐、草酸钙等结晶。

【影响因素】

尿沉渣中的无机沉淀物,主要是结晶体,多来自食物或盐类代谢的结果。影响尿中结晶析出的因素有:①该物质的饱和度;②温度;③尿液pH;④胶体物质(黏液蛋白)的浓度。

【临床解读】

1. 酸性尿液中的结晶、盐类 ①尿酸结晶:在新鲜尿液中大量出现且伴有红细胞时,又有肾或膀胱刺激症状,多为肾或膀胱结石的征兆。②尿酸盐:常见于痛风。③草酸钙结晶:在新鲜尿液中大量出现且伴有红细胞时,又有肾或膀胱刺激症状,多为肾或膀胱结石的征兆。④亮氨酸和酪氨酸:多见于急性肝萎缩、急性磷中毒、白血病等。⑤胱氨酸:某些遗传性病、Fanconi 综合征、肝豆状核变性可伴有胱氨酸结石,大量出现时多为肾或膀胱结石之征。⑥胆固醇结晶:见于膀胱炎、前列腺肥大、肾盂肾炎或乳糜尿等尿液中。

2. 碱性尿液中的结晶、盐类　①磷酸盐:常见于碱性或近中性尿液中。②尿酸铵结晶:如在新鲜尿液中出现时,则表示膀胱已受细菌感染。

3. 其他结晶　①胆红素结晶:见于黄疸、急性肝萎缩、肝癌、肝硬化及磷中毒等。②磺胺类药物结晶:服用磺胺药物的病人,如尿中大量出现,表示输尿管、肾盂等处有形成沉淀阻塞尿路的危险,可形成无尿或伴有血尿。

二十七、尿液电导率(urinary conductivity)

【正常值】

流式仪器法:5～38 mS/cm。

【影响因素】

1. 由于尿电导率与尿渗透浓度之间存在一定的相关性,因此,电导率可以间接地反映尿液的渗透压情况。电导率代表溶液中带电质点的电荷,与饮食的种类、性质有关系,并且变化很大。

2. 与尿渗透浓度相关,如果尿糖或尿蛋白＋＋＋,将影响电导率,因此电导率与尿渗量既相关又有差别,例如尿糖时因葡萄糖是非电解质,不带电荷,故尿渗透浓度高而电导率无相应增加。

【临床解读】

1. 电导率与渗透浓度有较好的相关性(r＝0.92),因此尿电导率可作为尿渗透浓度及肾利尿作用的替代标志物。

2. 经研究表明,肾炎病人尿电导率明显下降。

3. 电导率不受糖尿、蛋白尿影响,可补充渗透浓度联合判断肾功能不足。

4. 高血压患者随血压上升电导率下降,因此可作为肾损害敏感指标之一。

5. 电导率对糖尿病、尿崩症的鉴别诊断有重要价值。因此,尿液长期高电导率者,可能存在大量易形成结石的电解质,应警惕结石的发生。

二十八、尿沉渣黏液（urinary mucus）

【正常值】

流式仪器法:阴性。

【影响因素】

排除一些纤维类污染因素。

【临床解读】

黏液的出现是泌尿系统炎症长期刺激出现的结果。

二十九、尿沉渣细菌（urinary bacteria）

【正常值】

流式仪器法:0～4 000 个/μl;0～720 个/HP。

【影响因素】

因为尿液标本中细菌计数以增高为有意义。凡是各种有形结晶、非晶形无机盐类结晶、药物结晶、灰尘、脂肪滴、气泡等均可以导致尿液标本中细菌计数增高。

【临床解读】

1. 尿液中的细菌有革兰阴性杆菌和革兰阳性球菌,以大肠埃希菌、葡萄球菌、链球菌、变形杆菌等多见。

2. 正常人的自然排尿中检出革兰阴性菌其菌落计数$<10^4$/ml 时,多是污染,无临床意义,$>10^5$/ml 可考虑为泌尿系统感染。

3. 革兰阳性球菌的菌落计数$\geq10^4$/ml 有诊断意义。其中膀胱炎、肾盂肾炎以革兰阴性杆菌为主要病原菌。

三十、尿结石化学分析（urolith chemical analysis）

【正常值】

显微镜检验法:无尿结石。

【影响因素】

尿结石形成是一种病理状态,形成因素有:①尿内结晶体代谢紊乱达到饱和状态,继而发生沉淀形成结石。②种族、遗传和性别的因素:尿结石发生率在我国存有明显的地区差异,且男性多于女性。③泌尿系感染:尿路梗阻,可促进尿结石形成。④尿量减少尿液浓缩有利于尿结石形成。⑤尿液酸碱度改变形成结石。⑥疾病制动状态：如骨折、脊椎损伤，长期处于制动状态易发生尿结石。⑦维生素 B_2 缺乏，易形成草酸钙结石。

【临床解读】

1. 草酸盐最多见的是草酸盐结石　约占 2/3。此种结石也可见于少见的遗传性乙醛酸代谢疾病即草酸盐沉淀症。

2. 磷酸盐　混合性尿结石中 90％含磷酸盐，可见于肾小管性酸中毒等。

3. 尿酸盐　占肾结石 5％～10％，可见于原发性痛风和继发性痛风（骨髓组织增生症、真性红细胞增多症、加强化疗后等）。

4. 其他少见的成分　胱氨酸、黄嘌呤等，见于遗传性疾病。

5. 含钙的结石　占 90％，多为草酸盐、磷酸钙或两者混合。而尿钙增高常与以下疾病有关：甲状旁腺功能亢进症、肾小管酸中毒、多发性骨髓瘤、转移性肿瘤、皮质类固醇治疗等。

三十一、尿浓缩稀释试验

【正常值】

昼夜尿比重试验：24h 尿量为 1000～2000ml，昼夜尿量之比为（3～4）：1，12h 尿量＜750ml；尿量最高比重＞1.020；最高比重与最低比重之差＞0.009。

3h 尿比重试验：白天的尿量占 24h 尿量的 2/3～3/4，其中必有一次尿比重＞1.025；一次＜1.003。

【影响因素】

1. 最好采用折射仪法测定尿比重，并校准仪器。

2. 每次留尿必须排空，准确测量尿量及比重记录。

3. 测尿量的精确度应在 2ml 内。

4. 水肿患者服用利尿药时不能做此试验，尿毒症患者也不宜进行本试验。

【临床解读】

肾脏浓缩功能降低见于：

1. 肾小管功能受损早期　如慢性肾炎晚期或慢性肾盂肾炎、高血压、糖尿病、肾动脉硬化晚期，常表现为多尿，夜尿增多，低比重尿。当进入尿毒症晚期时，尿比重恒定在 1.010 左右，称为等渗尿。

2. 肾外疾病　如尿崩症、妊娠高血压、严重肝脏疾病和低蛋白水肿等。

三十二、尿卟啉(uroporphyrin)定性试验

【正常值】

阴性。

【影响因素】

1. 尿卟啉定性 Haining 法为定性或半定量试验,根据紫色、粉红色、红色判断(＋)、(＋＋)、(＋＋＋),需在 30s 内报告结果。荧光色泽随时间延长将逐渐加深。阳性需加盐酸证实,如为干扰物,荧光不移至底层酸性溶液中,仍在上层乙酸乙酯中。

2. 尿液要新鲜,并用棕色瓶留取。因胆色素原不稳定,易转变为红黑色的胆色素。

【临床解读】

1. 用于诊断和鉴别诊断卟啉病　卟啉病是参与卟啉和亚铁血红素生物合成中特定酶缺陷所致的一种先天性或获得性卟啉代谢紊乱性疾病。

(1)阳性:迟发性皮肤型卟啉病、肝性红细胞生成型卟啉病、先天性红细胞生成型卟啉病、三羧基卟啉病、遗传性粪卟啉病。

(2)弱阳性:急性间歇性卟啉病、δ-氨基酮戊酸缺陷性卟啉病、混合型卟啉病。

2. 其他　慢性铅中毒、溶血性贫血、霍奇金病、肝硬化等亦可出现卟啉尿。

三十三、尿肌红蛋白定性(urinary myoglobin)

【正常值】

阴性。

【影响因素】

1. 尿标本必须新鲜。氧和 Mb 久置后还原,在硫酸铵溶解试验时(被沉淀)可出现假阴性。

2. 尿液外观是对被测标本在检测其他相关项目之前的第一印象,典型的肌红蛋白尿特点是深红色,不透明的酱油色、深褐色,但镜检无红细胞。

3. 硫酸铵溶解试验加入硫酸铵时要缓慢加入,勿使局部浓度过高,以免将肌红蛋白沉淀,注意振摇溶解。

【临床解读】

1. 挤压综合征　因外伤如挤压伤、烧伤、电击伤等及手术创伤引起产生大量肌细胞受损,肌红蛋白释放入血。

2. 缺血性肌红蛋白尿　心肌梗死、动脉栓塞缺血等使肌细胞受损时肌红蛋白释放入血。

3. 原发性或遗传性肌红蛋白尿　因遗传或自身免疫性肌病变,可伴有肌营养不良、皮肌炎或多发性肌炎等。

4. 阵发性肌红蛋白尿　剧烈运动后或肌肉疼痛性痉挛发作72h后出现肌红蛋白尿,非习惯性过度运动后可发生"行军性"肌红蛋白尿。

三十四、尿血红蛋白定性(urinary hemoglobin)

【正常值】

阴性。

【影响因素】

1. 标本必须新鲜,尿液中大量维生素C可干扰检测结果,使之产生假阴性。

2. 检验前煮沸尿标本,以破坏白细胞过氧化物酶和其他对热不稳定酶。

【临床解读】

尿液中含有游离血红蛋白称为血红蛋白尿,为透明的鲜红色或暗红色,严重者呈浓茶色或酱油色,离心后颜色不变。沉渣中无红细胞,隐血试验呈阳性。正常人尿液中无游离血红蛋白,尿血红蛋白测定有助于血管内溶血疾病的诊断。当体内大量溶血时,血液中游离血红蛋白可大量增加,而出现血红蛋白尿。常见于:

1. 血型不合输血、阵发性睡眠性血红蛋白尿、急性溶血性疾病等。

2. 各种病毒感染、疟疾等。

3. 大面积烧伤、体外循环、术后所致的红细胞大量破坏等。

三十五、尿妊娠试验(urine pregnancy test)

【正常值】

金标法、胶乳法:正常非妊娠妇女:阴性。

正常妊娠妇女:阳性。

【影响因素】

1. 标本应新鲜,以清晨第一次尿标本为好。

2. 容器必须清洁,避免污染。

3. 严重的蛋白尿、血尿、菌尿标本不适做此试验,前列腺素和抗孕激素类药物可影响测定结果。

4. 采用胶乳法时应同时做阳性、阴性对照。

【临床解读】

1. 早期妊娠诊断,妊娠时尿中人绒毛膜促性腺激素(hCG)含量增高,一般孕后 $35\sim40d$ 为 2500U/L 以上,80d 左右出现高峰,可达 8.0 万～32 万 U/L,常用的 hCG 检验法均能成阳性反应,早早孕检测在受精卵着床后 5～7d 即能检测出 hCG。

2. 对异常妊娠及与妊娠有关情况的观察。宫外孕时,一般试验有 60% 的阳性率,此有助于与其他急腹症的鉴别。完全流产者子宫内尚有胎盘组织存活时妊娠试验仍可呈阳性,完全流产或死胎,可由阳性转为阴性。

3. 在保胎治疗中,如尿中 hCG 不断下降,表示保胎无效,反之如明显上升,说明保胎是成功的。

4. 先兆流产时如尿中 hCG 含量正常则可能不发生流产,即预后良好;如 hCG<1000U/L,则发生流产的可能性大,治疗往往无效。

5. 葡萄胎、恶性葡萄胎、绒毛膜癌及睾丸畸胎瘤的患者,尿中 hCG 显著增高。

第二节　脑脊液检验
(cerebrospinal fluid examination)

一、脑脊液外观检验
(cerebrospinal fluid appearance examination)

【正常值】

目测法:无色透明的水样液体。

【影响因素】

1. 穿刺部位避免有化脓性感染灶。

2. 标本采集后应立即送检、检验,一般不超过 1h。

3. 采集的脑脊液标本应尽量避免凝固和混入血液。

【临床解读】

1. 正常脑脊液(CSF)为无色透明的水样液体,经过放置后也无改变。

2. 病理情况下,当中枢神经系统感染、出血、肿瘤时,由于脑脊液中出现过多的白细胞或红细胞和其他色素,可使脑脊液的颜色发生改变,而且变为混浊。

(1)颜色的改变①红色:见于蛛网膜下腔出血或穿刺性损伤。②绿色:可见于铜绿假单胞菌、肺炎链球菌、甲型链球菌等引起的脑膜炎。③黄色:见于脑肿瘤、脑血栓、陈旧性出血等。④乳白色:由于白(脓)细胞增多,可见于各种化脓性细菌引起的脑膜炎。⑤米汤样混浊:常见于脑膜炎双球菌性脑膜炎。⑥棕色或黑色:见于侵犯脑膜的中枢神经系统黑色素瘤。

(2)混浊度的改变:正常情况下脑脊液清澈透明,如果脑脊液中白细胞数>$200×10^6$/L 或红细胞>$400×10^6$/L 时即可混浊。蛋白质含量增高或含有大量细菌、真菌等,亦可使其变得混浊。结核性脑膜炎 CSF 呈毛玻璃样混浊,化脓性脑膜炎时则呈脓样。

(3)薄膜形成及凝块:正常脑脊液放置 24h 不形成薄膜,无凝块和沉淀。凝块的出现与脑脊液中的纤维蛋白原增多有关。穿刺出血可出现凝块。化脓性脑膜炎往往 1～2h 形成薄膜、凝块或沉淀。结核性脑膜炎在 12～24h 可形成薄膜;神经梅毒可出现小絮状凝块而不形成薄膜;在脊髓肿瘤或蛛网膜下腔梗阻时,脑脊液可呈胶冻样凝固状态;脑血栓形成、脑栓塞时脑脊液多为黄色;而病毒性脑膜炎、真菌性脑膜炎、脑肿瘤时脑脊液可较清晰。

二、脑脊液细胞计数和分类
(cell counting differential count of CSF)

【正常值】

显微镜法:白细胞计数　成人 $(0～8)×10^6$/L;儿童$(0～15)×10^6$/L;新生儿$(0～30)×10^6$/L。

细胞多为淋巴细胞及单核细胞,两者之比为 7:3,无红细胞。

【影响因素】

1. 脑脊液采集后应在 1h 内进行计数,搁置过久可引起细胞破坏或纤维蛋白凝块,导致计数不准。

2. 标本必须摇匀方可滴入计数池,否则影响检测结果。

3. 如有红细胞,在做白细胞计数时应校正。

4. 涂片固定时间不能太长,以免细胞皱缩,使分类细胞计数发生困难,更不能高温固定。

5. 细胞增多时应做瑞氏染色或碱性亚甲蓝染色分类计数。

【临床解读】

1. 正常脑脊液中白细胞为 $(0\sim8)\times10^6/L$,主要是单个核细胞,中性粒细胞较少,很少有红细胞。

2. 红细胞增多:见于脑出血、蛛网膜下腔出血、脑脊髓外伤、肿瘤、脑膜炎等。

3. 白细胞增多:见于中枢神经系统感染、肿瘤、脑膜白血病等。

4. 白细胞分类异常:中性粒细胞占优势常见于急性细菌性感染或慢性感染急性发作时。淋巴细胞占优势常见于急性病毒性感染、急性细菌性感染的恢复期、慢性细菌性或真菌性感染、梅毒螺旋体感染、肉芽肿和脑膜癌等。脑脊液中出现嗜酸粒细胞是少见的,主要见于寄生虫感染(如脑囊虫病、包虫病、血吸虫病、弓形虫病等),也可见于嗜酸粒细胞增多症、嗜酸粒细胞脑膜炎、淋巴瘤等。脑室或蛛网膜下腔出血时,脑脊液内可见大量红细胞。

三、脑脊液蛋白质(protein in CSF)

【正常值】

1. Pandy 试验定性法:阴性(或弱阳性)。

2. 定量:腰穿 $0.20\sim0.40g/L$;小脑延髓池穿刺 $0.10\sim0.25g/L$;脑室穿刺 $0.05\sim0.15g/L$。

【影响因素】

1. 检测时注意室温,标本宜离心,试验中所用试管和滴管需十分洁净,避免出现假阳性。

2. 对标本进行新鲜测定或 4℃储存(<72h),-20℃储存可稳定 6 个月,-70℃储存则不限时间。

3. 标本穿刺混入血液时,易出现假阳性,故标本不宜污染血液。

【临床解读】

1. 正常情况下,脑脊液中蛋白质含量极微,即 0.2~0.4g/L,以清蛋白为主。脑膜、大脑或脊髓有炎症时可使脑脊液中蛋白质含量增加,增加的多为球蛋白。

2. 病理情况:脑脊液蛋白试验阳性,常见于脑组织和脑膜炎疾病时。如化脓性脑膜炎(3~6.5g/L)、结核性脑膜炎(0.3~2.09g/L)、梅毒性中枢神经系统疾病、脊髓灰白质炎、流行性脑炎等。脑脊液蛋白的降低常见于甲状腺功能亢进症、良性颅内高压等。

第三节　浆膜腔液检验
（examination of serous cavity fluid）

一、浆膜腔液理学检验
（physical examination of serous cavity fluid）

【影响因素】

由穿刺取得的标本为防止细胞变性出现凝块或细菌溶解等，送检及检查必须及时。

【临床解读】

浆膜腔液的理学检查通常包括积液的量、颜色、透明度、比密、有无凝块或沉淀物等，可按浆液性、黏液性、黄色透明、脓样混浊、乳糜样、血样等报告。

1. 颜色　漏出液多为无色或淡黄色，渗出液多呈现深浅不同的黄色。红色：多为血性，可能为结核感染、肿瘤、出血性动脉瘤或穿刺损伤。乳酪色：多为化脓性感染，镜检可见大量脓细胞。乳白色：多为胸导管或淋巴管阻塞及破裂所致。绿色：多由铜绿假单胞菌感染引起。

2. 量　随部位、病情及抽取的目的不同而变化，可从数毫升至数千毫升不等。

3. 透明度　漏出液常为清亮透明的液体；渗出液因含大量细胞、细菌、乳糜等而有不同程度的混浊。

4. 比重　漏出液多在 1.015 以下，而渗出液多在 1.018 以上。

5. 凝块　漏出液不易凝固，而渗出液易凝固，也可因蛋白质被细菌的酶类分解破坏而不发生凝固。

二、浆膜腔液细胞学检验
（cytology examination of serous cavity fluid）

【影响因素】

细胞分类计数时，标本采集后应立即离心，取沉淀物涂片，以瑞氏染色法进行分类。

【临床解读】

1. 细胞计数　漏出液常 $<0.1\times10^9/L$，渗出液常 $>0.5\times10^9/L$。

2. 细胞分类计数

（1）多形核白细胞增多：见于化脓性炎症或早期结核性积液。

（2）淋巴细胞增多：提示慢性炎症，见于结核性渗出液、病毒感染等。

（3）嗜酸性粒细胞增多：常见于变态反应和寄生虫所致的渗出液，亦见于结核性渗出液的吸收期。

（4）间皮细胞：多见于渗出液中，可因浆膜刺激或受损呈异形而不规则，应注意与癌细胞相区别。

（5）癌细胞：见于相应组织来源的恶性肿瘤。

漏出液和渗出液的鉴别见表 2-1。

表 2-1　漏出液和渗出液的鉴别

	漏出液	渗出液
原因	非炎症所致	炎症、肿瘤或物理、化学刺激所致
外观	淡黄色，较稀薄	不定：可黄色、红色、乳白色、乳酪色，较黏稠
透明度	透明或微浑	多混浊
比重	<1.015	>1.018
凝固性	不自凝	能自凝
黏蛋白定性试验	阴性	阳性
蛋白电泳	以白蛋白为主，球蛋白少。A/G 高于血浆	电泳谱与血浆相似
细胞分类	以淋巴细胞，间皮细胞为主	依病因不同而异，急性感染以中性粒细胞为主，慢性感染以淋巴细胞为主
白细胞数腹腔积液	$<300\times10^6/L$	$>500\times10^6/L$
胸腔积液	$<1\,000\times10^6/L$	$>1\,000\times10^6/L$
细菌	无细菌发现	可找到病原菌
葡萄糖	接近于血糖	明显低于血糖
胆固醇　胸腔积液	$<0.6g/L(60mg/dl)$	$>60g/L(mg/dl)$
腹腔积液	$<0.45g/L\,(45mg/dl)$	$>45g/L(mg/dl)$

第四节　胃液检查
（examination of gastric juice）

一、胃酸分泌试验（gastric juice excretion test）

【正常值】

酸碱滴定法：基础胃酸分泌量＜（3.90±1.98）mmol/h。

最大胃酸分泌量 3～23mmol/h。

高峰胃酸分泌量（20.6±8.37）mmol/h。

【分析方法】

1. 胃酸浓度测定　取胃液 5ml，加酚红指示剂 2 滴，黄色表示有胃酸存在。用 0.1mol/L NaOH 溶液滴定至粉红色。则胃酸浓度（mmol/L）＝所耗 0.1mol/L NaOH 溶液体积（L）×胃液（0.005）L。

2. 基础胃酸分泌量（BAO）　指抽尽空腹胃液后 1h 胃液和胃酸分泌的总量。

3. 最大胃酸分泌量（MAO）　注射五肽促胃液素后的 4 次标本，分别记录胃液量及测定胃酸浓度，胃酸浓度之和即为 MAO 数。

4. 高峰胃酸分泌量（PAO）　在做上述 MAO 测定注药后，取最高和次高 2 次分泌量之和乘以 2，即为 PAO。

【影响因素】

1. 患者的精神因素、生理节律、神经反射、烟酒嗜好、体液因素、药物、便秘及采集标本的方法等均影响胃酸分泌。胃管的顶端必须置于胃的最低部位。若插管或抽胃液有困难，可在 X 线透视下定位以纠正胃管位置。抽胃液遇到阻力时，可用清洁注射器注入适量空气，冲去堵塞物，切不可猛力抽取，以免损伤胃黏膜。

2. 体位对于抽取的胃液量有很大影响，坐、卧位时相差悬殊。为尽量取得全部胃液，患者应采取左侧卧位。

3. 嘱患者抽取过程中当有痰或唾液时应吐在容器内，切勿咽下，以免影响胃液成分。

4. 可先在患者咽部喷少量麻药以减少刺激，避免引起恶心、呕吐，以免使十二指肠液逆流入胃。

【临床解读】

1. 胃酸分泌增加　可见于：

(1)十二指肠溃疡：高酸是十二指肠溃疡的临床特征，其 BAO 与 MAO 均增高。PAO15mmol/h 为十二指肠溃疡的低阈值，低于此值的十二指肠溃疡则罕见，十二指肠溃疡患者的胃酸分泌量在正常范围内。大多数十二指肠溃疡的患者在消化期间，特别是夜间的分泌比正常人多。BAO 超过 5mmol/h 时，对十二指肠溃疡有诊断意义。PAO＞40mmol/h 时，高度提示十二指肠溃疡并有出血、梗阻、穿孔的危险。

(2)zollinger-Ellison 综合征：其临床特点是难治性溃疡病、高胃酸分泌、高促胃液素血症和胰腺 β 细胞瘤。胃酸测定对本病的诊断有重要意义。以 BAO 升高为特征，可以高达 10～100mmol/h 或更高。

2. 胃酸分泌减少　与胃黏膜受损害的部位、程度及范围有关。可见于：

(1)胃癌：胃酸分泌减少或缺乏，但也可正常。BAO 可为 0～5mmol/h，MAO 为 0.2～15mmol/h。

(2)胃炎：MAO 轻度降低，萎缩性胃炎时患者的胃酸分泌异常与否，取决于萎缩病变的部位及范围。胃体黏膜有弥散性萎缩时，胃酸分泌量可明显下降，严重者可无酸。

(3)恶性贫血：患者多伴有全胃黏膜萎缩、巨大肥厚性胃炎、白斑、风湿性关节炎等，胃酸分泌缺乏。

二、胃液 pH(pH in gastric juice)

【正常值】

试纸法：0.9～1.8。

【影响因素】

检测胃液 pH 可用 pH 计法或试纸法，最好用 pH 计法，因试纸法只能测定 pH 的大概范围，误差较大。pH 计法准确性较试纸法为优，但也要注意环境温度的影响。

【临床解读】

1. 正常胃液含有盐酸，为强酸性。盐酸由胃壁细胞分泌，能活化胃蛋白酶，并保持胃蛋白酶分解蛋白质的最适 pH2.0，胃酸中的盐酸由游离酸和结合盐酸组成，盐酸以及胃液中的其他酸性物质(有机酸和酸性盐)一起组成了胃的总酸度。

2. 病理情况下，当 pH 为 3.5～7.0（低酸）或＞7.0（无酸）时，常见于萎缩性胃炎、胃癌；pH＜1.5 为胃酸过多，其程度与胃癌的发展成正比，与癌的大小呈正相关，阳性率达 94％，可供过筛诊断用。还常见于十二指肠溃疡、胃泌素瘤等。

三、胃液隐血试验
（occult blood test of gastric juice）

【正常值】

试纸法：阴性。

【影响因素】

1. 胃液中若有过多的维生素 C，可与 H_2O_2 发生竞争而抑制颜色反应，使试验呈假阴性，故应结合临床进行判断。

2. 试验前 2d 患者停用含铁、钙、镁的药物和维生素 C、复合维生素等药物。

3. 要结合临床，排除吞咽胃管时的损伤出血或牙龈出血咽下造成的隐血试验阳性。

【临床解读】

1. 正常人胃液中不含血液，故隐血试验结果为阴性。

2. 胃液隐血试验阳性主要可见于：急性胃炎、胃溃疡、胃癌等。应注意胃溃疡时常使隐血试验呈间歇性阳性反应。

3. 胃内出血并伴有游离盐酸存在时，可形成正铁血红素，使胃液呈棕色咖啡渣样，此时需要隐血试验证实。

第五节　十二指肠引流液检验
（examination of duodenal juice）

一、十二指肠引流液一般性状检验（examination of general properties of duodenal juice）

【正常值】

十二指肠引流液的性状观察非常重要，应注意各部分胆汁是否分段明确，各段胆汁的量、颜色、性状、比重等均应注意。淡黄或金黄色液体为胆总管胆汁(A 胆汁),10～20ml,透明或略黏稠,pH 7.0,比重 1.009～1.013。棕褐色液体为胆囊胆汁(B 胆汁),30～60ml,透明或较黏稠,pH 6.8,比重 1.026～1.032。柠檬黄色液体为肝胆管胆汁(C 胆汁),当 C 胆汁流出量足够检查时即可终止引流,故量不定,透明略黏稠,pH 7.4,比重 1.007～1.010。

【影响因素】

1. 有插管禁忌证者,如食管癌、食管狭窄、肝硬化并发食管静脉曲张、新近有溃疡病并发出血、心力衰竭、严重高血压和冠状动脉粥样硬化性心脏病者,可影响十二指肠引流液一般性状检验,故不宜做此试验。

2. 十二指肠引流液应在空腹时采取,以尽可能减少胃液的干扰。在空腹状态下使用双腔管,可以分别采取胃液和十二指肠引流液,以尽可能地防止胃液流入十二指肠。

【临床解读】

1. 无胆汁提示胆管阻塞,见于胆石症、胆道肿瘤。如仅无 B 液见于胆道梗死、胆囊收缩不良或做过胆囊手术,如再次注入 330g/L 硫酸镁 50ml 后有排出,则是刺激不够所致。

2. B 液黑绿色时见于胆道扩张或有感染,如在用硫酸镁前大量流出 B 液,常见于肝胰壶腹(奥狄)括约肌松弛,胆囊动力功能过强所致。

3. 排出的胆汁异常黏稠,见于胆石症所致的胆囊积液;胆汁稀淡见于慢性胆囊炎,由于浓缩功能差所引起。胆汁加入氢氧化钠仍呈混浊,见于十二指肠炎症和感染,如混有血液见于急性十二指肠炎和肿瘤。

二、十二指肠引流液显微镜检验
(microscopic examination of duodenal juice)

【正常值】

正常时偶见白细胞,<20 个/HP,多为中性粒细胞;正常引流液中不见红细胞,不应有结晶体、细菌及寄生虫等异常成分,可有少量十二指肠上皮细胞和胆道上皮细胞,多属柱状上皮细胞。

【影响因素】

1. 留取十二指肠引流液应及时送检,以免细胞及有形成分被破坏,造成镜检误差。

2. 十二指肠引流液中如混入胃液,可引起混浊,给镜检造成困难。此时可加入少量弱碱后离心沉淀,取沉淀物涂片,立即镜检(但加碱过多会使细胞溶解）。

【临床解读】

1. 细胞检查

(1)白细胞：在十二指肠炎和胆道感染时可大量出现，常被染成淡黄色。慢性或病毒性肝胆病患者，经染色后可见小淋巴细胞和浆细胞。胆道炎、胆石症及急性肝炎等，A、B、C 胆汁中均可见白细胞增多。

(2)红细胞：正常引流液中不见红细胞，少量出现可因引流管擦伤所致，十二指肠、肝、胆、胰等出血性炎症、消化性溃疡、结石或癌症时，红细胞可增多。血性标本应涂片检查有无癌细胞。

(3)癌细胞：十二指肠液的细胞学检查对胆囊癌、肝外胆管癌及胰头癌的诊断均有帮助。

(4)上皮细胞：正常情况下可有少量十二指肠上皮细胞和胆道上皮细胞，多属柱状上皮细胞。十二指肠细胞多数呈卵圆形，胞体较中性粒细胞大，单个圆核，因有胆汁，被染成淡黄色。十二指肠炎时，细胞大量增多，细胞胞体肿胀，其具有折光性，呈玻璃样及淀粉样改变。胆道细胞多呈栅栏样排列，淡黄色，核清楚、偏位。胆管炎时，常成堆出现，呈灰白色团块状。

2. 寄生虫　感染寄生虫患者的十二指肠引流液中，尤其是 B 胆汁中可以检出寄生虫或虫卵，如蓝贾第鞭毛虫滋养体、蛔虫卵、钩虫卵、华支睾吸虫卵和粪类圆线蚴虫等。肝吸虫患者在胆汁中查出虫卵的概率比粪便中高。如高度怀疑寄生虫感染者，最好将胆汁离心后涂片镜检，可提高阳性率。

3. 结晶　正常引流液中不应有结晶体。胆结石症时常出现大量胆固醇结晶或胆红素结晶，在胆酸缺乏时可析出无色透明缺角长方形状的结晶。若伴红细胞存在，则胆结石可能性更大。有时胆固醇与胆红素结晶同时出现，提示有混合性胆结石的可能。若见灰黑色的细颗粒状无定形结晶，可加氢氧化钠鉴别，如全部溶解，则为胆盐结晶。

4. 黏液　胆总管炎症时，黏液增多且呈螺旋状排列，因此，黏液丝的出现及其排列状态对胆管炎症的诊断及定位有一定的参考价值。

5. 细菌　正常人胆汁无细菌。当胆道阻塞或发生胆石症时，胆囊内常有链球菌、大肠埃希菌侵入或发生感染。在收集标本时，可能被涎液或十二指肠中的细菌所污染，故在解释细菌培养时要特别小心，切不可将污染的杂菌当作病原菌。标本可离心后取沉淀物制成涂片，行革兰染色后镜检。在肠杆菌、葡萄球菌和链球菌等单独或混合感染时培养常阳性，继发于肝炎的胆管炎可能由于肝排泄毒素所引起,此时胆汁培养为阳性。除此之外,钩端螺旋体、梅毒螺旋体及其他细菌的血行感染也可引起疾病。

第六节　关节腔液检查
(examination of joint-cavity fluid)

一、关节腔液外观检查
(examination of appearance of joint-cavity fluid)

【正常值】

正常关节滑膜液为黄色或无色、清晰透明,有一定的黏稠度。

【影响因素】

1. 穿刺点应选择关节明显饱满处,避免因损伤关节周围的重要解剖结构而使血液混入关节滑膜液。

2. 关节穿刺部位的周围无破损、感染,以免穿刺时将细菌带入关节腔内,或引起关节继发性感染及关节培养标本被污染。严格掌握无菌操作技术。

3. 抽取标本应及时送检,以免关节液中的细胞被破坏而影响结果。

【临床解读】

1. 脓性滑膜液可浑浊,但非炎性关节液内含有滑膜液,也可显示混浊不透明,如关节液内含有结晶体、纤维蛋白、类淀粉物、软骨碎屑或米粒样体等。黏稠性增加可见于甲状腺功能减退的渗漏液和腱鞘囊肿,其黏稠性与透明质酸的浓度和质量有关。米粒样体是由滑膜增生、变性脱落在关节腔,经长期关节活动及滑膜冲击所形成的,其含量有胶原、细菌碎屑和纤维蛋白等。

2. 类风湿关节炎或其他慢性重度炎症时,渗漏液可变为浅绿色。当关节积血时,则呈均匀血性液或橘红色、不凝固,可见于关节创伤、凝固作用不全、血管瘤或色素沉着绒毛结节性滑膜炎等情况,感染性滑膜液可呈灰色或血样。

3. 痛风性关节炎的滑膜液内含大量结晶体时,可出现白色关节液。

二、关节腔液凝固试验
(clotting test of joint-cavity fluid)

【正常值】

1. 正常滑膜液呈高度黏稠。

2. 结果判定

良好:凝块坚固,周围液体透明;

尚好:凝块较软,周围液体轻度混浊;

不良:凝块疏松,周围液体混浊;

差:无凝块形成,混浊悬液中有絮状碎片。

【影响因素】

1. 抽出的关节滑膜液应立即检查其容量、颜色、透明度和黏稠度。

2. 关节腔液中黏蛋白是透明质酸与蛋白质的复合物,遇醋酸产生沉淀,根据沉淀块的程度,可反映滑膜中透明质酸的聚合程度。可取 2%醋酸溶液 4ml,加入数滴滑膜液,混合后等数分钟观察结果。

【临床解读】

正常滑膜液呈高度黏稠,黏蛋白凝块试验异常可见于各种炎症,如化脓性、创伤性关节炎、风湿热和系统性红斑狼疮等,黏蛋白凝结牢固,一般不会摇散。类风湿关节炎、脓毒性关节炎的凝块则较易散开。

三、关节腔积液白细胞计数
(cell counting of joint-cavity fluid)

【正常值】

显微镜法:白细胞计数(50~100)×10^6/L。

【影响因素】

1. 取得标本后滴于洁净玻片上,立即送检,以免细胞被破坏影响阳性率。

2. 如果关节液多,可离心后用沉淀物立即涂片,自然干燥后染色镜检。

【临床解读】

当致病菌进入关节腔后,首先侵犯滑膜,然后破坏关节软骨及骨质,最后累及其周围软组织。白细胞超过 200×10^6/L 时提示轻度炎性反应,多见于退行性关节炎、创伤性关节炎、剥脱性关节炎、滑膜骨软骨瘤病和 Charcot 关节炎等非炎性关节炎,白细胞计数一般不超过 2×10^9/L。类风湿关节炎属炎性滑膜炎,白细胞计数可达 20×10^9/L,其中中性粒细胞可占 70%。脓性关节炎白细胞计数常超过 50×10^9/L,其中 90%为中性粒细胞。

第七节　前列腺液检验
（prostatic secretion examination）

一、前列腺液一般性状检验（examination of general properties of prostatic secretion）

【正常值】

颜色：呈淡乳白色，有蛋白光泽。

量：数滴至 2ml（按摩后）。

黏稠度：稀薄 pH 为 6.3～6.5。

【影响因素】

1. 检查前 72h 应禁止性活动。

2. 前列腺急性感染时，原则上禁止按摩前列腺，以防细菌进入血液而导致败血症。应足量应用抗生素后再进行前列腺按摩。

3. 取样时应弃掉第一滴腺液，再用玻璃片或玻璃管收集进行检查。

【临床解读】

1. 正常前列腺液呈乳白色稀薄液体。轻度前列腺炎时，外观常无明显改变。重症前列腺炎时，外观可呈不同程度的脓性或脓血性。

2. 前列腺癌时，腺液呈不同程度的血性。但要结合显微镜检验排除按摩时对前列腺的损伤出血。

二、前列腺液显微镜检验
（microscopic examination of prostatic secretion）

【正常值】

显微镜法：卵磷脂小体：满视野。

红细胞：＜5 个/HP。

白细胞：＜10 个/HP。

精子：偶见。

【影响因素】

取样后应立即用显微镜进行高倍检查，以免干涸。不能加生理盐水以免稀释。

【临床解读】

1. 血细胞:正常情况下,前列腺液内红细胞极少,白细胞可有少量散在。当红细胞大量出现时,除排除按摩引起的人为出血外,可见于精囊炎、前列腺化脓性炎症、前列腺癌等。白细胞大量或成堆出现,可见于慢性前列腺炎。

2. 正常前列腺液中含有许多折光性强、大小不等、分布均匀的卵磷脂小体,几乎满视野。前列腺炎时卵磷脂小体减少且有成堆倾向。

3. 颗粒细胞在老年人中多见,脓细胞同时出现见于前列腺炎等。

4. 若按摩时压迫到精囊,可以在前列腺液内检出精子。

5. 前列腺滴虫感染时,可检出滴虫。

6. 癌细胞:如发现畸形巨大成片的细胞,需做细胞学检查识别,见于前列腺癌。

7. 细菌:直接涂片革兰染色后观察,常见葡萄球菌、链球菌、大肠埃希菌、淋球菌等,如抗酸杆菌染色阳性,可见于前列腺结核。

第八节　精液检验
(examination of seminal fluid)

一、精液外观(appearance of seminal fluid)

【正常值】

灰白色或乳白色、半透明。

【影响因素】

禁欲时间长短影响精液外观,正常人的精液刚射出时呈灰白色或乳白色,但久未射精的精液呈淡黄色。

【临床解读】

1. 黄色、棕色脓样精液,见于精囊炎或前列腺炎。

2. 鲜红色、暗红色或粉红色、黑色的血性精液,见于生殖系统的炎症、结核或肿瘤,如精囊腺炎、前列腺结核。

二、精液量(seminal fluid volume)

【正常值】

1.5~6.8ml。

【影响因素】

1. 精液的排出量与排精间隔时间长短有关。

2. 精液量变化范围很大,当出现异常时应间隔 1 周后再反复查 2～3 次,以得出正确结果。

【临床解读】

1. 精液量过多,>8ml,可因腺垂体促性腺素的分泌亢进,使雄激素的水平升高所致,也可见于禁欲时间过长者。精液量过多也可造成精子密度偏低导致不育。

2. 若禁欲 5～7d,精液量<1.5ml,则视为异常,常见于精囊腺和前列腺的病变,特别是结核性病变。精液量减至数滴甚至不排出,称为无精症,常见于生殖系统结核、非特异性炎症、睾丸发育不良、内分泌疾病等。

3. 精液量检查是检查男性不育症的主要指标之一,应结合精液检查其他指标综合判断。

三、精液黏稠度与液化
（seminal fluid viscosity and liquefaction）

【正常值】

37℃下 30min 内精液自行液化。玻璃棒与标本接触,提棒可拉起黏丝形成不连续的悬滴,正常精液黏丝长度一般不超过 2cm。

【影响因素】

1. 精液标本留取后,应立即送检,运送过程中温度应保持在 25～35℃。观察液化时间,应将标本置于 37℃环境下。

2. 病理因素如前列腺炎等可使精液黏稠度与液化时间有所改变。

【临床解读】

1. 刚射出的精液不能凝固或者黏稠度过低,多见于射精管缺陷或先天性精囊缺如,也可见于生殖系统炎症。

2.1h 仍不液化或含不液化凝块的精液应视为异常,常见于前列腺感染或病变者,其分泌的蛋白水解酶缺乏;也可见于精囊腺、尿道球腺的病变。精液不液化可影响精子活力而导致不育。

四、精液 pH(seminal fluid pH)

【正常值】

试纸法:正常精液呈弱碱性,pH 为 7.2~8.0。

【影响因素】

1. 精液 pH 测定应在射精后 1h 内完成,放置时间延长,pH 下降。

2. 一般用精密 pH 试纸(5.5~9.0)测定,也可用 pH 计法进行测定,标本应避免尿液等污染。

【临床解读】

1. 精液主要由精囊腺和前列腺分泌物混合而成,其中精囊腺分泌的弱碱性物质约占精液量的 70%,而前列腺分泌的弱酸性物质约占 30%,因此精液 pH 呈弱碱性。

2. 精液 pH<7.0,见于慢性感染性疾病,当精囊功能减退或先天精囊缺乏以及输精管阻塞时,pH 也可下降。

3. 当附属性腺或附睾有急性感染性疾病时,精液 pH 可>8.0。

五、精子计数(sperm count)

【正常值】

显微镜检验法:精子计数(15~213)×10⁶/ml,精子总数(39~802)×10⁶/每次射精。

【影响因素】

1. 标本应充分混匀,否则影响计数的准确性。

2. 黏稠度或液化异常、精子聚集到黏液丝上或精子凝集,都可能导致标本的均匀程度降低,从而影响计数。

【临床解读】

1. 精子密度<15×10⁹/L 为不正常,连续 3 次检查皆低下者可确定为少精子症。

2. 精液多次未查到精子,应将标本离心,取沉淀物镜检,若仍无精子可确定无精子症。主要见于先天性或获得性睾丸疾病(如睾丸畸形、萎缩、结核、淋病、炎症等)、先天性输精管、精囊缺陷或输精管阻塞(此类通过果糖含量测定可以鉴别)、迷走神经切除术后、精索静脉曲张、有害金属中毒和放射线损害、老年人在 50 岁以上者精子生成减少等。

3. 使用西咪替丁可使精子数减少 30%,氮芥、长春新碱、甲氨蝶呤、丙卡巴肼(甲基苄肼)以及其他化疗药物均可使精子减少,雌激素和甲睾酮可抑制精子生成。

4. 由于某种原因使精子在尿道内被破坏者称为假性无精症,见于淋病、附睾炎、精囊炎、丝虫病、尿道狭窄和外生殖道畸形等。

六、精子活动率和活动力
(percentage of active and motility of sperm)

【正常值】

精子的活动力分级　WHO 将精子活动力分 4 级:

a 级:活动力良好　快速前向运动(即 37℃ 速度 $\geqslant 25\mu m/s$,或 20℃ 速度 $\geqslant 20\mu m/s$;$25\mu m$ 大约相当于精子 5 个头或半个尾的长度)。

b 级:活动力较好　慢速或呆滞的前向运动。

c 级:活动力不良　非前向运动($<5\mu m/s$)。

d 级:无活动　不动。

正常人精子活动力射精 60min 内,a 级精子应 $\geqslant 25\%$,或 a 和 b 级精子之和 $\geqslant 50\%$。

【影响因素】

精子活动率:在排精 30~60min 内应 $>70\%$。精子存活率:在排精 30~60min 应 $>75\%$。

1. 标本采集后适当保温,并在 25~35℃ 下观察精子的活动情况。

2. 细菌污染可使精子不活动或产生凝集。应将精液排入清洁干燥的容器内。

3. 不能用乳胶避孕套采集,因避孕套内含有滑石粉可影响精子活力。

4. 留取标本后应及时送检,若超过 2h 后,大多数精子可死亡。

5. 长期禁欲也可降低精子的活动力。

【临床解读】

1. 精子活动率是指活精子的数目占总精子数的百分比,是测定活精子与死精子的定量方法,而精子活动力是活动精子的质量,是测定精子活动能力的定性方法。两者是诊断男性不育症的主要指标。

2. 当精子活动率不足 40%,且以 C 级活动力精子为主,常为男性不育症的原因,主要见于精索静脉曲张、生殖系非特异性感染、垂体功能低下、甲状腺功能低下、结核病及使用某些抗代谢药、抗疟药、氧氮芥等。

七、精子形态学（sperm morphology）

【正常值】

显微镜检验法：正常精液中的异常精子应<20%。

【影响因素】

1. 生殖系感染。

2. 化学药物作用。

3. 遗传因素。

【临床解读】

1. 正常精子有头、体、尾三部，头部呈梨形或卵圆形，长 4.0～5.0μm，宽 25～30μm，正常精液中也有异常精子，但一般不超过 20%。

2. 精子形态变异最主要的变化是头部，亦可见于中间段和尾部。头部异常包括大头、小头、梨形头、空泡样头、双头等。体部包括折裂、弯曲、不规则等，尾部包括短尾、多尾、断尾。

3. 畸形精子应<20%，>20%为异常，若异常精子>50%即可成为不育原因之一。大量畸形精子的出现，与睾丸、附睾的功能异常密切相关，可见于精索静脉曲张，睾丸或附睾细菌、病毒感染，雄激素水平异常；呋喃类药物、遗传因素也可影响睾丸生精功能，导致畸形精子增多。阴囊温度过高或饮大量咖啡，精子畸形率亦增高。

4. 精子正确的形态识别必须通过精子染色的方法。

八、精子泳动速度（sperm speed test）

【正常值】

血细胞计数板法、显微镜摄片法：>20μm/s。

【影响因素】

做精子泳动速度检查时，应将排精后（1h）的精液充分混匀，在 27～34℃下进行检测。

【临床解读】

1. 临床上常用观察精子的活动力和活动率来反映精子的质量，这种方法简便但主观性强，误差大。精子泳动速度的检测相对比较准确，客观地反映了精子活动力。

2. 测定精子泳动速度有两种方法：①显微镜摄片法，但一般仅作为科研用。②血细胞计数板法，利用白细胞计数区域一小格的距离，以秒表计时，观察并记录精子每秒运动的微米（μm）数。

3. 精子泳动速度下降的临床意义与精子活动力和活动率相同。

九、精液细胞学检验
（seminal fluid cytology examination）

【正常值】

显微镜法：有少量未成熟的生殖细胞，<1%,；白细胞≤5 个/HP；红细胞偶见 HP。

【临床解读】

1. 正常精液中有少量生精细胞，当曲细精管的生精功能受到损害时，精液中可以出现较多的病理性幼稚细胞，这种细胞表现为形态、大小及核的形态和大小都不规则。

2. 白细胞增多多见于生殖道炎症或恶性肿瘤，慢性前列腺炎常可出现多核上皮细胞，若同时见到较多的淋巴细胞应考虑前列腺结核。在输精管恶性肿瘤时，可查到癌细胞。

3. 精液中红细胞增多见于血精症、睾丸肿瘤、前列腺癌等。

十、精液果糖（fructose in seminal fluid）

【正常值】

间苯二酚化学法：0.87～3.95g/L。

【影响因素】

1. 严格控制反应时间和温度，防止其他糖类与试剂反应，影响测定结果。

2. 精液中存在精子可使果糖分解率提高，所以精液液化后就应离心或去蛋白质，或冷冻保存。

【临床解读】

1. 精液中富含果糖，果糖由精囊腺将血糖转化分泌而来，是精子能量的主要来源。其含量高低直接影响精子的活力。精液果糖含量不仅能反映精囊的分泌功能，而且还间接反映睾丸内分泌功能。

2. 先天性精囊缺如、输精管或精囊发育不良所致的无精症及逆行射精者果糖为阴性。雄激素分泌不足和精囊炎时,果糖含量降低。而单纯性输精管阻塞所致的无精症,果糖含量正常。

十一、精浆酸性磷酸酶
(acid phosphatase of seminal fluid)

【正常值】

磷酸苯二钠法:48.8~208.6U/ml。

【影响因素】

1. 标本中酸性磷酸酶极易破坏,故留取标本后应及时测定,如不能及时测定,置于-20℃保存。

2. 标本稀释倍数较大时应确保充分混匀。

3. 基质中不应含酚,如含酚时空白管显红色,说明磷酸苯二钠已开始分解,此种基质不宜再使用。

【临床解读】

酸性磷酸酶活力下降,说明前列腺功能低下;活力显著增高,对于诊断前列腺癌有重要意义。

十二、精液 α-葡萄糖苷酶
(α-glucosidase of seminal fluid)

【正常值】

葡萄糖氧化酶法:(42.7±21.0)IU/L。

【影响因素】

精液 α-葡萄糖苷酶活性与禁欲时间的长短密切相关。WHO 推荐,精液分析的禁欲时间为 2~7d。禁欲时间越长,α-葡萄糖苷酶水平越高。禁欲 7d 以上的比禁欲 2~3d 的水平明显升高。精液 α-葡萄糖苷酶测定的最佳禁欲时间为 4~7d。

【临床解读】

α-葡萄糖苷酶对鉴别输精管阻塞和睾丸生精障碍所致的无精症有一定的意义。输精管阻塞时 α-葡萄糖苷酶活性显著降低,其活力与精子密度和活力也存在正相关。

十三、精子顶体完整率检验
（sperm acrasin integrity）

【正常值】

精子顶体分为 4 种类型：1 型：顶体完整，精子形态正常，着色均匀，顶体边缘整齐，有时可见清晰的赤道板。2 型：顶体轻微膨胀，精子质膜（顶体膜）疏松膨大。3 型：顶体破坏，顶体膜严重膨胀破坏，着色浅，边缘不整齐。4 型：顶体完全脱落，精子核裸露。顶体完整率（％）＝顶体完整精子数（1 型精子）/精子总数×100％。

正常参考值：＞60％。

【临床解读】

精子顶体完整率是判断男性生育能力的重要指标。

十四、精子畸形率测定（sperm abnormal rate）

【正常值】

1. 湿片法　畸形精子＜20％。

2. H-E 染色或 Giemsa 染色法（WHO 推荐方法）　畸形精子＜20％。

【影响因素】

湿片法操作简便、快速，但要求检验人员经验丰富，否则会因错误识别致使结果偏差较大，故不推荐采用。染色法操作相对复杂、费时，但染色后精子结构清楚，易于辨认，结果准确可靠，重复性好，为 WHO 推荐方法。

【临床解读】

1. 正常精液中可存在一定数量的畸形精子，一般在 20％ 以下，＞20％ 为异常。如畸形率＞40％ 则会影响到精液质量，＞50％ 者常可导致男性不育。

2. 生殖系统感染、精索静脉曲张、雄性激素水平失调、某些药物、酗酒、高温、放射线损伤等都可导致畸形精子增多。

十五、精子低渗肿胀试验
（hypoosmotic swelling test，HOS）

【正常值】

精子在低渗溶液中的分型：a 型：未出现肿胀；b 型：尾尖肿胀；c 型：尾尖弯曲肿胀；d 型：尾尖肿胀伴弯曲肿胀；e 型：尾弯曲肿胀；f 型：尾粗短肿胀；g

型:全尾部肿胀。

参考值:b~g 型精子为 $50.9\%\sim72.9\%$,g 型精子为 $13.8\%\sim31.8\%$。

【临床解读】

精子低渗肿胀试验观察精子在低渗溶液中的变化,以检测精子膜的完整性。精子低渗肿胀试验可作为精子膜功能及完整性的评估指标,可预测精子潜在的受精能力。精子尾部肿胀现象是精子膜功能正常表现,男性不育症的精子低渗肿胀试验肿胀率明显降低。

十六、精子顶体酶活性定量测定
(activity of sperm acrasin)

【正常值】

分光光度仪法:$15.29\sim58.15$U/L。

【临床解读】

1. 精子顶体酶活性测定可作为精子受精能力和诊断男性不育症的参考指标,其对于精子的运动和受精过程都是不可缺少的,活力不足可导致男性不育。

2. 精子顶体酶的活性与精子活力、精子密度以及顶体的完整性都呈正相关。

十七、精液乳酸脱氢酶 X 同工酶
(LDH-X)定量测定

【正常值】

1. 聚丙烯酰胺凝胶电泳法　LDH-X 相对活性≥42.6%。

2. 2-酮基己酸法　LDH-X 相对活性≥42.6%。

【临床解读】

LDH-X 活性与精子浓度,特别是活精子浓度呈良好线性关系。LDH 降低时生育力也下降。精子发生缺陷时则无 LDH-X 形成;睾丸萎缩、少精或无精者可致 LDH-X 活性降低。

十八、精液中性 α-葡萄糖苷酶活性测定

【正常值】

每次射精>20mU(WHO 推荐方法)。

【影响因素】

虽然这种技术有相对易于操作的长处,但它不能检测已经活化并释放其颗粒的多形核白细胞,也不能检测不含过氧化物酶的其他类的白细胞,例如淋巴细胞。这类细胞可通过免疫细胞化学方法进行检测。

【临床解读】

精液中含有源于附睾的中性 α-葡萄糖苷酶同工酶和前列腺分泌的酸性同工酶。后者能够被选择性抑制,故测定中性 α-葡萄糖苷酶即可反映附睾的功能。

十九、精液锌测定

【正常值】

原子吸收法:1.17～3.07mmol/L。

化学比色法:0.946～1.572 mmol/L。

【影响因素】

1. 测定值与测定对象所处的地理环境、季节变化及不同的个人生活习性等因素有关。可能与测定方法和测定时间的不同有关。

2. 精液中多种酶均富含锌,各种酶含量的差异可能会影响锌的测定结果。

【临床解读】

1. 锌对精子的活动、代谢及其稳定性都具有重要作用,可直接参与精子的生成、成熟、激活和获能过程。

2. 精液锌浓度减低可引起生育力下降、生殖器官发育不良等,最终导致睾丸萎缩、少精、弱精或死精。青春期缺锌则可影响男性生殖器官和第二性征的发育。

第九节　粪便检验(fecal examination)

一、粪外观(fecal appearance)

【正常值】

目测法:成人:黄色或棕黄色;婴儿:金黄色或黄绿色。

【影响因素】

1. 粪便采集后应迅速送检,若长时间放置,则会使其色泽加深。

2. 粪便检查时应注意被检者的饮食和服药情况,以便排除非疾病因素。

3. 其他影响因素

(1)食物的影响:食肉类食品者,粪便易呈黑褐色;食绿叶类蔬菜者,粪便易呈暗绿色;食红辣椒、西红柿或西瓜者,粪便易呈红色;食动物血、肝或黑芝麻等,粪便易呈黑色等。

(2)药物的影响:消化道钡剂造影、服用硅酸铝,粪便易呈灰白色;服用活性炭、铁剂、铋剂、中草药粪便可呈无光泽灰黑色;食甘汞粪便易呈绿色;服用番泻叶、山道年、大黄等粪便易呈黄色等。

【临床解读】

观察粪便外观结合其他实验室检查,可指导临床对有关疾病做出初步诊断或鉴别。

1. 食糜样或稀汁样便 因肠蠕动亢进或水分吸收不充分所致。见于各种感染或非感染性腹泻,特别是急性胃肠炎、假膜性胃肠炎时会出现大量黄绿色稀汁便,并含有膜状物;另外,艾滋病患者的肠道隐孢子虫感染可致大量稀水便。

2. 米泔样便 见于霍乱、副霍乱病人,肠道受刺激大量分泌液体所致。

3. 柏油样便 有光泽的暗褐色或黑色,是上消化道出血(50~70ml),红细胞被胃酸消化破坏形成硫化铁所致。

4. 胨状便 常见于过敏性结肠炎或慢性菌痢。在坚硬的粪表面附着少量黏胨,为痉挛性便秘的特点,如溃疡病出血、胃炎出血、食管静脉曲张破裂等。

5. 黏液便 肠道黏液分泌过多,混于粪便之中多为小肠炎症时;大肠炎症时则黏附于粪表面。

6. 凝块样便 为脂肪及酪蛋白消化不佳所致,呈蛋花汤样外观,多见于婴儿消化不良。

7. 脓血便 常见于溃疡性结肠炎、结肠或直肠癌、阿米巴痢疾(以血为主,血中带脓,果酱色)和细菌性痢疾(以黏液为主,可混有血液)。

8. 球状硬便 见于便秘。

9. 扁平细条状便 说明有直肠狭窄,多见于直肠癌。

10. 绿色便 因肠蠕动过快,胆绿素尚未转变成粪胆素所致,多见于婴幼儿腹泻。

11. 白陶土样便　胆管阻塞时,胆汁减少或缺如,以致粪胆素减少及脂肪存在过多所致,见于各种病因的阻塞性黄疸。

12. 血便　大肠下部出血造成,主要见于结肠或直肠癌、痔疮、肛裂、息肉等。

13. 绿色乳酪样便　提示为乳幼儿消化不良症。

二、粪胆原(stercobilinogen)

【正常值】

定性:阳性。

定量:对-二甲氨基苯甲醛化学法:75～350mg/100g粪便。

【影响因素】

1. 待检粪便必须新鲜,否则会氧化成粪胆素。如粪便中含较多的脂肪胨,则应先用乙醚抽提脂肪后再做试验。

2. 制备粪便悬液时应充分混匀。

3. 口服广谱抗生素可影响胆红素转化为粪(尿)胆原的功能。

4. 酚红标准应用液浓度一定要准确。

【临床解读】

1. 粪便中无胆红素,而有粪胆原和粪胆素。

2. 病理情况下,如阻塞性黄疸时,粪胆原减少或缺如,且随病情好转而好转或恢复正常;溶血性疾病(如溶血性黄疸)或阵发性睡眠性血红蛋白尿症时,粪胆原增加;肝细胞性黄疸时,粪胆原可增加也可减少。

3. 粪胆原测定应结合粪胆红素及其衍生物、尿胆原、尿胆红素定性试验以及血胆红素的测定,以利于鉴别诊断黄疸的性质。

三、粪显微镜检验
(microscopic examination of feces)

【正常值】

红细胞:无;

白细胞:偶见或不同见

上皮细胞:偶见;

结晶:可有少量;

细菌:少量;

真菌:少量;

寄生虫卵:无虫卵。

【影响因素】

1. 粪便采集量必须足够、新鲜,采集后应在 1h 内及时检查,否则放置过久会破坏粪便中的有形成分。

2. 粪便标本采集时特别注意要挑取脓血、黏液交界处进行检查。

3. 避免尿液、月经血混入标本。

4. 查阿米巴滋养体应从粪便脓血部分取材,或采用肛拭法,保温送检。

5. 一般不用灌肠后粪便做标本。

【临床解读】

1. 白细胞增多　见于肠道炎症,如细菌性痢疾以中性粒细胞增多为主;过敏性肠炎、溃疡性结肠炎、阿米巴痢疾、出血性肠炎和肠道反应性疾病还可伴有嗜酸细胞和浆细胞增多(一般需做瑞氏染色才能区别)。

2. 红细胞　见于肠道下段炎症出血时、痢疾、溃疡性结肠炎、结肠癌、直肠息肉等。细菌性痢疾时红细胞少于白细胞,常散在,形态完整;阿米巴痢疾时,红细胞远多于白细胞,成堆且破坏。

3. 吞噬细胞增多　可与脓细胞同时出现,主要见于急性肠炎和痢疾,溃疡性结肠炎也可见。急性出血性肠炎有时可见多核巨细胞。

4. 嗜酸细胞增高　可见于肠易激综合征、过敏性肠炎、肠道寄生虫感染者。

5. 上皮细胞　如见到大量上皮细胞,是肠壁炎症的特征(如结肠炎、假膜性肠炎)。

6. 结晶　正常粪便中可有磷酸盐、草酸钙、氧化镁、碳酸钙、胆固醇等少量结晶,一般无临床意义。特殊的结晶如血红素结晶,常见于肠道出血后的粪便中;夏科-雷登结晶见于过敏性肠炎、肠道溃疡、寄生虫感染、阿米巴痢疾等。

7. 真菌　可见于两种情况,①容器污染或粪便采集后在室温下久置污染;②大量使用抗生素后引起真菌二重感染所致。如肠道菌群失调见于白色念珠菌感染、假膜性肠炎;轻度腹泻可能由大量普通酵母菌引起;消化不良性水泻便中常见八联球菌;人体酵母菌,主要见于腹泻患者,其临床意义未明。

8. 寄生虫卵及原虫　常见的寄生虫卵有蛔虫、鞭虫、钩虫、蛲虫、绦虫、华支睾吸虫、血吸虫、姜片虫卵等;致病性肠道原虫有痢疾阿米巴滋养体及包囊、贾第虫、人毛滴虫以及近年特别强调的与艾滋病相关的隐孢子虫。查到寄生虫卵、原虫即可确诊疾病。隐孢子虫已成为确认腹泻的主要病源并成为艾滋病的检测项目之一。

9. 食物残渣　如大量出现淀粉颗粒,主要反映消化功能不良,多见于慢性胰腺炎、胰腺功能不全、肠道功能不全、糖类消化不良等。另外,肠蠕动亢进、腹泻或蛋白消化不良时可升高。最常见于胰腺外分泌功能减退。肌肉纤维增多,可见于胰蛋白酶缺乏、肠蠕动亢进、腹泻或蛋白质消化不良时;结缔组织如弹性纤维增多,可见于胃蛋白酶缺乏;脂肪增多,可见于胰腺分泌缺乏、阻塞性黄疸等。

10. 病理性细胞　如癌细胞,见于乙状结肠癌、直肠癌患者的粪便中。

四、粪隐血试验(fecal occult blood test)

【正常值】

金标法、邻联甲苯胺法:阴性。

【影响因素】

1. 容器及玻片应避免血红蛋白污染。

2. 挑取粪便时,应尽量选择可疑部分。

3. 标本应及时送检,否则久置将使血红蛋白被肠道细菌分解,造成假阴性。此外,造成假阴性的情况还有触酶法试剂失效、大量维生素 C 存在等。

4. 以下物质可造成粪便隐血的假阳性:新鲜动物食品(如鱼、牛乳、鸡蛋、贝类、动物肉等)、蔬菜水果(如萝卜、大量绿叶菜、香蕉、葡萄等)、某些药物如铁剂、铋剂、阿司匹林、吲哚美辛、糖皮质激素等以及牙龈出血、鼻出血等。故应嘱受检者在检查前 3d 内禁食动物血、肉、肝及富含叶绿素食物、铁剂及中药,以免造成假阳性。

5. 应用免疫学方法检测可提高试验的特异性,并可避免食物因素引起的非特异性反应。

【临床解读】

1. 消化道出血时,如肠结核、伤寒、钩虫病等,均可呈阳性反应。消化性溃疡(胃、十二指肠溃疡)可呈间歇性阳性。治疗后,粪便颜色趋于正常但隐血试验阳性可持续 5～7d,故可作为临床判断出血是否完全停止的最可靠指标。

2. 判断某些消化道出血病变的性质,如消化道肿瘤(胃癌、结肠癌等)隐血试验持续阳性;消化性溃疡呈间断阳性。

3. 隐血试验可作为消化道恶性肿瘤检查的初筛试验,也可作为流行性出血热的重要佐证。

4. 其他引起隐血试验阳性的疾病还有:溃疡性结肠炎、结肠息肉、结肠癌、各种紫癜、急性白血病、血友病、回归热、克罗恩病、钩虫病、胃癌等。此外,某些药物亦可致胃黏膜损伤(如服用阿司匹林、吲哚美辛、糖皮质激素等)。

五、粪便苏丹Ⅲ染色检查

【正常值】

阴性。

【影响因素】

1. 粪便检查时应注意被检者的饮食和服药情况,以便排除非疾病因素。

2. 粪便采集后应迅速送检,采集标本之前要求患者素食 3d。

【临床解读】

苏丹Ⅲ为一种脂肪染料,可将粪便中排出的中性脂肪染成珠红色,易于在显微镜下观察和辨认。人们每天食入各类食物包括脂肪,正常摄入的中性脂肪经胰脂肪酶消化分解后被重新吸收,如粪便中出现过多的中性脂肪,则提示胰腺的正常消化功能可能减退,或肠蠕动亢进,特别是在慢性胰腺炎和胰头癌时多见。此外肝代偿功能失调、脂肪性痢疾、消化吸收不良综合征时也可出现阳性结果。

第十节　阴道分泌物检验
(examination of vaginal excretion)

一、阴道清洁度(evaluation of vaginal clearness)

【正常值】

显微镜法:Ⅰ～Ⅱ度。

【影响因素】

1. 标本收集时必须防止污染,所用器具应清洁无菌、干燥、无化学药品。

2. 取材 24h 内应无性交,无盆浴或阴道检查、阴道灌洗及局部拭药等。

3. 应用新鲜标本涂片,如疑有滴虫感染时,还应注意保温。

【临床解读】

1. 阴道清洁度分级及其临床意义见表 2-2。

表 2-2　阴道清洁度分级及其临床意义

清洁度	所见成分	pH	临床意义
I	大量阴道杆菌和上皮细胞,无杂菌和白细胞	4.0～4.5	正常
II	中量阴道杆菌和上皮细胞,少量白细胞和杂菌	4.5～5.0	正常
III	少量阴道杆菌和鳞状上皮,较多的白细胞和杂菌	5.0～6.0	提示有炎症
IV	无阴道杆菌,有少量上皮细胞,大量白细胞和杂菌	6.0～7.2	多见于严重阴道炎

另外,结合女性周期激素变化特点,II 度中可见到少量中性粒细胞;III 度可见到少量淋巴细胞;IV 度易见淋巴细胞。

2. 阴道清洁度 III～IV 为异常,主要见于各种阴道炎。如细菌性、真菌性、滴虫性阴道炎,同时可发现有关病原体;单纯清洁度改变常见于非特异性阴道炎,包括化脓性感染性阴道炎、嗜血杆菌性阴道炎、老年性或婴幼儿的阴道炎。

阴道清洁度差还可见于:输卵管或子宫腔炎症、异物、赘生物、宫颈内管及宫颈的炎症,阴道本身的创伤(如流产、产后产道创伤等)。此外,正常女性在排卵前期清洁度好,在卵巢功能不足时,如行经期和绝经期,清洁度差。

非特异性阴道炎,常见链球菌、葡萄球菌、肠球菌、大肠埃希菌感染等。特异性阴道炎,主要有滴虫性、真菌性、阿米巴性及加特纳菌性等。

3. 如在手术前发现为 III 或 IV 清洁度时,应先治疗炎症再手术。

4. 清洁度检查,应配合微生物、寄生虫检查,以明确阴道炎症的性质,有利于临床诊断和治疗;还应结合尿液检查,观察泌尿生殖系统有无互相影响。

二、阴道毛滴虫(trichomonas vaginalis)

【正常值】

显微镜检验法:阴性。

【影响因素】

1. 标本受药物和润滑剂等污染影响滴虫检出。

2. 标本应保温,阴道毛滴虫生长繁殖的适宜温度为 $25\sim42℃$,所以在检验时应注意保温迅速送检,不能冷藏,以便发现活动状态的滴虫。

3. 涂片时不应在玻片上做过多来回摇动,以免损伤毛滴虫的鞭毛。在室温下干燥,必要时可微加温,但不可在酒精灯上直接加热。

4. 做检查前 48h 内应避免阴道冲洗或性交,在采取标本时,阴道扩张器、手套等不要接触润滑剂或肥皂等,以免影响滴虫的活力。

5. 湿片检查为阴性时,应再用瑞氏染色或革兰染色观察,一次阴性检查不能排除诊断。

【临床解读】

病理情况下,滴虫可寄生于阴道后穹窿,常引起滴虫性阴道炎,可合并邻近器官如尿道、尿道旁腺、膀胱和肾盂的感染。滴虫的主要传播途径是通过衣物和性交。在男性,滴虫可寄生于包皮、前后尿道、前列腺、精囊内,可长时间持续存在,具感染性,经直接或间接方法传播,所以男性常为携带者。对反复发作的患者,应常规检查患者性伴侣的尿道和前列腺液,如滴虫阳性,亦应及时治疗。阴道毛滴虫还可造成不孕症。

三、阴道分泌物真菌检验
(funga-vaginal discharge test)

【正常值】

显微镜检验法:阴性。

【影响因素】

容器应清洁,标本应无污染,送检应及时。

【临床解读】

1. 阴道分泌物真菌检查阳性多见于真菌性阴道炎,诊断以找到真菌为依据。阴道真菌多为白色念珠菌,它平时可寄生在阴道内,当阴道内糖原增多,酸度上升时,可迅速繁殖。

2. 阴道白色念珠菌感染常见于糖尿病患者、孕妇、大量使用广谱抗生素或肾上腺皮质激素造成阴道菌群紊乱者。长期口服避孕药(超过 1 年)或长期使用含葡萄糖溶液维持营养的患者也易感染。此外,维生素 B 缺乏,免疫机制减弱或使用免疫抑制剂者也易发生阴道白色念珠菌感染。

第十一节　寄生虫检验

一、粪寄生虫镜检
(microscopic examination of parasite)

【正常值】

阴性。

【影响因素】

1. 送检粪便应新鲜,以自然排出的粪便为佳。粪便放置不要超过 24h,粪便不可混入尿液及其他体液等,以免影响检查结果。

2. 盛标本的容器要求清洁、干燥、密封,防止水、尿、药品的污染。

3. 受检粪量一般为 5～10g,若做自然沉淀、尼龙袋集卵、血吸虫毛蚴孵化,则粪量不应少于 30g,若检查成虫,需留 24h 全部粪便。

4. 标本要及时检查,如查原虫滋养体,宜在粪便排出后半小时内进行。若不能立即检查,则应将标本保存于 4℃冰箱内,或将标本用固定液固定。

5. 查痢疾阿米巴滋养体时应于排便后立即检查。从脓血和稀软部分取材,寒冷季节标本传送及检查均需保温。

6. 检查日本血吸虫卵时应取黏液、脓血部分,孵化毛蚴时至少留取 30g 粪便,且需尽快处理。

7. 检查蛲虫卵须用透明薄膜拭子于晚 12:00 或排便前自肛门皱襞处拭取,并立即镜检。

8. 找寄生虫虫体及做虫卵计数时应采集 24h 粪便,前者应从全部粪便中仔细搜查或过筛,然后鉴别其种属;后者应混匀后检查。

【临床解读】

粪便检查是寄生虫病原检查的重要组成部分。主要是根据寄生虫排离阶段可随粪便排出体外,如蛔虫的虫卵、幼虫、成虫或节片,原虫的滋养体、包囊、卵囊或孢子囊,以及某些节肢动物。所以,采用粪便检查寄生虫是对消化道寄生虫检查的主要手段。

1. 寄生虫卵　粪便中常可见蛔虫卵、钩虫卵、鞭虫卵、蛲虫卵、血吸虫卵、姜片虫卵、肺吸虫卵、肝吸虫卵及绦虫卵等。

2. 原虫滋养体和包囊　肠道原虫感染常见的有①阿米巴原虫:在阿米巴痢疾典型的酱红色黏液便中,可见到大滋养体,并同时可见到夏科－雷登结晶。在腹泻病人水样便中可见到小滋养体。在绦虫者或慢性病人成形粪便中只可查见包囊。②蓝贾第鞭毛虫:主要感染儿童和旅游者,引起腹泻。在稀薄粪便中可找到滋养体,在成形粪便中多能找到包囊。③隐孢子虫:现认为该虫是引起免疫缺陷综合征和儿童腹泻的主要病原,已列为艾滋病重要检测项目之一。④人芽囊原虫:该虫曾被误认为是一种对人体无害的肠道酵母菌。近年来大量研究表明,该虫是寄生在高级灵长类动物和人类肠道的机会致病性寄生虫,正常人检出率为 45%。

二、粪寄生虫卵计数(parasite eggs count)

【正常值】

阴性。

【影响因素】

1. 改良加藤厚涂片法应用聚苯乙烯定量板,依据定量板中膜孔容纳粪量乘以系数,再乘以粪便性状系数,即可得每克粪便虫卵数。

2. 改良加藤厚涂片法适用于各种蠕虫卵的检查和定量计数,具有简单、方便的优点。定量板清洗后可在甲酚溶液中消毒,不可煮、烫。

【临床解读】

计数定量粪便中的虫卵数,以测定某些蠕虫的感染度,判断药物的疗效和考核驱虫效果等。改良加藤厚涂片法不论何种蠕虫卵,不论感染度高低,均可使用,且虫卵散失机会少,计数结果较准确。但轻度感染误差较大。

三、寄生虫卵孵化试验
(the hatching of parasite eggs)

【正常值】

阴性。

【影响因素】

1. 取定量粪便采用钩蚴培养法,计数水中全部钩蚴数(或摇匀做定量计数)可计算出每克粪便虫卵数及推测钩虫的感染度。

2. 成熟日本血吸虫卵内毛蚴在适宜的温度(25～30℃)、pH(7.5～7.8)及一定的光线下,在清水中很快孵出,并在水面下游动,用肉眼或放大镜观察,检出率明显高于粪便检查血吸虫的各种方法。

【临床解读】

某些虫卵在适宜条件下能孵出幼虫,用肉眼或放大镜观察即可查见,从而确定诊断或提高检出率,并可用于某些虫种的进一步鉴定或做定量计数。毛蚴孵化法用于诊断血吸虫病,查到毛蚴表明患者体内有活的血吸虫,是血吸虫病原检查中最常用的方法。

四、血液疟原虫检验
（examination of plasmodium）

【参考范围】

正常人血涂片检查为阴性。

【影响因素】

1. 采血时间一般以发热前后为宜。间日疟或三日疟患者应在发作后数小时至 10 余小时采血,此时,早期滋养体已发育至易于鉴别形态的晚期;恶性疟患者,应在发作后 20h 左右采血。

2. 载玻片应清洁无油。为此使用前以 5％热肥皂水浸泡并擦洗,经清水冲洗后擦干,或再用 95％乙醇浸泡后晾干备用。

3. 推片时两片夹角要适宜,夹角太大则血膜过厚。用力要均匀,不然血膜上会出现断裂。

4. 血膜可用风吹干或待其自然干燥,切勿用火烤或太阳晒。干燥过程中要平放血膜,并防止蝇、蚁舐食。

5. 厚血片的溶血要及时。厚血片的放置期限在夏季不超过 48h,冬季不超过 72h,否则溶血不完全会影响检验质量。

【临床解读】

红细胞内期是疟原虫致病阶段,其致病随虫种、株、侵入的数量和宿主的免疫状况而异。疟疾在临床上以间歇性寒战、发热、出汗,继发性贫血和脾大等为特征,经带有子孢子的按蚊叮咬后发病的自然感染是疟疾的主要传播途径,输血感染次之,来源于母体的先天性疟疾偶尔可见。先天性疟疾是指疟原虫来自母体,新生儿在出生后 4～12 周发病。儿童疟疾主要发生于热带的疟疾流行区。先天性疟疾和儿童疟疾患儿的热型多不规则,患儿常有烦躁不安或行动迟钝、厌食、呕吐、腹泻、腹痛与腹胀、肝脾大、贫血、黄疸等,常有惊厥和脑膜刺激症状,伴有咳嗽,病死率较高,转为慢性后可出现严重贫血、腹胀、脾大、消瘦、水肿及发育停滞。输血型疟疾由输入带有疟原虫的血液引起。库存血贮存时间短于 6d 最危险,7~12d 较安全。

典型的疟疾发作表现为周期性的寒战、发热和出汗退热三个连续阶段。这种周期性的发作与疟原虫红细胞内期裂体增殖周期一致。发作初期全身颤抖,皮肤呈鸡皮样,面色苍白,口唇与指甲发绀,即使在盛夏盖数床棉被也感不暖。1~2h 后,体温上升,可达 39~41℃,面红、结膜充血、皮肤灼热、口渴、呼吸急促,伴头痛剧烈、全身酸痛,一些病人可有呕吐或腹泻,儿童或病重成人时有惊厥、谵妄或昏迷,此为发热期。经 4~6h 后,进入出汗退热期,患者大汗淋漓,乏力,体温急剧下降至正常,呼吸、脉搏恢复正常。

发作次数主要取决于治疗适当与否和人体免疫力增长速度。若无重复感染,随着发作次数的增多,人体对疟原虫的免疫力逐渐增强,疟原虫逐渐被消灭或抑制,发作自行停止。间日疟和卵形疟隔日发作一次,三日疟疾隔两天发作一次,恶性疟开始隔日发作一次,以后则每天发作或间隔时间不规则。多数疟疾最初发作间隔期并不规则,随着数量多的一批占优势,发作时间出现规律性。当混合感染两种或两种以上疟原虫时,发作时间可无规律性。此外,儿童或初入疟区的患者发作多不典型。

初发患者多在发作 3~4d 后开始有脾大,若反复发作或多次感染,则脾大可十分明显。长期未得到根治或反复感染疟疾的病人,脾大明显且由于脾高度纤维化,同时包膜增厚,脾质地坚硬,虽经根治脾也不能缩小到正常体积。

疟疾发作几次后,患者可出现贫血,尤以恶性疟为甚,发作次数越多,病程越长,贫血越严重。患者贫血程度往往超过疟原虫直接破坏红细胞的程度。所以,除了疟原虫寄生破坏红细胞外,贫血原因还有:①脾功能亢进。脾中巨噬细胞增多,吞噬能力增强,不仅吞噬被疟原虫寄生的红细胞,也吞噬正常的红细胞,另外,被吞噬的红细胞中的血红素沉积于吞噬细胞内不能被重复利用,也加重了贫血程度。②骨髓中红细胞生成障碍。在恶性疟患者观察到红细胞成熟功能的严重缺陷。③免疫病理的原因。患者体内产生的抗体与疟原虫抗原结合成免疫复合物,附着于正常红细胞上激活补体,引起红细胞溶解或被吞噬细胞吞噬。另外,一部分患者产生抗自身红细胞抗体,也可导致红细胞破坏。

疟疾发作停止后,在无再感染的情况下,经数周或数月后少量残存的红细胞内期疟原虫在一定条件下,又大量增殖引起疟疾发作,称之为再燃。疟疾发作停止后,红细胞内疟原虫已被消灭,经过一段时间后,肝细胞内休眠子被激活,增殖后释放裂殖子进入红细胞,再次进行裂体增殖引起疟疾发作,称之为复发。复发和再燃的产生与种、株的遗传特性有关,恶性疟和三日疟不产生复发而只有再燃,间日疟和卵形疟既有再燃,又有复发。

五、微丝蚴检验

(examination of microfilaria)

【参考范围】

正常人血涂片检查为阴性。

【影响因素】

1. 采血时间以晚 9:00~12:00 为宜。采血前让患者躺卧片刻。

2. 未染色标本要与棉花纤维相鉴别,棉花纤维长短、大小不一致,且其中无体柱细胞,当然也不活动(鲜血片法)。

3. 对夜间采血有困难的患者可采用诱出法,即在白天口服枸橼酸乙胺嗪(海群生)2~6mg/kg 体重,15min 后取血检查。

【临床解读】

寄生于血液内的丝虫类的幼虫称为微丝蚴。微丝蚴具有较严格的夜间出现于血流中的特性。这种成虫主要寄生于淋巴结、淋巴管、心脏及大血管中,不常移动,并在该处产卵,临床上可引起淋巴管炎和阻塞症状。在血液和淋巴液中孵化出来的微丝蚴几乎为无色透明,可活泼地运动,在每天的一定时刻移动到末梢血管中。微丝蚴出现于宿主皮下的微血管中时,被进入吸血蚊的体内,成为被鞘幼虫而传播。

六、回归热螺旋体检验

(relapsing fever spirochetes test)

【参考范围】

正常人血涂片检查为阴性。

【影响因素】

1. 必须在发热期采血检查,初次发热采血阳性检出率较高。

2. 骨髓穿刺液中阳性率高于末梢血液。

【临床解读】

回归热螺旋体经虫媒传播引起回归热,为急性传染病,临床特点为周期性高热伴全身疼痛、肝脾大和出血倾向,重症可有黄疸。根据传播媒介不同,可分为虱传回归热(流行性回归热)和蜱传回归热(地方性回归热)两种类型。

人类对这两种回归热均普遍易感。病后发生免疫,但二病无交叉免疫性。病原体分布于病人的血液及内脏中。在间歇期,由于体内产生免疫球蛋白,使螺旋体凝集以致消灭,症状也消失,但仍有小量病原体潜伏在内脏中,逐渐繁殖,可引起复发。复发数次后,机体产生了足够的免疫力,全部螺旋体被杀灭,症状才不再出现。偶有由输血而发生感染,供血者当时并无病征,受血者经过1周左右可出现症状。孕期患此病,可通过胎盘转送病原体给胎儿,发生先天性回归热。

回归热的临床特征是阵发性高热,短期热退后呈无热间歇,数日后又反复发热,发作期与间歇期交替反复出现,因此称之为回归热。本病起病急骤,初起即表现为高热,体温可高达39~41℃,多呈稽留热,亦可表现为弛张热或间歇热,常伴有寒战。高热的同时尚有头痛、四肢肌肉及关节疼痛,皮肤干热,四肢及躯干可见出血性皮疹。有的患儿可见黄疸、肝脾大、结膜充血等。高热持续6~7d,体温骤然下降,大量出汗,随即转入间歇期。在间歇期阶段,其他症状也随之减退或消失。经过6~9d间歇后,再度高热,其他症状又随之出现。再次发热时症状渐轻,发热时间渐短,而间歇期延长。如此复发1~2次,有的可复发多次,逐渐好转,恢复正常。

七、黑热病利-杜小体检验
(examination of Leishmania Donovani)

【正常值】

阴性。

【影响因素】

肝、脾穿刺液涂片阳性率高,骨髓及淋巴结次之。

【临床解读】

黑热病原虫是黑热病的病原体,涂片查到利什曼原虫是确诊的最可靠方法,检出率可达80%~90%。此外,黑热病患者血液中有抗体,可用同源或异源性抗原做免疫学检查,大部分可出现阳性反应,而且具有较高的特异性和敏感性。

黑热病临床表现起病缓慢，有不规则发热，数周后可自然缓解，以后又复发不规则发热(部分患儿可见双峰热型)，经 3～6 个月后，除表现发热外，患儿消瘦、贫血、乏力、鼻出血及牙龈出血。腹痛、腹胀、脾逐渐肿大，经半年脾大至脐，初期尚软，以后变硬。肝亦肿大。全身淋巴结多可触及。至晚期约 10％年长儿皮肤可呈黄褐色。

实验室检查可出现：①全血细胞减少、贫血。②球蛋白水试验及球蛋白甲醛试验阳性。③血清补体结合试验在病的早期即呈阳性。其他免疫荧光试验、酶联免疫吸附试验、对流免疫电泳、间接血凝检查亦有助于诊断。④确诊需靠骨髓穿刺，寻找利-杜小体 85％～90％为阳性。肝、脾、淋巴结中也有利-杜小体存在。

八、刚地弓形虫检验
（examination of toxoplasma gondii）

【正常值】

刚地弓形虫寄生于细胞内，且无组织器官选择性，病原检查较为困难，直接涂片法阳性率较低。多采用免疫学方法进行血清学检查。

正常人血清抗弓形虫抗体(IgG 类、IgM 类)为阴性。

【影响因素】

1. 试剂盒从冰箱取出后应恢复至室温(18～25℃)。

2. 不同厂家、批号的试剂不可混用。

3. 标本应避免溶血、脂血。

【临床解读】

弓形虫感染是一种人畜共患病，由猫与其他宠物感染人的可能性较大。后天感染轻型者常无症状，但血清中可查到抗体；重型者可有各种症状，如高热、肌肉和关节疼痛、淋巴结肿大等。通过胎盘宫内感染可导致流产、早产、死胎和各种异常，患儿出生后可表现一系列中枢神经系统症状以及眼及内脏的先天损害。妊娠期初次感染者，弓形虫可通过胎盘感染胎儿，妊娠早期感染可引起流产、死胎、胚胎发育障碍；妊娠中、晚期感染，可引起宫内胎儿生长迟缓和一系列中枢神经系统损害(如无脑儿、脑积水、小头畸形、智力障碍等)、眼损害(如无眼、单眼、小眼等)以及内脏的先天损害(如食管闭锁)等，严重威胁胎儿健康。

由于弓形虫在人体细胞内可长期存在,故检测抗体一般难以区别现症感染或以往感染,可根据抗体滴度的高低以及其动力学变化加以判断。血清抗弓形虫 IgM 抗体阳性提示近期感染。血清抗弓形虫 IgG 抗体阳性提示既往感染。如在新生儿体内检测到血清抗弓形虫 IgM 抗体,则表示其有先天的弓形虫感染。

第3章 临床细胞学检验

第一节 呼吸系统细胞学检验

一、鼻咽部细胞学（cytology of nasopharynx）

【正常值】

鼻咽部细胞学检查,正常情况下可见:纤毛柱状细胞、杯状细胞、菱形细胞和储备细胞、鳞状上皮细胞和非上皮细胞(淋巴细胞、网状细胞和组织细胞等)。

【影响因素】

鼻咽部的解剖部位比较特殊,因此标本采集受到限制,影响阳性检出率。在鼻咽镜下经口腔采集标本阳性率较经鼻腔法高。此外,鼻咽癌经治疗后,涂片中的细胞形态发生较大改变,难以鉴别,操作时必须注意力度,防止出血和细胞变形。

【临床解读】

1. 鼻咽部良性病变　鼻咽部的慢性炎症、鼻咽部结核,前者可见大量淋巴细胞及中性粒细胞,后者可见朗格汉斯巨细胞。

2. 鼻咽部恶性病变　鼻咽癌为最常见,分为原位癌和浸润癌。其他还有淋巴肉瘤、霍奇金病、软组织肉瘤等。

二、肺部细胞学（cytology of lung）

【正常值】

肺部细胞学检查,其正常细胞以鳞状上皮细胞为主,主要为表层细胞;肺部咳出的痰液可见大量纤毛柱状上皮细胞和尘细胞;黏液柱状细胞(杯状细胞)和基底层细胞均少见;血中细胞成分,包括红细胞、白细胞,及组织细胞或称巨噬细胞。标本来自下呼吸道时可见吞噬细胞。

【影响因素】

1. 痰液必须从肺深部咳出且新鲜送检。

2. 对未发现癌细胞但临床和 X 线高度提示肺癌的可疑患者应反复多次做痰液细胞学检查,以提高癌细胞的检出率。一般认为痰标本宜送检 4～6 次为妥。

3. 痰液细胞学及支气管液细胞学检查均为阴性的可疑患者、肺转移灶患者和无痰液患者,应采取经皮肺部细针吸取标本,要在 X 线或 CT 引导下做穿刺。

【临床解读】

1. 肺部的良性病变:如支气管炎、支气管扩张、支气管哮喘、肺气肿、肺炎、肺结核病等,以鳞状上皮细胞、干毛粒状上皮细胞及炎性细胞为主,基底层细胞少见。

2. 肺部的恶性病变:原发性支气管肺癌:最常见的是鳞癌和腺癌、未分化癌及混合型的少见;转移性的肺恶性肿瘤:如女性生殖系统肿瘤、消化系统肿瘤、呼吸系统肿瘤、骨及软组织、男性泌尿生殖系统肿瘤等。

第二节　消化系统细胞学检验

一、口腔细胞学(cytology of oral cavity)

【正常值】

口腔的正常细胞有:复层鳞状上皮细胞、混合腺细胞以及淋巴组织等。

【影响因素】

采集口腔内病变组织脱落细胞为标本有些情况下会出现假阴性。口腔早期鳞癌细胞直接向基底膜下浸润,口腔表层上皮细胞可正常,此时则需应用细针穿刺吸取黏膜下肿块组织检测。

【临床解读】

1. 良性病变　慢性炎症时可见大量鳞状上皮细胞。黏膜白斑是口腔黏膜复层鳞状上皮高度增生的表现,一般认为是癌前病变。

2. 恶性病变　口腔癌是头颈部较常见的恶性肿瘤,可发生于唇、舌、颊、扁桃体等处,黏膜下混合腺癌及恶性淋巴瘤较少见。

二、食管细胞学(cytology of esophagus)

【正常值】

正常食管细胞学所见:鳞状上皮细胞(来自口腔、咽部和食管),多为表层细胞;柱状上皮细胞(来自贲门);非上皮细胞(包括红细胞、白细胞和吞噬细胞等)。

【影响因素】

1. 标本采集　食管拉网法对晚期食管癌病例检出率较低。

2. 人为因素　因拉网充气不足、涂片不匀等造成取材不妥、染色欠佳,或由于诊断经验不足等造成假阴性或假阳性。

【临床解读】

1. 食管良性病变时以炎性细胞为主。多见表层与中层鳞状上皮细胞,有时可见核异质细胞。

2. 食管癌 95％以上是鳞癌,腺癌占 2％～3％,未分化癌较罕见。

三、胃细胞学(cytology of stomach)

【正常值】

胃细胞学检查,其正常细胞主要有:胃黏膜柱状上皮细胞、胃主细胞和壁细胞、鳞状上皮细胞、纤毛柱状细胞和吞噬细胞、十二指肠的上皮细胞、杯状细胞以及血细胞等非上皮细胞。

【影响因素】

1. 胃细胞标本采集,应注意各种采集方法的不同要求,避免假阴性或假阳性诊断。对近期有消化道出血的患者或做过钡剂 X 线检查的患者不应进行细胞学检查,否则会干扰诊断的准确性;胃刷洗物的采取应先于胃镜的活检,以防止活检后出血干扰病变区而造成假阴性。

2. 为了提高胃细胞学诊断的阳性率,应多次用多种方法检查。还应结合大便隐血及癌胚抗原(CEA)等肿瘤标志物的检测。

【临床解读】

1. 良性病变　常见的有胃炎、胃溃疡、胃息肉等。

2. 恶性病变

(1)胃癌:多见腺癌(95％)如乳头状腺癌,黏液腺癌,类癌,未分化癌,鳞癌少见。

（2）其他恶性肿瘤，如胃原发性淋巴瘤（6%～8%）、平滑肌肉瘤（1%～3%）等。

四、肠道细胞学
（cytology of small and large intestine）

【正常值】

肠道细胞学检查，正常情况下应很少见到细胞，偶可见上皮细胞、杯状细胞以及血细胞等非上皮细胞。

【影响因素】

1. 为提高检出率应采用多种方法采集标本：对肛管和直肠下端，用指检法采集标本；其他部位，应在肛镜、直肠镜或乙状结肠镜直视下，选用灌洗法、刷取法及摩擦法获取病变表面的细胞，制成涂片；还可运用纤维结肠镜，对肠道的病变做细针吸取法采集标本。

2. 对可疑的患者，可结合粪便隐血（OB）试验及癌胚抗原（CEA）等检查进行筛选。

【临床解读】

1. 肠道的良性病变　肠炎、直肠血吸虫病、结肠息肉等。

2. 肠道的恶性病变　主要是结肠癌和直肠癌，其中以直肠癌最为多见。

3. 其他的恶性肿瘤　大肠肉瘤、类癌、平滑肌瘤、恶性淋巴瘤、直肠肛管恶性黑色素瘤等。

五、肝细胞学（cytology of liver）

【正常值】

正常可见多边形肝细胞（可有双核或多核）、胆小管细胞、肝窦内皮细胞、枯否细胞（少见）。

【影响因素】

肝细胞学检查穿刺吸取肝病变组织的位置要正确才能避免假阴性诊断。

【临床解读】

1. 良性病变　肝脓肿可见大量中性粒细胞；肝硬化可见增生活跃的异型性肝细胞。

2. 恶性病变

（1）肝原发性肿瘤：最常见是肝细胞性肝癌，分为分化差、分化好两类；胆管癌,多为分化好的腺癌;肝母细胞癌主要见于婴幼儿;原发性肝肉瘤极少见。

(2)转移性肿瘤:可有来自结肠、胃、胰腺、乳腺、肺等原发性肿瘤。

第三节　体液细胞学检验

一、浆膜腔积液细胞学
(cytology of serous cavity fluid)

【正常值】

生理情况下,浆膜腔内有少量液体,起润滑作用,胸腔积液(胸水)<30ml;腹腔积液(腹水)<100ml;心包积液(心包液)20~50ml。其中不存在肿瘤细胞等异常细胞。

【影响因素】

1. 积液细胞学检查的量应在 200~500ml 为宜,以免细胞太少造成假阴性。

2. 细胞学诊断准确率与积液的新鲜程度关系密切。积液采集后,应在1h 内完成检查。

【临床解读】

1. 良性病变　浆膜腔积液细胞学检查可见的良性病变。

(1)急性化脓性炎症:可见大量中性粒细胞。

(2)急性非化脓性炎症:可见中性粒细胞、淋巴细胞等,但无特征性。

(3)病毒感染:可见多核巨细胞,伴少量反应性间皮细胞。

(4)结核病:可见大量淋巴细胞及间皮细胞,但难见朗格汉斯巨细胞与类上皮细胞。

(5)尿毒症:涂片可见间皮细胞增生活跃。

(6)肝硬化:涂片中细胞成分少,可伴较多巨噬细胞。

(7)寄生虫感染、肺梗死时,常可见嗜酸粒细胞和大量淋巴细胞。

(8)系统性红斑狼疮:可见不典型浆细胞和中性粒细胞,偶见红斑狼疮细胞。

(9)类风湿胸膜炎:可见各种形态的多核巨细胞。

(10)低蛋白血症、充血性心力衰竭:可见少量淋巴或间皮细胞。

2. 恶性病变　积液中癌细胞 80% 以上为腺癌；少数为鳞状上皮癌、未分化癌及恶性淋巴瘤。

二、脑脊液细胞学
（cytology of cerebrospinal fluid）

【正常值】

正常脑脊液（CSF）中无红细胞，白细胞数极少。一般成人为 $(0\sim8)\times10^6/L$，儿童 $(1\sim15)\times10^6/L$。细胞学检查以淋巴细胞为主，也可见大单核细胞、内皮细胞（偶见）、蛛网膜细胞（罕见）等。

【影响因素】

1. 穿刺过程的干扰因素

（1）穿刺过程中可能有周围血细胞混入 CSF，影响细胞识别。

（2）皮肤鳞状上皮细胞混入 CSF 中造成污染。

（3）CSF 采集量过少导致假阴性。

2. 人为因素　标本放置过久，CSF 中细胞发生退变，致使诊断阳性率降低。

【临床解读】

1. 非肿瘤性病变

（1）以中性粒细胞增高为主时，多见于急性细菌性感染。

（2）以淋巴细胞增高为主时，多见于病毒性感染、新型隐球菌感染或结核性脑膜炎。

（3）嗜酸粒细胞增高时，见于脑部寄生虫（如脑囊虫）感染、变态反应等。

（4）非特异性淋巴细胞增多时，可见于多发性神经炎。

（5）出现红细胞和吞噬红细胞或含铁血黄素的巨噬细胞，多为脑出血或蛛网膜下腔出血。

2. 肿瘤性病变　CSF 中的恶性肿瘤细胞大多容易识别，其中转移性的肿瘤较为常见。

（1）转移性癌：乳腺癌、卵巢癌、消化道肿瘤、血液病累及中枢神经系统、黑色素瘤等。其中，腺癌比鳞癌多见。

（2）原发性肿瘤：星状细胞瘤、少突神经胶质瘤、室管膜瘤、脉络丛癌、松果体细胞癌、脊索瘤、垂体腺瘤（罕见）等。

第四节 妇科细胞学检验

一、乳腺细胞学(cytology of breast)

【正常值】

正常乳腺穿刺涂片可见:乳腺导管上皮细胞、泡沫细胞、少量巨噬细胞和血细胞等。

【影响因素】

1. 干扰乳腺肿块细针吸取法诊断准确性的因素主要包括:乳腺硬结、结缔组织较多时致使得不到足够的细胞而出现假阴性。

2. 乳腺癌位于体表,针吸细胞学标本获取可能不全面,故应多次检查并配合临床乳腺 X 线,乳腺肿瘤标志物等检查,以提高诊断率。

【临床解读】

1. 良性病变

(1)急性乳腺炎和乳腺脓肿时涂片可见大量中性粒细胞及少量红细胞,还可见多核巨细胞、吞噬细胞及组织和细胞碎片。

(2)慢性乳腺炎可见浓稠干酪样分泌物,涂片可见导管上皮细胞、大量炎性细胞、泡沫细胞、吞噬细胞等。

2. 恶性病变 最常见的恶性肿瘤是乳腺癌。涂片可见多量细胞且不含组织片段,癌细胞可重叠成堆或散在。

二、阴道细胞学
(cytology of female genital organs)

【正常值】

正常细胞学涂片可见:鳞状上皮细胞、柱状上皮细胞、非上皮来源的细胞(包括红细胞、白细胞、淋巴细胞、各种形态的吞噬细胞)和阴道杆菌等。

【影响因素】

1. 阴道镜下活检加颈管刮片术诊断率最高。

2. 反应性、炎症性甚至生理性的变化,可引起类似癌前或癌肿形态改变,从而造成假阳性。

3. 口服避孕药者,子宫颈内膜腺体可呈类似腺癌细胞的变化。

4. 放射线及全身化疗可引起细胞的形态学改变。

【临床解读】

1. 良性病变

（1）急性炎症涂片中可有细胞核增大的表、中、底三层细胞，有细胞退行性改变和细胞吞噬现象。

（2）慢性淋巴细胞性宫颈炎时见多少不等的淋巴细胞及少量浆细胞。

（3）萎缩性阴道炎涂片以底层细胞为主，细胞可有核增大、核边不规则、细胞质呈嗜酸性、裸核等形态改变。

2. 恶性病变　宫颈癌最为多见，其中鳞状细胞癌约占95%，腺癌占5%，未分化癌极为少见（<1%）。

三、卵巢细胞学（cytology of ovary）

【正常值】

正常可见单层立方上皮细胞。

【影响因素】

1. 阴道脱落细胞学涂片检查对卵巢恶性肿瘤的检出率不高。

2. 细针穿刺吸取卵巢肿块细胞学检查可因瘤体积过小、穿刺欠佳而出现假阴性诊断。

3. 腹腔冲洗液细胞学检查时，如标本量过少或标本放置过久也可能出现假阴性结果。

【临床解读】

1. 非肿瘤性卵巢囊肿　卵泡囊肿、黄体囊肿、卵巢浆液性囊肿、卵巢旁和输卵管旁浆液性囊肿等。浆液性囊腺瘤、浆液性囊腺纤维瘤、黏液性囊腺瘤、卵巢纤维上皮瘤、良性囊性畸胎瘤。

2. 恶性病变　浆液性腺癌、黏液性囊腺癌、子宫内膜样肿瘤、透明细胞癌、无性细胞瘤、癌样瘤、转移性肿瘤。

第五节　泌尿系统细胞学检验

一、泌尿道细胞学（cytology of urinary tract）

【正常值】

正常可见移行上皮细胞、柱状上皮细胞、鳞状上皮细胞、红细胞、白细胞、组织细胞、细菌、真菌、精子、管型等。

【影响因素】

1. **标本采集的影响**

(1)晨尿虽然可获得较多的细胞,但细胞在高渗的尿液中可引起变形,不易辨认;而 24h 尿或尿袋内的尿中细胞明显破坏,易受污染;导尿的细胞形态保存得较完整,效果较好,但细胞数量较少;膀胱冲洗液仅对获得膀胱憩室内癌、鳞癌、原位癌标本效果较满意;膀胱镜直接刷取的标本,细胞成分多,准确率高,但膀胱镜下往往不易发现肿瘤,易导致假阴性。

(2)阴道分泌物、前列腺液或药物等物质对尿液均有干扰。

(3)尿量过少也易导致假阴性的结果。

2. **人为因素影响**　标本必须新鲜,尿沉渣涂片时应加血清以防细胞脱落丢失。

【临床解读】

1. **泌尿道可见的良性病变**

(1)炎症性疾病如急慢性肾小球肾炎、急性膀胱炎、尿道炎等多见白细胞、红细胞。

(2)尿结石病可同时见红细胞及各类结晶。

(3)出血性膀胱炎等非感染性疾病以红细胞为主。

2. **泌尿道可见的恶性病变**　泌尿道恶性肿瘤约 95% 来源于上皮组织,以肾盂、输尿管、膀胱发生的移行细胞癌最常见(占 90%)。鳞癌占 6%～7%,腺癌占 1%～2%。未分化癌极少见。

二、肾、肾上腺和腹膜后细胞学(cytology of kidney、adrenal gland and retroperitoneum)

【正常值】

正常细胞学检查可见:肾小球和肾小管上皮细胞、肾上腺皮质细胞。

【影响因素】

肾、肾上腺和腹膜后的细胞学检验标本的采集多用细针穿刺吸取,标本采集的准确率直接影响诊断结果。

【临床解读】

1. **良性病变**

(1)肾:炎症或感染性疾病、肾良性肿瘤、纤维瘤、平滑肌瘤、脂肪瘤等。

(2)肾上腺:皮质醇症、原发性醛固酮增多症、无功能性肾上腺皮质肿瘤等。

(3)腹膜后:脂肪瘤、纤维瘤、神经纤维瘤和畸胎瘤等。

2. 恶性病变

(1)肾:肾细胞癌、肾母细胞瘤、未分化癌。

(2)肾上腺:肾上腺皮质癌、嗜铬细胞瘤、神经母细胞瘤。

(3)腹膜后:原发性的肿瘤(除肾、胰外)较少见,多为平滑肌肉瘤、横纹肌肉瘤、纤维肉瘤、恶性畸胎瘤、恶性间皮肉瘤等。而且腹膜后淋巴结转移的恶性肿瘤较多。

三、男性生殖器细胞学
(cytology of male genital organs)

【正常值】

男性生殖器细胞学检查一般可见:精原细胞、支持细胞、间质细胞、附睾细胞、前列腺细胞、精囊腺上皮细胞等。在前列腺液中还可见上皮细胞、精子、白细胞、淀粉样小体等。

【影响因素】

1. 前列腺按摩法采集标本时要避免精囊腺的液体或精子混入,以免干扰检查。

2. 可以用细针穿刺前列腺、睾丸、附睾吸取标本,由于前列腺穿刺的局限性,炎症明显的患者应抗感染治疗后复查,以排除假阴性。

3. 可刮取阴茎表面渗液涂片,但当癌肿发生于基底层时表层往往不易发现肿瘤细胞。

【临床解读】

1. 良性病变 急、慢性前列腺炎时,上皮细胞和炎性细胞多见;前列腺肥大时,可见腺上皮细胞等。

2. 恶性病变 常见有前列腺癌(以腺癌为多见)、睾丸的恶性肿瘤、阴茎癌等。

第六节 淋巴结细胞学检验

淋巴结细胞学(cytology of lymph node)

【正常值】

正常淋巴结细胞学检查可见:淋巴细胞、巨噬细胞、网状细胞和浆细胞等,其中以成熟小淋巴细胞为主。

【影响因素】

淋巴结的细胞学检查标本由细针吸取法获取组织有限,如未吸取到病变组织或标本量过少,就可能出现假阴性;检查者对细胞学的形态检查缺乏经验,可人为造成假阳性结果,因而需结合临床和病理活检进行诊断。

【临床解读】

1. 良性病变 急、慢性淋巴结炎可见较多的小淋巴细胞,化脓性淋巴结炎见大量中性粒细胞,淋巴结结核易见类上皮细胞、朗格汉斯巨细胞。

2. 恶性病变

(1)恶性淋巴瘤:分为霍奇金淋巴瘤和非霍奇金淋巴瘤,前者涂片可见到R-S细胞,后者涂片见到的是单一类型的细胞。

(2)转移性恶性肿瘤:鳞癌(较多见)、腺癌(多见)和小细胞未分化癌(较少见),恶性黑色素瘤早期即可发生淋巴结转移。白血病等可发生淋巴结浸润。

第七节 甲状腺细胞学检验

甲状腺细胞学 (cytology of thyroid)

【正常值】

正常甲状腺细胞学可见到甲状腺滤泡细胞和胶质。

【影响因素】

1. 细针穿刺吸取法采集甲状腺的细胞学标本时,应避免甲状腺移位。

2. 抽吸时防止血液凝固、稀释。

3. 在检查时,通常至少要识别 6 组以上滤泡上皮细胞。

4. 细针穿刺吸取法对囊性病变诊断率较低。

【临床解读】

1. 良性病变 亚急性甲状腺炎时常见中性粒细胞、嗜酸粒细胞、巨噬细胞。慢性淋巴细胞性甲状腺炎(即桥本病或 Hashimotos 甲状腺肿)多见淋巴细胞。嗜酸细胞腺瘤易见嗜酸粒细胞。

2. 恶性病变 乳头状腺癌(占甲状腺癌的 70% ~ 80%)、甲状腺滤泡性腺癌、髓样癌、甲状腺转移性癌。

第八节　软组织细胞学检验

软组织细胞学(cytology of soft tissue)

【正常值】

正常细胞学涂片可见:纤维细胞、成纤维细胞、脂肪细胞、淋巴管内皮细胞、血管内皮细胞、血管外皮细胞、滑膜细胞、平滑肌细胞和横纹肌细胞。

【影响因素】

软组织细胞学检验以细针吸取获取标本时要保证获取病变组织足够的细胞成分,以防止出现假阴性诊断。

【临床解读】

1. 良性疾病　结节性筋膜炎、纤维瘤、脂肪瘤、平滑肌瘤、血管瘤(见大量红细胞和巨噬细胞)、淋巴管瘤、隆突性皮肤纤维瘤。

2. 恶性疾病　纤维肉瘤,分为分化好的和分化差的两种;脂肪肉瘤、平滑肌肉瘤、血管肉瘤、横纹肌肉瘤、滑膜肉瘤、恶性黑色素瘤、恶性 Schwann 神经鞘瘤等。

第4章 遗传学与分子生物学检验

第一节 唐氏综合征筛查
（Downs syndrome screening test）

【正常值】

正常值参考范围根据采用的试剂盒不同而异,本系统危险系数临界值为 1:270。

【影响因素】

1. 唐氏综合征筛查的申请单中孕妇基本情况一定要填写准确,包括年龄、当日体重、末次月经时间、抽血时间等。本实验只适用于筛查妊娠 14～20 周孕妇,不适用于多胞胎孕妇。

2. 月经不规律者用 B 超法确定胎龄,准确定出抽血当日的胎龄(写清是几周几天)。

3. 严重脂血、严重黄疸、溶血或加热灭活的标本均有可能影响检测结果。

4. 每次检测必须同时做 AFP 和 β-hCG 的标准曲线及质控品;标准品和质控品不能多次反复冻融,酶标抗体不宜低温冷冻。标本应及时检测,否则应置低温冻存。

【临床解读】

唐氏综合征是引起先天智力障碍最常见的染色体病,又称先天愚型,是由于各种因素的影响使父亲或母亲生殖细胞形成过程中第 21 号染色体不分离所致。英国医生 Langdon Down 首先描述了先天愚型的临床表现,因此将此病称为 Down syndrome 即唐氏综合征,此病患者多了一条 21 号染色体,故又称为 21 三体综合征。

唐氏综合征在人群中发生率为 1/600～1/800(＞35 岁者约为 1/350)。

随着城市环境污染加重,病毒感染、化学药物、放射性辐射、口服避孕药、空气污染、水中含氟量高、接触有害物质、饮酒、吸烟、老化现象等均可造成精子、卵子老化和畸形,导致染色体异常胚胎发生,可能造成唐氏综合征。目前我国生育唐氏综合征患儿的妇女年龄下降,患儿例数上升,虽是偶发的,但任何人群都有可能发生。

唐氏综合征筛查试验准确性只能达到 65%～70%,如果以 35 岁作为区别点,唐氏综合征检出率只有 31%,因为有 75%～80% 唐氏综合征患儿是由年龄小于 35 岁的年轻孕妇生出,如只检测高龄产妇,只能筛查出少部分唐氏综合征患儿,因此应对所有年龄阶段妊娠妇女进行产前筛查。筛查确定的高危孕妇,应劝其做羊水染色体检查,进一步确诊是否怀唐氏综合征胎儿,确诊者及时终止妊娠,以降低唐氏综合征患儿出生率。

医师在对孕妇咨询时要仔细解释,同时必须告知孕妇,因为该方法的准确性只能达到 65%～70%,检查结果有假阴性,有 30%～40% 的唐氏综合征患儿无法检出,低风险孕妇中仍有产唐氏综合征患儿的可能性。

唐氏综合征产前筛查适应范围:

(1)各年龄组的孕妇:尤其是 35 岁以上孕妇,随年龄增长卵巢受各种有害物质和射线的影响越多,这些因素都会使遗传物质发生突变的机会增多,卵子老化或染色体发生畸变,胎儿患先天性畸形或先天愚型的可能性比 35 岁以下妇女高数倍,甚至几十倍。男性年龄超过 55 岁,由于其精子老化或染色体畸变,胎儿也可能发生先天性畸形或先天愚型。

(2)已生过先天性痴呆儿孕妇:先天性痴呆一般是由染色体异常所致,如第一个孩子染色体异常,生第 2 个孩子也有 10% 可能仍是染色体异常。

(3)有习惯性流产史、早产、死胎、死产孕妇:发生习惯性流产、早产、死胎、死产孕妇,其胎儿均可能有染色体异常。由于夫妻一方或双方细胞核染色体异常,遗传给胎儿,而染色体畸变胎儿有 90% 会发生流产、早产、死胎。

(4)已生过代谢类病儿孕妇:生过患代谢性疾病,如苯丙酮尿症、白化病等患儿的孕妇,如再次怀孕,生同样病儿的概率约为 25%。

(5)家庭中有伴性遗传病史的孕妇。

(6)妊娠前 3 个月曾用过致畸形药物的孕妇:妊娠早期如果孕妇长时间、大剂量服用可的松、己烯雌酚等激素类药或其他药物,约有 20% 胎儿发生畸形。

(7)妊娠前 3 个月内有病毒感染史孕妇:如风疹、流感、带状疱疹等病毒感染时,可使胎儿发生先天性心脏病、耳聋、白内障、肝脾大、唇裂等。已证明,痴呆儿中,20%是妊娠期间病毒感染所致。

(8)父亲年龄:父龄超过 39 岁,生育患儿风险增高。大量研究证实,环境污染(如空气污染、水中含氟量等)及接触有害物质、饮酒、吸烟等均可能导致染色体异常,造成精子老化和畸形,是导致先天愚型和先天性畸形的重要诱因。

第二节　染色体检验(chromosome)

【正常值】

女:46,XX;男:46,XY

【影响因素】

1. 细胞培养无菌操作不严密。

2. 试剂质量不佳、培养液的 pH 不符合要求、秋水仙素的浓度和加入量的适当与否均可影响染色体数量及分散效果。

3. 显带过程中,缓冲液的 pH、胰酶的浓度和作用时间及温度要适当。

4. 阅片时注意嵌合体、易位型等非常见核型,以免漏诊。

【临床解读】

人类染色体数目和结构的异常均可导致遗传性疾病的发生,称为染色体病。人类染色体病包括常染色体病和性染色体病,目前已明确的约计百余种。此类遗传病的主要特征有:①带有染色体异常的个体,其发育和智力通常落后,一般均有多发性畸形。在性染色体异常个体中,其生长和性发育出现异常,如第二性征不发育,男性乳房发育等。②染色体异常的个体,其亲代的染色体可为正常,这种异常的出现是由于亲代生殖细胞形成过程中发生染色体畸变。③带有染色体畸变,但表现型正常的亲代可能将其畸变染色体传至子代,引起子代染色体不平衡而致病。④染色体异常的个体,可在其母亲妊娠早期的羊水进行羊水细胞培养或绒毛细胞染色体检验,以进行产前诊断。

1. 21 三体综合征(trisomy 21 syndrome),即唐氏综合征　正常人体细胞第 21 号染色体为 1 对,21 三体综合征患者第 21 号染色体比正常人多一条,常见的染色体核有三种:95%为单纯型 21 三体型,核型为 47,XX(XY),+21;异位型常见 D/G 易位,亦有 G/G 易位;嵌合型,核型以 46,XX(XY)/47,

XX(XY),+21 为常见。

21 三体综合征人群中发病率约为 1/800~1/600,新生儿发病率约为 1.4‰。主要临床表现为智力低下、发育不良、特殊面容(眼距增宽、鼻根低平、舌外伸等)、部分病例伴先天性心脏病。单纯型 21 三体综合征的发病率与母亲的生育年龄呈正相关,高龄孕妇生出该种病人的比例明显增高。

2.18 三体综合征(trisomy 18 syndrome),即 Edwards 综合征　正常人体细胞 18 号染色体为 1 对,18 三体综合征患者第 18 号染色体比正常人多一条。患者 80% 为三体型,核型为 47,XX(XY),+18;10% 为嵌合型,核型为 46,XX(XY)/47,XX(XY),+18;其余 10% 病例情况复杂,包括各种易位,主要是 18 号染色体与 D 组染色体易位以及双重非整倍体,如 48,XXY,+18。

18 三体综合征群体发病率为 1/(4000~5000)。临床主要特征是:患儿严重的智力发育迟缓、生长发育延迟、低耳位、眼裂狭小、小口、手呈特殊握拳状,第 3 指和第 4 指紧贴手掌屈曲,第 2 指和第 5 指压在其上。90%~95% 患者有心脏畸形,常成为死亡原因。90% 于 1 岁内死亡,男孩平均生存期 2~3 个月,女孩为 10 个月。嵌合型患者因有正常细胞系,故生存期相对较长。

3.13 三体综合征(trisomy 13 syndrome),即 Patau 综合征　正常人体细胞第 13 号染色体为 1 对,13 三体综合征患者第 13 号染色体比正常人多一条。患者 80% 为三体型,核型为 47,XX(XY),+13;嵌合型和易位型少见,易位型核型中最常见的是 D/D 易位。

13 三体综合征群体发病率为 1/(5000~7000)。临床主要表现为生长发育差、小头、小脑、唇裂、耳位低、耳聋、小或无眼球、先天性心脏病、小指和多指(趾)、生殖器官畸形。80% 病例具有心脏畸形。约半数病例于出生后 1 个月内死亡。

4.22 三体综合征(trisomy 22 syndrome)　正常人体细胞第 22 号染色体为 1 对,22 三体综合征患者第 22 号染色体比正常人多一条。多为易位型,核型为 46,XX(XY),−D,+t(Dq22q)。

患者生长迟缓,严重的智力障碍,伴有各种畸形,易感染,1/3 儿童在 1 年内死亡,少有活至成人者。

5.8 三体综合征(trisomy 8 syndrome)　正常人体细胞第 8 号染色体为 1 对,8 三体综合征患者第 8 号染色体比正常人多一条。患者 2/3 为嵌合体,常见核型为 46,XY/47,XY,+8 和 46,XX/47,XX,+8;1/3 为单纯型,核型为 47,XX(XY),+8。

8 三体综合征胎儿常自然流产,嵌合型因有正常细胞系可活到成人期但多有轻度和中度智力低下。8 三体典型临床表现为面部和骨关节畸形,且前额突出,偶有大头畸形,下唇厚而且外翻。

6. Turner 综合征(X monosomy syndrome),又称性腺发育不全综合征　患者性染色体只有一条 X,比正常人少一条 X 染色体,为性染色体 X 单体型。X 单体占 55%,嵌合型占 10%,等臂 X 染色体占 20%。染色体核型有:45,XO;45,XO/46,XX;46,X,i(Xp);46,X,i(Xq);46,X,Xq$^-$ 和 46,X,r(X)等。

Turner 综合征在女性新生儿中的发生率约为 1/2500,但在自发流产中发生率为 7.5%,表明 45,X 胚胎多在胎儿期流产死亡。主要临床表现为女性身材矮小,有乳房间距增宽、乳腺发育不良、先天性卵巢发育不全、原发闭经、子宫小、外阴幼稚型、蹼颈等。部分病例智力常低于正常者,患者临床症状的轻重取决于正常与异常细胞系所占的比例。在 X 染色体结构中,X 染色体短臂缺失,导致典型的身材矮小等 Turner 综合征症状,而 X 染色体长臂缺失,导致先天性卵巢发育不全与不育。

7. XYY 综合征(XYY syndrome)　正常男性体细胞性染色体为 XY。XYY 综合征患者 Y 染色体比正常男性多一条。本病多数为 47,XYY 核型。嵌合型以 45,XO/47,XYY 多见,其他核型有:46,XY/47,XYY;45,XO/46,XY/47,XYY;47,XYY/48,XXYY。

XYY 综合征患者身材高大,大多表型正常,智力尚可或稍低,有生育能力,少数可见外生殖器发育不良,但多数有性格异常和行为异常的逆反心理,常因性情暴躁发生攻击性犯罪行为。

8. 先天性睾丸发育不全综合征(Klinefelter syndrome)　正常男性体细胞性染色体为 XY,本病性染色体为 XXY,比正常男性多一条 X 染色体,为性染色体三体型。本病 80% 核型为标准型 47,XXY。其他核型有:48,XXXY;48,XXYY;49,XXXXY;49,XXXYY;47,XXY/46,XY;47,XXY/46,XX;47,XXY/46,XY/45,X;47,XXY/46,XY/46,XX。

先天性睾丸发育不全综合征发生率约为 1/800。标准型细胞内性染色体增加了一条额外 X 染色体,导致男性青春期开始,第二性征发育差,睾丸小而软,曲细精管玻璃样变性,体毛稀少、无胡须、无喉结,常有男性乳房发育,无精子产生,常不育。部分患者有智力低下,性征和智力发育障碍的严重程度与 X 染色体的数量多少呈正相关,本病嵌合型因有正常细胞系,故临床表现较标准型 47,XXY 轻微,且依异常细胞系所占的比例大小而有差异。

9. X 三体和多 X 体综合征(X trisomy and many X syndrome) 患者 X 染色体比正常人多一条或一条以上,为 X 染色体三体型或多体型。三体型主要核型为 47,XXX,此外还有:47,XXX/46,XX;47,XXX/45,X;47,XXX/46,XX/45,X;47,XXX/47,XX,+21 等。多体型核型主要有 48,XXXX;49,XXXXX。

三体型虽比正常者多一条 X 染色体,大多数外表无异常表现,乳房发育不良,卵巢功能异常,月经失调或闭经,性功能和生育能力都正常,但常见智力发育稍低于正常人,部分患者患有精神神经症状,如精神、运动发育障碍,对话困难以及被害妄想等精神分裂症。在新生女婴中,XXX 综合征的发病率约为 1/1000,在女性精神病患者中,发病率高约 4/1000。多体型比正常者多 2 条或 2 条以上 X 染色体,通常 X 染色体数目愈多,智力损害和发育畸形愈严重,XXXX 和 XXXXX 患者面容类似 21 三体综合征,除了骨、关节等多发畸形外,还伴有程度不同的智力低下。

第三节 分子生物学检验

一、杜兴内型进行性肌营养不良基因 (duchenne muscular dystrophy,DMD)

【正常值】

正常无基因突变存在。

【影响因素】

1. 产前诊断的时间:首选 10~12 孕周采集绒毛;次选为 15~18 孕周采集羊水。

2. 对于缺失型基因突变的产前诊断,母源污染是导致诊断错误的重要根源。对胎儿绒毛组织要精心挑选,以去除可能的母源物质,当羊水有血液污染时要进行细胞培养。

【临床解读】

DMD 系 X 连锁隐性遗传病,是由抗肌萎缩蛋白(dystrophin)基因(亦称 DMD 基因)突变所致的肌源性损伤。DMD 基因位于 Xp,基因组 DNA 片段长约 2.3 Mb,由 79 个外显子组成,cDNA 长约 14 kb。在 DMD 基因内存在许多重复序列,形成许多断裂和交换热点,导致基因缺失/重复及容易发生新生突变。DMD 基因突变的主要类型是基因片段缺失,在基因 5'端和 3'端分别存在一个缺失高发区,尤其后者,以外显子 51 区域为高峰,中国人病例近80% 的缺失突变发生在此区域。其中大范围(一个或数个外显子)缺失型占60%,重复型突变占 6%,还有缺失区域不连续或同一患者既有缺失又有重复的复杂突变。

DMD 是一种严重致死性 X 连锁隐性遗传病,发病率为 1/3500 活男婴,临床表现以肌肉进行性萎缩和无力为特征,患者一般在 20 岁前死亡。约2.5% 的女性携带者因不幸的"莱昂化"而得病,但症状比男性轻。所谓"莱昂化"是指 X 染色体灭活现象,人类女性两条 X 染色体中随机有一条在胚胎早期发生失活。如果女性杂合子正常基因所在的 X 染色体灭活导致细胞功能异常,则为"不幸的莱昂化"。一旦"不幸的莱昂化"细胞占优势,个体就会患病。由于其组织中还有一些细胞是正常的(缺陷基因所在 X 染色体失活),因此相对于男性患者而言症状要轻。

贝(氏)进行性肌营养不良(Becker muscular dystrophy,BMD)也是由DMD 基因突变所致,发病较 DMD 晚,而且 12 岁之后还能行走。

二、脆性 X 染色体综合征基因
(fragile X mental retardation 1 gene,FMR-1)

【正常值】

Southern 印迹杂交法:不同 FMR-1 基因型的限制性内切酶所切片段的长度,可作为诊断参照指标。

【影响因素】

1. 注意酶解完全,否则产生的杂交带可致错误的诊断。可设置对照观察。

2. 产前诊断的取材来源于绒毛、羊水或脐血,从绒毛、脐血中提取 DNA量多且纯,易取得满意的结果。脐血穿刺难度较大。取羊水安全性高,但DNA 量少且可受母体污染而不可靠,常不能满足诊断需要。

3. 采用绒毛标本进行产前诊断时注意 FMR-1 基因突变的甲基化形成在妊娠 10 周以后,因此取材时间应接近妊娠 12 周。若疑为在绒毛检出前突变,则要进一步与羊水或脐血结合用 PCR 与 Southern 互相验证,还可以加做核型分析以进一步明确诊断。

【临床解读】

脆性 X 染色体综合征是由脆性 X 染色体智力低下基因 1 发生突变引起的。其遗传特征表现为"动态突变"，即由于三核苷酸的重复扩增使其病变逐代加重。在正常人群中其携带者所占比例高达 $0.9\%\sim1\%$。

脆性 X 染色体综合征又称为 Martin-Bell 综合征，是最常见的遗传性智力低下疾病，患儿 IQ 多为 $35\sim50$，且随年龄增长有加重趋势。此外可伴有行为及体格发育异常及卵巢功能早衰等。发病率仅次于唐氏综合征，男性发病率为 $1/4000$，女性发病率为 $1/8000$，在人类所有种族中均有发病。通常女性有两条 X 染色体，而男性有一条 X 染色体和一条 Y 染色体。女性若遗传了一条带有 FMR-1 基因的 X 染色体，而另一条 X 染色体上的基因通常是正常的，因此女性比男性受脆性 X 染色体综合征的影响少些，即使患病，症状也比男性轻，也就是女性依据正常基因所在染色体随机失活的程度而表现出不同的外显率。男性只有一条带有 FMR-1 基因的 X 染色体，因此他们通常受累程度更严重。

三、血苯丙氨酸（phenylalanine，Phe）

【正常值】

血 Phe 正常 $\leqslant20$ mg/L。

患儿在正常蛋白质摄入情况下，血 Phe 浓度持续增高，程度 $\geqslant200$ mg/L 为经典型苯丙酮尿症（phenylketonuria，PKU）；$60\sim200$ mg/L 者为中度 PKU；$20\sim60$ mg/L 者为轻型 PKU。

【影响因素】

采血需在出生后充分哺乳 72h 后进行，或最少喂奶 6 次以上。在未哺乳即无蛋白质负荷情况下可出现苯丙酮尿症筛查的假阴性。

【临床解读】

苯丙酮尿症（phenylketonuria，PKU）是一种常染色体隐性遗传氨基酸代谢病，为一种较常见的遗传性代谢病，我国 PKU 发病率约 1/11 180。它是由于患儿肝内苯丙氨酸羟化酶先天性缺陷或突变，四氢生物蝶呤辅因子的合成和 B 的再循环障碍，导致苯丙氨酸代谢障碍，无法将食物中摄入的 Phe 分解代谢为酪氨酸等被人体利用的生理活性物质，苯丙氨酸及其旁路产物在血液和组织中大量堆积，并从尿中排泄，称为"苯丙酮尿症"；过量的苯丙氨酸及其旁路产物具有神经毒性作用，可导致严重的智能障碍。患儿在新生儿期或小婴儿期外表可正常。随着脑和神经损伤的加重,异常表现逐渐显现,患儿出现头发变黄、肤色变白、烦躁不安、智力下降、癫痫发作、尿及汗有特殊的鼠尿气味等症状。随着年龄增长,其脑中毒症状逐渐加重,最终成为痴呆。然而,PKU 是数千种遗传病中少数几种可以通过新生儿筛查而早期诊断治疗,并可完全避免智残的疾病。

四、血友病甲基因(factor Ⅷ gene analysis)

【正常值】

PCR-SSCP 法:无异常迁移条带。

【影响因素】

产前诊断标本采集时间:首选 10～12 孕周采集绒毛;次选为 15～18 孕周采集羊水,18～24 孕周可采脐带血。

【临床解读】

血友病甲是最常见的遗传性出血性疾病,是由于血浆凝血因子Ⅷ(FⅧ)基因突变,FⅧ缺乏或缺陷造成。男性发病率为 1/5000,疾病的发生与地域、种族无关。FⅧ基因位于 X 染色体,所以患者大多为男性,女性杂合子为携带者,而女性患者罕见。重型血友病自幼即反复自发出血,不经治疗造成关节畸形和致残。目前仍以替代治疗为主。

五、肝豆状核变性基因(Wilson diseasegene,WD)

【正常值】

SSCP 条带迁移无异常或 DHPLC 峰型无异常。

【影响因素】

产前诊断标本采集时间:首选妊娠 10～12 周采集绒毛;次选为妊娠 15～18 周采集羊水,妊娠 18～24 周可采脐带血。

【临床解读】

肝豆状核变性是铜代谢障碍所致的以基底神经节为主的中枢神经系统病变及肝损害,同时有肾受损及角膜病变。世界人群患病率为(0.3～3)/10万,好发于青少年。WD 致病基因已被克隆并定位于 13q14.3,基因全长约80 kb,编码一种 P 型铜转运 ATP 酶(ATP7B),参与铜跨膜转运的代谢过程,故 WD 基因又称为 *ILTfr7B* 基因。

患者由于 ATP7B 基因突变导致 ATP7B 功能出现缺陷,不能清除体内多余的铜,肝、大脑、肾等器官和组织(尤其肝和脑组织)中出现大量的铜沉积。体内过多的铜诱导自由基反应和脂质过氧化反应,损伤肝细胞,引起脂肪变性和炎症,导致肝细胞死亡。肝细胞死亡后将铜释放入血浆而导致溶血和肝外组织铜沉积,引起受累器官或系统的结构和功能受损而致病变:如慢性肝炎、肝硬化而导致肝衰竭;角质层铜沉积而导致角膜色素环;肾受损而主要累及肾小球及近端肾小管,出现氨基酸尿、蛋白尿、高尿酸尿、高钙尿、尿酸化障碍、肾结石、肾性糖尿以及肾性酸中毒等一系列症状;基底神经节及大脑其他区域铜沉积而呈现神经、精神系统症状,包括肌张力障碍、震颤、运动失调、讷痴、行为异常及认知能力降低;生化检测结果常显示血浆铜蓝蛋白水平降低,尿铜及肝铜含量增加。

六、血液病融合基因
(fusion genein hematologic diseases)

【正常值】

RT-PCR 法:阴性。

【影响因素】

RNA 的提取过程避免 RNA 降解;PCR 操作过程避免污染。

【临床解读】

基因检验对白血病的诊断、分型及治疗均有重要意义,可以补充 MIC 检查的不足、指导治疗和反应预后。

1. BCR/ABL 融合基因

(1)染色体 t(9;22)(q34;q11)易位,形成 Ph 染色体,产生 BCR/ABL 融合基因。基因产物为 210kD 的融合蛋白,它的表达激活了酪氨酸蛋白激酶,改变了细胞的蛋白酪氨酸水平和肌动蛋白结合能力,扰乱了正常的信号传导途径,抑制了凋亡的发生,导致细胞恶性增殖。

(2)Ph 染色体或 BCR/ABL 阳性已经成为慢性粒细胞白血病(CML)的主要诊断标准。BCR/ABL 融合基因存在于 95% 以上的 CML 患者,是 CML 最重要的分子标志,是疾病状态的决定性因素。使用针对 BCR/ABL 融合蛋白的特效靶向药物甲磺酸伊马替尼(STI571,格列卫),多数患者可在半年内达到细胞遗传学缓解。遗憾的是 BCR/ABL 基因突变可以导致耐药。在一部分成人急性淋巴细胞性白血病(20%~30%)、儿童急性淋巴细胞白血病(2%~10%)和急性粒细胞性白血病的患者中也可表达 BCR/ABL 融合基因。

2. AML1/ETO 融合基因

(1)t(8；21)(q22；q22)主要见于急性粒细胞白血病部分分化型(AML-M2),亦可发生于急性粒细胞白血病未分化型(AML-M1)、急性粒-单核细胞白血病(AML-M4)及骨髓增生异常综合征(MDS)-RAEB-T 中。这种染色体易位导致 21 染色体上 AML1 基因与 8 染色体的 ETO 基因的融合,形成 AML1/ETO 融合基因。AML1/ETO 融合蛋白是一种转录抑制因子,可抑制正常 AML1 蛋白介导的功能,改变造血祖细胞自我更新及成熟的过程,同时也产生启动异常造血细胞增殖的信号,引起白血病细胞生长。

(2)AML1/ETO 融合基因的存在是白血病预后良好的标志。经化疗或 BMT 后大部分病人可在短期内转为阴性,但仍有转阳性的可能,及时治疗可再次转阴性。RT-PCR 结果由阴性转阳性或持续阳性可能预示复发。

3. CBFβ/MYH11 融合基因　inv(16)/t(16；16)(p13；q22)为急性髓系白血病(AML)-M4Eo 的非随机染色体异常,16q22 断裂区受累基因 CBFβ 编码 CBF 的 β 亚单位,inv(16)/t(16；16)导致形成 CBFβ/MYH11 融合基因。M4Eo 是 AML-M4 型白血病中的一种特殊类型,约占急性粒细胞白血病的 10%。患者骨髓中粒系和单核系原始细胞同时恶性增生,嗜酸粒细胞占 5%～30%。含有 CBFβ-MYH11 融合基因阳性的 M4Eo 患者预后较好。

4. PML/RARα 融合基因　APL 具有特异性的染色体易位 t(15；17),易位使 17 染色体上的 RARα 基因与 15 染色体上的 PML 基因融合,产生融合基因 PML-RARα。PML-RARα 融合基因是急性早幼粒细胞白血病(APL)患者特异的分子生物学标志。RT-PCR 查 PML/RARα 融合基因的灵敏度高,并能预报复发,即使经治者只含少量残留细胞同样可检测到。

5. TEL/AML1 融合基因　TEL-AML1 是儿童白血病常见的融合基因,由 t(12；21)(p13；q22)形成,TEL 在 12 染色体上,AML1 在 21 染色体上。见于 12%～28% 的 B 系 ALL。但仅见于 B 前体细胞 ALL,未见于成熟 B-ALL 及 T-ALL。TEL-AML1 是预后较好的指标。

第5章 临床生物化学检验

第一节 蛋白质和氨基酸及其代谢产物检验

一、总蛋白质(total protein,TP)

【正常值】

双缩脲法:60~80g/L。

【影响因素】

1. 酚酞、磺溴酞钠在碱性溶液中呈色,影响双缩脲的测定结果。

2. 静脉注射氨基酸和使用促蛋白合成剂可使 TP 测定结果偏高。

3. 右旋糖酐可使测定管浑浊,影响测定结果,虽然以上干扰可通过标本空白管来消除,但空白管吸光度过高,将影响测定的准确度。

4. 高胆红素血症、溶血标本及某些试剂(如葡萄糖、酚酞、磺溴酞钠)对双缩脲法有明显干扰,应做"标本空白管"。

5. 使用止血带时间过长,导致静脉淤血及直立数小时后测定 TP 可增高。

6. 含脂质较多的血清,呈色后浑浊不清,可用乙醚 3ml 抽提后再进行比色。

7. 样品中 TP 浓度超过 100g/L,可用生理盐水稀释样品,再重新测定,结果乘以稀释倍数。

8. 使用抗癫痫药物、吡嗪酰胺、利福平、避孕药,可使 TP 结果偏低。

9. 长期卧床患者 TP 可降低。

【临床解读】

1. 血清 TP>80g/L 为高蛋白血症　见于:①血清中水分减少,如急性失水时(呕吐、腹泻、高热等),可使血清总蛋白浓度相对增高,有时可达

$100\sim150g/L$。此外休克时,由于毛细血管通透性的变化,血浆亦可发生浓缩。肾上腺皮质功能减退患者,由于钠的丢失可致继发性水分丢失,血浆也可发生浓缩现象。②血清蛋白质合成增加,如多发性骨髓瘤患者,球蛋白的合成增加,其量可超过 $50g/L$,总蛋白可超过 $100g/L$。

2. **血清 TP<60g/L 为低蛋白血症**　见于:①血浆中水分增加,血浆被稀释,TP 浓度相对减少。如水钠潴留或静脉注射过多低渗溶液等。②营养不良,如摄入不足或由于慢性肠道疾病引起的消化吸收不良等。③消耗增加,长期患消耗性疾病,如严重结核病、甲状腺功能亢进症及恶性肿瘤等。④合成障碍,肝功能严重损害时,蛋白质合成减少,以清蛋白减少最为显著。⑤蛋白质丢失,如严重烧伤、烫伤或大出血时,慢性肾病变如肾病综合征以及患溃疡性结肠炎时均可导致蛋白质丢失。

二、清蛋白(albumin,Alb)

【正常值】

溴甲酚绿(BCG)法:$35\sim55g/L$。

【影响因素】

1. 对于脂血、溶血及严重黄疸标本应做标本空白对照,以消除干扰。

2. BCG 不但与清蛋白呈色,还可与血清中多种蛋白质成分发生呈色反应,其中以 α_1 球蛋白、转铁蛋白、触珠蛋白等最为显著,但其反应速度较清蛋白慢,因此测定时,在 30s 读取吸光度计算结果,可明显减少非特异性结合反应。

3. 青霉素、水杨酸类药物可与 BCG 竞争清蛋白的结合,对测定结果有影响。

【临床解读】

1. **血清 Alb 增高**　常见于严重失水如严重呕吐、腹泻、高热等,因血浆浓缩所致。迄今为止,临床尚未发现清蛋白绝对量增高的疾病。

2. **血清 Alb 降低**　Alb 降低的原因与 TP 降低的原因相同,此外,尚可见于:①妊娠尤其是妊娠晚期,由于体内对蛋白质的需要量增加,同时又伴有血浆容量增高,血清 Alb 可明显下降,但分娩后迅速恢复正常;②较罕见的有先天性清蛋白缺乏症。

三、球蛋白(globulin,Glo)

【正常值】

计算法:$20\sim30g/L$。

【影响因素】

血清总蛋白和清蛋白之差为血清球蛋白浓度,因此,影响血清总蛋白和清蛋白测定的各种因素均可影响球蛋白的测定结果。

【临床解读】

1. 血清球蛋白浓度增高多以 γ 球蛋白(丙种球蛋白)增高为主　可见于:①水分丢失导致血液浓缩。②炎症或感染(如结核病、疟疾、黑热病、麻风及血吸虫病等)。③一些自身免疫性疾病(如系统性红斑狼疮、硬皮病、风湿热、类风湿关节炎以及肝硬化等)。④淋巴瘤和多发性骨髓瘤及白血病等。

2. 血清球蛋白浓度降低　见于①生理性减少(正常婴儿出生后至 3 岁以内,由于肝脏和免疫系统未发育完全,球蛋白浓度较低)。②肾上腺皮质激素过多或应用免疫抑制剂导致的免疫功能抑制。③丙种球蛋白缺乏症及原发性低球蛋白血症。④应用 6-MP 等。

四、清蛋白/球蛋白比值(albumin/globulin,A/G)

【正常值】

(1.5~2.5):1。

【影响因素】

影响血清总蛋白和清蛋白测定的各种因素均可影响 A/G 比值。

【临床解读】

1. 主要用来分析总蛋白、清蛋白和球蛋白之间的相对关系。

2. 在急性肝炎早期,血清清蛋白的量可不变或稍低,球蛋白浓度轻度增高,血清总蛋白的量可无变化,此时清蛋白的量仍可高于球蛋白,A/G 比值稍有降低,但仍可在正常范围内。

3. 在慢性肝炎和肝硬化时,血清清蛋白量减少,总蛋白量视球蛋白的量而定,若球蛋白量正常,则总蛋白量减少,A/G 比值降低;若球蛋白量增高,则总蛋白量可正常或增加,A/G 比值明显降低,可<1,称为清球比值倒置。

4. 患者病情好转时,A/G 比例可逐渐接近正常,因此 A/G 比值动态观察,对病情发展、疗效监测和预后判断均有一定意义。

五、前清蛋白(prealbumin,PA)

【正常值】

免疫比浊法:250~400mg/L。

速率散射法：170～420mg/L。

【影响因素】

1. 对于脂血、溶血及严重黄疸标本应做标本空白对照，以消除干扰。

2. PA 测定是抗原抗体进行的反应，属浊度反应，试剂浑浊时影响测定结果，应注意观察试剂是否失效或变浑浊。

【临床解读】

1. 前清蛋白在肝合成，属于非急性时相反应蛋白。前清蛋白在判断营养状况和肝功能方面，是比清蛋白更加灵敏和及时的指标。

2. 前清蛋白增高可见于：霍奇金病（Hodgkin 病）、口服避孕药和使用类固醇药物。

3. 前清蛋白降低可见于：营养不良、严重肝病患者、恶性肿瘤、炎症及肾疾病等。

六、血清蛋白电泳
（serum protein electrophoresis, SPEP）

【正常值】

清蛋白：0.57～0.68(57%～68%)。

α_1 球蛋白：0.01～0.057(1.0%～5.7%)。

α_2 球蛋白：0.049～0.112(4.9%～11.2%)。

β 球蛋白：0.07～0.13(7%～13%)。

γ 球蛋白：0.098～0.182 (9.8%～18.2%)。

【影响因素】

1. 标本避免溶血。

2. 点样不均匀、点样过多、电泳所用薄膜未完全湿透、薄膜放置不正确均可导致电泳图谱不佳，影响测定结果分析。

【临床解读】

血清蛋白电泳是临床实验室中常用的技术之一，可定性和半定量各条正常或异常蛋白区带。新鲜血清经电泳后可精确地描绘出患者蛋白质的全貌，正常血清电泳主要分为清蛋白、α_1 球蛋白、α_2 球蛋白、β 球蛋白和 γ 球蛋白 5 个区带，而在疾病条件下各种蛋白条带的数量和百分含量会有所改变。

1. 在急性炎症或急性时相反应症时，清蛋白有所降低而 α_1 区、α_2 区百分率升高，在慢性炎症时同时还可见 γ 区升高。

2. 在肾病综合征、慢性肾小球肾炎等肾病时,清蛋白下降,α_2 球蛋白和 γ 球蛋白升高。

3. 在慢性肝病或肝硬化的病人中,清蛋白显著降低,γ 球蛋白可升高 2～3 倍,甚至可见 β-γ 融合的桥连现象,还可在 γ 区呈现细而密的寡克隆区带。

4. 在多发性骨髓瘤、巨球蛋白血症、重链病等单克隆浆细胞异常增殖产生 M 蛋白的一类疾病中,可发现在 α_2-γ 区出现高而狭窄的单克隆峰。

血清蛋白电泳对以上各种疾病的早期诊断、疗效观察和预后判断均有十分重要的意义。

七、氨基酸(amino acid,AA)

【正常值】

存在于自然界中的氨基酸有 300 余种,但组成人体蛋白质的只有 20 种,现将血浆中 20 种氨基酸的参考值(比色法,单位为 μmol/L)概述如下:

丙氨酸(Ala)210～661,精氨酸(Arg)62～149,天门冬酰氨(Asn)70～140,天门冬酰胺酸(Asp)＜6,半胱氨酸(Cys)33～117,谷氨酸(Glu)13～61,谷氨酰胺(Gln)596～896,甘氨酸(Gly)130～326,组胺酸(His)60～124,异亮氨酸(Ile)37～98,亮氨酸(Leu)75～175,赖氨酸(Lys)106～288,甲硫氨酸(Met)6～44,鸟氨酸(Orn)32～92,苯丙氨酸(Phe)48～109,脯氨酸(Pro)109～281,丝氨酸(Ser)83～196,苏氨酸(Thr)80～207,色氨酸(Trp)37～79,酪氨酸(Tyr)44～72,缬氨酸(Val)152～322。

【影响因素】

1. 人体血浆氨基酸浓度一天之内变异可达 30%,清晨最低,下午最高,应定时采集病人血样,此外要避免食物消化吸收后的影响,宜采集清晨空腹血。

2. 标本溶血时,红细胞内氨基酸可进入血浆,导致假性增高,要尽量避免。

【临床解读】

1. 氨基酸是合成蛋白质的主要成分,此外也合成多肽及转变为其他含氮的生理活性物质。机体各组织的蛋白质在组织酶的作用下,不断分解成为氨基酸。氨基酸分解代谢的主要途径是脱氨基生成氨和相应的 α-酮酸,另一条分解途径是脱羧基生成 CO_2 和胺类。

2. 氨基酸代谢紊乱可分为两类:一类是与氨基酸代谢有关的器官如肝、

肾等出现严重病变导致的继发性氨基酸代谢紊乱;另一类是由于参与氨基酸代谢的酶或其他蛋白因子缺乏引起的遗传性疾病。当酶缺陷出现在代谢途径的起点时,其催化的氨基酸将在血循环中增加,成为氨基酸血症,并可从尿中排出,称为氨基酸尿症。当酶的缺陷出现在代谢途径的中间时,则此酶催化反应前的中间代谢产物便在体内堆积,使其血浓度增加。

3. 当肝严重病变、充血性心力衰竭时,血浆甲硫氨酸、酪氨酸及苯丙氨酸浓度可升高;糖尿病时亮氨酸、异亮胺酸及缬氨酸浓度可升高;外伤及严重感染时,苯丙氨酸和色氨酸可升高;胰岛细胞瘤时丙氨酸可升高。

4. 肝严重病变、充血性心力衰竭、外伤、严重感染及胰岛细胞瘤时,亮氨酸、异亮胺酸及缬氨酸浓度可降低;糖尿病时,丙氨酸浓度可降低;肾功能不全时,酪氨酸可降低。

八、氨(ammonia)

【正常值】

谷氨酸脱氢酶法:$11\sim35\mu mol/L$ 或 $140\sim490\mu g/L$(以氨氮计)。

【影响因素】

1. 血氨在标本中极不稳定,因此血液抽取后一定用冰块存放,于 20min 内离心分离血浆。

2. 所用器具一定要严格保持清洁,并应经去氨处理。

3. 吸烟是病人和样品被氨污染的重要因素之一,应注意避免。

4. 避免溶血。

【临床解读】

1. 进食高蛋白或运动后,可见血氨增高,此为生理性增高,此外,静脉血氨可高于动脉血。

2. 病理性血氨增高可见于严重肝疾病、肝性脑病、肝昏迷、上消化道出血、肝肿瘤、有机磷中毒、尿毒症、与鸟氨酸循环有关酶的先天性缺乏以及某些神经系统损害的疾病等。

3. 血氨测定还可用于高营养治疗病人的氮平衡监测。

九、肌红蛋白(myoglobin,Mb)

【正常值】

化学发光法:$17.4\sim105.7\mu g/L$。

电化学发光法:$25\sim72\mu g/L$。

【影响因素】

1. 血清肌红蛋白在一天内有波动,早上 9:00 时最高,下午 6:00～12:00 时最低,连续检测时应定时采集标本。

2. 防止标本溶血。

3. 有放射性的药物可影响测定结果。

【临床解读】

1. Mb 是一种氧结合蛋白,广泛存在于骨骼肌、心肌、平滑肌,约占肌肉中所有蛋白质的 2%。Mb 的相对分子质量小,仅 17.8kD,小于 CK-MB (84kD),更小于乳酸脱氢酶(134kD),且位于细胞质内,从病理生理学角度讲,心脏标志物出现早晚与分子大小及在细胞中存在部位有关。标志物分子量越小,越容易透过细胞间隙至血液,细胞质内高浓度物质比核内或线粒体内物质及结构蛋白更早在血中出现。因此 Mb 在心肌损伤时,出现较早,到目前为止,肌红蛋白是急性心肌梗死(AMI)发生后最早的可测心肌损伤标志物。

2. 当 AMI 病人发作后细胞质中 Mb 释放入血,2h 即升高,6～9h 达高峰,24～36h 恢复至正常水平。Mb 的阴性预测价值为 100%,在胸痛发作2～12h 内,如 Mb 阴性可排除急性心肌梗死。Mb 结合心电图能提高急性心肌梗死早期诊断的有效率,从单独使用心电图的 62% 提高至 82%。溶栓治疗成功者,Mb 浓度可在溶栓后 2h 明显下降。

3. 临床上除急性心肌梗死以外,开胸手术、过度体育锻炼、骨骼肌创伤、进行性肌萎缩、休克、严重肾衰竭、肌内注射时血清 Mb 都会升高,因此 Mb 临床应用的主要问题是特异性不高,为 60%～95%,特别是在早期心电图和其他标志物都未变化时,单凭 Mb 决定是否使用溶栓疗法有一定的风险。

十、β₂-微球蛋白(β_2-microglobulin, β_2-MG)

【正常值】

免疫散射比浊法:血 β_2-MG 0.7～1.8 mg/L;尿 β_2-MG 0～0.23 mg/L。

【影响因素】

1. β_2-微球蛋白的相对分子质量小,尿液含量极微,用一般方法测不出,目前常用的测定方法是免疫散射比浊法。留尿方法:弃去晨尿,然后喝500ml 水,1h 后留尿送检,标本应适当加入碱性缓冲液,防止 β_2-MG 分解。

2. 正常 60 岁以上老年人，β_2-MG 有随年龄增长而增高的趋势。

【临床解读】

1.β_2-MG 是一种相对分子量小的蛋白质，相对分子质量为 11.8kD，存在于除红细胞和胎盘滋养层以外的所有有核细胞，尤其在淋巴细胞和单核细胞存在丰富，在其免疫应答中起重要作用。肿瘤细胞合成 β_2-MG 的能力也非常强。其作为 HLA 的轻链以非共价键与重链结合。由于 β_2-MG 分子量小，可自由通过肾小球滤过膜，滤的 β_2-MG 在近端肾小管几乎全被重吸收，吸收率达 99.92%，被重吸收的 β_2-MG 在肾小管完全降解。

2.β_2-MG 测定是诊断近曲小管受损的灵敏指标，血 β_2-MG 升高而尿 β_2-MG 正常，主要由于肾小球滤过功能下降，常见于急性肾炎、肾衰竭等。血 β_2-MG 正常而尿 β_2-MG 升高，主要由于肾小管重吸收功能明显受损，见于先天性近曲小管功能缺陷、范科尼综合征、肾移植排异等。此外，对肿瘤的诊断也有一定价值。

3.β_2-MG 还可用于肾移植术后成活情况、糖尿病肾病、痛风肾及某些恶性肿瘤的诊断和治疗监测。

十一、铁蛋白（ferretin）

参见肿瘤标志物检验章节。

十二、游离血红蛋白（free hemoglobin）

参见第 1 章第三节。

十三、抗碱血红蛋白（alkaline resistant hemoglobin）

参见第 1 章第三节。

十四、高铁血红蛋白及硫化血红蛋白（methmoglobin and sulfhemoglobin）

【正常值】

正常时血液中不存在。

【影响因素】

1. 标本避免溶血，测定过程要仔细观察。

2. 乙酰苯胺、安替比林、非那西丁、亚硝酸盐、磺胺类、吡啶及硫酸镁等药物可使高铁血红蛋白测定结果偏高。

3. 乙酰苯胺、非那西丁、磺胺类、吡啶及硫酸镁等药物可使硫化血红蛋白测定结果偏高。

【临床解读】

1. 正常血红蛋白中的铁为二价铁，而高铁血红蛋白中的铁为三价铁，硫化血红蛋白中的铁虽然为二价，但与硫结合，因此两者均失去携带氧的能力。

2. 高铁血红蛋白升高见于阵发性血红蛋白尿、先天性溶血性黄疸、肠源性毒血症等。

3. 硫化血红蛋白升高主要见于镰形红细胞贫血。

十五、一氧化碳血红蛋白（carboxyhemoglobin）

【正常值】

正常为阴性。

【影响因素】

1. 及时观察测定结果，否则樱桃红色会逐渐消失，不易分辨。

2. 比色法敏感性较差，血中一氧化碳浓度达到一定程度时才显阳性。

3. 如患者采血前采取通气措施，血中一氧化碳含量可下降，导致试验结果呈阴性。

【临床解读】

1. 正常人血液中不含有一氧化碳血红蛋白（HbCO），在吸入过多一氧化碳后，其与血红蛋白结合可形成樱桃红色的 HbCO，CO 与 Hb 结合的亲和力是 O_2 的 200 倍，因此 HbCO 不具有与氧气进行有效交换的功能。

2. 血液 HbCO 升高主要见于急性及慢性一氧化碳中毒者。

十六、甲状腺素结合球蛋白
（thyroid binding globulin，TBG）

【正常值】

化学发光法：男性或非孕女性：13～39μg/ml。

　　　　　　妊娠：27～66μg/ml。

　　　　　　妊娠末 3 个月：47～59μg/ml。

【影响因素】

1. 防止标本溶血。

2. 及时分离血清,如不当时测定,可冷冻储存。

【临床解读】

1. TBG 为肝细胞合成的一种 α-球蛋白,由 395 个氨基酸残基和 4 条天冬酰胺连接的寡糖链构成,相对分子质量约 54kD。TBG 为血液中甲状腺激素的主要结合蛋白,约 70% T_4 和 T_3 与其结合。TBG 浓度改变对 TT_4 和 TT_3 的影响十分显著,对 TT_4、TT_3 检测结果,尤其是与临床表现不相符合时的解释有重要意义。

2. 为排除 TBG 浓度改变对 TT_4、TT_3 水平的影响,可用 TT_4($\mu g/L$)/TBG($\mu g/ml$)的比值进行判断。若此比值在 3.1～4.5,提示甲状腺功能正常;比值在 0.2～2.0,应考虑存在甲状腺功能减退症;而比值在 7.6～14.8 时,则应考虑甲状腺功能亢进症。

3. 血清 TBG 升高还可见于孕妇、遗传性高 TBG 症、病毒性肝炎、肝硬化、结缔组织病、多发性骨髓瘤、急性间歇性卟啉病、使用雌激素或含雌激素的避孕药、奋乃静等药物者。

4. 血清 TBG 降低见于使用雄激素等同化激素、糖皮质激素、苯妥英钠等药物以及库欣综合征、肾病综合征、严重营养不良、肝衰竭和应激等。

十七、肌钙蛋白(troponin,Tn)

【正常值】

化学发光免疫分析(CLIA)法:肌钙蛋白 T(cTnT)0～0.1 $\mu g/L$;肌钙蛋白 I(cTnI) 0～0.04$\mu g/L$。

【临床解读】

1. 肌钙蛋白(Troponin,Tn)和原肌球蛋白都是调节横纹肌和心肌收缩的结构蛋白。肌钙蛋白由肌钙蛋白 T(TnT)、肌钙蛋白 I(TnI)及肌钙蛋白 C(TnC)三种亚单位所组成。TnT 是与原肌球蛋白结合的亚单位,相对分子质量为 39kD。TnI 是肌原纤维 AFP 酶的抑制性亚单位,相对分子质量为 18kD。TnC 具有 4 个金属结合点。肌钙蛋白 I 包绕着 TnC 的中央螺旋,成为 Ca^{2+} 结合位点的组成部分。TnT 使得 TnC 和 TnI 固定于肌动—肌球蛋白束上。三种亚单位组合与原肌球蛋白一起构成复合体,调节肌细胞的收缩力和速度。在这些与肌细胞收缩有关的蛋白质中,心肌钙蛋白 I(cardiac tro-

ponin I,cTnI)是唯一的不同于骨骼肌中发现的肌钙蛋白 I。心肌钙蛋白 I 在 N 端具有一个附加的 31 个氨基酸顺序,使 cTnI 具有心肌的特异性,因而被广泛地研究作为心肌损伤的敏感的和特异的血清标志物。

2. 急性心肌梗死病人 cTn 动态变化曲线和 CK-MB 很相近,急性心肌梗死后 4～8h 在血清中高于决定值,出现晚于肌红蛋白,但其升高持续时间(窗口期)长,cTn 一旦升高往往持续 4～10d,甚至可达 3 周,这不仅是 cTn 半衰期较长,主要还是局部坏死肌纤维不断释放 cTn 的结果。和 CK-MB 比较,正常人血清中几乎测不到 cTn,因而它对急性心肌梗死有较高的分辨能力。cTn 是心肌特有的,因而特异性高。在怀疑急性心肌梗死的病人,一般在入院和入院后 3h、6h、9h 各测一次 cTn 和肌红蛋白。

3. cTnT 还可用于评估溶栓疗法的成功与否,观察冠状动脉是否复通,研究表明,用 cTnT 评估复通 90min 时优于 CK-MB 和肌红蛋白,如果结合其他诊断 AMI 指标,如 12 导联心电图的 S-T 段变化,效果更好。

cTnT 还常用于判断急性心肌梗死大小,用核素 ^{201}Ti 和 ^{99}mTn 确定急性心肌梗死面积,并和心肌标志物比较,发现 CK-MB、cTnT 和核素检测的结果相关联系数分别为 r=1.56 和 r=0.75。

不稳定性心绞痛是冠心病的一种,其严重程度介乎普通心绞痛和急性心肌梗死之间,对于这种微小的心肌损伤,CK-MB 常常不敏感,阳性率仅为 8%,不稳定性心绞痛 cTnT 阳性率可达 39%。

对于心肌炎诊断,cTnT 是比 CK-MB 敏感得多的指标,有报道,84% 心肌炎病人 cTnT 可升高。

4. cTnI 是一个十分敏感和特异的急性心肌梗死标志物。心肌内 cTnI 很丰富,心肌损伤后 4～6h 释放入血,达到诊断决定值,心肌缺血症状发作后 14～36h 出现高峰,高峰出现时间与血中 CK、CK-MB 相似。持续 3～7d,部分病例 14d 时仍可测到。在 7d 后,cTnI 诊断 AMI 敏感性超过 LD_1/LD_2。最近文献指出,测定血清 cTnI 诊断 AMI 的敏感性为 97%,特异性为 98%,预测值为 99.8%。

和 cTnT 一样,cTnI 在成功的溶栓疗法使冠状动脉复通后 30min、60min,还会继续升高,其敏感性约为 80%,高于 CK-MB 和肌红蛋白。

此外,cTnI 可敏感地测出小灶性心肌损伤存在,不稳定心绞痛和非 Q 波 MI。

目前 cTnI 被认为是一个心肌细胞死亡的最敏感和最特异的标志物,正成为当今诊断 AMI 的"金标准"。

十八、5-羟色胺（5-hydroxytryptamine,5-HTA）

【正常值】

荧光测定法：$125\sim500$ng$(0.7\sim2.8$nmol$)/10^9$ 血小板。

HPLC 法：$50\sim200$ng$(0.28\sim1.1$nmol$)/$ml 全血。

【影响因素】

5-HTA 目前尚无公认的参考方法,荧光测定法、HPLC 法已被广泛应用,放免法因抗体和标记的抗原不易得到而尚未被广泛应用。

【临床解读】

1. 5-HTA 是神经元色氨酸的代谢产物,此外,也可由神经外胚层起源的APUD(amine processor uptake decarboxylase)细胞产生,由 APUD 细胞释放的 5-HTA 存在于郎格汉斯细胞、小肠、松果体和甲状腺中。血液中的 5-HTA 几乎都存在于血小板中。

2. 小肠前嗜铬细胞的类癌肿瘤细胞可释放大量的 5-HTA,并产生颜面潮红、腹泻和右心衰竭等临床综合征。5-HTA 常用于此类疾病的诊断。此外,5-HTA 在类癌综合征患者的贫血小板血浆中的含量可明显增高。

十九、血清 α_1-微球蛋白（α_1-microglobulin, α_1-MG）

【正常值】

免疫散射比浊法：$10\sim30$mg/L。

【影响因素】

1. α_1-MG 的含量男性比女性高,小儿及老人比成年人高,妊娠末期高于妊娠初期。

2. 严重脂血或溶血的样本对测定有一定影响。

【临床解读】

1. α_1-MG 是一种低分子量的糖蛋白,相对分子质量约为 27kD。血液中的 α_1-MG 有两种形式：一种为游离型,可自由地通过肾小球滤过膜,并被肾小管重吸收;一种与 IgA 结合,不能通过肾小球滤过膜。α_1-MG 比 β_2-MG 更为敏感,并且在恶性肿瘤时并不升高,因而在鉴别早期肾功能损伤时具有较好的临床意义。

2. 血清中 α_1-MG 升高可见于：原发性肾小球肾炎、糖尿病性肾炎、间质性肾炎、急慢性肾衰竭及 IgA 型多发性骨髓瘤等。

3. 血清中 α_1-MG 降低可见于肝炎等各种肝实质性病变。

4. 血清 α_1-MG 的浓度变化还可以与尿液中 α_1-MG 的含量变化结合起来，对肾疾病的性质进行鉴别诊断。

二十、α_1-酸性糖蛋白（α_1-acid glycoprotein，AAG）

【正常值】

免疫散射比浊法：0.55～1.40 g/L。

【影响因素】

1. 适用标本为人血清，要尽量新鲜，分离血清在 2～8℃ 可储存 8d，－20℃ 以下可储存长达 1 年，但血清冷冻后要避免反复冻融。

2. 血清标本必须完全凝固，并在离心沉淀后绝不能含有任何颗粒或微量纤维蛋白。脂血标本或冷冻标本如果在融化后已变得浑浊不清，必须在测试前通过离心沉淀加以澄清。

【临床解读】

1. α_1-酸性糖蛋白（AAG）早期称之为乳清类黏蛋白，相对分子质量 40kD，含糖约 45%，pI 为 2.7～3.5，包括等分子的己糖、己糖胺和唾液酸。AAG 是主要的急性时相反应蛋白，在急性炎症时增高，AAG 的测定目前主要作为急性时相反应的指标。

2. 增高见于：急性炎症反应、心肌梗死、组织损伤、类风湿关节炎、恶性肿瘤（肝癌、骨髓瘤等）和妊娠等。

3. 降低见于：营养不良、重症肝炎、肝硬化、肾病综合征等。

二十一、触珠蛋白（haptoglobin，Hp）

【正常值】

免疫比浊法：0.5～1.6g/L。

血红蛋白结合法：0.3～2.0g/L。

【影响因素】

1. 标本应使用新鲜无溶血血清或－20℃ 下放置 2 周以内的血清标本。

2. 雄激素能促进蛋白质合成代谢，使血清 Hp 含量升高；而右旋糖酐、雌激素、口服避孕药、他莫昔芬使血清中 Hp 降低。

【临床解读】

1. 触珠蛋白又称结合珠蛋白,是肝合成的一种 α_2 球蛋白,约占血浆总蛋白的 1％,能与血浆中的血红蛋白结合形成一定的复合物。当发生溶血时,血浆中游离血红蛋白增多,与之结合的触珠蛋白增多,血浆触珠蛋白降低,是一个很敏感的血管内溶血指标。

2. 降低见于

(1)临床上测定 Hp 主要用于诊断溶血性贫血,各种溶血性贫血 Hp 含量都明显减低,甚至低到测不出的程度,轻度溶血时,血浆中游离 Hb 全部与 Hp 结合而被清除,此时血浆中测不出游离 Hb,仅见 Hp 减少。当游离 Hb 量超过 Hp 结合能力时方被查出,因此 Hp 降低可作为诊断轻度溶血的一项敏感指标。

(2)急慢性肝细胞疾病 Hp 降低(如肝炎)。

(3)传染性单核细胞增多症、先天性无结合珠蛋白血症 Hp 可下降或缺如。

(4)巨幼细胞性贫血。

3. 升高见于

(1)肝外阻塞性黄疸血清中 Hp 含量正常或增高。

(2)创伤、烧伤。

(3)恶性肿瘤。

(4)急慢性感染。

(5)结核病。

(6)风湿病,如风湿性、类风湿关节炎、红斑狼疮。

(7)冠心病。

(8)肾病综合征。

(9)内分泌失调者,使用避孕药或类固醇药物者以及正常妊娠妇女。

二十二、B 型钠尿肽与 B 型钠尿肽原
(B-type natriuretic peptide, BNP and NT-proBNP)

【正常值】

化学发光法:BNP<100ng/L ; NT-proBNP<125ng/L。

【影响因素】

NT-proBNP 的生物半衰期为 1～2h,而 BNP 的生物半衰期仅为 20min,

因而两者在体外保存的稳定性较差(室温或 4℃约 4h)。

【临床解读】

1. BNP 与 NT-proBNP 都是临床上较好的用于诊断心力衰竭(HF)的标记物。BNP 是在心肌细胞中合成的,首先合成前激素原(含 134 个氨基酸的 preproBNP),然后在心肌细胞中脱去 24 个氨基酸的信号肽,形成相应的激素原(proBNP),随后经膜结合蛋白酶作用,裂解成含 76 个氨基酸的氨基端片段(NT-proBNP)和 32 个氨基酸的羧基端片段(BNP),两者等摩尔分泌到血循环中。

2. BNP 可增加肾小球滤过率,抑制钠的重吸收,从而利钠排尿。BNP 还可抑制中枢和外周的交感神经的活性,抑制肾素-血管紧张素-醛固酮系统,从而使血管平滑肌松弛,使动静脉舒张,降低血压和心室前负荷。

3. 心力衰竭时 BNP 或 NT-proBNP 的增高与心力衰竭的程度有关,对于左心室功能障碍或 AMI 的病死率有独特的预报价值。可以用于 HF 病人的病情估计、疗效监测、预后判断或危险性分类。

二十三、血同型半胱氨酸(homocysteine,HCY)

【正常值】

循环酶法:HCY:5～15μmol/L。

免疫散射比浊法:4.9～15.7μmol/L。

【影响因素】

1. 由于红细胞中的 HCY 释放到血浆会使 HCY 结果升高,因而采血后应立即放冰浴送检,1h 内分离出血浆,标本采集多采用 EDTA-K$_2$ 抗凝管。

2. 服用甲氨蝶呤、卡马西平、苯妥英钠及一氧化二氮等药物会使 HCY 的检测结果偏高。

3. 采血前应避免高蛋白饮食,否则可能使 HCY 水平升高。

【临床解读】

1. 同型半胱氨酸(HCY)又称高半胱氨酸,是一种含硫氨基酸,是甲硫氨酸和半胱氨酸代谢的中间产物,其本身不参与蛋白质的合成。HCY 水平主要受遗传因素和营养因素的影响,后者主要包括维生素 B$_6$、维生素 B$_{12}$ 和叶酸的摄入。

2. HCY 水平与心血管疾病密切相关,是心血管疾病发病的一个重要的危险因子。血液中增高的 HCY 可刺激血管壁引起动脉血管的损伤,导致炎症和管壁斑块的形成。同时,HCY 的增高还可引起神经管畸形和先天性畸形等出生缺陷类疾病。

3. HCY 水平的升高还与甲状腺功能减低、糖尿病、急慢性肾病、恶性贫血、免疫性疾病、妊娠相关疾病及老年骨质疏松等有一定的关联。

二十四、Ⅰ型前胶原氨基端前肽(procollagen type Ⅰ amino terminal propeptide,PINP)

【正常值】

电化学发光法:9.06～76.24ng/ml,女性绝经前:8.53～64.32ng/ml;女性绝经后:21.32～112.8ng/ml。

【影响因素】

1.PINP 在人体内存在昼夜节律,峰值在凌晨 0:00～3:00 时,低值在午后。

2. 男性的 PINP 随年龄的增长而下降,女性随年龄的增长而升高,妊娠晚期也增高。

【临床解读】

1. 骨基质主要由胶原组成,其中 97% 为Ⅰ型胶原。在成骨细胞中首先合成的为Ⅰ型前胶原,其由 2 条前 α_1 和 1 条前 α_2 的肽链组成的三聚体蛋白,它 C 端和 N 端又各有一条延长肽,分别称之为Ⅰ型前胶原羧基端前肽(PICP)和Ⅰ型前胶原氨基端前肽(PINP)。Ⅰ型前胶原在合成后将会在特异性末端肽酶的作用下将两条延长肽切下,从而转变为Ⅰ型胶原,PICP 与 PINP 也将等量的释放入血液中。因而通过测定血清中的 PINP 的含量可以反映出Ⅰ型胶原的合成情况和骨转换情况。

2. PINP 升高可见于:骨质疏松高转换型、骨肿瘤、前列腺癌骨转移等。

3. PINP 降低可见于:绝经后骨质疏松患者经雌激素治疗等。

二十五、β-胶原降解产物 (β-collagen degradation product,β-CTX)

【正常值】

电化学发光法:男性(30～50 岁):0.158～0.442ng/ml;(50～70 岁):0.104～0.504ng/ml;(>70 岁):0.164～0.624ng/ml。

女性(停经前):0.162～0.436ng/ml;(停经后):0.330～0.782ng/ml。

【影响因素】

1. 高浓度的血红蛋白、血脂及牛磺胆红素对测定有影响。

2. 男性的 β-CTX 随年龄的增长而下降,女性随年龄的增长而升高,妊娠晚期也增高。

【临床解读】

1. CTX 为 I 型胶原的降解产物,其包含三种不同的形式,分别为 CTX-MMP、α-CTX 及 β-CTX。β-CTX 是 α-CTX 的异构体形式,α-CTX 和 β-CTX 结构紧密,不受肾的进一步代谢,具有较好的稳定性。

2. β-CTX 升高可见于:绝经期妇女、骨质疏松高转换型、骨肿瘤、前列腺癌骨转移等。

3. β-CTX 降低可见于:绝经后骨质疏松患者经雌激素治疗等。

二十六、骨钙素(osteocalcin,OC)

【正常值】

化学发光法:男性(3.11±1.4)nmol/L;女性(2.10±0.77)nmol/L。

电化学发光法:男性(18~29 岁):24~70ng/ml;(30~70 岁):14~46ng/ml;女性:11~48ng/ml。

【影响因素】

1. 血清骨钙素(OC)具有昼夜节律,早晨到中午下降,随后逐渐升高,到午夜后出现高峰;OC 同时还受维生素 D 状态、月经周期和季节等因素的影响。

2. OC 的水平还与年龄呈负相关,女性绝经后和妊娠晚期血清 OC 的水平都升高。

3. 严重的标本溶血和高浓度的三酰甘油对测定结果有一定的影响。

4. 完整的 OC 分子在外周血中不稳定,容易被蛋白酶水解,因而血清样本应在抽血后及时处理。

【临床解读】

1. 骨钙素又称为 γ-羧基谷氨酸骨蛋白,是维生素 K 依赖性钙结合蛋白,为骨组织中最丰富的非胶原蛋白,占非胶原蛋白的 15%~20%。完整的骨钙素主要是由成熟的成骨细胞、成牙质细胞和肥大软骨细胞合成分泌,其分子是由 49 个氨基酸组成的多肽,可以用胰蛋白酶水解成三个片段,即 N 末端、中段和 C 末端。血清中的 OC 则具有多样性,约 1/3 为完整的骨钙素,1/3 为骨钙素 N 端中分子(N-MID)片段,1/3 为氨基酸短肽。由于完整的骨钙素分子在血清中并不稳定,容易被蛋白酶水解,因而使大多数多价抗体不能识别而不起免疫反应,所以其完整的骨钙素的测定值会随样本的放置时间延长而下降。而其裂解的骨钙素 N-MID 片段则比较稳定,因而针对其 N-MID 片段的检测能更好地反映骨转换的变化,对骨代谢疾病的诊断、监测和治疗效果的评价具有较高的临床价值。

2. 骨钙素是反映成骨细胞活性和骨转换的敏感而特异的标志,OC 增高可见于甲状腺功能亢进症、甲状旁腺功能亢进症、畸形骨炎、高转换的骨质疏松患者、低磷血症抗维生素 D 缺乏症、肾性骨营养不良及肾功能不全患者等。

3. OC 降低可见于肾上腺皮质功能亢进症患者或长期使用肾上腺皮质激素治疗的患者、库欣综合征、糖尿病及生长激素缺乏的患者。

二十七、组胺(histamine,HA)

【正常值】

放射免疫法(RIA):$0\sim3$ng/ml。

【影响因素】

1. 可采用 EDTA 抗凝血,15min 内低温离心分离血浆,如不立即进行测定,应在 $-20℃$ 以下温度储存,血清避免反复冻融。

2. 溶血影响 HA 测定结果,应注意避免溶血。

【临床解读】

组胺是一种活性胺化合物,化学式是 $C_5H_9N_3$,相对分子质量是 111。组胺作为身体内的一种化学传导物质,可以影响许多细胞的反应,包括过敏、炎性反应、胃酸分泌等,也可以影响脑部神经传导,会造成嗜睡等效果。组胺存在于肥大细胞内,亦存在于肺、肝及胃的黏膜组织内,是炎症反应和免疫损伤的重要介质。此外,组胺结合到血管平滑肌上的接受器(H1R)导致血管扩张,因而产生局部水肿;组胺会使肺的气管平滑肌收缩,引起呼吸道狭窄进而呼吸困难,肠道平滑肌收缩降低血压以及增加心搏等多项生理反应。血浆组胺增高常见于组织性肥大细胞增生病。

二十八、可溶性转铁蛋白受体
(soluble transferrin receptor,STRF)

【正常值】

酶联免疫法(ELISA):$0.6\sim2.3$mg/L。

【影响因素】

1. sTFR 含量与红细胞生成速率及体内铁储存状况密切相关,sTFR 浓度主要反映红细胞生成速率。

2. 男、女间 sTFR 浓度无明显差异,人类不同种族间 sTFR 含量不同,其中有色人种的 sTFR 浓度高于白色人种。

3. 生活在不同海拔高度的人群,其 sTFR 浓度也不同,所生活的海拔越高,sTFR 浓度也越高,其机制可能是生活在高海拔地区的人红细胞生成速率增高所致。这种差异要求不同的实验室建立相应的 sTFR 参考范围。

【临床解读】

1. sTFR 对各类贫血的鉴别作用:在红细胞生成旺盛的疾病中,如溶血性贫血、巨幼细胞性贫血等 sTFR 含量升高。在红细胞生成减少的疾病中,如再生障碍性贫血或骨髓病变患者经造血干细胞移植后 sTFR 含量下降。故 sTFR 分析可用于对小细胞性贫血的诊断。转铁蛋白受体与铁蛋白的比值与储存铁含量呈现线性负相关,sTFR/铁蛋白可较好反映铁储存状况,是诊断小细胞性贫血的有效指标。

sTFR 有利于临床区别哪些患者是真正的缺铁性贫血,需要铁剂治疗,哪些是生理性贫血,只需要补充适量的铁剂。

2. sTFR 对肾衰竭性贫血药物治疗效果具有监测作用。

3. sTFR 在铁超载状况的变化:在缺铁性贫血中 sTFR 升高,但是在铁超载时 sTFR 含量下降。

4. sTFR 应用的展望:sTFR 与铁蛋白结合分析,可评估铁储存状态,鉴别各种原因所引起的贫血,并且 sTFR 在良、恶性肝肿瘤中表达不同。

二十九、α_1-抗胰蛋白酶(α_1-Antitrypsin, α_1-AT)

【正常值】

免疫比浊法:成人 $0.78\sim2.0g/L$;新生儿 $1.45\sim2.7g/L$;60 岁以上 $1.15\sim2.0\ g/L$。

【影响因素】

同超敏 C 反应蛋白测定。

【临床解读】

1. α_1-抗胰蛋白酶是一种糖蛋白,主要由肝合成,广泛分布于正常人血清和体液中,是血清中最主要的蛋白酶抑制剂,对凝血酶、尿激酶等其他酶也有抑制作用;也是一种急性时相反应蛋白。炎性疾病时,α_1-抗胰蛋白酶可通过毛细血管进入组织液,在炎症局部往往浓度很高,对急性炎性疾病有一定限制作用。

2. 血清中 α_1-抗胰蛋白酶含量升高可见于:①感染:急性、亚急性和慢性传染性疾病。②恶性肿瘤,特别是子宫颈恶性肿瘤、癌转移、霍奇金病。③其他疾病:如脑外伤术后、系统性红斑狼疮、烧伤恢复期、Hashimoto 甲状腺炎、妊娠、雌激素治疗时 α_1-AT 可成倍增高。

3. 血清 α_1-抗胰蛋白酶降低见于:①丢失过多,如肾病综合征、胃肠道蛋白大量丢失、烧伤急性期。②合成代谢能力下降,多见于急性肝炎、早熟。③分解代谢增强,如呼吸窘迫综合征、急性胰腺炎、肺气肿、甲状腺功能亢进症等。④遗传性 α_1-抗胰蛋白酶缺乏症。

三十、α_2-巨球蛋白(α_2-Macrogloblin,α_2-MG)

【正常值】

免疫比浊法:男性 1.5～3.5g/L;女性 1.8～4.2g/L;新生儿为成人的1.5 倍。

【影响因素】

1. 试剂温度对测定结果有较大影响,测定前应先将试剂从冰箱中取出恢复至 15～25℃。

2. 测试标本时的环境温度应与记录参考曲线时所使用的测量值相同(最大偏差为 3℃)。

3. 标本中的浑浊物和颗粒可能会干扰检测。因此,含有颗粒的样本必须在检测前进行离心沉淀。脂血样本或通过离心沉淀仍不能澄清的样本不能用于检测。

【临床解读】

α_2-巨球蛋白是血浆中分子质量最大的蛋白质,相对分子质量为 620～800kD,在肝细胞与网状内皮系统合成,半衰期 5d。α_2-巨球蛋白具有抑制酶的作用,能与蛋白水解酶如胰蛋白酶、激素释放酶、纤维蛋白溶解酶等结合,使其很快从血液中清除,因此,在纤维蛋白溶解时起调节细胞外蛋白水解的作用。炎症时,肉芽细胞释放过量蛋白酶,α_2-巨球蛋白起调节作用。α_2-巨球蛋白还可刺激淋巴细胞和粒细胞发育。

1. α_2-巨球蛋白增高见于肝病如急慢性肝炎、肝硬化和肾病综合征、糖尿病、恶性肿瘤、妊娠、雌激素药物治疗、口服避孕药的妇女等。肾病综合征患者 α_2-巨球蛋白升高程度与肾小球损害丢失蛋白质的严重程度成比例。另外,在低蛋白血症时,α_2-巨球蛋白含量也增高,可能为一种代偿机制以保持血浆胶体渗透压。

2. α_2-巨球蛋白降低见于严重的急性胰腺炎、急性肾炎、胃溃疡、营养不良、DIC、抗纤维蛋白溶解治疗、心脏手术、类风湿关节炎等疾病及某些疾病晚期。

三十一、超敏 C 反应蛋白
(high-sensitivity C-reaction protein, hs-CRP)

【正常值】

免疫散射比浊法:0～3.6 mg/L。

【影响因素】

1. 试剂温度对测定结果有较大影响,测定前应先将试剂从冰箱中取出恢复至 15～25℃。

2. 测试标本时的环境温度应与记录参考曲线时所使用的测量值相同(最大偏差为3℃)。

3. 标本中的浑浊物和颗粒可能会干扰检测。因此,含有颗粒的样本必须在检测前进行离心沉淀。脂血样本或通过离心沉淀仍不能澄清的样本不能用于检测。

【临床解读】

1. 检测超敏 C 反应蛋白(hs-CRP)方法的引入,使 CRP 不仅可作为一种急性炎症反应的标记物,而且可区别在正常范围内低程度炎症反应中 CRP 的水平。hs-CRP 分析的预后价值,首先是在急性局部缺血和不稳定心绞痛的病人中提出的。

2. 超敏 C 反应蛋白(hs-CRP)是急性冠状动脉综合征的预后指标。

3. hs-CRP 是未来冠状动脉事件的预测指标。超敏 C 反应蛋白检测是预测未来患心血管疾病和周围血管疾病危险的一个有力的独立预测指标,hs-CRP 测定还能够提高用于评定患心血管疾病和周围血管疾病危险的其他标记物的预测价值。hs-CRP 较其他检测指标 LDL、CHOL、白介素-6、同型半胱氨酸等对心血管事件有更强的预测作用,hs-CRP 水平与冠状动脉粥样硬化性心脏病的严重程度呈正相关。

4. hs-CRP 与血脂联合检测是目前评估心血管疾病危险度的极好模型。前瞻性研究揭示将 hs-CRP 加入到 TC 和 HDL-C 脂质筛查检测中,对心血管疾病危险因素的估价极有意义。

因此 hs-CRP 是被推荐列入一级预防试验中并联合脂质测定筛查,这大大增进了我们对未来心肌梗死或心肌病发作危险因素的预测。

三十二、视黄醇结合蛋白
(retinol-binding protein,RBP)

【正常值】

免疫散射比浊法:成年人 0.03~0.06g/L。

【影响因素】

1. 标本要尽可能新鲜(在 2~8℃下储存时间不超过 8d),血清标本如果是在采集后 24h 内冷冻,并避免反复冷冻-解冻,可以在低于−20℃温度下储存长达一年。解冻后变浑浊的脂血标本或冷冻标本在测试前都必须经过离心沉淀加以澄清。

2. 上机测试前试剂是否需要恢复到室温,视仪器型号而定,如在 BNⅡ和 BN ProSpec 系统使用时试剂不需要恢复到室温。

3. 超过失效期的试剂不准使用。

【临床解读】

视黄醇结合蛋白是在肝中合成的,视黄醇结合蛋白是视黄醇(维生素 A)的转运蛋白,其在血清中的浓度反映了肝的合成能力,所以在营养不良和其他疾病时其浓度会明显下降。由于视黄醇结合蛋白半衰期很短(12h),所以很适合监测营养状况和胃肠外营养供给的功效。

1. 增高:见于慢性肾小球肾炎、肾硬化、糖尿病肾功能损害、系统性红斑狼疮、甲状腺功能低下等。

2. 降低:见于急性肝炎、慢性活动性肝炎、肝硬化、甲状腺功能亢进症、营养不良、胃肠道疾病等。

3. 其他:对肝、肾病的鉴别应同时测定血清前清蛋白(PA),计算 RBP/PA 比值(参考范围 0.40±0.1),若<0.425±0.045,一般是肝病变引起的,而在 1.06±0.1 之间多数是肾疾病引起。

三十三、血清淀粉样蛋白 A
（serum amyloid A, SAA）

【正常值】

免疫比浊法：400～850mg/L。

【影响因素】

1. 标本要尽可能新鲜，血清标本如果是在采集后冷冻保存的，应避免反复冻融。

2. 标本中的浑浊物和颗粒可能会干扰检测。因此，含有颗粒的样本必须在检测前进行离心沉淀。脂血样本或通过离心沉淀仍不能澄清的样本不能用于检测。

【临床解读】

血清淀粉样蛋白 A(SAA)是一种急性时相反应蛋白，属于载脂蛋白家族中的异质类蛋白质。在急性时相反应中，经 IL-1、IL-6 和 TNF 刺激，SAA 在肝中由被激活的巨噬细胞和纤维母细胞合成，可升高到最初浓度的 100～1000 倍，但半衰期极短，只有 50min 左右。血清淀粉样蛋白 A 与高密度脂蛋白（HDL）有关，它能在炎症期间调节高密度脂蛋白的代谢。血清淀粉样蛋白 A 的一个特别重要的特性是其降解产物能以淀粉样蛋白 A 原纤维的方式沉积在不同的器官中，在慢性炎症疾病中这是一种严重的并发症。

与 C 反应蛋白（CRP）类似，血清淀粉样蛋白 A 的含量浓度是反映感染性疾病早期炎症的敏感指标，有助于诊断炎症、评估其活性、监控其活动及治疗。但是，血清淀粉样蛋白 A 检测在诊断发生病毒感染、肾移植排斥反应的患者（特别是进行免疫抑制治疗的患者）以及用肾上腺皮质激素治疗的囊性纤维化患者方面，比 C 反应蛋白更确凿。研究发现，在患炎性关节炎的案例中，血清淀粉样蛋白 A 与疾病活动性的关系最密切。同时检测 C 反应蛋白和血清淀粉样蛋白 A 能提高对感染的诊断灵敏度。对于淀粉样蛋白 A 淀粉样变性患者，以将血清淀粉样蛋白 A 水平恢复至正常为宗旨的治疗，能改善病情。

SAA 降低：见于恶性肿瘤、大手术后。

三十四、血浆纤维连接蛋白（fibronectin, Fn）

【正常值】

酶联免疫法（ELISA）：200～400 mg/L。

【影响因素】

1. 标本要新鲜,标本采集后,如不能及时检测最好立即分离血浆保存。

2. 溶血和脂血标本对实验结果有影响。

【临床解读】

纤维连接蛋白(Fn)是一族高分子糖蛋白,可分为细胞型 Fn(CFn)和血浆型 Fn (PFn)。广泛分布于人体细胞表面和血浆中,有促进巨噬细胞的吞噬功能、促进细胞与纤维基质间连接的生理作用;与机体创伤组织愈合、组织炎症、纤维化及肝硬化过程等有密切关系。

1. **增高**　见于甲状腺功能亢进症、胶原性疾病、某些恶性肿瘤等。

2. **降低**　见于暴发性肝衰竭、肝硬化腹水、非代偿性肝硬化、DIC、急性白血病、手术、创伤、感染、营养不良、甲状腺功能低下等。各类肝炎均有不同程度降低,尤其是重症肝炎和肝硬化明显降低。

第二节　脂质及其代谢产物检验

一、总胆固醇(tocal cholesterol,TCH)

【正常值】

酶法(CHOD-PAP 法):2.8～6.5mmol/L。

【影响因素】

1. 送检胆固醇的标本要求应禁食 12～14h 后采血,24h 内不饮酒和避免服用有关药物的影响。在 2h 内分离血清,4～25℃稳定 6d,－20℃稳定 4 个月。

2. 胆红素＞171μmol/L 时对反应结果有明显的负干扰。

3. 溶血时会引起正干扰,但 Hb 在 1g/L 以下时干扰可忽略。

4. 高血尿酸也可引起负干扰。

5. 大量还原性药物如维生素 C、酚磺乙胺、盐酸异丙嗪、复方丹参等,也可干扰反应使结果偏低。

【临床解读】

1. 人体内含胆固醇约 140g,主要在体内合成,也可从食物中吸收。其中 25% 分布在脑和神经组织,10%～20% 分布在血液中。血清中的胆固醇包括与脂肪酸结合的胆固醇酯(CE)和游离胆固醇(FC),前者约占总胆固醇的

70%,肝功能障碍时 CE 会减低。胆固醇是脂质化合物的一种,是合成肾上腺皮质激素、性激素、胆汁酸及构成细胞膜的重要成分。但如果其在血液中浓度过高,也可造成心脑血管的严重损害。临床检测 TCH 浓度,主要用于原发性和继发性脂代谢异常症的诊断,动脉粥样硬化疾病的危险性预测,重症肝病及营养学评价。

2. 血清 TCH 增高可见于:①原发性高 TCH 血症,如家族高胆固醇血症(低密度脂蛋白受体缺陷)、家族性 ApoB 缺陷症、多源性高三酰甘油(TG)、混合性高脂蛋白血症。②继发性高 TCH 血症,如动脉硬化、肾病综合征、甲状腺功能减退症、糖尿病、妊娠、肠道梗阻等。③长期的高胆固醇、高饱和脂肪酸和高热量饮食及饮酒过量。

3. 血清 TCH 降低可见于:①原发性低 TCH 血症,如家族性无 β 或低 β 脂蛋白血症;②继发性低 TCH 血症,如甲状腺功能亢进症、严重肝衰竭、溶血性贫血、感染和营养不良等。

4. 胆固醇增高,发生冠心病(CHD)和动脉粥样硬化(AS)的危险性也增加,如同时合并高血压的患者,其脑出血的危险性也将大大提高。胆固醇减低,提示蛋白质热能营养不良,其发生感染及肿瘤性疾病的概率会增高。

二、三酰甘油(triglyceride,TG)

【正常值】

酶法(GPO-PAP 法):0.56~1.81mmol/L。

【影响因素】

1. 被检测者要求稳定膳食 2~3 周,禁酒 3d,空腹 12~14h 后抽血,样品采集后尽快分离血清,以防止 TG 水解,血清 4℃稳定 3d,−20℃稳定 4 个月。

2. 由于酶法是测定 TG 水解后的甘油含量,因而血清中的游离甘油(FG)对测定结果有干扰。可以通过预孵育或做血清空白排除。

3. 严重黄疸标本或胆红素>100μmol/L 时对反应有负干扰。选择合适的色原并加入亚铁氰化物可在一定范围内消除干扰。

4. 维生素对反应有负干扰,甲状腺素、甾体激素、口服避孕药等也可干扰测定结果。

5. 溶血标本中的 Hb、ALP 也可对反应干扰,一般可做血清空白排除干扰,溶血严重则不宜做 TG 检测。

6. 卧位采血者其 TG 测定值比坐位及站位时要低。

【临床解读】

1. 三酰甘油波动范围较大,随年龄、性别、饮食结构和生活习惯等不同而有差异。人体内的 TG 主要在肝和脂肪组织中合成,也可经小肠黏膜从食物中吸收合成。血清中 TG 主要存在于极低密度脂蛋白(VLDL)和乳糜微粒(CM)中,高 TG 血症是心血管疾病的危险因素之一。临床检测 TG 浓度主要用于高脂血症、胰腺炎、肝肾疾病、动脉粥样硬化症和营养学评价。

2. 血清 TG 增高可见于:①原发性高 TG 血症,如家族性高 TG 血症与家族性混合型高脂(蛋白)血症等。②继发性高 TG 血症,如糖尿病、糖原累积症、甲状腺功能减退症、肾病综合征、胰腺炎、皮质醇增多症和脂肪肝等。③长期禁食或高脂饮食以及大量饮酒。

3. 血清 TG 降低可见于:甲状腺功能亢进症、肾上腺皮质功能减退及肝功能严重障碍等。

4. 临床一般认为高 TG 水平是患 AS 的危险因子,随着 TG 的增高,血液黏稠度增加,血液流变学受影响,凝血活性增强和纤溶活性将会降低,并且 TG 的升高常伴有高密度脂蛋白(HDL)的降低,这一切都是易导致 AS 发生发展的危险因素。

三、甘油(glycerin,Gly)

【正常值】

酶法:0.02～0.33mmol/L(平均 0.08mmol/L),占总 TG0.81%～21.64%(平均 7.19%)。

【影响因素】

1. 标本采集要求受检者在前 3 周内不改变饮食习惯,采血前至少 12h 不进食,72h 不饮酒。抽血后应及时分离血清,尽快检测。

2. 一些物质如抗氧化物质(维生素 C 等)、黄疸、溶血、脂血等对测定有干扰,可采用设置血清空白予以消除。

3. 受试前应停用某些含甘油的药物。

【临床解读】

1. 剧烈运动,服用含甘油的药物如硝酸甘油,静脉输入含甘油的营养液,肝素治疗,某些严重的糖尿病、肝病与肾病,取血器材或试管塞上带有甘油等时,可见血清甘油显著升高,并给临床决策带来误导。

2. 国外学者建议:临床实验室应备有可以去甘油空白的试剂,供必要时采用;糖尿病及特殊门诊以及 TG＞2.3mmol/L 者,最好做游离甘油空白校正。

四、高密度脂蛋白胆固醇
（high density lipoprotein cholesterol,HDL-C）

【正常值】

直接法:1.03～1.89 mmo/L。

【影响因素】

1. 与测定 TCH 的标本抽取相同,血清 4～25℃稳定 6d,－20℃稳定 4 个月。

2. 溶血标本在血红蛋白＞5g/L 时对反应有干扰。

3. 严重黄疸标本在胆红素＞171μmol/L 时对反应有干扰。

4. 低密度脂蛋白胆固醇(LDL-C)＞6.0mmol/L 时对反应有干扰。

【临床解读】

1. HDL-C 是密度最大的脂蛋白,可分为三个亚型,在肝和小肠中合成。它由约 50％蛋白质、25％磷脂、20％胆固醇和 5％三酰甘油组成,其主要的生理功能是将肝外组织的胆固醇运回肝进行代谢。流行病学与临床研究表明,HDL-C 的增高可限制组织细胞摄取低密度脂蛋白(LDL)和动脉壁胆固醇的积聚速度,有利于动脉内膜胆固醇的清除,降低发生心血管疾病的危险性,因而其 HDL-C 的含量与心脑血管病的发病率及病变程度呈负相关。临床检测 HDL-C 的浓度主要用于动脉粥样硬化的危险性预测及脂质代谢紊乱的评价。

2. 血清 HDL-C 增高可见于:①胆固醇酯转移蛋白(CETP)缺乏症、慢性阻塞性肺疾病(COPD)及原发性胆汁性肝硬化等。②饮酒及长期体力活动者。

3. 血清 HDL-C 降低可见于:①心脑血管疾病、糖尿病、慢性肾功能不全、急性或慢性肝病、甲状腺功能异常和严重营养不良等疾病。②肥胖者和长期吸烟者。

五、低密度脂蛋白胆固醇
（low density lipoprotein cholesterol,LDL-C）

【正常值】

直接法:1.95～3.20mmol/L。

【影响因素】

1. 与测定 TCH 标本抽取及保存条件相同。

2. 溶血标本在血红蛋白>5g/L 时对反应有干扰。

3. 严重黄疸标本在胆红素>171μmol/L 时对反应有干扰。

4. 高密度脂蛋白胆固醇(HDL-C)>2.8mmol/L 时对反应有干扰。

【临床解读】

1. LDL-C 是在血浆中由极低密度脂蛋白转变而来,主要在血管内合成,是运输胆固醇到肝外组织的主要运载工具。流行病学与临床研究表明,LDL-C 在多类脂蛋白中是被公认的主要致病因素,是动脉粥样硬化斑块中沉积的脂质的主要成分。LDL-C 的含量与心脑血管疾病的发病率及病变程度呈显著正相关。因而,临床检测 LDL-C 浓度,主要用于脂质代谢紊乱的评价和动脉粥样硬化的危险性预测。

2. 血清 LDL-C 增高主要是胆固醇的增多,表现为Ⅱa 或Ⅱb 型高脂蛋白血症,可见于:①低甲状腺素血症、肾病综合征、糖尿病、肝疾病和慢性肾衰竭等。②血卟啉症、神经性畏食以及妊娠。③肥胖及长期高胆固醇和饱和脂肪酸饮食。

3. 血清 LDL-C 减低可见于:①高甲状腺素血症、急性心肌梗死、骨髓瘤、创伤、严重肝疾病及 Reye 综合征等。②营养不良及慢性贫血等。

六、极低密度脂蛋白胆固醇

(very low density lipoprotein cholesterol,VLDL-C)

【正常值】

直接法:0.21~0.78mmol/L。

【影响因素】

1. 与测定 TCH 的标本抽取及保存条件相同。

2. 溶血标本在血红蛋白>5g/L 时对反应有干扰。

3. 严重黄疸标本在胆红素>171μmol/L 时对反应有干扰。

4. 高密度脂蛋白胆固醇(HDL-C)>2.8mmol/L 时对反应有干扰。

【临床解读】

1. VLDL-C 主要在肝中合成,是体内运输内源性三酰甘油的脂蛋白。它代谢后可以经中间密度脂蛋白转变为低密度脂蛋白。糖是合成 VLDL-C 的主要原料之一,因而过量的进食糖类可以使其合成增加。高水平的 VLDL-C

血症有易患急性胰腺炎的倾向,如同时伴有高血压、糖尿病等 AS 危险因素,也有增加冠状动脉粥样硬化性心脏病的危险性。临床检测 VLDL-C 的浓度,主要用于高脂蛋白血症的评价和高三酰甘油血症的原因鉴别。

2. 血清 VLDL-C 增高主要是三酰甘油的增多,表现为Ⅳ、Ⅴ或Ⅱb 型高脂蛋白血症,可见于:①糖尿病、低甲状腺素血症、肾病综合征、尿毒症、胰腺炎和系统性红斑狼疮等。②肥胖、酗酒及妊娠等。

3. 血清 VLDL-C 减少可见于:①高甲状腺素血症、骨髓瘤、创伤、肝疾病及 Reye 综合征等。②营养不良及慢性贫血等。

七、小密低密度脂蛋白(small dense low-density lipoprotein-cholesterol,sdLDL)

【正常值】

聚丙烯酰胺凝胶电泳法:(18.6±8.9)%。

【影响因素】

1. 患者服用降脂、抗凝药物对测定结果有影响。

2. 标本应在空腹 12h 后,于次日清晨采集静脉血,用 EDTA 抗凝,并及时分离血浆,4℃保存。

【临床解读】

1. 国外一些研究指出,LDL 中小而密颗粒部分在致动脉粥样硬化中起主要作用,血浆小密低密度脂蛋白(sdLDL)比例增加,可以使冠状动脉粥样硬化性心脏病和心肌梗死的危险性明显增加。

2. sdLDL 作为预测冠状动脉粥样硬化性心脏病危险性的指标要优于低密度脂蛋白胆固醇(LDL-C)。sdLDL 易导致冠状动脉粥样硬化性心脏病、动脉粥样硬化。

八、脂蛋白(a)[lipoproteinlipoprotein(a),Lp(a)]

【正常值】

免疫透射比浊法:0~300mg/L。

【影响因素】

1. 与测定 TCH 的标本抽取及保存条件相同。

2. Lp(a)水平与人种及遗传有关,男女性别之间无明显差别。

3. 环境、饮食、药物等因素对 Lp(a)水平无明显影响。

4. 少数妇女黄体期增高,多数不受月经周期的影响。

5. 妊娠可明显升高,产后恢复正常。

【临床解读】

1. Lp(a)是一种与低密度脂蛋白(LDL)结构相近的人体血清中的蛋白质,密度介于 HDL 与 LDL 之间。血液中 Lp(a)浓度在 300mg/L 以上是促成动脉粥样硬化(AS)形成的危险因素。Lp(a)参与 AS 形成的可能机制是:

(1)Lp(a)在血管内皮细胞存留,因为中性粒细胞分泌的 α-防御因素能促进 Lp(a)结合于内皮细胞基质,增强其血管内皮细胞的存留,大量滞留于血管壁,造成一种抗纤溶环境,促进泡沫细胞脂肪斑块形成及平滑肌细胞增生。

(2)Lp(a)作用于内皮细胞,内皮细胞是动脉粥样硬化危险因素作用的靶细胞之一。在血管内皮细胞损伤过程中,Lp(a)促进可溶性血管细胞黏附分子-1 和 E-选择素的表达,使白细胞(主要是单核细胞)黏附增强,从而促进单核细胞黏附移向血管壁。

(3)Lp(a)自身氧化,Lp(a)含有多种不饱和脂肪酸,当机体抗氧化能力降低时,Lp(a)也可被氧化修饰成氧化 Lp(a)。

2. Lp(a)增高主要见于动脉粥样硬化、脑梗死、脑动脉硬化、急性时相反应(如急性心肌梗死、外科手术、急性风湿性关节炎)等。Lp(a)是公认的致动脉粥样硬化的独立危险因素,有研究表明:血液胆固醇浓度正常,而 Lp(a)浓度升高,患心脑血管疾病的危险性比正常人高 2 倍,如 LDL 和 Lp(a)都增高,则危险性为 8 倍。

3. Lp(a)降低见于严重肝病。

九、载脂蛋白 A I (apolipoprotein A I , ApoA I)

【正常值】

免疫透射比浊法:1.2～1.8g/L。

【影响因素】

1. 样品采集及分离注意事项同 TCH 测定。

2. 总胆红素＞68.4μmol/L 时对结果有影响。

3. Hb 浓度＞20g/L 时,ApoA I 的测定结果有所下降。

4. 高脂血清对检测结果也会有影响。

5. 抗血清的效价(滴度)不可低于 16。

【临床解读】

1. ApoA I 由肝和小肠合成,为一种含有 243 个氨基酸的单链多肽,在血浆中半衰期为 45d。ApoA I 主要存在于 HDL 中,在 HDL_3 中 ApoA I 占载脂蛋白的 65%,在 HDL_2 中 ApoA I 占载脂蛋白的 62%,在 CM、VLDL 和 LDL 中也有少量存在。ApoA I 组成载脂蛋白并维持其结构的稳定性与完整性,可以激活卵磷脂胆固醇酰基转移酶(LCAT)的活性,在胆固醇和脂蛋白代谢中起重要作用。目前认为,ApoA I 的含量与冠状动脉的病变程度呈负相关,可以作为心脑血管疾病诊断的辅助指标。因而临床检测 ApoA I 的浓度主要用于心脑血管疾病危险性的预测。

2. ApoA I 降低可见于冠状动脉粥样硬化性心脏病、肾病综合征、营养不良、肝功能低下和糖尿病等。ApoA I 缺乏症(Tangier 病)、家族性低 α 脂蛋白血症、鱼眼病等血清中 ApoA I 与 HDL 的含量极低。

十、载脂蛋白 B(apolipoprotein B,ApoB)

【正常值】

免疫透射比浊法:0.6~1.14g/L。

【影响因素】

1. 样品采集及分离注意事项同 TCH 测定。

2. 总胆红素>68.4μmol/L 时,对结果有影响。

3. Hb 浓度>20g/L 时,ApoB 的测定结果有所下降。

4. 高脂血清对检测结果也会有影响。

5. 抗血清的效价(滴度)不可低于 1:128。

【临床解读】

1. 载脂蛋白 B 是难溶解于水的蛋白质,主要由 $ApoB_{100}$ 和 $ApoB_{48}$ 两个亚类组成。$ApoB_{100}$ 主要在肝合成,是 LDL 的主要结构蛋白,并作为 LDL 受体的配体,可调节 LDL 从血浆中的清除速率。而 $ApoB_{48}$ 则在小肠中合成,是 CM 的重要组成部分。血液中 ApoB 的测定值可直接反映 LDL 的含量,并与冠状动脉病变程度呈正相关。流行病学研究表明,ApoB 的上升较 LDL-C 和 CHO 上升对冠状动脉粥样硬化性心脏病风险度的预测更有意义。因而临床检测 ApoB 的浓度主要也是用于心脑血管疾病危险性的预测。

2. ApoB 的增高是心、脑血管病的危险因素,可见于冠状动脉粥样硬化性心脏病、肾病综合征、糖尿病、家族性高胆固醇血症、肝炎或肝功能低下等。

十一、血清载脂蛋白 CⅡ

（apolipoprotein apolipoprotein CⅡ，Apo CⅡ）

【正常值】

免疫比浊法：(3.67±1.14)mg/L。

【影响因素】

1. 非离子表面活性剂对脂蛋白有乳化增溶作用，降低标本空白，暴露 Apo 与相应抗体结合的抗原位点，但能抑制抗原抗体复合物形成，所以对应用表面活性剂的意见不一。应用时必须选择合适的浓度。

2. 即使同一实验室用同种动物制备的抗血清，不同批号抗血清测定的结果也存在一定的差异。因此，不同批号抗血清不能混用。

【临床解读】

1. Apo CⅡ是冠状动脉粥样硬化性心脏病的保护因子。Apo CⅡ作为 LPL 的辅助因子，可激活多种来源的 LPL，维持脂蛋白的稳定性，保护血管内皮细胞。可见，Apo CⅡ可保护 LDH 诱导损伤的内皮细胞，在阻止动脉粥样硬化的形成方面发挥重要的作用。

2. Apo CⅡ过度表达或缺失均可导致高脂血症。

十二、血清载脂蛋白 CⅢ

（apolipoprotein apolipoprotein CⅢ，Apo CⅢ）

【正常值】

免疫比浊法：(7.73±2.37)mg/L。

【影响因素】

1. 非离子表面活性剂对脂蛋白有乳化增溶作用，降低标本空白，暴露 Apo 与相应抗体结合的抗原位点，但能抑制抗原抗体复合物形成，所以对应用表面活性剂的意见不一。应用时必须选择合适的浓度。

2. 即使同一实验室用同种动物制备的抗血清，不同批号抗血清测定的结果也存在一定的差异。因此，不同批号抗血清不能混用。

【临床解读】

Apo CⅢ是一种水溶性低相对分子质量的蛋白质，主要由肝合成，仅小部分在小肠合成，是载脂蛋白 C 族中含量最丰富的一类。Apo CⅢ参与调节 LCAT 和 CETP 的活性：卵磷脂胆固醇酰基转移酶（lecithin cholesterol acyl transferase，LCAT)是参与血浆脂蛋白代谢的关键酶之一,在血浆 CH 及其酯水平的调节中起重要作用。Apo CⅢ能抑制 LCAT 的活性。另外 Apo CⅢ是脂蛋白脂酶(LPL)和 HL 的天然抑制剂,其还能抑制肝对 TRL 及其残粒的摄取。

1. 血清总 Apo CⅢ增高　使粥样硬化新斑块形成的危险性相应增加,CHD 患者预后也较差。脂肪肝、糖尿病等疾病患者血清 Apo CⅢ浓度显著升高。

2. 血清总 Apo CⅢ降低　见于病毒性肝炎,如急、慢性肝炎患者活动期 Apo CⅢ较正常人明显降低,且以慢性活动性肝炎尤甚。

十三、载脂蛋白 E
(apolipoproteinlipoproteinE，ApoE)

【正常值】

免疫透射比浊法:20～60mg/L。

【影响因素】

1. 样品采集及分离注意事项同 TCH 测定。

2. 总胆红素>68.4μmol/L 时对结果有影响。

3. Hb 浓度>20g/L 时对测定结果有影响。

4. 高脂血清对检测结果也会有影响。

【临床解读】

1. 载脂蛋白 E 是一种富含精氨酸的碱性蛋白,存在于血浆 CM、VLDL 及其残粒中,β-VLDL 中含 Apo E 的量高于 VLDL,一部分 Apo E 在血液中可与 Apo AⅡ形成复合体。Apo E 可在多种组织中合成,主要是在肝,其次是在脑和肾中。Apo E 的基因位点具有遗传多态性,多态性与个体血脂水平及动脉粥样硬化的发生发展密切相关。同时 Apo E 是 LDL 受体的配体,也是肝细胞 CM 残粒受体的配体,它与脂蛋白代谢密切相关。

2. 血液中的 ApoE 存在三种异构体(ApoEε2、ApoEε3 和 ApoEε4)。携带 ApoEε2 等位基因者血液中 ApoE 浓度高,ApoB 浓度低,胆固醇含量也低,对动脉粥样硬化有防护作用;而携带 ApoEε4 等位基因者,则血液中 ApoE 浓度低,ApoB 浓度高,胆固醇及三酰甘油含量也高,是动脉粥样硬化的潜在危险因素。

十四、游离脂肪酸（free fatty acid，FFA）

【正常值】

比色法：0.4～0.9mmol/L。

【影响因素】

1. 被检者应空腹 12～14h 后抽血。

2. 标本一定要在 4℃条件下分离血清。因其半衰期极短（1～2min），并且由于血液中的各种脂肪酶的存在，极易使血中 TG 和磷脂（PL）的酯型 FA 分解为 FFA，所以测定须在 24h 内完成。

3. 肾上腺素、去甲肾上腺素、咖啡因、烟碱等可使血清 FFA 测定结果偏高，而乙酰水杨酸、烟酸等则可使测定结果偏低。

【临床解读】

1. 体内 FFA 为三酰甘油的水解产物，也可由脂肪细胞及肝细胞合成，在血中浓度很低。血清中 FFA 是与清蛋白结合进行运输，属于一种极简单的脂蛋白。

2. 在某些病理条件下（如饥饿、糖尿病等）、甲状腺功能亢进症、心肌梗死、糖供给或利用障碍时，血中 FFA 可增加。而在甲状腺功能减退症、艾迪生病时可有下降。

十五、脂蛋白电泳（lipoprotion electrophoresis）

【正常值】

β 脂蛋白或 LDL：0.42～0.63。

前 β 脂蛋白或 VLDL：0.03～0.18。

α 脂蛋白或 HDL：0.23～0.46。

【临床解读】

脂蛋白电泳的基本原理与蛋白电泳相同，各种脂蛋白在一定的 pH 条件下，电场中可以在琼脂糖凝胶上被分离开来。按照迁移率递增的次序，分别为：乳糜微粒、LDL、VLDL 和 HDL。乳糜微粒分子较大，三酰甘油含量高，与血清出现乳白色有关，通常它们停留在加样点处。LDL 通常迁移到 β_2 球蛋白位置处。VLDL 比 LDL 体积大并且较轻，可能引起血清的浑浊，它们更容易迁移到 β 球蛋白的位置。HDL 迁移最快，可到达 α_2 球蛋白的位置。临床进行脂蛋白电泳，主要用于脂蛋白分型和高脂血症评价（表 5-1）。

表 5-1　脂蛋白电泳的分型和高脂血症评价

高脂血(症)类型	Ⅰ型	Ⅱa型	Ⅱb型	Ⅲ型	Ⅳ型	Ⅴ型
总胆固醇 mmol/L	5.2～10.4	7.8～26	7.3～9.1	7.8～13	＜7	可达13
三酰甘油 mmol/L	34～79	＜2	2.3～5.6	2.3～10.2	2.3～11.3	可达34
血清外观	乳白色	清亮	清亮至浑浊	清亮至浑浊	浑浊	乳白色
CHYLO	＋＋＋＋	0	0	0	0	＋＋＋＋
LDL	↓↓↓	↑↑↑	↑↑	↑↑连接到一起	↓	↓↓
VLDL	N到↓↓	N	↑		↑↑	↑↑
HDL	↓↓↓	N到↓	N到↓	↓	↓	↓
临床症状	胰腺炎、脂血	黄色瘤、角膜弓状云、结节性黄斑瘤、腱性黄斑瘤		冠状血管及末梢血管疾患、四肢及臀部黄色瘤、角膜弓状云	肝脾大、结节性黄斑瘤、暴发性黄斑	暴发性黄斑、胰腺炎、肝脾大、脂血、结节性黄斑瘤、感觉异常
原因	肾病综合征、糖尿病、酒精中毒	甲状腺功能减退症、巨球蛋白血症、肾病综合征、多发性骨髓瘤		甲状腺功能减退症、丙种球蛋白血症、糖尿病、多发性骨髓瘤	急性反应、肾病综合征、糖尿病、多发性骨髓瘤、酒精中毒、肥胖症、口服避孕药	肾病综合征、糖尿病、多发性骨髓瘤、酒精中毒、胰腺炎、口服避孕药、甲状腺功能减退症

N:无

第三节 糖及其代谢产物检验

一、葡萄糖(glucose,Glu)

【正常值】

葡萄糖氧化酶-过氧化物酶(GOD-POD)法:3.9~6.1mmol/L。

【影响因素】

1. 采集标本前禁食至少在 10h 以上。

2. 全血样品中的 Glu 在室温下可以每小时 5%的速率进行酵解,因此标本采集后应尽快分离血清或血浆进行测定。

3. 检测标本以草酸钾-氟化钠为抗凝剂的血浆最好,2mg/ml 可在 24h 内阻止葡萄糖酵解。

4. 葡萄糖氧化酶可高特异性催化 β-D-葡萄糖。而葡萄糖中 α 和 β 构型各占 36%和 64%。葡萄糖的完全氧化需要 α 型到 β 型的变旋反应。因而可在试剂中加入变旋酶或延长孵育时间来达到完全转化。

5. 过氧化物酶的特异性远低于葡萄糖氧化酶。高浓度的尿酸、维生素 C、胆红素、血红蛋白和四环素等还原性物质可抑制显色反应,使测定结果偏低。在本法条件下,血红蛋白浓度<10g/L、胆红素<342μmol/L、尿酸<2.95mmol/L 时对测定结果无显著影响。

6. 本法可直接测定脑脊液葡萄糖的含量,而尿液中的干扰物质浓度过高不能使用该法直接测定其葡萄糖含量。

【临床解读】

1. 糖是人体的主要能量来源,也是构成机体结构物质的重要组成成分。血糖浓度受神经系统和激素的调节而保持相对稳定,当这些调节失去原有的相对平衡时,则会出现高血糖或低血糖。临床检测 Glu 浓度主要用于糖尿病的诊断,昏迷鉴别诊断及糖代谢的研究。

2. 血糖升高:①生理性高血糖可见于饭后 1~2h 或情绪紧张肾上腺分泌增加时。②病理性高血糖可见于内分泌功能障碍引起的糖尿病;颅外伤、颅内出血、脑膜炎引起的颅内高压;脱水引起的高血糖;急、慢性胰腺炎及肝功能障碍等。

3. 血糖降低:①生理性低血糖常见于饥饿和剧烈运动等;②病理性低血糖

可见于高胰岛素血症、非胰性肿瘤、糖原累积症、自身免疫性疾病、半乳糖血症及肝和肾脏疾病等。

二、口服葡萄糖耐量试验(oral glucose tolerance test,OGTT)

【正常值】

葡萄糖氧化酶-过氧化物酶(GOD-POD)法：

空腹血糖≤6.1 mmol/L;服糖后 1h 6.7~9.4 mmol/L;

服糖后 2h≤7.8 mmol/L;服糖后 3h 恢复正常水平。

【影响因素】

1. 要求受试者检验前 3d 进糖类不应超过 300g,并进行适当体力劳动。

2. 必须保证在禁食过夜、清晨空腹条件下进行,饮葡萄糖水的时间不能超过 5min,如饮水时间过长,可造成有效的糖负荷减低而影响试验结果。

3. 采用口服葡糖糖 75g 或 1.75g/kg 体重方法,将口服葡萄糖溶于 250ml 水中。禁食过夜,于次日清晨取血测血糖后将 250ml 葡萄糖水于 5min 内饮完,服糖后 30min、60min、120min、180min 分别取血测血糖浓度。

4. 停用咖啡因、利尿药、避孕药、胰岛素、解热镇痛药、水杨酸等药物。

【临床解读】

1. 正常人口服 100g 葡萄糖 2h 血不能高于 11.1mmol/L,3h 应恢复至正常空腹血糖水平。

2. 糖尿病病人空腹血糖超过正常值,服糖后更高,2h 血糖 >11.1 mmol/L。

3. 肝病病人服糖 1h 左右血糖急剧增高,显示糖耐量降低。

4. 内分泌疾病病人,空腹血糖低于正常水平,服糖后血糖无明显增高,糖耐量曲线偏低,尿糖为阴性。

三、酮体(retone ketone bodies)

【正常值】

定性:阴性(血或尿液)。

定量(β-羟丁酸,比色法)：0.03~0.3mmol/L(血)。

【影响因素】

1. 标本采集后应尽快分离血清或血浆进行测定。

2. 标本防止溶血。

【临床解读】

1. 酮体是脂肪酸在肝内不完全氧化所生成的，在正常情况下，人体的血液中只存在少量的酮体。其中，78% 为 β 羟丁酸，20% 为乙酰乙酸，2% 为丙酮。

2. 在糖尿病、急性酒精中毒、糖原贮积症、高血压、冠状动脉硬化、严重肝病、饥饿或频繁呕吐等情况下，脂肪的动员增加使肝生成酮体的量超过肝外组织的利用能力，从而使酮体在体内出现堆积，形成酮血症和酮尿症。

四、糖化血红蛋白（glucosylated hemoglobin，GHb）

【正常值】

比色法：HbA_1（A_{1a+b+c}）0.05 ~ 0.08（5.0% ~ 8.0%）；HbA_{1c} 0.03 ~ 0.06（3.0% ~ 6.0%）。

【影响因素】

1. 参考值随年龄有一定增加。对于控制不良的糖尿病患者，测定值可为参考值上限的 2 倍，但很少超过上限 2 倍。如 >20% 应排除是否存在 HbF 干扰。

2. 高脂血症标本可使结果偏高。

3. 半乳酸及水杨酸可使测定结果偏低。

4. 实验室温度、试剂的离子强度、pH 可对测定结果有一定影响。

【临床解读】

1. 成人红细胞内的血红蛋白（Hb）通常由 HbA_1、HbA_2 和 HbF 组成，其中主要是 HbA_1，糖化血红蛋白是血红蛋白在高血糖作用下发生缓慢连续的非酶促糖化反应的产物，通常占总 Hb 的 5% ~ 8%，糖尿病患者可达 15% ~ 18%，其主要组成为糖化血红蛋白 A_1c（HbA_1c），此外尚有 HbA_1a_1、HbA_1a_2 及 HbA_1b 三种。

2. 糖化血红蛋白的形成是不可逆的，其浓度与红细胞寿命（平均 120d）和该时期内血糖的平均浓度有关，不受每天葡萄糖波动的影响，也不受运动或食物的影响，所以糖化血红蛋白反映的是过去 6~8 周的平均血糖浓度，故此试验主要用于评定糖尿病的控制程度，当糖尿病控制不佳时，GHb 浓度可高至正常值 2 倍以上。

3. 血浆葡萄糖转变为 GHb 与时间有关。血糖浓度急剧变化后，在起初

2个月 HbA$_1$c 的变化速度很快,在 3 个月后则进入一个动态的稳定状态。HbA$_1$c 的半寿期为 35d。由于 GHb 的形成与红细胞的寿命有关,因此在有溶血性疾病及其他原因引起红细胞寿命缩短时,如近期有大量失血,新生红细胞大量产生,均会使 GHb 结果偏低。GHb 仍可用于监测上述病人,但其测定值必须与自身以前测定值做比较而不是与参考值比较。

五、糖化血清蛋白(glucosylated serum protein,GSP)

【正常值】

酶法:122~236μmol/L。

【影响因素】

1. 红细胞寿命和血红蛋白变异体不影响糖化血清蛋白结果,但受血浆总蛋白浓度影响,血清蛋白<30g/L 或尿中蛋白质浓度>1g/L 时,糖化血清蛋白结果不可靠。

2. 中度溶血、胆红素和维生素 C 会干扰测定。

3. pH、反应温度、反应时间对试验影响较大,必须严格控制。

【临床解读】

1. 糖化血清蛋白是血清中的各种蛋白质与葡萄糖发生缓慢的非酶促糖化反应的产物。各种血清蛋白质与糖的结合过程基本相同,蛋白质分子上非离子型的 ε-氨基或 α-氨基与醛糖上的羧基形成不稳定加合物,即席夫碱(schiff's base),这是一可逆反应,席夫碱既可解离为蛋白质与醛糖,又可通过 amadori 转位重排,生成较稳定的氨基-1-脱氧-2-酮糖加合物,称之为酮胺(ketosamine)。酮胺的结构类似果糖胺(fructosamine,FA),故将 GSP 测定又称为果糖胺测定。

2. 与 GHb 类似,果糖胺测定可有效反映患者过去 2~3 周平均血糖浓度。由于所有糖化血清蛋白都是果糖胺,而清蛋白是血清蛋白最丰富的成分,故认为测定果糖胺主要是测定糖化清蛋白。由于测定果糖胺监测的是短期血糖的改变,因此果糖胺应与 GHb 联合应用而不是替代。当患者有血红蛋白异变体如 HbS 或 HbC 时,会使红细胞寿命缩短,此时糖化血红蛋白的意义不大,而果糖胺很有价值。当清蛋白浓度和半寿期发生明显变化时,会对糖化血清蛋白产生很大影响,故对于肾病综合征、肝硬化、异常蛋白血症或急性时相反应之后的患者,果糖胺结果不可靠。

3. GSP 测定弥补了空腹血糖、OGTT 及 HbA$_1$c 的不足,对糖尿病的诊断、鉴别诊断、疗效监测及其并发症的防治提供了可靠、便利的指标。

六、乳酸（lactic acid）

【正常值】

比色法：血清 0.5～1.6mmol/L；脑脊液＜2.8mmol/L。

【影响因素】

1. 应在空腹休息 2h 后抽血，样本应防止溶血。

2. 标本采集时尽可能不使用止血带。

3. 抗凝剂用肝素-氟化钠较好。

4. 采集的标本需置于 0～4℃并在 15min 内离心分离血清，以防止糖酵解生成乳酸。

【临床解读】

1. 乳酸是糖代谢的一个中间产物，主要在骨骼肌、脑组织和红细胞中生成。血液中乳酸的浓度主要取决于肝和肾的合成及其代谢速度。在呼吸衰竭或循环衰竭时，组织缺氧可引起体内乳酸升高。另外，如糖酵解速度增加，也可引起乳酸升高。临床检测血液乳酸浓度，主要用于对疾病的严重程度及预后判断。也可用于代谢性酸中毒的鉴别诊断。

2. 血液中乳酸升高：生理性升高可见于剧烈运动或脱水；病理性升高可见于休克、心力衰竭等引起的低氧血症，糖尿病、肝疾病、恶性肿瘤、甲醇或乙醇中毒、维生素 B_1 缺乏等。

3. 重度高乳酸血症表明细胞氧化过程的恶化与疾病的严重程度相关，提示预后较差。脑脊液乳酸增加见于脑血管病变、颅内出血、细菌性脑膜炎、癫痫及其他中枢性疾病。同时，脑脊液中的乳酸测定对于细菌性、结核性及病毒性脑膜炎的鉴别诊断也有相当的意义。当细菌、真菌或分枝杆菌感染时，脑脊液中乳酸的浓度＞4.0mmol/L，与病毒感染有明显区别。

七、丙酮酸（pyruvic acid）

【正常值】

比色法：0.02～0.1mmol/L。

【影响因素】

1. 血中丙酮酸极不稳定，血液抽出后 1min 就可见减低。

2. 所用丙酮酸标准液应在用前新鲜配制，因其中丙酮酸会发生聚合，其聚合体的酶促反应率与非聚合者不同。

【临床解读】

1. 血液中的丙酮酸是糖酵解过程中的一个中间产物,主要在骨骼肌和红细胞中生成。组织严重缺氧可导致三羧酸循环中丙酮酸有氧氧化的障碍,丙酮酸还原成乳酸的酵解作用增强,血液中乳酸与丙酮酸的比值增高。其比值越高,组织缺氧就越严重。因而临床检测丙酮酸浓度并计算其乳酸/丙酮酸比值,可推测出循环衰竭的严重程度。

2. 血液中丙酮酸升高:生理性升高可见于剧烈运动。病理性升高可见于维生素 B_1 缺乏症(维生素 B_1 缺乏时,体内丙酮酸氧化发生障碍,使其在血液中的浓度增加)、慢性高乳酸症、动脉硬化、心肌梗死、缺氧(如休克)、循环不良、呕吐、高血压、肺疾病、酒精中毒、细菌感染、严重肝病、严重贫血等。

3. 另外脑肿瘤、脊髓灰质炎、结核性脑膜炎、帕金森病、糖尿病昏迷等引起的代谢性酸中毒丙酮酸浓度均增高。

八、半乳糖(galactosegalactose,GAL)

【正常值】

血液半乳糖:<2.4mmol/L(比色法)。

尿液半乳糖:阴性。

【影响因素】

1. 血、尿标本要新鲜。

2. 高浓度葡萄糖对测定可能有影响,因此检测前应避免进食过量葡萄糖。

【临床解读】

1. 主要用于诊断半乳糖症。半乳糖症是一种遗传性缺陷疾病,血液和尿液中半乳糖增高。肝硬化、白内障和智力发育障碍是本病的三大特征。

2. 患儿出生时可以完全正常,一般出生数天至几周内出现症状。对乳及乳制品不消化,逐渐出现呕吐、腹泻和脱水等症状,如果停止喂乳则症状消失。

3. 如果母亲是缺乏半乳糖激酶的半乳糖症患者,其孕期又摄取一定量半乳糖,则胎儿组织中的半乳糖不能转化为 1-磷酸半乳糖,半乳糖和半乳糖醇明显增多,而半乳糖醇可沉积于晶体内,导致婴儿发生白内障。因此凡白内障的婴儿和儿童,尿中有非葡萄糖的还原性物质,应首先考虑到半乳糖激酶的缺乏,并及时做红细胞半乳糖激酶和 1-磷酸尿苷基转移酶的活性检测。若酶活性降低或缺乏即可确诊。

4. 患儿易发生细菌脓毒血症,特别是大肠埃希菌感染,这也是新生儿死亡的主要原因之一。

九、血清果糖(fructosefructose,FRU)

【正常值】

比色法:空腹<0.6mmol/L,服糖后 30min0.83~1.38mmol/L,120min<0.56mmol/L。

【影响因素】

1. 检测前应避免进食过多水果。

2. 高浓度葡萄糖对测定可能有影响,因此应避免进食过量葡萄糖。

【临床解读】

正常人服用果糖 2h 后恢复正常。服用果糖 2h 后血液、尿液果糖增高见于果糖尿症和遗传性果糖不耐症,前者因果糖激酶缺陷所致,而后者在果糖升高的同时有低血糖的现象,果糖尿症血糖是正常的。果糖-1,6 二磷酸酯酶缺乏症果糖测定可增高。

结核性脑膜炎、化脓性脑膜炎的脑脊液果糖测定含量明显降低。

第四节 脑脊液检验

一、脑脊液葡萄糖(glucose in CSF)

【正常值】

葡萄糖氧化酶-过氧化物酶(GOD-POD)法:

成人:2.5~4.4mmol/L(腰池)。

儿童:3.9~5.0mmol/L(腰池)。

【影响因素】

1. 标本不宜污染。

2. 若 CSF 中糖降低显著,为提高测定的灵敏度,可将标本用量加倍,再将计算的结果除以 2。

3. 标本应在采集后 30min 内进行检测,否则需加入适量氟化钠。

4. CSF 中糖含量比血清低,而维生素 C 含量比血清高,故在采用葡萄糖氧化酶偶联反应法时,可能因维生素 C 导致的阴性偏差而使 CSF 中糖的试验结果显著偏低。

5. 早产儿和新生儿,因血-脑屏障通透性较高,CSF 糖有生理性增高。

【临床解读】

1. CSF 中糖的含量取决于血浆葡萄糖浓度、血-脑屏障的通透性及 CSF 中葡萄糖酵解程度。在血糖正常情况下,CSF 内糖含量相当于血糖 2/3。CSF 中糖降低一般是指患者空腹血糖正常,而 CSF 中糖＜2.22mmol/L,增高指 CSF 中糖含量＞4.44mmol/L。脑脊液中葡萄糖测定,常用于细菌性脑膜炎与病毒性脑膜炎的鉴别诊断。

2. CSF 葡萄糖减少主要见于神经系统感染性疾病包括:①化脓性脑膜炎,发病后 24h 可降至 1.11mmol/L 以下,疾病高潮时甚至可完全无糖存在。②结核性脑膜炎,发病初期可稍增高或正常,以后逐渐降低,最低时可降至 0.83 mmol/L 以下。③真菌性和阿米巴性脑膜炎以及部分流行性腮腺炎并发脑膜炎。④此外还可见于脑寄生虫病以及恶性肿瘤如脑瘤、黑色素瘤转移癌等。低血糖患者也可见 CSF 葡萄糖含量下降。

3. CSF 中糖含量增高一般可见于:①病毒性感染,如某些病毒性脑炎、脑膜炎、流行性乙型脑炎。②急性脊髓灰质炎、脑水肿、糖尿病等。③丘脑下部损害,如外伤、中毒、缺氧、出血等。④糖尿病患者 CSF 葡萄糖含量也可见增高。

二、脑脊液蛋白质(protein in CSF)

参见第 2 章临床体液学检验第二节脑脊液检验。

三、脑脊液氯化物(chlorides in CSF)

【正常值】

离子选择电极(ISE)法:成人 120～130mmol/L(腰池);婴儿 110～130mmol/L(腰池)。

【影响因素】

1. 标本宜离心,新鲜测定,4℃可储存 72h,−20℃贮存可稳定 6 个月,−70℃可长期贮存。

2. 标本不宜污染。

【临床解读】

1. CSF 中氯的含量通常以氯化物浓度表示,且常随血清中氯的变化而变化。由于 CSF 中蛋白质含量较少,为维持 CSF 和血浆渗透压的平衡,正常 CSF 中氯化物的含量常较血清高 20％左右。当中枢神经系统发生病变时,CSF 中氯化物含量发生改变,故通过检测 CSF 中的氯化物有助于鉴别诊断中枢神经系统疾病。

2. CSF 中氯化物明显降低主要见于:低氯血症,如呕吐、脱水、肺炎球菌肺炎、细菌性或真菌性脑膜炎时,因病原菌能分解葡萄糖或乳酸,使脑脊液 pH 降低,氯化物也随之降低。同时,由于脑膜的炎性渗出和粘连,使一部分氯附着于脑膜而进一步降低。CSF 氯化物测定对化脓性脑膜炎和结核性脑膜炎的鉴别有重要意义,后者降低较前者更为显著。

3. CSF 氯化物增加,以尿毒症和慢性肾炎最为常见,而在病毒性脑炎、脑脓肿、神经梅毒时含量可正常或稍高。

4. 结核性脑膜炎时 CSF 氯化物明显降低,且早于糖降低,提示预后不良。另外,结核性脑膜炎、化脓性脑膜炎等后期,CSF 氯化物减低常与脑膜渗透压改变和 CSF 内蛋白质增加有关。故同时测定 CSF 中糖和蛋白质含量,可为临床诊断提供更有价值的帮助。

四、脑脊液糖蛋白(glycoprotein in CSF)

【正常值】

比浊法:4.95～13.2mg/L。

【影响因素】

1. 标本不宜污染。

2. 糖蛋白的含量不依赖总蛋白的浓度,故与 CSF 采集部位无关。标本在室温下可保存 3d,若需存放时间较长,则应冷藏保存。

【临床解读】

1. 在 CSF 总蛋白中,糖蛋白约占 3.3％。其中己糖蛋白占总量的 1.8％,氨基己糖蛋白占总量的 1.5％,比血清中同类成分约高 20％。CSF 糖蛋白含量的变化对中枢神经系统的急性炎症损害有提示作用。

2. CSF 糖蛋白增高,主要见于中枢神经系统的急性炎症性损害,如化脓性脑膜炎、结核性脑膜炎急性期以及回归热等。

3. 如同时检测 CSF 糖和氯化物含量,对鉴别诊断化脓性脑膜炎、结核性脑膜炎等中枢神经系统急性炎症有一定帮助。

五、脑脊液清蛋白(albumin albumin in CSF)

【正常值】

免疫散射比浊法:0～350mg/L。

【影响因素】

1. 标本要尽可能新鲜,标本中的浑浊物和颗粒可能干扰测量结果,因此含有颗粒的标本在检测前都必须经过离心沉淀。

2. 上机测定前试剂是否需要恢复到室温,视仪器型号而定,如在 BNⅡ和 BN ProSpec 系统使用时不需要恢复到室温。

3. 超过有效期的试剂不准使用。

【临床解读】

1. 脑脊液中的清蛋白浓度是衡量血-脑屏障完整性的指标。CSF 中 Alb 增高提示渗透性 CSF 蛋白质增高,主要提示为脑膜损害。

2. 清蛋白相对分子质量约为 67kD,在血-脑屏障破坏时,极易依靠大的浓度差从血中进入脑脊液,因此敏感性高。脑脊液/血清清蛋白比值的测定能够协助诊断屏障功能异常以及评估在中枢神经系统内合成其他蛋白的能力,是反映脑膜、血-脑屏障损害程度的指标。结核性脑膜炎、病毒性脑膜炎、急性播散性脑脊髓炎患者,脑膜损伤,血液里清蛋白进入脑脊液,使脑脊液清蛋白/血清清蛋白比值明显增大。

六、脑脊液 IgG(IgG of CSF)

【正常值】

免疫散射比浊法:0～34mg/L。

【影响因素】

1. 标本要新鲜,禁止使用经冷冻储存的脑脊液样品。

2. 每份脑脊液样品在测试前必须经过离心沉淀。

3. 测定脑脊液中的 IgG 需通过单独的检测方案,使用未稀释的样本测量,倘若已手动选择相应的样本稀释度,则需使用单一的参考曲线来分析脑脊液中的 IgG。

【临床解读】

中枢神经系统的局部免疫反应会导致脑脊液中免疫球蛋白水平升高,尤其是 IgG 的含量升高。

1. 脑脊液 IgG 一般超过 170 mg/L 为显著增高,主要见于多发性硬化症(multiple sclerosis,MS)和亚急性硬化性全脑炎,脑囊虫病时明显增高;结核性脑膜炎、重症肌无力、麻疹脑炎、狼疮、神经梅毒等可出现 IgG 增高。

2. 在结核性脑膜炎时 IgG 增高比化脓性脑膜炎显著。

七、脑脊液蛋白电泳(protein elctrophoresis of CSF)

【正常值】

前清蛋白:0.02~0.06;

清蛋白:0.55~0.65;

α_1 球蛋白:0.03~0.08;

α_2 球蛋白:0.04~0.09;

β 球蛋白:0.04~0.09;

γ 球蛋白:0.04~0.13。

【影响因素】

1. 标本采集后宜置冰水中尽快送检。

2. 若用抗凝剂,一般采用肝素-氟化钠较好。

3. 由于正常 CSF 中蛋白含量甚微,故做蛋白电泳需将标本浓缩 100~200 倍,使蛋白含量相当于 2g/L,再按醋酸纤维薄膜法进行蛋白电泳。

4. 如果 CSF 免疫球蛋白<5mg/L,必须用适当的装置浓缩 CSF,使免疫球蛋白达到 5~10mg/L,再进行测定。

【临床解读】

1. 前清蛋白增高　主要见于脑萎缩、先天性脑积水、中枢神经系统变性疾病及多发性硬化症、帕金森病等。

2. 清蛋白增高　主要见于脑瘤、脑部血流淤滞所致脑血管通透性增加及椎管梗阻等。

3. α_1 球蛋白和 α_2 球蛋白增高　多见于急性细菌性脑膜炎、结核性脑膜炎急性期、脊髓灰质炎等,也可见于脑膜癌浸润或白血病浸润、脑转移瘤等。α_1 球蛋白减少可见于脑外伤急性期。

4. β 球蛋白增高　主见于脊髓小脑变性以及退行性病变(肌萎缩、手足搐动症、多发性硬化、阿尔茨海默病等),小脑萎缩等,此外还可见于脂质代谢障碍如动脉硬化症和脑血栓形成。

5. γ球蛋白(丙种球蛋白)增加 见于脱髓鞘病,如多发性硬化症、视神经脊髓炎等最为常见;此外中枢神经系统感染,如亚急性硬化性全脑炎、病毒性脑炎、脑脓肿、麻痹性痴呆等也较常见;还可见于脑瘤、结节病等。另外,γ球蛋白在病初升高,其后逐渐下降,对监测病情发展有一定意义。

6. 在脑脊液中可能出现寡克隆区带的疾病 如多发性硬化症、亚急性硬化性全脑炎、脑膜脑炎、脊髓压缩、急性感染性多神经炎、梅毒、外周神经疾病、视神经炎、脑积水、脑血管意外、免疫复合物、系统性红斑狼疮、糖尿病等。

八、脑脊液寡克隆电泳分析
(oligogenie band electrophoretic analysis of CSF)

【正常值】

阴性。

【影响因素】

1. 用琼脂糖凝胶电泳、醋酸纤维素薄膜电泳分离 CSF 蛋白质,需 CSF 量大,需通过超滤法浓缩 CSF,这样标本量要求多,获取标本困难,且浓缩 CSF 过程消耗时间。

2. 等电聚焦 (isoelectrie focusing,IEF)电泳的琼脂糖必须是 Isogel 级产品,该产品与普通免疫电泳级琼脂糖比较除具有较高的纯度和机械强度外,主要区别是 Isogel 电内渗等于零,即支持介质本身不能带任何电荷。两性电介质的质量差异将直接影响 IEF 的质量和寡克隆区带的图谱。

3. 最佳 IEF 条件的设定:依据两性电介质的不同批号或不同厂家,IEF 的最后终止时间相差甚大。在实验中应根据电流下降值(<200mA)而定。电泳时的冷却温度夏季一般控制在 5~8℃,冬季设定在 4~5℃ 为宜。

4. 收集 CSF 2~4ml,离心后置－20℃冰箱保存待测。

【临床解读】

1. 每一个无性系株(克隆)的浆细胞产生一类性状完全相同的特异性免疫球蛋白,而正常人体内无数克隆株的浆细胞合成的免疫球蛋白,电泳时在 γ 球蛋白区域形成均匀连续的区带,此称为多克隆免疫球蛋白区带。但在病态免疫情况下,发生某几个克隆株浆细胞异常增生,过分合成的免疫球蛋白在电泳时,可在 γ 球蛋白区域形成几个分开的比较狭窄不连续的区带,此即称为寡克隆显带(oligoclonal banding,OCB)。OCB 是数个无性系株(克隆)小淋巴细胞在中枢神经系统局部产生的特殊抗体,这是对中枢神经系统内部存在抗原的一种特异反应;脑脊液电泳出现寡克隆区带可以说明在中枢神经系统内已有免疫球蛋白的异常局部合成。

2. 研究显示,脑脊液电泳检测 OCB 对诊断吉兰-巴雷综合征和多发性硬化(MS)有较大的参考价值。脑脊液 OCB 检测是临床鉴别神经系统炎性疾病与神经系统非炎性疾病的较可靠实验指标。

3. 脑脊液 OCB 阳性率高低对急性脊髓炎与 MS 的临床鉴别诊断也有一定参考价值。

九、脑脊液免疫球蛋白电泳
(immunoglobulin electrophoresis of CSF)

【正常值】

IgG:(31 ± 12)mg/L。

IgA:(4.3 ± 5.5)mg/L。

IgM:0 mg/L。

【影响因素】

1. 标本不宜污染。

2. 标本在 2～8℃可保存 5d,若标本 5d 之内不进行检验,则应在收集后立刻置 -20℃冷冻保存。

【临床解读】

1. 正常 CSF 中的免疫球蛋白(Ig)含量较低,只有微量的 IgG 和 IgA。当发生中枢神经系统疾病时,Ig 的含量发生变化并可出现 IgM。因此 CSF 中 Ig 电泳对多种神经系统疾病以及并发症的诊断等具有重要意义。此外,CSF 免疫球蛋白电泳通常还可指示血-脑屏障渗透异常的严重程度,有助于鉴别诊断脑膜炎的类型。

2. CSF 的 IgG 增高主要见于多发性硬化症和亚急性硬化性全脑炎、脑囊虫病、结核性脑膜炎、重症肌无力、麻疹脑炎、狼疮、神经梅毒等。

3. CSF 的 IgA 增高主要见于化脓性脑膜炎、脑血管病等。

4. 正常 CSF 中 IgM 缺如,如出现 IgM 常提示中枢神经系统感染。此外在多发性硬化症、肿瘤、血管通透性改变时,CSF 中亦可出现 IgM。

5. Ig 含量的增加对鉴别诊断脑膜炎的性质有重要价值,如急性化脓性脑膜炎时,除 IgA、IgG 增高外,IgM 也可明显增高,借此可与急性病毒性脑炎相区别;IgA 和 IgG 在各种类型的脑膜炎中均增高,但细菌性脑膜炎比病毒性脑膜炎增高更明显;IgG 的增高在结核性脑膜炎时比化脓性脑膜炎显著。

6. 血-脑屏障渗透性增高时 CSF 中的 Ig 和总蛋白成比例地增加。如同时测定 CSF 蛋白质含量,对了解血-脑屏障受损的严重程度有一定帮助。

十、脑脊液潘迪试验(CSF pandy test)

【正常值】

阴性。

【影响因素】

1. 标本宜离心,新鲜测定,4℃可储存 72h,－20℃储存可稳定 6 个月,－70℃可长期储存。

2. 标本不宜污染血液,应与穿刺出血相鉴别。

3. 在操作时如发现标本 CSF 浑浊或含有较多蛋白时,应先将标本离心,再取上清液做试验。

4. 所用试管等器材必须十分清洁,否则容易造成本试验假阳性结果。

【临床解读】

1. 正常人存在血-脑屏障,脑脊液中的蛋白质含量远低于血浆中的蛋白质量,主要以清蛋白为主。

2. CSF 中如存在球蛋白,可与苯酚形成不溶性沉淀物,沉淀量的多少与蛋白质的含量成正比。但本试验对球蛋白并无特异性,当 CSF 中蛋白质总量超过 0.25g/L 就可呈阳性反应。

3. 潘迪试验阳性的疾病主要见于:①中枢神经系统急性感染,如化脓性脑膜炎,CSF 蛋白含量明显增加,主要以球蛋白增加为主。②结核性脑膜炎,CSF 蛋白含量增加也较显著。③病毒性脑炎、蛛网膜下腔出血、脑梗死、脑肿瘤时蛋白可轻度增高。④急性多发性神经根神经炎。⑤其他疾病:如多发性硬化症、神经梅毒等。

4. 本试验在许多中枢神经系统疾病均可呈阳性反应,但特异性不高:①在流行性脑脊髓膜炎,如有典型皮肤瘀点、脑膜刺激症状,在瘀点的涂片中找到脑膜炎球菌一般就可确诊,可不必再做 CSF 检查。②对其他化脓性脑膜炎的诊断和鉴别诊断,应结合 CSF 的特异性免疫诊断、涂片及病原菌培养等检查。③急性多发性神经根神经炎的特征性病变是 CSF 有蛋白-细胞分离现象,加做 CSF 细胞计数可进一步明确诊断。

十一、脑脊液乳酸脱氢酶
(lactic dehydrogenase in CSF)

【正常值】

连续监测法(37℃):3～50U/L。

【影响因素】

1. 标本不宜污染。

2. 标本及时送检,但不可冷冻储存,冷冻可致酶活性丧失。

3. CSF 中乳酸脱氢酶(LD)含量有随年龄增长而逐渐降低趋势。

【临床解读】

CSF 中 LD 活性增高见于:

1. 脑梗死、脑出血和蛛网膜下腔出血的急性期,其 LD 活性可明显增加,且随病情好转恢复。

2. 脑肿瘤进展期活性可显著升高,在缓解期其活性降低。

3. 凡有脑坏死时一般均伴有 LD 增高。

4. 细菌性脑膜炎时,活性明显增加;病毒性脑膜炎时则活性轻微增高,借此可鉴别。

5. 脱髓鞘病,尤其是多发性硬化症急性期与恶性期,LD 活性可明显增高,在缓解期恢复正常;此外,中枢神经系统退行性变 LD 活性也增高。

此外,CSF 中 LD 活性增高还可见于脑脓肿、脑积水、颅脑外伤等。

十二、脑脊液乳酸脱氢酶同工酶
(lactic dehydrogenase isoenzyme in CSF)

【正常值】

电泳法

LD_1:0.4669±0.083,(12.45±5.0)U。

LD_2:0.3069±0.464,(8.07±3.22)U。

LD_3:0.1565±0.038,(4.3±2.2)U。

LD_4:0.497±0.0171,(1.43±0.9)U。

LD_5:0.0198±0.0113,(1.26±0.9)U。

【影响因素】

1. 标本及时送检,但不可冷冻储存,冷冻可致酶活性丧失。

2. LD 同工酶各组分,不管在什么温度下保存,随时间延长,酶活性都会有一定程度的损害,所以标本要新鲜并及时进行检测。

【临床解读】

1. 在中枢神经系统细菌性感染,如肺炎球菌性脑膜炎时,LD 同工酶以 LD_4、LD_5 增高为主,其主要来自粒细胞;而病毒感染则为正常,其 LD 同工酶表现为 LD_1、LD_2、LD_3 上升,提示来自脑组织,其增高可作为脑损害指标。以此可鉴别细菌性与病毒性脑膜炎。

2. CSF 中 LD 同工酶一般应与 LD 总活性同时检测,以提高其临床价值。

十三、脑脊液 β_2-微球蛋白
(β_2-microglobulin in CSF)

【正常值】

放射免疫免法(RIA):儿童(1.1 ± 0.5)mg/L。

成人(1.15 ± 3.7)mg/L。

【影响因素】

1. 严防标本溶血。

2. 如不能及时处理,应冰冻保存。

3. β_2-微球蛋白的稳定性较差,为避免其分解,样品采集后加入适量 0.4mmol/L 的磷酸钾缓冲液(pH7.6),在 $2\sim8$℃能储存 2d 或在 -20℃为 2 个月。在中枢神经系统炎症时 CSF 酸碱度会降低,故对标本的碱化处理显得尤为重要。

【临床解读】

1. β_2-微球蛋白(β_2-MG) 是由 1 条多肽链组成的蛋白质,相对分子质量为 118kD,由正常或恶性变的造血、间质或上皮细胞合成及分泌。正常脑脊液中不含有 β_2-微球蛋白,如果 CSF 中 β_2-微球蛋白浓度增高,说明中枢神经系统有较严重的病理性损害。

2. β_2-微球蛋白增高 常见于①儿童细菌性脑膜炎时、儿童病毒性脑膜炎及儿童癫痫。②成人 β_2-微球蛋白含量增高一般见于:急性脑梗死、脑膜炎、脑炎和多发性神经炎等。③中枢神经系统感染、肿瘤和全身免疫性疾病时。

十四、脑脊液 C 反应蛋白
（C-reactive protein in CSF）

【正常值】

阴性。

【影响因素】

1. 标本不宜污染。

2. 如不能及时处理,应冰冻保存。

【临床解读】

1. C 反应蛋白作为一种急性时相蛋白,因能与肺炎球菌的 C 多糖体发生沉淀反应故名。在炎症或组织破坏时,其活性可增高。

2. 脑脊液 C 反应蛋白增高主要见于:①化脓性或结核性脑膜炎时,脑脊液和血浆中的 C 反应蛋白含量均增高,而浆膜性脑膜炎或脑炎时,C 反应蛋白仅出现于脑脊液中,而血清中则没有。②中枢神经系统炎症患者急性期其活性明显增高,恢复期可消失。

3. 结合血清 C 反应蛋白、CSF 蛋白定量等测定,可有助于鉴别诊断。

十五、脑脊液髓鞘碱性蛋白
（myelin basic protein in CSF）

【正常值】

比色法:$0\sim4\mu g/L$。

【影响因素】

1. 标本不宜污染。

2. 如不能及时处理,则应冰冻保存。

【临床解读】

1. 正常 CSF 中髓鞘碱性蛋白(MBP)含量极微,MBP 中的脂质与蛋白质含量分别占 70% 与 30%。检测其在 CSF 中的含量,对脱髓鞘病的诊断及探索其病因有一定价值。

2. MBP 增高主要见于多发性硬化症。多发性硬化症的急性期都表现为MBP 明显增高,慢性活动者,约 50% 有 MBP 升高,但非活动者不增高。此外,MBP 增高也可见于其他脱髓鞘病,如横贯性脊髓炎合并系统性红斑狼疮、脑桥中心髓质溶解症及氨甲蝶呤髓病等。

3. 结合 CSF 中酶学及 IgG 测定,可提高对多发性硬化症的诊断以及病程和疗效等的观察。

十六、脑脊液醛缩酶(aldolase in CSF)

【正常值】

连续监测法:0~10U/L。

【影响因素】

1. 标本不宜污染。

2. 离心后及时处理标本,如不能及时处理,应冰冻保存。

【临床解读】

1. CSF 中醛缩酶活性增加主要见于颅脑外伤和某些中枢神经系统疾病,如家族性黑矇性痴呆、重型颅脑外伤伴长期昏迷、急性脑膜炎、脑积水、神经梅毒、多发性硬化症以及脑瘤等。

2. 结合 CSF 中其他酶类测定及蛋白电泳,有助于对上述疾病的诊断、病程观察及预后判断。

十七、脑脊液钾(potassium in CSF)

【正常值】

离子选择电极(ISE)法:2.6~3.38mmol/L。

【影响因素】

1. 标本不宜污染。

2. 离心后及时处理标本,如不能及时处理,应冰冻保存。

3. 采集 CSF 样品时应避免渗入血细胞,而使 CSF 钾假性增高。

【临床解读】

1. 正常 CSF 中钾的浓度较血清含量略低,且浓度较稳定。

2. CSF 中钾降低可见于某些脑与脊髓肿瘤患者、低钾血症及心脏骤停后,心脏骤停引起的 CSF 钾降低可能与心脏骤停引起的脑损伤有关。

3. CSF 钾增高主要见于新生儿产伤时。

十八、脑脊液钙(calcium in CSF)

【正常值】

离子选择电极(ISE)法:成人:1.12~1.37 mmol/L。

儿童:1.40～2.71 mmol/L。

【影响因素】

1. 标本不宜污染。

2. 离心后及时处理标本,如不能及时处理,应冰冻保存。

3.CSF 钙含量随年龄变化而有较大差异,儿童 CSF 钙含量可高于成人 25%～58%。

【临床解读】

1.CSF 钙增高主要见于:化脓性脑膜炎、结核性脑膜炎、脑膜肉瘤、脑肿瘤、急性脑外伤、脑炎等,以上疾病时由于血-脑屏障破坏,导致使血浆钙大量进入脑脊液。此外高钙血症(如甲状旁腺功能亢进)、脑膜出血和脑积水时,脑脊液钙亦可见增高。

2.CSF 钙减低常见于:低钙血症、手足抽搐症、破伤风、痉挛素质、急性颅脑外伤和间脑肿瘤、甲状旁腺功能减退、尿毒症以及远端肾小管病变等。

十九、脑脊液磷(phosphorus in CSF)

【正常值】

紫外终点法:0.39～0.68 mmol/L。

【影响因素】

1. 标本不宜污染。

2. 离心后及时处理标本,如不能及时处理,应冰冻保存。

3.CSF 样品采集时,应尽量避免渗入血液,因血细胞中的有机磷酸酯进入 CSF 可被酶类水解而使 CSF 磷含量增高。

【临床解读】

1.CSF 磷增加主要见于:化脓性脑炎、脑炎、多发性硬化症、脑出血、急性颅脑外伤、脑动脉硬化、脊髓肿瘤、吉兰-巴雷综合征、肌萎缩侧索硬化和尿毒症等。

2.CSF 磷降低常见于:脑膜瘤病及结核性脑膜炎病情恶化期。

二十、脑脊液镁(magnesium in CSF)

【正常值】

比色法:2.34～3.13 mmol/L。

【影响因素】

1. 标本不宜污染。

2. 离心后及时处理标本,如不能及时处理,应冰冻保存。

【临床解读】

1. CSF 镁浓度变化以降低为常见,主见于中枢神经系统炎症以及部分缺血性脑血管病等。此外,某些慢性低镁血症时,其 CSF 镁含量也相应下降。

2. 结合血清镁测定,有助于对中枢神经系统疾病的鉴别诊断。

第五节　浆膜腔液检验

一、浆膜腔液葡萄糖(glucose in SF)

【正常值】

葡萄糖氧化酶-过氧化物酶(GOD-POD)法:3.6～5.5 mmol/L。

【影响因素】

1. 标本应防止溶血。

2. 禁食时间不要过短,一般 10h 以上。

3. 及时测定,在室温葡萄糖可发生酵解。

【临床解读】

1. 正常浆膜腔液中的葡萄糖含量与血糖水平近似。漏出液与血清相比,糖含量可无明显变化;但渗出液中糖含量较血糖值低,通常为后者的 1/2 左右。在血糖浓度改变 2～4h 后,渗出液中糖值即可出现相应改变。

2. 浆膜腔液中的葡萄糖含量降低常见于感染性炎症及类风湿等渗出液中。恶性胸腔积液葡萄糖含量亦低于正常,但一般不<3.3 mmol/L。而化脓性、结核性、类风湿性胸腔积液的糖含量降低明显,其中化脓性积液糖值为明显降低,类风湿积液糖值下降最甚(常<1.1 mmol/L),且注射葡萄糖后亦不升高,借此可与结核性胸腔积液相鉴别。此外,红斑狼疮性渗出液的糖含量常>3.3mmol/L,可与类风湿性渗出液相鉴别。

3. 结合血糖测定,可帮助鉴别结核性胸腔积液与肝硬化胸腔积液,前者胸腔积液中糖值与血糖比例为 0.25～0.93,而后者则为 1.00～3.68。

二、浆膜腔液蛋白质(protein in SF)

【正常值】

双缩脲法:漏出液<25g/L;渗出液>30g/L。

【影响因素】

1. 浆膜腔积液测定方法同"CSF 蛋白测定"。

2. 特别须注意采集标本时避免血液或尿液的污染。

【临床解读】

1. 作为鉴别渗出液和漏出液的指标之一的浆膜腔积液蛋白质测定,一般认为漏出液蛋白质含量<25 g/L,渗出液在>30g/L,蛋白质在 25~30g/L,则难以判明性质,结合蛋白电泳将有助于两者的鉴别:漏出液清蛋白高,α_2 球蛋白和 γ 球蛋白低于血浆,渗出液蛋白电泳谱与血清近似,其中大分子蛋白质要显著高于漏出液。

2. 临床上,各种疾病的浆膜腔液一般均可归类于漏出液或渗出液,但由于疾病的动态变化复杂性,两者之间的性质仍可有交叉,应注意鉴别。

(1)胸腔积液:①充血性心力衰竭,通常为漏出液,但长期使用利尿药时,蛋白质定量可>30g/L。②上腔静脉阻塞或上腔静脉血栓形成时,多为漏出液,但如为肿瘤压迫并侵及胸膜时则可为渗出液。③恶性肿瘤时,一般为渗出液,蛋白质含量常在 20~40g/L。④结核性胸膜炎,为典型的渗出液,蛋白质含量在 30g/L 以上。⑤肺栓塞时,约有 3/4 为渗出液,1/4 为漏出液。

(2)腹腔积液:①肝硬化一般多为漏出液,但合并感染时可为渗出液,有资料显示,肝硬化时渗出液可占一半左右。②结核性腹膜炎时多为渗出液。③恶性肿瘤或感染性腹腔积液时,蛋白质定量有时也可在漏出液范围内。

三、浆膜腔液腺苷脱氨酶
(adenosine deaminase in SF)

【正常值】

由于检测方法及仪器、试剂盒的不同,其参考范围差异较大,建议各实验室自行建立。

【影响因素】

标本及时处理。

【临床解读】

胸-腹腔积液中腺苷脱氨酶(ADA)活性测定,可区别胸、腹腔积液的性质,结核性胸膜炎及结核性腹膜炎病人胸-腹腔积液中 ADA 活性明显高于癌症和心力衰竭性胸腔积液中 ADA 活性,且积液中 ADA/血清 ADA 的比值>1,故测定胸、腹腔积液及血清 ADA 活性及比值,是诊断结核性胸膜炎及结核性腹膜炎的一项可靠有效的指标。

四、浆膜腔液乳酸脱氢酶及其同工酶（lactic dehydrogenase and lactic dehydrogenase isozyme in SF）

【正常值】

LD（连续监测法 37℃）：腹腔积液＜200 U/L。

胸腔积液＜500U/L。

同工酶（电泳法）：$LD_1 0.18 \sim 0.33$；$LD_2 0.28 \sim 0.40$；$LD_3 0.18 \sim 0.30$；$LD_4 0.06 \sim 0.16$；$LD_5 0.02 \sim 0.13$。

【影响因素】

标本及时处理。

【临床解读】

1. 正常情况下，浆膜腔液 LD 水平及其同工酶的相对百分比，稍低于血清。胸腔积液 LD＞550U/L 可判为渗出液，＜200U/L 为漏出液；脱落的肿瘤细胞可分泌大量的 LD，因此浆膜腔液 LD 及其同工酶谱分析在诊断某些恶性肿瘤时可为临床提供有价值的资料。

2. 肿瘤细胞可分泌大量的 LD，当患者胸膜腔积液中 LD 含量高于血清中的含量，其比值＞1 时，提示为恶性积液。恶性腹腔积液中 LD 活性可比肝硬化腹腔积液中 LD 活性高 7 倍左右。此外，胸膜腔积液中 LD 活性增高还可见于类风湿疾病及个别结核性胸腔积液中，但这些非肿瘤性胸腔积液中 LD 含量一般均低于血清中的 LD 含量，其比值＜1。另外，类风湿关节炎 LD＞700 U/L，而系统性红斑狼疮时不超过 500 U/L，有助于鉴别参考。炎症及充血性心力衰竭等所致的胸腔积液，LD 活力一般在正常范围。

3. 血清 LD 及其同工酶联合测定，对鉴别良、恶性胸-腹腔积液具有重要临床应用价值。

五、浆膜腔液淀粉酶（amylase in SF）

【正常值】

建议各实验室自行建立。

【影响因素】

1. 标本不宜污染。

2. 离心后及时处理标本,如不能及时处理,应冰冻保存。

【临床解读】

1. 胸膜腔积液内淀粉酶(AMY)增高,常见于急性胰腺炎、胰腺创伤及其他胰腺疾病。食管穿孔、少数的类肺炎,AMY 也可见增高。此外原发性或继发性胰腺肿瘤,其胸腔积液中 AMY 活性可明显增高,且原发性胰腺肿瘤胸腔积液中 AMY 水平要明显高于胸腔其他肿瘤。

2. 结合血清 AMY 测定、腹水脂肪酶测定,可鉴别诊断其他原因如慢性胰腺炎、胰腺假性囊肿、长期饮酒等引起的腹腔积液。

六、浆膜腔液 β-葡萄糖苷酸酶 (β-glucuronosidase in SF)

【正常值】

建议各实验室自行建立。

【影响因素】

标本采集时避免血液或尿液的污染。

【临床解读】

1. 浆膜腔液 β-葡萄糖苷酸酶(β-G)测定主要用来诊断结核性胸腹腔积液,β-G 在结核性胸膜炎和脓胸(结核性或细菌性)患者胸腔积液中的活性远高于非结核性胸腔积液,其活性的高低还与胸腔积液的陈旧性、浸浊度等存在一定相关性。

2. 结合浆膜腔液腺苷脱氨酶(ADA)测定,可为临床提供更全面可靠的诊断依据。

七、浆膜腔液 β$_2$-微球蛋白 (β$_2$ microglobulin in SF)

【正常值】

建议各实验室自行建立。

【影响因素】

标本采集时避免血液或尿液的污染。

【临床解读】

1. β$_2$-微球蛋白是人体白细胞抗原较小的亚基,也是肿瘤相关转移抗原的亚基,为一种相对分子质量相对较低的蛋白质,广泛存在于除红细胞和胎盘的滋养层外的几乎所有细胞表面。β_2-微球蛋白可由肿瘤细胞直接产生。

2. 浆膜腔液 β_2-微球蛋白增高主要见于癌性胸腔积液和结核性胸腔积液,但癌性胸腔积液 β_2-微球蛋白较结核胸腔积液增高显著。

3. 结合血清 β_2-微球蛋白测定,有助于鉴别癌性胸腔积液与结核性胸腔积液,胸腔积液 β_2-微球蛋白与血清 β_2-微球蛋白比值,结核组要明显高于癌性组。

八、浆膜腔液碱性磷酸酶 (alkaline phosphatase in SF)

【正常值】

建议各实验室自行建立。

【影响因素】

1. 标本不宜污染。

2. 离心后及时处理标本,如不能及时处理,应冷冻保存。

【临床解读】

碱性磷酸酶(ALP)为非特异性水解酶类,浆膜表面癌可释放大量 ALP,因此癌性患者胸腔积液中 ALP 常明显增高,结合血清中 ALP 测定,可有助于鉴别良、恶性胸腔积液,癌性胸腔积液中 ALP 与血清 ALP 比值大于1,而其他良性胸腔积液患者比值均在1以下,此外,大多数小肠狭窄或穿孔,腹水 ALP 也可显著升高,可高于血清参考值2倍以上。

九、浆膜腔液溶菌酶 (lysozyme in SF)

【正常值】

建议各实验室自行建立。

【影响因素】

1. 标本不宜污染。

2. 离心后及时处理标本,如不能及时处理,应冷冻保存。

【临床解读】

1. 溶菌酶(Lys)主要存在于单核细胞、巨噬细胞、中性粒细胞及类上皮细胞的溶酶体中。存在炎症病灶时,上述细胞释放 Lys 可使浆膜腔液的 Lys 活力增加。淋巴细胞、病毒及癌细胞中不含 Lys,故测定胸腔积液中的 Lys 可鉴别诊断良恶性腹腔积液、结核性胸腔积液以及其他病因的胸、腹腔积液。

2. 胸腔积液 Lys 活性以脓胸最高,结核其次,癌肿最低。各组间差异显著,但结核、癌性积液中 Lys 活力与正常人血清之间差异不明显。

3. 结合 ADA 及血清 Lys 测定,可提高其鉴别诊断的敏感性和特异性。

第六节　尿 液 检 验

一、尿液蛋白定量(urine protein)

参见第 2 章临床体液学检验第一节尿液检验。

二、尿转铁蛋白(transferrin,TRF)

【参考范围】

免疫比浊法:$0\sim1.9mg/L$。

【影响因素】

1. 可以将尿液进行浓缩后再进行检测。

2. 妊娠、口服避孕药及雌激素可以刺激体内转铁蛋白的合成。

【临床解读】

1. 转铁蛋白是血浆中主要的含铁蛋白质,由 619 个氨基酸碱基的单一多肽链组成,相对分子质量约为 80kD,属于中分子量糖蛋白。由于其带负电荷较少,容易通过肾小球滤过膜进入尿液。在滤过膜的电荷屏障受损时,尿转铁蛋白与尿肌酐的比值可出现较为敏感的变化,从而可反映出肾的早期损害。

2. 尿转铁蛋白升高可见于各种肾小球肾炎,如肾盂肾炎、链球菌感染肾炎等。同时密切监视尿转铁蛋白的含量,还在判断糖尿病人的早期肾损伤及慢性肺源性心脏病患者的肾功能受损中起到积极的作用。

三、尿 α_1-微球蛋白(α_1-microglobulin,α_1-MG)

【正常值】

免疫比浊法:$0\sim12mg/L$。

【影响因素】

1. 在尿液中较为稳定,4℃可保存 1 周,但不能冷冻。

2. 样本中的浑浊物和颗粒会干扰测定,所以所有样本在测定前必须离心。

3. 在 pH<6 时(如保存时间过长),α_1-MG 的浓度会显著下降。

【临床解读】

1. 由于 α_1-MG 几乎完全被肾小管重吸收和分解,因而对尿液中 α_1-MG 的浓度进行检测,可以对肾小球的通透性或肾小管的重吸收功能进行评价。

2. 单纯的尿 α_1-MG 升高可见于早期的肾小管功能损伤,如尿中出现结合型的 α_1-MG 则提示肾小球滤过膜受损。

3. 血清中 α_1-MG 及尿 α_1-MG 同时升高可见于严重的肾小管功能障碍,如肾衰竭等,或体内合成增多,淋巴细胞破坏释放等。

四、尿 T-H 糖蛋白(urine Tammtamm-Horsfall protein,THP)

【正常值】

放射免疫法(RIA):12.4~61.6mg/24h 尿。

【影响因素】

1. 样本中的浑浊物和颗粒会干扰测定,所以所有样本在测定前必须离心。

2. 在尿液中较为稳定,4℃可保存 1 周,但不能冷冻。

【临床解读】

1. THP 是由肾小管分泌的一种糖蛋白,是肾特异性蛋白质,其主要存在尿中,容易聚合成大分子的多聚体,在高浓度电解质酸性环境或尿流缓慢时容易聚集沉淀,因而是形成尿管型和肾结石的主要成分之一。

2. THP 升高可见于:尿路长期感染、梗阻及间质性肾炎、紫癜性肾炎等。而肾小球肾炎和下尿路炎症时 THP 并不升高。

3. THP 降低可见于:肾功能减退性疾病,如尿毒症、氮质血症等。

五、非浓缩 SDS 尿蛋白电泳(non-concentration SDS urine protein electrophoresis)

【正常值】

在正常情况下尿液中仅含微量的清蛋白。

【影响因素】

1. 标本最好取 24h 尿或晨尿。

2. 血尿和加入了防腐剂的尿液均不能进行电泳分析。

【临床解读】

1. 早期肾损伤的诊断已经被大家所关注,尿蛋白是肾疾病的重要表现之一。在生理条件下,中分子以上的蛋白质绝大部分不能通过滤过膜,滤过的分子量<70kD 的血浆蛋白质大部分被肾小管重吸收或分解,因而正常尿液中蛋白含量甚微。SDS 是一种阴离子去垢剂,当 SDS 与样本中蛋白结合后,形成 SDS－蛋白质复合物,使尿蛋白按照分子量的大小泳动分离,经染色后供分析结果。SDS 尿蛋白电泳灵敏度仅仅需 15mg/L,即可在电泳中显示,由于 SDS 尿蛋白无需浓缩尿液即可直接进行电泳,需 3h 可出报告,大大改变了以往尿蛋白电泳时间长、操作烦琐的缺点。

2. 非浓缩 SDS 尿蛋白根据凝胶的显示,可区分出肾损伤的程度。它是以清蛋白的分子量为基准。肾小球型:>65~70kD 的,包括转铁蛋白,IgG,IgA,α_2 巨球蛋白,结合珠蛋白等,大分子肾小球型蛋白。肾小管型:<65~70kDa 的小分子肾小管型蛋白,包括 α_1-微量球蛋白,β_2-微球蛋白,视黄醇结合蛋白,溶菌酶、游离轻链单体蛋白,位于清蛋白和凝胶片阳极之间。混合型:其蛋白质特征为肾小球和肾小管蛋白质的共同特征并存。

3. 各种肾损伤尿蛋白电泳的结果观察

①糖尿病性肾病其损伤是肾小球性损伤为主,肾小管损伤轻微。

②肾移植术后 2 周主要是肾小管的损伤,与所用免疫抑制剂环孢素 A 的肾小管毒性有关。

③骨髓瘤蛋白尿的主要成分是 25KDA(轻链)和 50KDA(轻链二聚体),其次是小管损伤性小分子蛋白,与大量轻链造成的肾毒性有关。

④肝移植术后 2 个月的蛋白尿主要是肾小管损伤性蛋白尿和轻微的肾小球性蛋白,与所用免疫抑制剂环孢素 A 的肾小管毒性及肝功能不良有关。

⑤急性肾小球性肾炎蛋白电泳结果为典型的小球损伤性蛋白尿。

⑥自体免疫性病为混合损伤性蛋白尿,但以小球损伤为主。

⑦慢性肾衰竭为典型的混合损伤性蛋白尿,蛋白组分种类最多,且含量均匀。

⑧痛风以肾小球损伤性蛋白尿为主。

六、尿液葡萄糖(urine glucose)

【正常值】

定性:阴性。

【影响因素】

1. 浑浊尿应当离心后检测。

2. 24h 尿量要准确记录,并混匀后使用。

3. 尿液要新鲜,时间过长,细菌繁殖将分解葡萄糖使结果偏低。

4. 维生素 C、水合氯醛、链霉素、安替比林、鞣酸、大黄等药物可产生假阳性。

5. 食入过量糖类、精神激动、妊娠后期、哺乳期可见暂时性糖尿。

【临床解读】

尿糖阳性主要见于:糖尿病、甲状腺功能亢进症、腺垂体功能亢进、肾上腺皮质功能亢进症、颅内压增高及肝硬化等。

七、尿肌酐(urine creatinine,UCr)

【正常值】

碱性苦味酸法(Jaffe 法):男性 8.8～17.6mmol/24h 尿;女性 7.04～15.84mmol/24h 尿。

【影响因素】

1. 浑浊尿应当离心后检测。

2. 留取 24h 尿液标本时应加防腐剂,以防尿肌酐被分解。要准确记录 24h 尿量,并混匀后使用。

3. 进食大量肌酐丰富的食物(肉类食物)可导致尿肌酐生理性增高。

4. 特异性不高,可受维生素 C、丙酮酸、胆红素影响。

【临床解读】

1. 尿肌酐是体内肌酸代谢终产物,由肌酸经非酶促反应脱水生成后绝大部分由肾小球滤出,肾小管不重吸收,排泄至尿中。正常人尿液中肌酐排出量较恒定。临床检测 UCr 主要用于评价肾功能,如血、尿肌酐同时测定并计算出其内生肌酐清除率,可较为准确评价其肾小球滤过功能。尿肌酐的排泄量与肌肉量平行,男性高于女性,成人高于儿童。

2. 尿肌酐增多见于 ①生理性因素:肌肉量大者、长时间剧烈运动、食肉过多等。②病理性因素:肢端肥大症、糖尿病及伤寒、斑疹伤寒、破伤风消耗性疾病。

3. 尿肌酐减少见于 碱中毒、急慢性肾衰竭、严重进行性肌萎缩、贫血、蛋白质热能营养不良(PEA)、白血病活动期、休克、失水等。

八、尿尿素氮(urine urea nitrogen)

【正常值】

尿素酶-纳氏试剂显色法：357～535mmol/24h 尿。

【临床解读】

1. 尿素是人体蛋白质分解的代谢产物，此外氨在肝尿素循环中也能合成尿素。人体内 90％以上的尿素通过肾排泄，尿中尿素氮排出量与摄入蛋白质量、体内组织分解速度及肾功能有密切相关。在排除膳食蛋白质影响后，如测定尿尿素氮浓度高于正常，表示体内组织蛋白分解增强；如低于正常，表示肾功能障碍或肝实质性病变。临床检测尿尿素氮主要用于肾功能评价，计算清除率及营养学评价。

2. 尿尿素氮增高见于　甲状腺功能亢进症、高热、使用甲状腺素及肾上腺皮质激素、手术后严重感染等。

3. 尿尿素氮减少见于　消耗性疾病恢复期、严重肝实质性病变、肾衰竭及蛋白质营养不良等。

九、尿尿酸(urine uric acid)

【正常值】

磷钨酸还原法：2.4～5.4mmol/24h 尿。

【影响因素】

1. 浑浊尿应当离心后检测。

2. 24h 尿量要准确记录，并混匀后使用。

3. 高嘌呤饮食、木糖醇摄入过多、剧烈运动、禁食等因素亦可使尿中尿酸非病理性增高。

4. 尿酸测定用磷钨酸还原法，因而尿中过多的还原性物质如维生素 C、谷胱甘肽等药物亦产生假阳性结果。

【临床解读】

1. 尿酸是体内核酸中嘌呤代谢的最终产物。其中大部分由内源性核酸降解产生(占 80％)，小部分来自于食物中的核酸代谢(占 20％)。尿酸代谢去路 30％由肠黏膜细胞分泌进入肠道，经细菌分解为氨排出体外，另 60％～70％的尿酸主要由肾排泄，经肾小球滤过后在肾小管中重吸收和分泌。

2. 尿尿酸增多见于　①痛风。②组织大量破坏，核糖分解过度，如肺炎、子痫等,此时患者血、尿尿酸均增加。③肾小管重吸收障碍,如 Fanconi 综合征、肝豆状核变性及使用 ACTH 与肾上腺皮质激素等,此时患者血尿酸减少而尿尿酸增多。④核糖代谢增强,如粒细胞性白血病、骨髓细胞增生不良、溶血性贫血、恶性贫血、淋巴瘤及甲状腺功能减退等。

3. 尿尿酸减少见于 ①高糖,高脂肪饮食。②肾功能不全,痛风发作前期。

十、尿肌酸(urine creatine)

【正常值】

Jaffe 法:男性:$<384.5\mu mol/24h$ 尿。

女性:$<615.2\mu mol/24h$ 尿。

【临床解读】

1. 肌酸由甘氨酸、精氨酸、甲硫氨酸在肝内合成,90%分布在肌肉中,经肌酸磷酸激酶(CPK)作用后生成磷酸肌酸,是肌肉内 ATP 的储存形式。正常情况下,肌酸由肾小球滤出后几乎完全被肾小管重吸收,因而在尿液中含量甚微。

2. 尿液肌酸增高可见于

(1)生理性因素:进食过多生肉、儿童生长期、孕妇及禁食蛋白质等。

(2)病理性因素:①肌肉疾病,如先天性肌无力、多发性肌炎、脊髓灰质炎、肌萎缩、营养不良性肌强直、皮肌炎、进行性肌营养不良等。②内分泌紊乱,如甲状腺功能亢进症,使用甲状腺激素及 ACTH、肾上腺皮质激素等。③蛋白质分解加强,如严重感染、继发性肝癌、SLE、烧伤、白血病、肝病、饥饿、发热等。④肌酸生成增加与肾小管重吸收减少有关,如肢端肥大症、糖尿病、库欣综合征等。

3. 尿液肌酸减少可见于呆小病、甲状腺功能减退症、睾酮治疗等。

十一、尿溶菌酶(urine lysozyme)

【正常值】

比浊法:$<2mg/L$。

【临床解读】

1. 溶菌酶是一种能溶解某些细菌的碱性蛋白水解酶,相对分子质量为15 000。可自由通过肾小球基底膜,但 90%以上由肾小管细胞重吸收并降解,故尿中含量极微。当肾小管功能障碍时,尿溶菌酶将会升高。临床检测尿溶菌酶浓度主要用于评价近端肾小管重吸收功能。

2. 尿溶菌酶活性增高见于:重金属(汞、镉)和抗生素中毒所致肾小管坏死、先天性肾小管发育不全、Fanconi 综合征、慢性肾炎肾功能不全伴肾小管受损、肾移植排异反应、肾盂肾炎、慢性肾衰竭、肾小管酸中毒、流行性出血热及肾病综合征等。

十二、尿 γ-谷氨酰转肽酶
(urine γ-glutamyl transpeptidase)

【正常值】

重氮比色法:21.56～31.76mg/L。

【临床解读】

1. γ-谷氨酰转肽酶(γ-GT)是一种膜结合酶,属细胞分泌酶,参与蛋白质代谢,γ-GT 能催化谷胱甘肽或其他谷氨酰基多肽上的谷氨酰基团转移到合适的受体上去。γ-GT 存在人体许多组织中,以肾中含量最高,主要分布在近端肾小管刷状缘与亨利襻。正常人血清 γ-GT 主要来自肝,而尿中 γ-GT 主要来自肾,尿 γ-GT 较血清高 2～6 倍,是评价肾功能的指标之一。

2. 尿液 γ-GT 增高见于　①肾小管损害,如缺氧(麻醉、心脏手术)、药物中毒(庆大霉素、多黏菌素 B)、炎症(间质性肾炎活动期)、急性肾小管坏死、肾移植术后急性排异反应、急慢性肾盂肾炎活动期等。②肾小球病变时,肾小球滤过膜通透性增高,血中 γ-GT 漏入尿中,可使尿 γ-GT 升高,如肾炎急性期,肾病综合征等。

3. 尿液 γ-GT 降低可见于肾实质恶性肿瘤。膀胱炎时该酶不增高,因而还可用于鉴别上、下尿路感染。

十三、尿苯丙酮酸(urine phenylpyruvic acid)

【正常值】

阴性。

【影响因素】

1. 尿苯丙酮酸在室温下不稳定,故要新鲜测定或 0～4℃保存。检验时,应先让标本恢复至室温。

2. 当尿苯丙酮酸含量>50μg/ml 时,试验即可阳性。

3. 许多物质(如对-羟基苯酮酸、尿黑酸、胆红素、乙酰乙酸、丙酮酸、对氨基水杨酸、氨基比林等)可与三氯化铁发生呈色反应,干扰结果判断。

【临床解读】

1. 苯丙酮酸(PPA)是苯丙氨酸代谢产物,当肝中缺乏 L－苯丙氨酸羟化酶时,苯丙氨酸不能氧化为酪氨酸,而只能变成苯丙酮酸。大量苯丙氨酸和苯丙酮酸累积在血液和脑脊液中,并随尿排出,称为苯丙酮酸尿症。这是所有先天性氨基酸代谢紊乱中最常见的疾病之一,为常染色体隐性遗传。定性试验常用三氯化铁试验,也有人用2,4-二硝基苯肼试验。如疑为苯丙酮尿症,还可检测患者血苯丙氨酸,并注意尿中其他一些物质。当苯丙酮尿症时患者血浆苯丙氨酸增高,酪氨酸降低。

2. 由于苯丙酮酸损害患者神经系统和色素代谢,典型的可出现毛发、皮肤及瞳孔的色素减少。头发红黄、皮肤白、尿和汗有霉臭味。症状可随年龄增长而明显。

十四、尿醛固酮(urine aldosterone)

【正常值】

放射免疫法(RIA):2.8～27.7nmol/24h 尿。

【影响因素】

1. 妊娠,应用避孕药、雌激素及某些利尿药时可使尿醛固酮呈生理性或药物性增高。

2. 普萘洛尔、可乐定、利舍平、甘草等药物可引起尿醛固酮降低。

【临床解读】

1. 醛固酮的主要生理作用是调节水、盐代谢,由肾上腺皮质球状带分泌,血中醛固酮主要在肝内被还原,并在肝、肾内与葡萄糖醛酸结合,生成醛固酮-18-葡萄糖醛酸苷,从尿中排出。

2. 尿醛固酮增多见于 原发性醛固酮症,如肾上腺皮质腺瘤及癌肿;继发性醛固酮症,如充血性心力衰竭、肝硬化腹水,肾病综合征、Bartter 综合征、创伤后、特发性水肿、恶性高血压、肾小管酸中毒、肾上腺增生等。

3. 尿醛固酮降低见于 肾上腺皮质功能减退症、库欣综合征、11-羟化酶缺乏等。

十五、尿 N-乙酰-β-D-氨基葡萄糖苷酶
（urine N-acetyl-β-D-glucosaminidase）

【正常值】

连续监测法：15～30U/L。

【临床解读】

1. 尿 N-乙酰-β-D-氨基葡萄糖苷酶（NAG）是一种溶酶体酶，相对分子质量为 13～14kD，广泛分布于各组织中，不能经肾小球滤过。肾组织特别是肾小管上皮细胞含有丰富的 NAG，其浓度远高于输尿管及下尿道。当肾病变时，其溢出至尿中，导致尿中 NAG 活性增高。尿 NAG 的活性反应肾实质病变，对急性损伤和活动期特别灵敏，可用于早期肾损伤的监测和病程观察。同时尿 NAG 检测观察肾移植排异反应比测定尿蛋白、肌酐及肌酐清除率等指标灵敏，因而，尿 NAG 检测还可早期发现肾移植排异反应。

2. 尿 NAG 活性增高见于：急慢性肾炎、慢性肾衰竭、狼疮性肾炎、肾病综合征、肾移植术后排异反应、中毒性肾病、流行性出血热、肝硬化晚期等。

十六、尿钙（urine calcium）

【正常值】

邻甲酚酞络合酮比色法：2.5～7.5mmol/24h。

【影响因素】

1. 浑浊尿应当离心后检测。

2. 测定前需先低钙饮食 3d，并留取 24h 尿液。

3. 24h 尿量要准确记录，并混匀后使用。

4. 使用利尿药或长期服用肾上腺皮质激素的患者，尿钙含量可增高。

【临床解读】

1. 成人体内钙总量为 400～800g，约 99％的钙分布于骨骼和牙齿。人体每天有 80％的钙经肠道排出，20％的钙经肾由尿液排出。每日由肾小球滤出约 10g 钙，其中的一半在近曲小管被重吸收，其余的在髓襻、远曲小管及集合管中被吸收，尿中排钙量只占滤过量的 1.5％（约 150mg）。机体钙、磷代谢受甲状旁腺素（PTH）、降钙素（CT）及活性维生素 D_3 调节，并且作用于骨骼、肠道与肾（肾小管）。PTH 作用可促使骨盐溶解，促进钙的重吸收和磷的排泄；CT 可抑制骨盐溶解，抑制肠道吸收钙、磷；维生素 D_3 促进肠道对钙、磷

的吸收与骨盐的沉积。因此上述三种因素及骨骼、肠道、肾的病变均可引起钙、磷代谢紊乱,导致血、尿中钙和磷含量异常。

2. 尿钙增高见于:甲状旁腺功能亢进症、维生素 D_3 摄入过多、特发性高尿钙症、溶解性骨癌及肉瘤骨转移、Paget 病、结节病、骨质疏松症、肢端肥大症及肾小管损伤等。

3. 尿钙降低见于:甲状旁腺功能减退症、维生素 D 缺乏症、佝偻病、软骨病、手足抽搐症、低钙膳食、慢性肾衰竭、尿毒症等。

十七、尿磷(urine phosphorus)

【正常值】

磷钼酸比色法:成人 22～48mmol/24h 尿。

【临床解读】

1. 人体中含磷总量约为 10g/kg,85%分布在骨骼和牙齿。食物中磷由小肠吸收,经肾(占 70%)与肠道(占 30%)排泄,每天经肾小球滤过的磷可达 5g,85%～95%被近曲小管重吸收。磷的代谢及排泄与钙一样,受甲状旁腺素、降钙素、维生素 D_3 调节。血、尿中的钙、磷异常可反应钙、磷代谢紊乱。因而临床检测尿磷浓度主要用于钙磷代谢、骨病评价及骨病治疗监测。

2. 尿磷增加见于:甲状旁腺功能亢进症、代谢性酸中毒、痛风、软骨病、肾小管疾病(肾小管酸中毒、Fanconi 综合征)、抗维生素 D 佝偻病、甲状腺功能亢进症等。

3. 尿磷降低见于:甲状旁腺功能减退症、佝偻病、肾功能不全、维生素 D_3 缺乏时摄取高钙膳食及妊娠、哺乳期的妇女等。

4. 结合血磷测定,可进一步明确诊断,如尿磷减少、血磷增加,反映肾小球滤过率降低;尿磷增加,血磷减少,反映肾小管功能障碍。当肾功能不全时肾排泄磷减少,钙吸收被抑制,导致低钙血症,可诱导继发性甲状旁腺功能亢进症,后者可引起溶骨性改变和肾性骨病。

十八、尿钠(urine sodium)

【正常值】

离子选择电极(ISE)法:130～260 mmol/24h 尿。

【临床解读】

1. 正常人体钠 40%存在于骨骼中,其余分布于体液中。体液钠主要存在于细胞外液,占 85%。钠的主要生理功能为维持神经肌肉的兴奋性,调节细胞内外的渗透压,调节细胞外液的酸碱平衡。每天人体钠摄入量与排出量相当,钠可由消化道、皮肤及肾排出。肾排钠受醛固酮及身体对钠需要的调节,并伴随着氯化物一起排泄。肾排钠阈值为 110～130mmol/L。临床检测尿钠浓度主要用于肾上腺皮质功能和原发性醛固酮增多症的评价。

2. 尿钠增高见于:酮症酸中毒、失盐性肾炎、慢性肾盂肾炎、间质性肾炎及多囊肾等肾小管功能缺陷、尿崩症、使用利尿药及输入大量盐液等。

3. 尿钠降低见于:皮质醇增多症、原发性醛固酮症、充血性心力衰竭、肾前性少尿、肝硬化腹腔积液及长期低盐饮食、腹泻、严重呕吐、大面积烧伤等。

十九、尿氯化物(urine chloride)

【正常值】

离子选择电极(ISE)法:110～250 mmol/24h 尿。

【临床解读】

1. 氯离子是细胞外液主要阴离子,构成盐酸作为胃酸基本成分。体内氯 70% 存在于细胞外液,30% 在细胞内,以红细胞为最高。氯化物以 NaCl 形式存在,由食物和食盐供给,其 80% 随尿排出,5% 随粪便排出,其余经皮肤排出。氯可自由地经肾小球滤过,99% 被肾小管重吸收,1% 从尿中排出。临床检测尿氯化物浓度与检测尿钠浓度有相同的意义。

2. 尿氯化物增高见于:肾小管损伤、肾上腺皮质功能不全、糖尿病酮症、头颅外伤、碱中毒、使用利尿药及氯化物摄入过多等。

3. 尿氯化物降低见于:高氯性酸中毒、醛固酮症、肾病晚期少尿、肾上腺皮质功能亢进、使用肾上腺皮质激素、肺炎、烧伤及大量出汗、呕吐、腹泻等。

二十、尿钾(urine potassium)

【正常值】

离子选择性电极(ISE)法:25～100mmol/24h 尿。

【临床解读】

1. 人体内总钾量约为 50mmol/kg,完全从食物中供给,经肠道吸收,主要由肾排泄。其在体内主要分布于细胞内液,占 98%,是细胞内液主要的阳离子。细胞外液占 2%,细胞内钾浓度约是血浆的 35 倍。钾由肾小球滤过后,大部分由近曲小管及髓襻重吸收,仅有 10% 的滤过量经肾远曲小管在此处受醛固酮调节钾的排泄量。体液酸碱平衡的改变也影响肾对钾的排泄,酸中毒时,尿钾增多;碱中毒时,尿钾减少。同时,血 K^+、Na^+ 浓度也可影响尿钾的排泄量。血钾无肾阈,不能阻止钾的排泄,即使不摄入含钾食物或低血钾时,机体每日仍要排钾约 1.5g。

2. 尿钾增多见于 ①内分泌紊乱,如原发性醛固酮症、库欣综合征、肾素瘤、长期使用 ACTH 与肾上腺皮质激素等。②糖尿病酮症、代谢性碱中毒、使用排钾利尿药、摄入含钾高的药物和食品等。③肾小管功能不全,如肾小管酸中毒、慢性肾炎、慢性肾盂肾炎等。

3. 尿钾减少见于 艾迪生病、肾衰竭、酸中毒、使用保钾利尿药,选择性醛固酮缺乏症等。

二十一、尿铜(urine copper)

【正常值】

原子吸收光谱法:0.24～0.94μmol/24h 尿。

【临床解读】

1. 人体内铜的总含量为 80～200mg,是体内广泛分布的必需微量金属元素之一,其中 50%～70% 的铜分布于肌肉及骨骼内,20% 存在于肝中,5%～10% 分布于血液中。铜在体内主要参与造血及酶的合成,在骨代谢、结缔组织代谢、黑色素生成、儿茶酚胺合成等多方面也起到十分重要的作用。铜在小肠上段被动扩散吸收和与氨基酸结合主动吸收。血清铜约 95% 与铜蓝结合,红细胞铜约 60% 存在于超氧化物歧化酶中。铜主要经胆道从肠道排出,占铜排出量 95%,尿中排出少量铜,每日排出尿铜量为 0.15～0.35mg。临床检测尿铜主要用于肝豆状核变性(Wilson 病)的诊断。

2. 尿铜增高见于:肝豆状核变性、肾病综合征、急性铜中毒、急性病毒性肝炎、肝硬化、结缔组织病、再生障碍性贫血等。

3. 尿铜降低见于:严重营养不良、烧伤及白血病给予泼尼松诱导缓解期等。

二十二、尿羟脯氨酸
(urine hydroxyproline,HYP/HOP)

【正常值】

氯胺 T 氧化法:4.8～24.9mg/24h·m^2。

【影响因素】

1. 收集尿标本前一天及当天只能进食无胶原的饮食。

2. 尿 HOP 的排泄具有昼夜节律,峰值在早晨,因而只能收集 24h 的尿液进行测定。

【临床解读】

1. HOP 是一种非必需氨基酸,是人体胶原蛋白的主要组成成分,占胶原蛋白的 10%～13%。在胶原蛋白以外的蛋白质中几乎不含有 HOP,因而可以认为 HOP 是胶原蛋白的特有氨基酸。

2. 骨胶原蛋白分解产生的 HOP 大部分通过肾小管重吸收至肝并分解成尿素,只有 5%～10%以结合或游离的形式从尿中排出。因而通过尿 HOP 的排泄可反映机体胶原的代谢状况,但是尿 HOP 同样具有缺乏特异性、易受饮食影响、不能反映胶原转换中的微小变化等缺点。

3. 尿 HOP 增高可见于:儿童生长期、高转换型骨质疏松、佝偻病、软骨病、类风湿关节炎、甲状旁腺功能亢进症、强直性脊柱炎、硬皮病、骨结核及浆细胞瘤等。

4. 尿 HOP 降低可见于:甲状腺功能减退症、垂体瘤缺乏所引起的矮小症、甲状旁腺功能减退及慢性消耗性疾病。

第七节　酶 类 检 验

一、丙氨酸氨基转移酶
（alanine transaminase，ALT，GPT）

【正常值】

连续监测法(37℃):0～40U/L。

【影响因素】

1. 溶血可导致 ALT 活力升高,严重黄疸及浑浊血清应稀释后再进行测定。

2. 多种药物如氯丙嗪、异烟肼、利福平、苯巴比妥、可待因、抗肿瘤药物、某些抗生素、吗啡等可使 ALT 活性升高。

3. 中药五味子可使 ALT 降低。

4. 正常新生儿 ALT 活性较成年人高 2 倍左右,出生后 3 个月降至成人水平。

【临床解读】

1. ALT 主要存在于肝、肾、心肌、骨骼肌、胰腺、脾、肺、红细胞等组织细胞中,同时也存在于正常体液如血浆、胆汁、脑脊液及涎液中,但不存在于尿液中,除非有肾损坏发生。

2. 当富含 ALT 的组织细胞受损时,ALT 可从细胞中释放增加,从而导致血液中 ALT 活力上升。ALT 活力升高常见于:

(1)肝胆疾病:ALT 测定对肝炎的诊断、疗效观察和预后估计均具有重要价值,如急性肝炎时 ALT 活性显著升高,而慢性肝炎、肝硬化、肝癌时仅轻度升高;ALT 活性对无黄疸、无症状肝炎的早期诊断阳性率较高,且出现时间较早,其活性高低随肝病进展和恢复而升降,据此可判断病情和预后,若出现黄疸加重、ALT 降低的所谓"酶胆分离"现象,常是肝坏死(重型肝炎)的先兆,此外在肝脓肿、脂肪肝、胆管炎及胆囊炎时亦可升高。

(2)心血管疾病:如心肌炎、急性心肌梗死、心力衰竭时的肝淤血等。

(3)其他疾病:如骨骼肌疾病、传染性单核细胞增多症、胰腺炎、外伤、严重烧伤,休克时也可引起 ALT 活性升高。

二、门冬氨酸氨基转移酶
(aspartate transaminase,AST)

【正常值】

连续监测法(37℃):0~40U/L(成人)。

【影响因素】

1. 溶血可导致 AST 活性升高,应注意避免。

2. 很多药物如利福平、四环素、庆大霉素、红霉素、卡那霉素、氯霉素、环孢素、非那西丁、苯巴比妥、口服避孕药、地西泮、磺胺类、呋喃类等,尤其是长期使用时,由于其对肝细胞有损害,可引起 AST 增高。

3. 妊娠时血清 AST 活性可升高。

4. 正常新生儿 AST 活性较成年人高 2 倍左右,出生后 3 个月降至成人水平。

【临床解读】

1. AST 也是体内最重要的氨基转移酶之一,它主要存在于心肌、肝、骨骼肌、肾、胰腺、脾、肺、红细胞等组织细胞中,同时也存在于正常人血浆、胆汁、脑脊液及涎液中,但在无肾损害的尿液中 AST 不能检出。

2. 心肌中 AST 含量最为丰富,因此其对心肌梗死的诊断具有一定意义,当发生 AMI 时血清 AST 活力一般上升至参考值上限 4~5 倍,如果达参考值上限 10~15 倍,往往有致死性的梗死发生。但由于 AST 在急性心肌梗死时升高迟于 CK,恢复早于 LDH,故其对急性心肌梗死的诊断价值越来越小。

3. 肝细胞也含有较多的 AST,因此各种肝病时,AST 随着 ALT 活性升高而上升,AST/ALT 比值测定对肝病的诊断有一定意义。急性病毒性肝炎时比值<1;慢性肝炎、肝硬化时比值常>1;原发性肝癌时比值常>3,故同时测定 ALT、AST 活性,并观察其在病程中变化,对肝病的鉴别诊断和病情监测有重要意义。

4. AST 水平升高还见于进行性肌营养不良、皮肌炎、肺栓塞、急性胰腺炎、肌肉挫伤、坏疽及溶血性疾病等。

三、碱性磷酸酶(alkaline phosphates,ALP)

【正常值】

连续监测法(37℃)

女 1~12 岁:<500 U/L;>15 岁:40~150 U/L。

男 1~12 岁:<500 U/L;12~15 岁:<750 U/L;>20 岁:40~150 U/L。

【影响因素】

1. 不同年龄及性别的血清 ALP 活性差异较大。

2. 进食高脂餐后或高糖饮食,血清 ALP 活力升高,高蛋白饮食则血清 ALP 活力下降。

3. 剧烈运动后血清 ALP 略有上升。

4. 妊娠时胎盘产生 ALP,可致血清活力明显升高,妊娠 9 个月时血清 ALP 可达正常水平的 2~3 倍。

5. 血清和肝素抗凝血浆均可使用,其余抗凝剂可抑制 ALP 活性,应避免使用。

【临床解读】

1. 血清 ALP 活力升高常见于肝胆及骨骼疾病

(1)肝胆疾病:在各种形式的胆道梗阻时,肝细胞合成 ALP 增加,可导致血清 ALP 升高。肝外胆管梗阻(如结石、胰头癌)时血清 ALP 水平明显升高,并且梗阻愈完全,ALP 水平愈高。而肝内胆管梗阻时(如癌组织的侵入等)血清 ALP 水平上升幅度较小,累及肝实质细胞的肝胆疾病如传染性肝炎患者血清 ALP 水平通常轻度上升或正常。

(2)ALP 主要由成骨细胞产生,由肝排泄,故在骨骼疾病,特别是有新生骨生成时,其活性增加更加明显,如佝偻病、骨折愈合期及骨转移瘤时。

2. 血清 ALP 活力降低常见于

(1)心脏外科手术后、蛋白质热能营养不良、低镁血症、甲状腺功能低下、恶性贫血及家族性磷酸酶过低等症。

(2)其他一些疾病如低锌血症、坏血病、肝切除及移植后、奶碱综合征、乳糜泻、摄入放射性重金属、软骨营养障碍、酒精性肝病、糖尿病、心血管病、急慢性肾衰竭以及尿道感染等,均可见低 ALP 活性。克汀病、维生素 C 缺乏症等血清 ALP 活性也降低。

四、γ-谷氨酰转肽酶
(γ-glutamyl-transferase,γ-GT,GGT)

【正常值】

连续监测法(37℃):男性:11～50U/L。

女性:7～32U/L。

【影响因素】

1. 嗜酒或长期接受某些药物如苯巴比妥、苯妥英钠、安替比林者,血清 γ-GT 活性常升高。

2. 口服避孕药会使 γ-GT 测定结果增高。

【临床解读】

1. γ-谷氨酰转肽酶分布于肾、肝、胰等实质性脏器,肝中 γ-GT 主要局限于毛细胆管和肝细胞的微粒体中。γ-GT 检测可用于对占位性肝病、肝实质损伤(慢性肝炎和肝硬化)的诊断及观察酒精肝损害的过程。

2. 轻度和中度增高者主要见于病毒性肝炎、肝硬化、胰腺炎等。

3. 明显增高者见于原发性或继发性肝癌、肝阻塞性黄疸、胆汁性肝硬化、胆管炎、胰头癌、肝外胆道癌等。特别在诊断恶性肿瘤患者有无肝转移和肝癌术后有无复发时,阳性率可高达 90%。

4. γ-GT 作为肝癌标志物的特异性欠高,急性肝炎、慢性肝炎活动期及阻塞性黄疸、胆道感染、胆石症、急性胰腺炎时都可以升高。

五、乳酸脱氢酶及乳酸脱氢酶同工酶 [lactic acid dehydrogenase(LD)and LD isoenzyme]

【正常值】

LD[连续监测法(37℃)]：109~245 U/L。

LD 同工酶(电泳法)

LD_1：0.14~0.16

LD_2：0.29~0.39

LD_3：0.20~0.26

LD_4：0.08~0.16

LD_5：0.06~0.16

【影响因素】

1. 溶血、剧烈运动及妊娠可导致血清 LD 水平升高，应注意鉴别。

2. 导致 LD 升高的药物较多，如磺胺甲基异噁唑、甲氨蝶呤、普卡霉素、磺胺甲氧嗪、可待因、吗啡、哌替啶、丙咪嗪、喹尼丁及甲睾酮等。

【临床解读】

1. 乳酸脱氢酶是无氧酵解中调节丙酮酸转化为乳酸的极重要的酶，广泛存在于肝、心、骨骼肌、肺、脾、脑、红细胞、血小板等组织细胞的胞质和线粒体中。LD 是四聚体，由 M 型和 H 型亚单位构成 5 种同工酶：H_4(LD_1)，MH_3(LD_2)，M_2H_2(LD_3)，M_3H(LD_4)，M_4(LD_5)，不同组织有其特征性同工酶。心、肾和红细胞所含的 LD 同工酶比例相近，以 LD_1 和 LD_2 为主。

2. 当心肌损伤时，心肌细胞膜破裂，线粒体、胞质内物质外漏到细胞间液及外周血中。LD 和 LD_1 在急性心肌梗死(AMI)发作后 8~12h 出现在血中，48~72h 达峰值，LD 的半衰期为 57~170h，7~12d 恢复正常，如果连续测定 LD，对于就诊较迟肌酸激酶(CK)已恢复正常的 AMI 病人有一定参考价值。临床还常选用 α-羟丁酸脱氢酶(HBDH)作为急性心肌梗死诊断指标，此酶本质还是 LD，反映了以羟丁酸为底物时的 LD_1 和 LD_2 的作用。由于机体多处组织存在 LD，非梗死所致的快速心律失常、急性心包炎、心力衰竭都可使 LD 轻度升高，单纯用血清 LD 活力升高诊断心肌损伤的特异性仅53%。LD 的另一缺点是无法用于评估溶栓疗法，红细胞含丰富的 LD，溶栓疗法常致溶血，使 LD 升高。LD 同工酶测定可提高诊断特异性。

3. LD 除可作为心肌损伤标志物外，其升高还可见于①溶血性疾病：任何原因引起的溶血性疾病均可见血清 LD 水平升高。②肝病:伴有黄疸的中毒性肝炎患者,LD 可达正常的 10 倍以上,LD 升高也可见于病毒性肝炎、传染性单核细胞增多症、肝硬化及梗阻性黄疸。③肾疾病:如肾小管坏死、肾盂肾炎及肾梗死等。④恶性肿瘤:约 70% 有肝转移的肿瘤患者及 20%～60% 无肝转移的肿瘤患者的血清 LD 水平升高,此外,霍奇金病、腹部及肺部肿瘤、胚胎细胞肿瘤(如睾丸精原细胞瘤、畸胎瘤、卵巢无性细胞瘤等)、白血病等亦可见血清 LD 升高。⑤其他疾病如进行性肌营养不良、肺栓塞等。

六、单胺氧化酶(monoamine oxidase,MAO)

【正常值】

苄胺偶氮-β-芳酚法:12～40 U/L。

【影响因素】

1. 溶血不影响酶的测定结果。

2. 标本在 4℃时可稳定 3d。

3. 个体血清 MAO 活性较易波动,故应多次测定。

4. 若 MAO 活性超过 80U/L,应将样品稀释后重新测定。

【临床解读】

1. MAO 广泛分布于体内各组织器官,尤以肝、肾、小肠和胃含量最多,主要位于线粒体膜外面,并与膜紧密结合。MAO 的生理功能因不同组织而异。

2. MAO 活性升高可见于下列疾病:①肝硬化:MAO 活性的高低能反映肝脏纤维化的程度,是诊断肝硬化的重要指标。肝硬化患者血清 MAO 活性升高的阳性率可达 80% 以上。②各型肝炎:各型肝炎急性期患者的血清 MAO 活性多不升高,但急性重型肝炎时,因肝细胞坏死,线粒体释放大量 MAO,可导致血清 MAO 活性升高。急性肝炎病程超过 3 个月者,血清 MAO 活性亦升高,活动性慢性肝炎约半数患者血清 MAO 活性升高。③糖尿病可因合并脂肪肝、充血性心力衰竭,或因肝淤血而继发肝硬化时,血清 MAO 活性可升高。④甲状腺功能亢进症可因纤维组织分解与合成旺盛、肢端肥大可因纤维组织过度合成等原因而导致血清 MAO 活性不同程度升高。

3. MAO 活性降低可见于:服用避孕药、肾上腺皮质激素、左旋多巴肼类等药物引起。

七、5'-核苷酸酶(5'-nucleotidase,5'-NT)

【正常值】

连续监测法:2～17U/L。

【影响因素】

1. 用血浆测定可引起浑浊,与金属离子螯合的抗凝剂会干扰锰的激活作用。

2. 儿童可稍低于成人。

3. 5'-NT 在室温中易失活并可增加氨的含量,故标本应置冰箱保存,4℃可保存 4d,−20℃可保存数月。

【临床解读】

1. 5'-NT 主要用于肝胆疾病的临床诊断,是一个应用较早的酶,5'-NT 增高主要见于肝胆疾病,尤其是阻塞性黄疸,也可见于肝癌和肝炎。在多数情况下,5'-NT 活性与 ALP 的活性一致,但在下列情况时,5'-NT 与 ALP 活性不同。

2. 肝外胆道梗阻时,5'-NT 活性一般与 ALP 相平行,但短期梗阻时,5'-NT 活性一般不会增高,当较长的梗阻解除后,5'-NT 活性的下降比 ALP 快。

3. 在胆汁淤积并发胆管炎、原发性和继发性胆汁性肝硬化和慢性肝炎时,5'-NT 升高率高于 ALP;肝肿瘤和肝肉芽肿时,5'-NT 升高的敏感性高于 ALP;酒精性肝硬化时,5'-NT 一般不升高;肝功能衰竭时,5'-NT 正常。

4. 5'-NT 正常 ALP 升高时,证明 ALP 多来源于骨组织或骨骼疾病;两者都升高时,证明有肝病存在,对无黄疸性肝病尤为重要。

5. 对诊断儿童和婴儿肝病,5'-NT 比 ALP 敏感且具有特异性,因为 5'-NT 活性无生理性升高,而 ALP 在儿童和婴儿有生理性增高现象。

6. 诊断妊娠性肝内胆汁淤积 5'-NT 比 ALP 敏感,因为 5'-NT 无生理性增高。

八、亮氨酸氨基肽酶与芳香基酰氨酶[Leucine aminopeptidase(LAP) and arylamidase(AA)]

【正常值】

连续监测法(血清):男性 16.6～34.8 U/L。

女性 14.5～28.5 U/L。

【影响因素】

1. 使用某些药物,如氨基糖苷类抗生素(庆大霉素、妥布霉素、多黏菌素B等)、磺胺类、注射 PSP 和造影剂等,可影响 LAP 测定结果。

2. 正常妊娠时 AA 活力可增高。

【临床解读】

1. LAP 广泛存在于人体各种组织中,以肝、胰、胆、小肠、子宫、肌肉最丰富,在十二指肠、血清和尿中也有分布。LAP 可水解肽链 N 端由亮氨酸与其他氨基酸所形成的肽键,也可水解亮氨酸与胺类所形成的肽键或亮氨酸与氨形成的酰胺键(即亮氨酰胺),但对亮氨酸与苯或萘的胺类所形成的肽键无作用。AA 可水解某些氨基酸与芳香胺所形成的酰胺类化合物,AA 底物的特异性不高,亦可水解 LAP 的底物,如 L-亮氨酰胺及 L-亮氨酰胺甘氨酸等,所以利用 L-亮氨酰-β-萘胺做底物时所测定的 LAP 实际为 AA 的活性。

2. 此两种酶主要用于辅助诊断各种类型的肝内外胆汁淤积性疾病及治疗评价:①肝胆胰恶性疾病:如胰头癌、壶腹癌等,患者血清 AA 活性显著升高。原发性肝癌患者血清 AA 活性亦显著升高,继发性肝癌患者血清 AA 也多升高,但升高幅度较原发性肝癌为低。肝外肿瘤患者血清 AA 活性升高,应高度怀疑有肝内转移。②肝胆胰良性疾病:各类黄疸性及无黄疸性急性肝炎患者血清 AA 轻度升高或中度升高。慢性肝炎或肝硬化患者 AA 呈轻度升高。急性胆囊炎患者血清 AA 明显升高。慢性胆囊炎时,AA 升高幅度低于肝炎患者。胆总管结石并发胆管梗阻时,AA 仅轻度升高。③其他疾病:各类白血病及某些皮肤病(如红斑狼疮)患者血清 AA 活性可升高。

3. 尿液测定增高见于急性肾炎、肾衰竭、肾血管损伤及肾癌等。

九、胆碱酯酶(酰基胆碱水解酶)
(cholinesterase, CHE)

【正常值】

连续监测法:4000~10 000U/L。

【影响因素】

1. 标本避免溶血。

2. 使用血清或肝素化的血浆较好。

3. 新生儿 CHE 活性约为健康成人 50%,以后随年龄增长而升高。

【临床解读】

1. 胆碱酯酶是一类催化酰基胆碱水解的酶类,又称酰基胆碱水解酶。人体内主要有两种,即乙酰胆碱酯酶(ACHE)又称为真性胆碱酯酶或胆碱酯酶Ⅰ,丁酰胆碱酯酶(BuCHE)又称为假性胆碱酯酶或称为拟胆碱酯酶(PCHE)或胆碱酯酶Ⅱ。临床常规检查的血清胆碱酯酶(SCHE)即指后者,通常简称为 CHE。

2. 有机磷和氨基甲酸酯类杀虫剂中毒时,血清 CHE 活性明显降低,并与临床症状一致。

3. 由于 CHE 在肝合成后立即释放到血浆中,故是评价肝细胞合成功能的灵敏指标。在各种慢性肝病,如肝炎(包括病毒性肝炎、阿米巴肝炎)、肝脓肿和肝硬化患者中,约有 50% 患者 CHE 活性降低。各种肝病时,病情越差,血清 CHE 活性越低,持续降低无回升迹象者多预后不良。肝、胆疾病时血清 ALT、GGT 均升高,往往难以鉴别,如增加血清 CHE 测定,可发现 CHE 降低者均为肝疾患,而 CHE 正常者多为胆道疾患。

4. CHE 降低还可见于遗传性血清 CHE 异常症、饥饿、感染及贫血等。

5. CHE 增高主要见于甲状腺功能亢进症、糖尿病、肾病综合征及脂肪肝、肥胖、神经系统疾病、高血压、支气管哮喘等。脂肪肝 CHE 升高有助于与慢性肝炎相鉴别。

十、腺苷脱氨酶(adenosine deamianse,ADA)

【正常值】

速率法:15~20U/L。

【影响因素】

溶血标本禁用。

【临床解读】

1. ADA 是催化腺嘌呤核苷产生次黄嘌呤核苷的氨基酸水解酶,主要催化腺苷和脱氧腺苷脱氨生成黄嘌呤苷和氨。ADA 广泛分布于各种组织中,在盲肠、小肠黏膜和脾中含量最多。检测 ADA 在良恶性难辨的渗出液鉴别诊断上有重要价值。

2. ADA 对诊断结核性渗出液的特异性和敏感性明显优于活检和细菌学方法。结核性胸、腹腔积液者 ADA 活性显著增高,癌性胸、腹腔积液者 ADA 不增高,而血清 ADA 活性两者无显著性差异。此外,脑脊液 ADA 检测可作为中枢神经系统疾病诊断和鉴别诊断的重要指标,结核性脑膜炎显著增高,病毒性脑炎不增高,颅内肿瘤及中枢神经系统白血病稍增高。

3. ADA 活性降低可见于重度免疫缺陷症(红细胞缺乏此酶)。

十一、碱性磷酸酶同工酶（ALP isoenzyme）

【正常值】

电泳法:人体各组织 ALP 同工酶可分为三大类,即胎盘 ALP,肠 ALP 及肝、肾和骨 ALP 同工酶。成人:仅有一条带(67.8% 为肝型 ALP 带,32.2% 为骨型 ALP 带);7～11 岁儿童:87% 仅有骨型 ALP 带,13% 有肝型和骨型 ALP 的混合带。

【影响因素】

同 ALP 测定。

【临床解读】

甲状腺功能亢进症、恶性骨损伤、维生素 D 缺乏症、Pagets 病、骨折、肢端肥大症所致骨损伤等,均可引起 ALP 活性升高,尤其是骨 ALP 同工酶增高。骨 ALP、高分子 ALP 同工酶对恶性肿瘤骨转移或肝转移的阳性预示值较总 ALP 高,但这两类同工酶均不能用于鉴别恶性和非恶性骨病或肝病。胃肠道肿瘤、肺癌等恶性肿瘤时出现类肠型 ALP(又称为 Kasahara 同工酶)和类胎盘同工酶(称为 Regan 或 Nagao 同工酶)。营养不良、严重贫血、重金属中毒、胃、十二指肠损伤、结肠溃疡时,ALP 也有不同程度升高。

十二、γ-谷氨酰转肽酶同工酶（γ-GT isoenzyme）

【正常值】

用聚丙烯酰胺电泳可将 γ-GT 同工酶分为 $\gamma\text{-GT}_1$、$\gamma\text{-GT}_2$、$\gamma\text{-GT}_3$ 和 $\gamma\text{-GT}_4$ 四种。

$\gamma\text{-GT}_1$:0.63 ± 0.029;$\gamma\text{-GT}_2$:0.072 ± 0.022;$\gamma\text{-GT}_3$:0.18 ± 0.03;$\gamma\text{-GT}_4$:0.11 ± 0.03。

【影响因素】

同 γ-GT 测定。

【临床解读】

$\gamma\text{-GT}_1$ 与 $\gamma\text{-GT}_2$ 与肝胆有密切关系,重症肝胆疾病时和肝癌时常有 $\gamma\text{-GT}_1$ 出现,酒精性肝坏死和胆总管结石时常有 $\gamma\text{-GT}_2$ 增加,胆总管结石及胰

腺炎时 $\gamma\text{-}GT_3$ 也增加。$\gamma\text{-}GT_4$ 与胆红素增高密切相关。

十三、血清肌酸激酶(creatine kinase,CK)

【正常值】

酶偶联测定法:男性 $38\sim170U/L$。

女性 $26\sim140U/L$。

【影响因素】

1. 红细胞不含 CK,故轻度溶血标本对结果无影响,但严重溶血影响测定结果。

2. 剧烈运动可使 CK 活性明显升高。

3. CK 稳定性差,室温放置 4h 或 4℃、12h 以上可使酶失活。

4. 宜用血清或肝素抗凝血浆标本进行测定。

【临床解读】

1. CK 主要存在于骨骼肌和心肌中,在脑组织中也有存在。CK 是心肌中重要的能量调节酶,在 ATP 提供的能量下,催化肌酸生成磷酸肌酸(CP)和二磷腺苷(ADP),CP 可以运送至细胞质中并储存。CK 存在于需要大量能量供应的组织,除了肌肉外还常见于肾远曲小管、脑组织。CK 相对分子质量 $>80kD$,在肝被清除。

2. 各种类型进行性肌萎缩时,血清 CK 活性均可增高。神经因素引起的肌萎缩如脊髓灰白质炎时活力正常,皮肌炎时可有轻度或中度增高。急性心肌梗死后 $2\sim4h$ 就开始增高,可高达正常上限的 $10\sim12$ 倍。对诊断心肌梗死较 AST、LDH 的特异性高,但此酶增高持续时间短,$2\sim4d$ 就恢复正常。病毒性心肌炎时 CK 也明显升高,对诊断及预后有参考价值。

3. CK 增高还见于脑血管意外、脑膜炎、甲状腺功能低下等患者。还应注意到一些非疾病因素如剧烈运动、各种插管及手术肌内注射氯丙嗪和抗生素等也可能引起 CK 活性增高。

十四、肌酸磷酸激酶同工酶(CK isoenzyme)

【正常值】

CK 同工酶常用的测定方法主要有电泳法、色谱法及免疫抑制法,不同测定方法及同一种方法不同试剂间测定参考值差别较大,建议各实验室根据自己情况建立参考范围。以下参考值仅供参考:

CK-MB：＜0.04 或＜25U/L；

CK-MM：0.96～1.0；

CK-BB：0。

【影响因素】

同 CK 测定。

【临床解读】

1. CK 是一种二聚体，由 M 和 B 两个亚基组成，形成 CK-MM、CK-MB 和 CK-BB 三种同工酶，这些同工酶的亚基在体内外可相互转化。CK-BB 主要存在于脑组织中，CK-MM 和 CK-MB 主要存在于各种肌肉组织中，不同肌肉同工酶的比例不同，骨骼肌中 98%～99% 是 CK-MM，1%～2% 是 CK-MB；心肌内 80% 左右也是 CK-MM，但 CK-MB 占心肌总 CK 的 15%～25%。各种 CK 同工酶根据电泳的不同等电点分出若干亚型，如 CK-MB 可分为 CK-MB$_1$ 和 CK-MB$_2$。

2. CK 早在 20 世纪 60 年代即用于诊断急性心肌梗死（AMI），1972 年，CK-MB 首次用于临床。CK、CK-MB 对于诊断 AMI 贡献卓著，是世界上应用最广泛的心肌损伤指标。既可用于较早期诊断 AMI，也可用于估计梗死范围大小或再梗死。CK 和 CK-MB 在 AMI 发生后 4～6h 即可超过正常上限，24h 达峰值，48～72h 恢复正常。CK 升高和发作时间有关，传统测定为住院时、12h 后、24h 各测 1 次，现在倾向于住院时、3h 后、6h 后、9h 后各测 1 次。

十五、血清肌酸磷酸激酶同工酶电泳
（CK isoenzyme electrophoresis）

【正常值】

CK-MM：95%～100%；CK-MB：0～5%；CK-BB：几乎没有。

【影响因素】

1. 血液样本必须是清晨空腹抽取的静脉血。

2. 标本严禁溶血。

【临床解读】

1. 肌酸磷酸激酶（CK）及其同工酶的检测主要用于早期诊断心肌梗死，同时也可以监护急性和慢性心肌损害或药物对心肌的损害。CK 同工酶可分为来自心肌和骨骼肌的 CK-MM、来自心肌的 CK-MB 和来自于脑组织的 CK-BB 三部分。

2. 各种 CK 同工酶电泳结果分析

①CK-MB 升高,同时 $LDH_1 > LDH_2$ 可以诊断为心肌梗死。

② CK-MB 的升高还有助于非 Q 波急性心肌梗死、梗死延展和再梗死的诊断。

③ CK-MM 的增高,可见于手术创伤、肌营养不良、多发性肌炎、甲状腺功能减退症或激烈运动等。

④CK-BB 的出现或升高,可见于颅骨损伤、肝癌或肺癌等。

十六、血清肌酸激酶同工酶(CK- MB)质量 (CK isoenzyme MB mass)

【正常值】

电化学发光法:0.6~6.3ng/ml。

【影响因素】

1. 用真空采集管采集血液样本时须遵守常规注意事项。

2. 离心后的血清在室温条件下保存不得超过 8h,否则应放在 4℃冰箱保存。

【临床解读】

1. 肌酸激酶同工酶(CK-MB)主要位于心肌中,具有 CK 的 20% 活性,超过 5% 也可在其他组织如前列腺、平滑肌或骨骼肌中被发现。急性心肌梗死后(AMI),心肌坏死后释放的 CK-MB 进入外周血,在 12h 内达到其高峰,随后逐渐降低,于 36~72h 后恢复正常。

2. CK-MB 的质量测定还可以作为溶栓治疗后心肌再灌注的非创伤性评估指标。CK-MB 的升高也可见于骨骼肌的创伤,但没有急性心肌梗死时出现的上升下降的特点。

3. CK-MB 的质量测定与 CK-MB 酶活性测定法不同,避免了因体内各种因素造成的 CK-MB 酶活性减弱或失活,从而引起对 CK-MB 测定结果的影响。

十七、门冬氨酸氨基转移酶同工酶 (AST isoenzyme)

【正常值】

AST 有两种同工酶:ASTs 和 ASTm,分别存在于可溶性的细胞质和线粒体。

免疫沉淀法:ASTm:(4.5±2.6)U/L。

ASTs:(22.9±4.1)U/L。

【影响因素】

同 AST 测定。

【临床解读】

细胞轻度损伤时 ASTs 升高显著,而严重损伤时,则 ASTm 大量出现于血清中。正常血清所含 AST 同工酶主要为 ASTs,但在病理状态下,如细胞坏死,则血清中以 ASTm 为主。测定 ASTm 可用于判定细胞坏死严重程度,有利于推测患者预后。其临床应用主要有:①判断肝实质损害程度;②协助慢性肝病的鉴别:慢性肝炎活动期 ASTm 高于非活动期,肝硬化失代偿期高于代偿期;③协助鉴别恶性胆道梗阻与胆囊炎、胆石症:胆囊炎、胆石症患者 ASTm 多为正常,而大多数恶性胆道梗阻患者血清 ASTm 增高;④判定心肌梗死的严重程度及预后。

十八、α-羟丁酸脱氢酶
(hydroxybutyrate dehydrogenase, α-HBD)

【正常值】

连续监测法(37℃):60~180 U/L。

【影响因素】

1. 避免溶血,溶血样品可导致测定结果升高。

2. 应在 2h 内分离血清或血浆,室温放置不超过 8h,2~8℃不超过 48h。急诊时应及时测定。

3. 肝素、草酸盐抗凝剂对测定结果有影响。

【临床解读】

1. 主要用于心肌坏死和肝功能障碍评价。α-HBD 为 LDH 异构酶,为用 α-酮丁酸为底物测定的 LDH 活性,以 LD 同工酶 LD_1 和 LD_2 与 α-酮丁酸的亲和力最强,分别为 92% 和 78%,故可视为 LD_1 和 LD_2 的同工酶。其他 LDH 同工酶与 α-酮丁酸也有一定的亲和力,如 LD_3 为 55%,LD_4 为 39%,LD_5 为 25%。

2. AMI 时,α-HBD 与 LDH 同期升高,α-HBD/LDH 比值>0.8,通常>1,增高 1~10 倍以上并与 LDH 演变相一致或稍早。肝病时也可见升高,但 α-HBD/

LDH 比值常<0.6。

3. α-HBD 和 LDH 同时升高可见于甲状腺功能减退症及其他原因引起的 LDH 显著增高时。

十九、血管紧张素Ⅰ转换酶
（angiotensin converting enzyme,ACE）

【正常值】

连续监测法:血清:20～68 U/L。

胸腔积液:25～30 U/L。

【影响因素】

1. 胆红素可抑制 ACE 活性,故黄疸标本可使测定结果偏低。

2. 标本在室温或4℃可保存1周,－20℃可保存4周,酶活力无明显变化。

【临床解读】

1. ACE 广泛存在于毛细血管内皮细胞中,并广泛分布于全身各种组织,以睾丸、附睾及肺组织活性最强。在多种病理情况下,ACE 活性都可升高,主要是心血管和呼吸系统疾病。

2. 高血压用药的监测:治疗高血压有 50% 以上的降压药(如西拉普利、卡托普利等)是 ACE 活性抑制药,这些药有明显的不良反应,如皮疹、眩晕、少尿、高血钾、下肢水肿等,为减少不良反应的发生,可通过减少药量来控制,但减少药量必须视 ACE 的浓度而定,所以 ACE 活性的监测对高血压病人用药量的控制是非常必要的。

3. 冠状动脉粥样硬化性心脏病的危险因素:ACE 活性升高是心肌梗死的危险因素,所以对冠状动脉粥样硬化性心脏病患者 ACE 浓度监测是防止心肌梗死的有效措施。

4. 结节病:结节病患者 ACE 的阳性率为 75%～88%,其 ACE 升高的程度与病情活动与否及病变累及范围有关,结节病患者 ACE 浓度持续降低预示临床改善,持续升高预示预后不良。

5. 肺癌、肺肉瘤:肺癌患者血清 ACE 活性下降,ACE 活性越低,其治愈率越低,缓解期越短,病死率越高。肺肉瘤患者 ACE 活性升高。

6. 其他肺部疾病:急性粟粒性肺结核患者、硅沉着病患者 ACE 活性升高。慢性阻塞性肺疾病患者有不同程度的 ACE 活性下降。

7. 其他疾病:①肝硬化患者升高,肝外阻塞性黄疸下降;②艾迪生病患者明显升高;③尿路感染、肾结石 ACE 活性升高;④甲状腺功能亢进症患者 ACE 活性升高。

二十、淀粉酶(amylase,AMY)

【正常值】

EPS 速率法:血清:0~220U/L。

尿液:0~1 000U/L。

【影响因素】

1. 口服避孕药、磺胺、噻嗪类利尿药、氨甲酰、甲基胆碱、可待因、吗啡、麻醉药、镇痛药等可使测定结果偏高。

2. 草酸盐、枸橼酸盐、依地酸二钠(EDTANa$_2$)及氟化钠等抗凝药可抑制 AMY 活性,使测定结果偏低。肝素对 AMY 无抑制作用。

3. 涎液含高浓度淀粉酶,须防止混入检测标本。

【临床解读】

1. 血清(尿)AMY 活性是诊断胰腺疾病的重要指标。急性胰腺炎时,血和尿中的 AMY 显著升高。急性胰腺炎发病后 8~12h,血清 AMY 即开始升高,12~24h 达高峰,2~5d 恢复正常。如超过 500U/L,即有诊断意义,达 350U/L 应怀疑此病。尿 AMY 于急性胰腺炎发病后 12~24h 开始升高,下降也比血清 AMY 慢,所以在急性胰腺炎发病的后期测定尿 AMY 更有价值。

2. 急性阑尾炎、腹膜炎、肠梗阻、肾功能不全、胰腺癌、胆石症、溃疡病穿孔以及吗啡注射后等均可使 AMY 升高,但常低于 500U/L。

3. AMY 降低见于肝硬化、肝癌及个别坏死性胰腺炎。

二十一、淀粉酶同工酶(amylase isoenzyme)

【正常值】

琼脂糖电泳法:

血清:S-AMY 0.39~0.77;P-AMY 0.23~0.61。

尿液:S-AMY 0.16~0.48;P-AMY 0.52~0.84。

【影响因素】

同 AMY 测定。

【临床解读】

1. AMY 同工酶的命名方法有两种:一种是根据脏器来源分为胰型同工

酶(P-AMY)和涎液型同工酶(S-AMY),两者再可用醋酸纤维薄膜电泳进一步分成 P_1、P_2、P_3、S_1、S_2、S_3 等同工酶亚型;另一种是根据聚丙烯酰胺凝胶电泳区带命名为 1~7,其中 1、2、4、6 四条区带属于 P-AMY,3、5、7 属于 S-AMY。此外,血清中有时可出现巨淀粉酶,该酶可能是由 S-AMY 与 IgG 或 IgA 聚合而成。

2. 血清 S 型淀粉酶(S-AMY)增高主要见于腮腺疾病、支气管肺癌、卵巢癌、巨淀粉酶血症、异位妊娠破裂、大手术后、肾移植后、海洛因肺等。血清 P 型淀粉酶(P-AMY)增高主要见于胰腺疾病,如急性胰腺炎、慢性胰腺炎、胰腺炎并发假性囊肿、胰腺炎并发脓肿、胰腺损伤、胰腺癌等。此外,还可见于其他腹腔内脏疾病,如溃疡穿孔、肠梗阻及急性阑尾炎等以及应用阿片类药物后。

3. P-AMY 及 S-AMY 均升高,主要见于肾功能不全、糖尿病酮症酸中毒及急性酒精中毒等。

二十二、脂肪酶(lipase,LPS)

【正常值】

比浊法:36~160U/L(37℃)。

偶联酶法:7~58U/L(37℃)。

【影响因素】

1. 测定标本可用血清或肝素抗凝血浆,但不能用依地酸(EDTA)抗凝的血浆,因对测试有干扰。

2. 抽血后 4h 内分离血清或血浆,20~25℃可稳定 24h,4℃可稳定 5d。

3. 胆红素可增加此酶活性,故黄疸标本可使测定结果偏高。

4. 血红蛋白可抑制脂肪酶活性,故溶血标本可使测定结果降低。

【临床解读】

1. 脂肪酶(LPS)又称三酰甘油脂酰水解酶或三酰甘油酶,是胰腺外分泌酶。血清中 LPS 主要来自胰腺,少量来自胃肠黏膜。

2. 正常人血清 LPS 含量极少,但在急性胰腺炎时,2~12h 血清 LPS 显著升高,24h 达峰值,至 48~72h 可恢复正常,但随后又可持续升高 8~15d。由于血清 LPS 在急性胰腺炎时活性升高的时间早,上升幅度大,持续时间长,故其诊断价值优于淀粉酶(AMY)。临床观察发现,凡血清 AMY 升高的病例,其 LPS 均升高;而 LPS 升高者 AMY 不一定升高,约有 2/3AMY 正常的胰腺炎病人,其 LPS 升高;非胰腺炎的急腹症有血清 AMY 升高,而 LPS 不升高。

3. 酗酒、酒精性胰腺炎、慢性胰腺炎、胰腺癌、肝胆疾患等血清 LPS 可有不同程度的升高。

二十三、酸性磷酸酶(acid phosphatase,ACP)

【正常值】

速率法:<11U/L。

【影响因素】

1. 防止标本溶血,因红细胞中含有大量 ACP。

2. 标本不宜抗凝,抗凝剂可抑制 ACP 活性,使结果偏低。

3. 黄疸标本可使测定结果偏低。

4. ACP 稳定性差,温度高于 37℃ 及 pH>7.0 时 ACP 很快失活,因此高热患者不能准确测定 ACP。

【临床解读】

1. 酸性磷酸酶(ACP)是作用类似 ALP 的磷酸酶(最适 pH 在 7.0 以下),存在于人体不同组织,如前列腺、红细胞、血小板、肾、肝、脾、胃、肌肉及骨髓等,主要存在于细胞的溶酶体中,以前列腺含量最多。正常男性血清中 ACP 有 1/3~1/2 来自前列腺,其余部分及女子血清中的 ACP 可能来自血小板、红细胞、白细胞及破骨细胞等。

2. ACP 测定主要用于诊断前列腺癌。前列腺癌时血清 ACP 活力显著升高,肿瘤转移患者 ACP 升高更加显著。

3. 急性尿潴留、变形性骨炎、癌肿骨转移及甲状腺功能亢进症时 ACP 可轻度升高。此外,慢性粒细胞性白血病者 ACP 同工酶中的前列腺 ACP (PAP)增高,而戈谢病、尼曼匹克病、网状内皮细胞白血病或毛细胞白血病均为非 PAP 增高。是否为抗酒石酸盐的非 PAP 增高为毛细胞性白血病的重要鉴别要点。

二十四、神经元特异性烯醇化酶
(neuron specific enolase,NSE)

【正常值】

电化学发光法:0~15μg/L。

【影响因素】

1. 溶血可使测定值增高。

2. 分离血清前放置超过 3h 可使测定值增高。

3. $-20℃$ 冷冻可稳定数月,反复冻融可使测定值降低。

【临床解读】

1. 烯醇化酶(enolase)是参与糖酵解的关键酶,主要在肝代谢,由 α、β、γ 3 种亚基以二聚体形式组成 5 种同工酶,其中 $\gamma\gamma$ 型特异地存在于神经元和神经内分泌细胞中,称为神经元特异性烯醇化酶(NSE),末梢神经也含有,但以中枢神经含量最丰富。当来源于神经和神经内分泌的肿瘤细胞解体时 NSE 释放入血,可作为肺小细胞癌、神经内分泌肿瘤、神经母细胞瘤的标志物,用于诊断和治疗监测。

2. NSE 对肺小细胞癌的敏感性为 $60\%\sim80\%$,燕麦细胞癌可达 90%;其他组织类型肺癌敏感性较低只有 $10\%\sim20\%$。其血清水平与肿瘤恶性程度相关,有效治疗可降到正常范围,疾病复发可再度升高。

3. NSE 对神经母细胞瘤、网膜母细胞瘤的阳性率为 $80\%\sim90\%$,升高水平与肿瘤增殖速度相关,与病灶扩散平行。神经节细胞瘤 NSE 升高不明显,神经胶质瘤 NSE 多在正常水平。中枢神经系统炎症或血管障碍 NSE 也可见升高。

4. 来自神经内分泌的肿瘤如甲状腺髓样癌、嗜铬细胞瘤、胰岛细胞瘤、胰高糖素瘤、胃泌素瘤、精原细胞瘤 NSE 也见有升高,阳性率为 $10\%\sim50\%$。

5. 食管、胃、胰、结肠等消化道肿瘤 NSE 阳性率为 $10\%\sim20\%$,乳腺、卵巢癌 NSE 阳性率为 $20\%\sim40\%$,高于消化系肿瘤。

6. 尿毒症肾透析患者也可见 NSE 升高,因透析可使一部分红细胞破坏,红细胞内酶释放入血。

二十五、α-L-岩藻糖苷酶(α-L-fucosidase,AFU)

【正常值】

CNPE 单试剂连续监测法($37℃$):$10\sim35$ U/L。

【影响因素】

1. 标本避免溶血。

2. 及时分离血清,如不能及时测定,应置 $-20℃$ 保存。

【临床解读】

1. AFU是存在于血清中的一种溶酶体酸性水解酶,广泛分布于人体组织细胞、血液和体液中,参与体内糖蛋白、糖脂和寡糖的代谢,是原发性肝癌的一种诊断标志物,原发性肝癌患者血清AFU活力显著高于其他各类疾病(包括良、恶性肿瘤)。AFU升高的机制可能包括以下几种:①肝细胞和肿瘤细胞的坏死使溶酶体大量释放入血;②正常肝细胞的变性坏死可使摄取和清除糖苷酶的功能下降;③肿瘤细胞合成糖苷酶的功能亢进;④肿瘤细胞可能分泌某种抑制因子,抑制肝细胞对糖苷酶的清除能力或释放某些刺激因子,促进肝细胞或肿瘤细胞本身合成糖苷酶。

2. 血清AFU活性动态曲线对判断肝癌治疗效果、估计预后和预报复发有着极其重要的意义,甚至优于AFP。但是,值得提出的是,血清AFU活力测定在某些转移性肝癌、肺癌、乳腺癌、卵巢或子宫癌之间有一些重叠,甚至在某些非肿瘤性疾病如肝硬化、慢性肝炎和消化道出血等也有轻度升高,在使用AFU时应与AFP同时测定,可提高原发性肝癌的诊断率,有较好的互补作用。原发性肝癌AFU增高者,手术切除后很快下降,一般在12周内恢复正常,若血清AFU下降后再度升高,提示病情复发。

3. AFU降低见于遗传性AFU缺乏引起的岩藻糖贮积症,患儿多在五六岁死亡。

二十六、超氧化物歧化酶
(superoxide dismutase, SOD)

【正常值】

连续监测法(37℃):129~216U/ml。

【影响因素】

做白细胞SOD测定时,标本不能溶血。

【临床解读】

1. SOD广泛分布于生物体内,其生理作用为催化清除超氧阴离子自由基(O^{2-}),O^{2-}是由于氧化代谢过程中接受电子不足形成的,对机体有毒性。SOD可清除其毒性作用。

2. SOD还与抗氧化、抗衰老、抗辐射有关,能保护细胞免受损伤。

3. SOD增高常见于肿瘤、急性心肌梗死、高血压及精神分裂症等。

二十七、溶菌酶(lysozyme, LYS)

【正常值】

免疫比浊法:血清:2～20mg/L;

尿液:0～2mg/L。

【影响因素】

1. 采集血清标本后应在 2h 内分离标本。

2. 尿液应完全去除有形成分,否则将会使测定结果偏高。

【临床解读】

1. LYS 是一种碱性蛋白,广泛分布于各种组织、体液与分泌物中。血清中 LYS 主要来源于嗜碱性粒细胞、单核细胞及巨噬细胞的溶酶体中,其功能主要是使细菌胞壁的乙酰氨基的糖成分 N-乙酰黏质酸和 N-乙酰-D-氨基葡萄糖的四聚体之间的糖苷水解,从而使细菌胞壁破裂。

2. LYS 增高可见于急性非淋巴细胞白血病、肺结核病、泌尿道感染、慢性肾炎、肾移植发生排异反应期、胆道感染、胰腺炎及流行性出血热等。

3. LYS 降低见于再生障碍性贫血、慢性支气管炎的痰液标本。急性淋巴细胞性白血病(简称急淋)患者的血清 LYS 活性正常或略低,尿中检不出 LYS。急淋患者在病情缓解、血象改善的同时,血清、尿液的 LYS 有回升倾向,故 LYS 可作为观察急淋疗效的一项较好指标。

二十八、醛缩酶(aldolase, ALD)

【正常值】

比色法:1.3～8.2U/L。

【影响因素】

血清中 ALD 非常稳定,4℃至少可稳定 5d,−20℃时可保存 6 个月。

1. 红细胞中 ALD 活性是血清中 150 倍,故溶血标本可严重影响测定结果。

2. 进食后,ALD 活性可增加。

3. 应用促肾上腺皮质激素及可的松等药物时,可使血清 ALD 活性显著升高。

【临床解读】

1. ALD 广泛存在于各种组织中,在临床上主要用于诊断肝与肌肉病变。

2. ALD 增高主要见于消化道肿瘤、支气管癌、乳腺癌、卵巢癌、急性病毒性肝炎、心肌梗死、出血性胰腺炎、严重烧伤、肌肉坏死、肌萎缩等。

3. 在肝疾病中急性肝炎 ALD 阳性率为 80%~90%，增高幅度可达正常人 7~20 倍，发病后 5~20d 恢复正常；慢性肝炎、严重的急性肝炎 ALD 增高常持续数周或数月。其他肝病，如肝硬化、阻塞性黄疸、胆管炎、胆囊炎等 ALD 活力正常或中度增高。

二十九、谷胱甘肽还原酶
（glutathion reductase，GR）

【正常值】

速率法：红细胞 GR 活性 3.78~7.20U/gHb。

【影响因素】

1. 样本应新鲜，否则低温冷冻保存，-20℃ 保存 3~4 周酶的活性可保持不变。

2. 应使用同一样品的自身对照管调零。

【临床解读】

谷胱甘肽还原酶（GR）在人类细胞中具有极其重要的生理功能，它广泛存在于人体红细胞、单核巨噬细胞、心、肝、肾等组织细胞中。文献报道糖尿病、各种肝病、尿毒症及恶性肿瘤患者全血中 GR 活性升高，尤以恶性肿瘤为甚。

GR 是人体抗氧化防御系统中一个重要的酶，它可及时地清除人体代谢过程中产生的氧自由基（OFR），它也是维持细胞中还原型谷胱甘肽（GHS）含量的重要黄素酶。GHS 通过酶学过程或直接化学反应解毒 OFR，防止它们对血红蛋白、膜蛋白和众多酶蛋白上的基进行氧化，维持细胞的正常功能及寿命。

人体细胞中 GR 活性降低可能是人体衰老和肿瘤发生的多种原因之一。

三十、谷氨酸脱氢酶（glutamate
glutamate dehydrogenase，GLD 或 GDH）

【正常值】

速率法：血清：0~8U/L。

【影响因素】

1. 在 pH7.0 以上,ADP 为谷氨酸脱氢酶反应的活化剂,作用是减弱 NADH 对酶活性部位的结合,防止辅酶过量引起的抑制。

2. 金属离子如 Ag^+、Hg^+ 及金属离子螯合剂如 EDTA,L-甲状腺素抑制 GLD 的活力。

【临床解读】

谷氨酸脱氢酶(GLD)主要用作肝病的诊断,特别是坏死型肝病的重要指标。若同时测定血清 ALT 活性,并求出血清 ALT/GLD 活性比值,对鉴别各型黄疸具有重要的作用。

GLD 增高见于肝胆系统疾病

(1)肝有轻度或中度脂肪浸润的病人,血清 GLD 活性可轻度升高。

(2)急性病毒性肝炎黄疸型病人的血清 GLD 活性仅呈轻度升高,血清 ALT/GLD 比值升高。

(3)急性病毒性肝炎坏死型病人的血清 GLD 活性显著升高,当病情加重时如出现肝昏迷或肝性脑病,血清 GLD 活性仍持续上升,但 ALT 急剧下降。

(4)药物性肝损伤,可导致血清 GLD 活性与血清一些酶不成比例地异常升高,血清 ALT/GLD 比值明显下降。

(5)肝硬化:中度活动期肝硬化或慢性进展期肝硬化病人的血清 GLD 活性一般在参考值上限,肝炎后肝硬化病人的血清 GLD 活性约为正常的 2 倍。在肝硬化合并静脉高压失代偿期血清 GLD 活性明显升高。门脉高压继发静脉血栓形成并导致肝严重急性缺血时,病人血清 GLD 活性可高达数百单位,胆汁性肝硬化病人早期血清 GLD 活性可有轻度升高。

三十一、小儿骨源性碱性磷酸酶

【正常值】

0～7 岁≤200U/L。

【影响因素】

1. 新鲜全血,不能用抗凝血。

2. 标准比色板应保存于阴凉、干燥处,避免受潮和日光直接照射。

3. 显色反应时间根据每批产品说明书指定的时间进行,显色反应前应将显色剂平衡至室温。

【临床解读】

NBAP 用于检测小儿血中骨源性碱性磷酸酶催化活性,以筛查或辅助诊断因钙营养不良引起的骨钙化障碍或其他原因引起的代谢性骨病。

第八节　电解质与微量元素检验

一、钾（potassium, K）

【正常值】

离子选择电极(ISE)法:血清钾 3.5～5.5 mmol/L。

尿钾 25～100mmol/24h 尿。

【影响因素】

1. 防止标本溶血,红细胞内钾浓度是血清中钾的 20 倍,轻微溶血即可严重干扰测定结果。

2. 含铵离子的抗凝剂、柠檬酸钠、草酸盐及 EDTA 等均可影响测定结果。

3. 测定用的器皿必须用去离子水冲洗干净,不得有离子污染。

4. 肾上腺素、四环素、新霉素、螺内酯、去氧皮质酮、肝素、二甲双胍、环磷酰胺等可使血钾测定结果升高。

5. 呋塞米、依他尼酸、醛固酮、双氯噻嗪、环噻嗪、泼尼松、去氧皮质酮、糖皮质激素、氢化可的松、胰岛素等可使血钾测定结果降低。

6. 抽血过程中,反复握拳可使血钾升高,止血带使用时间过长,可使得静脉旁细胞受损,钾离子渗出到血浆,使钾测定结果升高。

【临床解读】

1. 血清钾＞ 5.5mmol/L 为高钾血症。高钾血症可引起严重的肌肉、心肌和呼吸功能的抑制性应激紊乱,引起心电图改变(P 波消失,T 波和 QRS 波群改变),常见于血钾＞7mmol/L 时,超过 10mmol/L 时,即可发生心室纤颤,心脏停搏而致死亡。常见于下列情况:①肾功能障碍使排钾减少如少尿、尿闭、尿毒症,又如急性肾衰竭、大出血使肾血流量锐减、血压下降,伴有休克。②释放性高钾血症,输血事故、重度溶血反应、组织大量破坏使细胞内钾大量释放出来。③组织缺氧,急性哮喘发作、急性肺炎、呼吸障碍等。④皮质功能减退,远曲小管分泌钾少,造成高血钾、低血钠,如艾迪生病。⑤含钾药物及潴钾利尿药的过度使用,如注射大剂量青霉素钾等。

2. 血清钾 < 3.5mmol/L,为低钾血症,常见于下列情况:①钾进食量不足。②钾丢失过多:消化液中钾含量高于血浆,腹泻、呕吐都可产生低血钾。③肾疾病:急性肾衰竭由尿闭期高血钾转入多尿期时,尿排出大量电解质而导致低血钾。④皮质功能亢进:皮质激素具有对远曲小管的潴钠排钾功能,尤其是醛固酮症,使尿钾丢失过多而出现低钾血症。长期使用皮质激素,如可的松、地塞米松,未同时补钾,也可出现低钾血症。

3. 尿钾增高见于　①皮质功能亢进。②使用利尿药后使排钾增加。③碱中毒时尿钾排出增加。

4. 尿钾降低见于　①皮质功能减退;②酸中毒时尿钾排出减少。

二、钠（sodium,Na）

【正常值】

离子选择电极(ISE)法:血清钠:135～145mmol/L。

尿钠:130～260mmol/24h 尿。

【影响因素】

1. 标本勿溶血。

2. 含铵离子的抗凝剂、枸橼酸钠、草酸盐及 EDTA 等均可影响测定结果。

3. 测定用的器皿必须用去离子水冲洗干净,不得有离子污染。

4. 糖皮质激素、氢化可的松、皮质类固醇、醛固酮、黄体酮、雌激素、四环素、甲基多巴等可使测定结果升高。

5. 依他尼酸、甘露醇、呋塞米、氯丙嗪等利尿药可使钠测定结果降低。

【临床解读】

1. 低钠血症　是较多见的电解质紊乱,血清钠常 < 130mmol/L,最低可<100mmol/L。低血钠的病因有①胃肠道失钠:临床上最常见的缺钠性脱水症,发生在腹泻、呕吐及胃肠道、胆管、胰腺造瘘管引流等情况。②尿路失钠:肾小管重吸收功能减退,失盐性肾炎,往往伴有代谢性酸中毒。③肾上腺皮质功能不全:如艾迪生病、西蒙病、尿钠排出增多。④腺垂体功能减退:如尿崩症。⑤皮肤失钠:大量出汗,补水不补盐,大面积烧伤,伤口失液。⑥糖尿病:多尿而脱水失钠。

2. 高钠血症　较少见,血清钠 > 150mmol/L,常见于①钠潴留高钠血症:常伴有水潴留,使高血钠不明显,但体内钠总量过多伴水肿。潴钠性水肿常见于心力衰竭、肝硬化、肾病等。②肾上腺皮质功能亢进:如库欣综合征、原发性醛固酮症,因这些激素的潴钠排钾功能,使血钠升高。③钠进量过多:如注射高渗盐水或进盐量过多。④严重脱水症:失水大于失钠。⑤脑性高血钠症:见于脑血管意外、腺垂体肿瘤等。

3. 尿钠排泄减少见于 ①尿路以外的失钠过多。②潴钠性水肿。③盐皮质激素过多使肾小管重吸收钠加强。④肾病、肾炎时的忌盐饮食,使钠出减少。

4. 尿钠排泄增多见于 ①尿路失钠,肾小管重吸收功能减低。②皮质功能不全。③糖尿病时排钠增多。④使用利尿药后。⑤大量注射氯化钠溶液后。

三、氯(chlorine,Cl)

【正常值】

离子选择电极(ISE)法:血清氯:95~105 mmol/L。

尿液氯:70~250mmol/24h 尿。

【影响因素】

1. 测定用的器皿必须用去离子水冲洗干净,不得有离子污染。

2. 取血后迅速分离血浆或血清,以避免因血浆中 HCO_3^- 与红细胞内 Cl^- 发生交换而使测定结果偏高。

3. 利尿药可使 Cl^- 测定结果降低。

4. 氢氯噻嗪可使 Cl^- 测定结果升高。

【临床解读】

1. 人体内的氯总量约为 100g,主要以 Cl^- 形式存在于体液中,是细胞外液的主要阴离子,少量分布于细胞内液。体内的 Cl^- 常与 Na^+ 相伴吸收与代谢,变化也基本一致。

2. 血清氯增高可见于脱水引起的高钠血症、高氯性代谢性酸中毒,肾后因素引起的排尿障碍及过量注射生理盐水等。

3. 血清氯减低较常见,主要见于严重呕吐、腹泻、消化液大量丢失、长期限制氯化钠摄入以及艾迪生病等。

4. 尿氯排泄增高主要见于肾小管损伤、艾迪生病、糖尿病酮中毒及甲状腺功能亢进症等。

5. 尿氯排泄降低见于脱水、醛固酮症、佝偻病、慢性肾功能不全、心力衰竭、休克、高氯性酸中毒时及尿磷排出减少等。

四、钙（calcium，Ca）

【正常值】

离子选择电极（ISE）法：血清总钙：$2.25\sim2.75$ mmol/L。

血清离子钙：$1.12\sim1.23$ mmol/L。

【影响因素】

1. 使用血清或肝素抗凝血浆标本，不能使用钙螯合剂（如 EDTA Na_2）及草酸盐作抗凝剂的标本。

2. 血清总钙受蛋白质浓度影响，血清蛋白异常时，需校正。

3. 在使用离子选择电极测定离子钙时，为保证电极的稳定性，离子钙分析仪需 24h 开机。

4. 样品采集后应尽快测定，否则样品 pH 易发生变化，血清 pH 每增加 0.1，离子钙降低 0.1mmol/L。

5. 在治疗中使用维生素 D、葡萄糖酸钙、氯丙嗪、雄性激素、雌激素、黄体酮、己烯雌酚、睾酮等药物可使结果偏高。

6. 使用苯妥英钠、苯巴比妥、利尿药、硫酸钠等药物可使测定结果偏低。

【临床解读】

1. 血清总钙增高　常见于甲状旁腺功能亢进症、维生素 D 过多症、多发性骨髓瘤、结节病引起肠道过量吸收钙。

2. 血清钙降低　可引起神经肌肉应激性增强而使手足抽搐，可见于下列疾病：婴儿手足搐溺症、维生素 D 缺乏症、引起血清清蛋白减少的疾病（恶性肿瘤、严重肝病等），伴高血磷见于甲状旁腺功能减退症（甲状旁腺素分泌不足）和慢性肾衰竭，伴血磷正常或偏低见于佝偻病、骨软化症。

3. 血清离子钙增高　甲状旁腺功能亢进症、代谢性酸中毒、肿瘤、维生素 D 过多症等。

4. 血清离子钙降低　原发性和继发性甲状旁腺功能减退症、慢性肾衰竭、肾移植或进行血透析患者、维生素 D 缺乏症。

五、磷（无机磷）（phosphorus or inorganic phosphorus，P）

【正常值】

紫外终点法（血清）：成人：$0.97\sim1.61$ mmol/L。

儿童:1.29～1.94 mmol/L。

【影响因素】

1. 黄疸和脂血标本应做标本空白。

2. 溶血标本会使结果偏高,不宜采用。

3. 使用四环素、甲氧西林、雄激素、合成类固醇、维生素 D 等药物可引起磷增高。吩噻嗪、甘露醇、口服避孕药可使磷结果降低。

【临床解读】

1. 人体内 70%～80% 的磷沉积于骨骼中,其余大部分构成软组织成分,只有小部分存在于体液中。血液中的磷以无机磷和有机磷两种形式存在。磷在体内的生理功能主要是参与糖、脂质及氨基酸的代谢,转运能量、调节酸碱平衡并参与骨骼与牙齿的组成。

2. 血清无机磷增高主要见于:①甲状旁腺功能减退症,由于激素分泌减少,肾小管对磷的重吸收增强,导致血磷升高。②慢性肾炎晚期、肾功能不全或肾衰竭时,磷酸盐排泄障碍导致血磷滞留。③维生素 D 过多,促进肠道的钙磷吸收增加,使血清钙磷含量增高。④多发性骨髓瘤、骨质疏松、骨转移癌、变形性骨炎及骨折愈合期。

3. 血清无机磷降低主要见于:①甲状旁腺功能亢进症,由于肾小管重吸收磷受抑制,尿磷排泄增多,导致血磷降低。②佝偻病或软骨病伴有继发性甲状旁腺增生,可使尿磷排泄增多,从而导致血磷降低。③糖利用增加:连续静脉输入葡萄糖并同时输入胰岛素和胰腺瘤伴有胰岛素过多症,糖的利用均增加,以上两种情况均需要大量无机磷酸盐参加磷酸化作用,导致血磷降低。④肾小管变性病变时,如范可尼综合征,肾小管重吸收磷功能发生障碍,可致血磷偏低。

六、血清铁和总铁结合力测定(serum iron and total iron-binding capacity,TIBC)

【正常值】

比色法(血清铁):男 10.7～29.5μmol/L;女 9.1～26.5μmol/L。

总铁结合力:男 46.5～75.2μmol/L;女 50.1～75.2μmol/L。

【影响因素】

1. 标本避免溶血。

2. 血清铁含量有昼夜波动,早上最高,然后逐渐降低,午夜时最低,因此标本最好固定时间采集。

3. 右旋糖酐、口服避孕药和铁剂可使测定结果升高。阿司匹林、考来烯胺（消胆胺）、糖皮质激素、促肾上腺皮质激素和肾上腺素可使结果减低。

4. 测定所用的玻璃器皿必须用 10% 盐酸浸泡 24h,再用去离子水冲洗干净烘干后方可使用,防止因污染而影响测定结果。

5. 比色杯专用,建议使用一次性塑料器皿。

【临床解读】

1. 血清铁增高　常见于红细胞破坏增多时,如溶血性贫血、恶性贫血及红细胞的再生或成熟障碍,如再生障碍性贫血、巨红细胞性贫血、铅中毒引起的贫血。此外,还可见于铁的吸收率增加,如血液色素沉着症、含铁血黄素沉着症、肾炎及反复输血等。

2. 血清铁降低　常见于缺铁性贫血、吸收不足（如营养不良、胃肠道病变、消化性溃疡、慢性腹泻等）、体内储存于网状内皮系统的铁释放减少（如急慢性感染、尿毒症、恶病质等）、慢性长期失血及恶性肿瘤等。

3. 血清总铁结合力增高　常见于缺铁性贫血、转铁蛋白合成增加、急性肝炎等。

4. 血清总铁结合力降低　常见于肝硬化、肾病、尿毒症、色素沉着、溶血性贫血、慢性感染、白血病、遗传性转铁蛋白缺乏症等。

七、锌(zinc, Zn)

【正常值】

比色法(血清):$11.6 \sim 25.5 \mu mol/L(76 \sim 167 \mu g/L)$。

【影响因素】

1. 由于红细胞含锌比血浆高,故应尽快分离血清,及时测定。

2. 橡胶制品含锌较高,故检验容器不可用橡胶制品。

3. 所用器皿必须经 10% 硝酸或盐酸浸泡过夜,洗净备用。建议使用一次性聚乙烯试管。

4. 整个过程严格防止锌污染。

5. 比色杯尽可能专用,以免污染影响测定结果。

6. 加入显色剂后,应在 30min 内完成测定。显色剂试液在低温时会浑浊,置 37℃ 水浴 5min 后即会澄清,否则影响测定结果。

口服避孕药可使锌测定结果偏低。

【临床解读】

1. 血清锌增高 主要见于工业污染引起的急性锌中毒,此外还可见于甲状腺功能亢进症、真性红细胞增多症、风湿性心脏病、子宫肌瘤、局灶性脑病及精神病、X线照射后等。

2. 血清锌降低 常见于营养不良、酒精中毒性肝硬化、肺癌、心肌梗死、白血病、慢性感染、恶性贫血、胃肠吸收障碍、妊娠、肾病综合征及部分慢性肾衰竭患者等。

八、铜(copper,Cu)

【正常值】

比色法(血清):成人:男性 11.0~22.0μmol/L。

女性 12.5~24.0μmol/L。

儿童 5.0~24.0μmol/L。

【影响因素】

1. 送检标本应避免溶血。

2. 三碘酪胺、女性激素、口服避孕药等可使铜升高;饮用大量牛奶、口服制锌剂可使铜降低。

3. 所用器皿必须经10%硝酸或盐酸浸泡过夜,洗净备用。建议使用一次性聚乙烯试管。

4. 比色杯尽可能专用,以免污染影响测定结果。

【临床解读】

1. 血清铜增高 见于急慢性白血病、各种淋巴瘤(尤其是霍奇金病)、血色素沉着症、胆汁性肝硬化、急性心肌梗死、伤寒、肺结核、恶性贫血、风湿病、急性感染、甲状腺功能亢进症、烟酸缺乏(糙皮病)及恶性肿瘤等。

2. 血清铜降低 婴儿贫血、中性粒细胞减少症、腹泻、骨骼改变、低铜血症及肝豆状核变性等;此外,还见于一些低蛋白血症,如营养不良和肾病综合征等;也可见于烧伤、缺铁性贫血和慢性局部缺血性心脏病等。

九、镁(magnesium,Mg)

【正常值】

甲基麝香草酚蓝比色法(血清):0.67~1.04mmol/L(16.4~25.2mg/L)。

【影响因素】

1. 污染的玻璃器皿最容易影响测定,建议使用一次性聚乙烯试管。

2. 因红细胞内含镁量较高,故溶血标本有干扰。

3. 不能采用含有枸橼酸盐、草酸盐、乙二胺四乙酸二钠等能与镁结合的抗凝剂。

4. 大量使用维生素、长期服用皮质激素、大量使用利尿药等可使血清镁降低。

【临床解读】

1. 血清镁增高 见于急慢性肾功能不全、尿毒症、多发性骨髓瘤、严重脱水及一些内分泌疾病如甲状腺功能减退症、甲状旁腺功能减退症、艾迪生病和糖尿病昏迷等。

2. 血清镁降低 ①长期禁食、吸收不良或长期丢失胃肠液者(慢性腹泻、吸收不良综合征)及长期吸引胃液等造成的镁由消化道丢失。②慢性肾炎多尿期或长期用利尿药治疗者造成镁由尿路丢失。③内分泌疾病如甲状腺功能亢进症、甲状旁腺功能亢进症、糖尿病酸中毒、醛固酮症及长期使用皮质激素治疗等。④急性胰腺炎。

十、硒(selenium,Se)

【正常值】

原子吸收分光光度法:全血 $58\sim234\mu g/L$。

红细胞 $75\sim240\mu g/L$。

血清或血浆 $46\sim143\mu g/L$。

【影响因素】

1. 妊娠妇女血清硒浓度下降。

2. 测定过程应注意防止硒污染。

3. 参考范围不同地区差别较大,应根据该地区调查参考范围。

【临床解读】

1. 硒是人体必需的微量元素之一,是构成谷胱甘肽过氧化酶及 Ⅱ 型甲状腺素脱碘酶的成分。正常人血硒的 2/3 存在红细胞内,1/3 存在于血浆中。硒在组织中以硒甲硫氨酸和硒半胱氨酸两种形式存在,其生理功能主要为抵抗氧化剂的氧化及参与甲状腺激素的代谢。

2. 血清硒含量降低主要见于克山病、心肌病、肝炎、肝硬化、溶血性贫血、糖尿病性视网膜症及白内障、消化道癌症以及骨骼肌无力。

3. 血清硒含量升高主要见于急、慢性硒中毒,急性硒中毒患者可表现为"盲人步态",严重者可有心、肝、肾等脏器出血性坏死性改变。慢性硒中毒患者可表现为脱发、脱甲、皮肤损害、牙坏死及神经系统异常。

十一、铬(chromium, Cr)

【正常值】

原子吸收分光光度法:血清铬 2.3～40.3nmol/L。

【影响因素】

1. 采样及测定过程中应严格防止铬污染。

2. 禁止接触玻璃器皿,可用无菌一次性聚丙烯样品杯或其他无铬污染的器皿收集。

【临床解读】

1. 铬广泛分布于所有组织,其中以肌肉、肺、肾、肝和胰腺的含量较高,铬是胰岛素的激活剂,无铬的参与胰岛素将不能有效调节人体血糖浓度,此外,铬还能增加胆固醇的分解和排泄,因此铬的主要生理功能是控制葡萄糖和脂肪的代谢。

2. 血清铬升高主要见于急性铬中毒(主要为四价铬)和从事含铬作业工人的慢性铬中毒。铬中毒可导致胃肠综合征、肝炎及肺癌,此外还见于肾透析患者。

3. 血清铬降低可见于糖尿病、冠心病等,表现为体重减轻、糖耐量异常、呼吸商减低、抗胰岛素现象和神经系统损伤。

十二、碘(iodine, I)

【正常值】

化学比色法:血清无机碘 4.5～9.0μg/L。

【影响因素】

1. 标本避免溶血。

2. 测定过程要防止碘的污染。

【临床解读】

1. 人体吸收后的碘 70%～80%被摄入甲状腺细胞内储存、利用及合成甲状腺激素,碘通过甲状腺素促进蛋白质的合成,活化多种酶,调节能量代谢。因此碘是通过甲状腺素而发挥其生理作用的,甲状腺素具有的生理作用都与碘有关。

2. 血清碘含量降低主要见于长期碘摄入不足引起的一类疾病,由于这些病具有地区性特点,故称为地方性甲状腺肿和地方性克汀病,地方性甲状腺肿一般指碘缺乏所致的甲状腺肿,以甲状腺代谢性肿大,不伴有明显甲状腺功能改变为特征。地方性克汀病是全身性疾病,碘缺乏是引起克汀病的根本原因,其临床表现主要为生长发育迟缓、身材矮小、智力低下、聋哑、神经运动障碍及甲状腺功能减低。

3. 血清碘含量升高通常见于摄入含碘量高的饮食及在治疗甲状腺肿等疾病中使用过量的碘剂等情况,常见的有高碘性甲状腺肿、高碘性甲状腺功能亢进等。

十三、铅(lead,Pb)

【正常值】

原子吸收分光光度法:血清铅:儿童<1.45μmol/L。

成人 1.93~4.83μmol/L。

【影响因素】

1. 标本避免溶血。

2. 测定过程中防止铅污染。

3. 血清铅水平在铅中毒后的早期过程中升高。

【临床解读】

1. 铅是一种具有神经毒性的重金属元素,其理想浓度为零。铅主要经呼吸道、消化道和皮肤吸收,入血后随血流分布到全身各器官和组织。铅在人体内无任何生理功用。

2. 铅增高主要见于铅中毒,目前认为铅中毒机制中最重要的是卟啉代谢紊乱,使血红蛋白的合成受到障碍。铅还可致血管痉挛,又可直接作用于成熟红细胞,引起溶血。可使大脑皮质兴奋和抑制的正常功能紊乱,引起一系列神经系统症状。由于铅对机体的毒性作用涉及多个系统和器官,且缺乏特异性,所以临床表现复杂,如易激惹、抽搐、反复腹痛、反复呕吐、小细胞低色素性贫血、氨基酸尿、糖尿等,主要累及神经、血液、造血、消化、泌尿和心血管系统。

3. 铅降低见于心肌梗死,可出现于发病后的几天内。

第九节　血气分析与酸碱平衡检验

一、酸碱度(pH value,pH)

【正常值】

动脉血 pH 7.35～7.45。

静脉血 pH 比动脉血低 0.02～0.03。

【影响因素】

1. 标本采集过程中应注意无菌,严格隔绝空气,最好使用玻璃注射器。

2. 标本必须抗凝,抗凝不佳将会影响测定,并会堵塞电极或仪器的通道,常用肝素作抗凝剂。

3. 血标本采集后应立即送检,因血液中含有可呼吸的活性细胞,即使在与空气隔绝的情况下,血液中细胞仍进行代谢。

4. 如不能立即送检,标本应存放在 0～4℃冰箱中,存放时间不应超过 30min。

【临床解读】

1. pH 是反映酸碱代谢的重要指标,pH＞7.45 为碱血症,可见于代谢性碱中毒及呼吸性碱中毒;pH＜7.35 为酸血症,可见于代谢性酸中毒、呼吸性酸中毒及代谢性酸中毒合并呼吸性酸中毒时。

2. 但 pH 有它的局限性:①只能决定是否有酸血症或碱血症,pH 正常并不能排除酸碱失衡,如酸碱平衡紊乱代偿期或酸中毒合并碱中毒时,pH 可正常。②单凭 pH 不能区别是代谢性还是呼吸性酸碱失衡。

二、氧分压(arterial partial pressure of oxygen,PO_2)

【正常值】

成人动脉血 PO_2:10.64～13.3kPa(80～100mmHg)。

新生儿动脉血 PO_2:8.2～12.0kPa(61～90mmHg)。

【影响因素】

同酸碱度(pH)测定。

【临床解读】

氧分压是指血浆中物理溶解氧的张力。在 1 个大气压下,正常体内物理溶解的氧,100ml 血液中仅占 0.3ml,体内氧的需要主要来自于与 Hb 化学结合的氧。氧从肺泡进入血液后,除一部分呈物理溶解于血液外,绝大部分进入红细胞与 Hb 结合,形成 HbO_2。

1. PO_2 降低可见于

(1)通气血流比例失调,如灌注弥散障碍、肺动脉狭窄、肺动脉压改变、肺动静脉瘘或肺内分流增多。

(2)肺泡氧分压降低所致,如高原生活(吸入气氧分压减低)、气道阻塞、中枢性或周围性呼吸肌麻痹、胸廓畸形、胸膜肥厚粘连等引起的通气、换气障碍等。

(3)血红蛋白带氧能力降低,如贫血、血红蛋白病及异常血红蛋白增多等。

(4)循环障碍或心脏血管畸形。

2. PO_2 升高可见于

(1)换气过度,如换气过度综合征、辅助呼吸过度等。

(2)吸入氧浓度增高,如高压氧环境、纯氧吸入等,可致氧中毒。

三、二氧化碳分压(arterial partial pressure of CO_2, PCO_2)

【正常值】

动脉血 PCO_2:4.1~6.0kPa(35~45mmHg)。

静脉血 PCO_2 比动脉血高 0.6~0.9kPa(4.5~6.8mmHg)。

【影响因素】

同酸碱度(pH)测定。

【临床解读】

由于 CO_2 分子具有较强的弥散能力,故血液 PCO_2 基本上反映了肺泡 PCO_2 的平均值,两者数值基本一致,PCO_2 代表了呼吸成分,它的改变可直接引起 pH 的改变。PCO_2 增高表示存在肺泡通气不足,可以是原发性的,也可以是继发的(或代偿性的),表明体内 CO_2 潴留。PCO_2 降低提示肺泡通气过度,也同样有原发和继发两种,表明体内 CO_2 排除过多。所以,在机械通气及自主呼吸时,PCO_2 是衡量肺泡通气量是否适当的一个客观指标。

1. PCO$_2$ 升高　常见于颅内占位等引起呼吸中枢抑制,各种原因引起的气道阻塞、呼吸肌麻痹、慢性阻塞性肺气肿、支气管扩张、气胸、大量胸腔积液、胸廓畸形、ARDS 及肺水肿等病引起呼吸性酸中毒时。

2. PCO$_2$ 降低　常见于高热、癔症,水杨酸中毒、革兰阴性杆菌败血症、中枢神经疾病、使用人工辅助呼吸不恰当导致通气过度等引起呼吸性碱中毒。

四、肺泡动脉氧分压差(difference of alveoli-arterial oxygen pressure,A-aDO$_2$)

【正常值】

儿童:0.66 kPa(5.0 mmHg)。

年轻人:1.06 kPa(8.0 mmHg)。

60～80 岁:3.2～4.0 kPa(24～30 mmHg)。

年龄经验公式(mmHg):A-aDO$_2$=2.5+(0.21×年龄)。

【影响因素】

同酸碱度(pH)测定。

【临床解读】

1. A-aDO$_2$ 指肺泡气氧分压与动脉血氧分压之间存在的差值,为判断肺内气体交换功能正常与否的指标,影响 A-aDO$_2$ 增加的主要因素有 3 个:解剖分流、通气灌注比例失调及肺泡-毛细血管屏障的弥散障碍。以上 3 种因素的共同特点是使 PaO$_2$ 下降和 A-aDO$_2$ 上升,造成低氧血症。由于 A-aDO$_2$ 受此 3 种因素影响,故不能作为特异性诊断方法。

2. A-aDO$_2$ 显著上升,表示肺的氧合功能有障碍,可同时伴有 PaO$_2$ 明显降低,PaO$_2$ 常低于 7.98kPa(60 mmHg),主要由肺内短路所致,如肺不张或成人呼吸窘迫综合征。此低氧血症吸纯氧不能纠正。A-aDO$_2$ 中度增加的低氧血症,如慢性阻塞性肺疾病,一般吸入纯氧可获得纠正。

3. 由于通气不足(主要表现为 PCO$_2$ 上升)造成的低氧血症,若 A-aDO$_2$ 正常,则提示基础病因多不在肺,多为中枢神经系统或神经肌肉病变引起肺泡通气不足所致的低氧血症。若 PO$_2$ 下降,而 PaCO$_2$ 与 A-aDO$_2$ 正常时,可考虑此种低氧血症是吸入氧浓度下降所致,而不是肺部本身病变所致,如高原性低氧血症。

五、二氧化碳结合力
（CO₂ combining power, CO₂ CP）

【正常值】

$CO_2 CP$：$21 \sim 31 mmo/L$。

【影响因素】

同酸碱度（pH）测定。

【临床解读】

1. $CO_2 CP$ 表示的是血浆中以 HCO_3^- 形式存在的 CO_2 含量，即当室温为 $25℃$，PCO_2 为 $5.33kPa（40mmHg）$ 时，在 $100ml$ 血浆中，以 HCO_3^- 形式存在的 CO_2 量。

2. $CO_2 CP$ 增加可见于代谢性碱中毒（如缺钾、肾上腺皮质功能亢进、过量使用肾上腺皮质激素）或呼吸性酸中毒（如呼吸道阻塞、重症肺气肿、支气管扩张及肺水肿等）。

3. $CO_2 CP$ 减少可见于代谢性酸中毒（如糖尿病酮中毒、尿毒症、休克、严重腹泻、脱水等）或呼吸性碱中毒（如呼吸中枢兴奋、呼吸增快、换气过度等）。

4. 结合氧分压、二氧化碳分压、血氧饱和度、碳酸氢盐水平、剩余碱、缓冲碱等检测结果，有助于确定酸碱平衡紊乱的类型。

六、二氧化碳总含量（total CO₂, TCO₂）

【正常值】

TCO_2：$24 \sim 29\ mmo/L$。

【影响因素】

同酸碱度（pH）测定。

【临床解读】

1. TCO_2 是指血浆中所有各种形式存在的 CO_2 总量，其中大部分（95%）是 HCO_3^- 结合形式，少量是物理溶解的 CO_2（5%），还有极少量是以碳酸、蛋白质氨基甲酸酯及 CO_3^{2-} 等形式存在。TCO_2 在体内受呼吸及代谢两方面因素的影响，但主要还是代谢因素的改变。

2. TCO_2 增高常见于代谢性碱中毒（如呕吐、肾上腺功能亢进、缺钾或过度使用碱性药物等）、呼吸性酸中毒（如肺纤维化、肺气肿、呼吸麻痹、支气管扩张、气胸、呼吸道阻塞等）。

3. TCO_2 降低常见于代谢性酸中毒(如糖尿病酮中毒、尿毒症、休克、严重腹泻、脱水等)、呼吸性碱中毒(如呼吸性中枢兴奋、呼吸加快等)。

七、缓冲碱(buffer base,BB)

【正常值】

BB:45～55 mmo/L。

【影响因素】

同酸碱度(pH)测定。

【临床解读】

1. BB 是全血中具有缓冲作用的阴离子总和。缓冲碱有以下几种形式:①血浆缓冲碱(BBp):由血浆中 HCO_3^- 和 Pr^-(蛋白质阴离子)组成。②全血缓冲碱(BBb):是指血浆中 HCO_3^- 和 Pr^- 加上血红蛋白组成。③细胞外液缓冲碱(BBecf):是由血浆中 HCO_3^- 和 Pr^- 及每 100ml 血液中血红蛋白相当于 5g 时的缓冲碱(BB_{Hb5})。④正常缓冲碱(NBB):指在 37℃,1 个标准大气压下,使血样在 PCO_2 为 5.33kPa(40mmHg)的氧混合气平衡,Hb 充分氧合并调整 pH 至 7.40,所测得的血样的 BB 值为 NBB。

2. NBB 是正常缓冲碱,NBBp 和 BBp 在正常情况下应相等,如 BBp > NBBp,证明代谢碱过多,如 BBp<NBBp,表示有代谢性酸中毒。

3. 由于 BB 指标不仅受血浆蛋白和 Hb 的明显影响,而且还受呼吸因素及电解质影响,因此,目前认为,它不能确切反映代谢酸碱内稳情况。

八、碱剩余(base excess,BE)

【正常值】

BE:-2～2 mmo/L。

【影响因素】

同酸碱度(pH)测定。

【临床解读】

1. BE 指在 37℃,PCO_2 为 5.33kPa(40mmHg)时,测定的 pH 与 pH7.4 之间的碱过多或碱不足量。即 BB 与 NBB 的差值,ΔBB。BE 能表示血浆、全血或细胞外液碱储量增加或减少的量。当 ΔBB 是正值时,在 BE 前加"+"符号为碱超(base excess);如为负值时,则在 BE 前加"-"符号,即碱缺(base deficit)。

2. BE 是观察代谢性酸碱平衡的简易指标,BE 正值增大(超过+3)提示缓冲碱增多,为代谢性碱中毒;负值增大(超过-3)提示缓冲碱减少,为代谢性酸中毒。BE 不易受呼吸因素影响,是反映代谢性酸碱紊乱较准确和实用的指标。

九、标准碳酸氢盐(standard bicarbonate,SB)

【正常值】

SB:22~27 mmo/L。

【影响因素】

同酸碱度(pH)测定。

【临床解读】

1. 标准碳酸氢盐指在 PCO_2 为 5.33kPa(40mmHg)时,37℃ 及 Hb 完全氧合状态下的实际碳酸氢盐的含量,它排除了呼吸因素的影响。

2. 标准碳酸氢盐反映体内 HCO_3^- 储备量的大小,不受呼吸因素影响,代谢性酸中毒如尿毒症、糖尿病酮中毒、严重腹泻时 SB 下降,代谢性碱中毒如肾上腺功能亢进、缺钾时 SB 升高。

3. 常结合实际碳酸氢盐(AB)来判断呼吸对血浆 HCO_3^- 的影响程度,正常情况下,SB=AB,当 SB>AB 时,表示 CO_2 排出增加;当 SB<AB 时,表示有 CO_2 潴留。

十、实际碳酸氢盐(actual bicarbonate,AB)

【正常值】

AB:22~27 mmo/L。

【影响因素】

同酸碱度(pH)测定。

【临床解读】

实际碳酸氢盐是指未经 PCO_2 为 5.33kPa(40mmHg)的气体平衡处理的血浆中的 HCO_3^- 含量,反映血浆中 HCO_3^- 的真实含量,未排除呼吸因素的影响,是血浆中的重要缓冲碱。

HCO_3^- 主要由碳酸氢盐解离而来,当其他阴离子缺乏时,HCO_3^- 增加,代替其他阴离子而与阳离子保持平衡。HCO_3^- 可因原发性代谢酸碱紊乱而致,也可因呼吸性酸碱紊乱的 PCO_2 变化而继发性改变,因而 AB 受呼吸和代谢双重影响。实际应用中常结合标准碳酸氢盐（SB）来进行判断，正常情况下，SB＝AB，当 SB＞AB 时，表示有呼吸性碱中毒存在；当 SB＜AB 时，表示有呼吸性酸中毒存在；SB＝AB，且均低于正常为代谢性酸中毒，SB＝AB，且均高于正常为代谢性碱中毒。

十一、血氧饱和度（saturation oxygen，SO_2）

【正常值】

SO_2：0.919～0.990（91.9％～99.0％）。

【影响因素】

同酸碱度（pH）测定。

【临床解读】

1. SO_2 是指在血液一定的 PO_2 下，HbO_2 占全部 Hb 的百分比值，是了解血红蛋白氧含量程度和血红蛋白系统缓冲能力的指标。主要取决于动脉氧分压，可用下式表示：

SO_2％＝［（血氧含量－物理溶解氧）/血氧容量］×100％

2. 当 PO_2 降低时，SO_2 也随之降低，当 PO_2 增加时，SO_2 也相应增加，氧解离曲线为 S 形，这条 S 形曲线可受各种因素的影响而发生左移或右移的改变：①温度：体温高时曲线右移，温度低时曲线左移。②PCO_2：PCO_2 增高曲线右移，降低曲线左移。③pH：增高曲线左移，降低曲线右移。④红细胞内 2,3 二磷酸甘油酸（2,3-DPG）：增高曲线右移，降低曲线左移。

3. SO_2＜90％提示呼吸衰竭，＜80％提示严重缺氧。

4. 贫血时 SO_2 正常并不表明缺氧，应予以注意。

十二、血氧饱和度50％时的氧分压（oxygen half-saturation pressure of hemoglobin，$P_{50}O_2$）

【正常值】

3.55kPa（26.6mmHg），在 pH＝7.40，PO_2＝5.3kPa，BE＝0，体温为 37℃ 条件时。

【影响因素】

同酸碱度（pH）测定。

【临床解读】

1. $P_{50}O_2$ 是指血红蛋白50％氧饱和度时的氧分压，$P_{50}O_2$ 可反映血液运输氧的能力以及血红蛋白对氧的亲和力。$P_{50}O_2$ 增加,提示氧解离曲线右移,氧与 Hb 亲和力降低,Hb 易释放氧。$P_{50}O_2$ 降低,提示氧离解曲线左移,氧与 Hb 亲和力增加,Hb 易结合氧,但不易释放氧。因此 $P_{50}O_2$ 降低时,尽管 SO_2 较高,但实际上组织同样缺氧。

2. 影响氧解离曲线的各种因素同样影响 $P_{50}O_2$。

3. 引起 $P_{50}O_2$ 增加的主要原因有:酸中毒、高碳酸血症、高热、高浓度的 2,3-DPG(2,3-二磷酸甘油酯)及异常血红蛋白存在。2,3-DPG 浓度的增加主要见于慢性碱中毒、贫血和慢性缺氧。

4. 引起 $P_{50}O_2$ 降低的主要原因有:急性碱中毒、低热、低浓度的 2,3-DPG、COHb 和 MetHb 增加或异常血红蛋白。2,3-DPG 浓度的降低常被观察在持续几个小时酸中毒的状态下。最初由于酸中毒增加的 $P_{50}O_2$,又因 2,3-DPG 浓度的降低,酸中毒逐渐被代偿,致使 $P_{50}O_2$ 降到正常范围以下。

十三、阴离子间隙(anion gap,AG)

【正常值】

$15.5\sim18.5$ mmol/L [按公式 $AG=Na^+ + K^+ - (Cl^- + HCO_3^-)$ 计算]

$12\sim14$ mmol/L[按简化公式 $AG=Na^+ - (Cl^- + HCO_3^-)$ 计算]

【影响因素】

1. AG 指血液中未测定阳离子与未测定阴离子之差,应排除试验误差,保证电解质测定结果准确,以免造成 AG 结果偏差。

2. 使用大剂量抗生素和碱性药物可使 AG 升高。

【临床解读】

1. AG 是反映代谢性酸碱中毒的重要指标之一,在血气分析的同时测定电解质,计算 AG,可对三重酸碱平衡紊乱做出判断。若能根据病史和血气测定判断出呼吸性酸中毒伴代谢性碱中毒或呼吸性碱中毒伴代谢性酸中毒时,如 AG>16mmol/L,可相应判断为呼吸性酸中毒或呼吸性碱中毒性三重酸碱平衡紊乱。但如只能先确定呼吸性酸中毒伴代谢性碱中毒或呼吸性碱中毒伴代谢性酸中毒时,则应引入真实 $cHCO_3^-$ 的概念。

2. 在高 AG 时体内部分 $cHCO_3^-$ 被离子(有机阳离子)所中和。根据电中和原理,$cHCO_3^-$ 的下降数应等于 AG 的上升数,真实 $cHCO_3^- = cHCO_3^-$ 测定+ΔAG。如真实 $cHCO_3^-$ 超过呼吸性酸中毒或呼吸性碱中毒预计代偿上限,表示体内 $cHCO_3^-$ 异常增高,高 AG 代谢性酸中毒的同时有代谢性碱中毒存在,结合已经确定的呼吸性酸中毒伴代谢性碱中毒或呼吸性碱中毒伴代谢性酸中毒可判断为相应的三重酸碱平衡紊乱。

十四、血一氧化碳(carboxy monoxide,CO)

【正常值】

分光光度法:(1.12±0.12)mg/L。

【影响因素】

1. 血标本要新鲜,放置过后血浆 CO 浓度为零,说明血浆其他成分对 CO 测定无影响,尚不知药物是否对本法有干扰,但血浆中药物或药物代谢物如在测定波长有吸收,将影响结果。

2. 吸烟对测定结果无明显影响。

3. 如标本溶血,应对结果加以计算校正。

【临床解读】

CO 是一种无色、无味的有毒气体,对人体有强烈的窒息作用,它容易与人体血液中的血红蛋白结合,形成碳氧血红蛋白,使血液输送氧的能力降低,造成缺氧症,会出现头痛、恶心、心悸,甚至出现虚脱、昏睡,严重时会致人死亡。

1. **血中碳氧血红蛋白测定**   正常人血液中碳氧血红蛋白含量可达 5%～10%,其中有少量来自内源性一氧化碳,为 0.4%～0.7%。轻度一氧化碳中毒者血中碳氧血红蛋白可高于 10%,中度中毒者碳氧血红蛋白可高于 30%,严重中毒时,碳氧血红蛋白可高于 50%。但血中碳氧血红蛋白测定必须及时,脱离一氧化碳接触 8h 后碳氧血红蛋白即可降至正常,且与临床症状间可不呈平行关系。

2. **轻度中毒**   中毒者血中碳氧血红蛋白可高于 10%,有头痛、头沉、眩晕、颈部搏动感、心悸、眼花、恶心、呕吐、四肢无力等症状。离开中毒场所吸入新鲜空气即行好转,数小时后,症状多可消失。

3. **中度中毒**   中毒者血中碳氧血红蛋白可高于 30%,除上述症状外,面色潮红、口唇樱桃红色、多汗、脉快、烦躁、步态不稳、意识模糊,可有昏迷。及时进行抢救,恢复较快,一般无并发症和后遗症。

4. **重度中毒**   患者血中碳氧血红蛋白可高于 50%,迅速进入昏迷状态,持续数小时或数昼夜。瞳孔缩小、对光反应迟钝、四肢肌张力增高、牙关紧闭、频繁抽搐。腱反射亢进可引出一侧或多侧的病理反射。大小便失禁。重症者出现中毒性脑病、心肌炎、吸入性肺炎、肺水肿。可出现体温升高、出汗、尿糖等间脑损伤症状。可有脑电图异常和智力障碍。有的病人苏醒后意识正常,但经过一段时间(数周至 1～2 个月)后,突然出现神经精神症状,称为"急性 CO 中毒后发症"。

十五、血一氧化氮(nitrogen monoxide,NO)

【正常值】

比色法:(28.8±8.4)mmol/L。

【影响因素】

1. 由于 NO 的半衰期很短,在有氧环境中 NO 很容易被氧化,变成其代谢产物亚硝酸根(NO_2^- 或 NO_3^-),给临床检测带来困难。采用间接方法测定 NO,方法快速简便,结果可靠。

2. 一氧化氮合酶(nitric oxide synthase,NOS)是限速酶,它具有神经保护作用。但这种神经保护作用持续时间非常短,多在半小时以内。因此急性脑梗死病人由于就诊等多种因素影响,血 NO 往往检测不到。

【临床解读】

1. 一氧化氮本身半衰期极短,血液中的 NO 主要由血管内皮细胞、血管平滑肌细胞、血小板、巨噬细胞等产生,以亚硝酸盐及硝酸盐的形式存在,通过其浓度可以间接测定 NO 浓度。

2. 一氧化氮是肺循环的调节剂,吸入一氧化氮能减低与新生儿及成人呼吸窘迫综合征有关的肺动脉高压。

3. 一氧化氮能调节胃肠运动,从这些细胞释放的一氧化氮引起胃扩张,胃黏膜血管扩张。

4. 一氧化氮作为气体信号分子,与败血症休克、炎症、创伤、糖尿病、阳萎、肿瘤等疾病有关。

第十节　肝胆功能检验

一、胆汁酸(bile acid)

【正常值】

胆酸(cholic acid,CA):0.08～0.91μmol/L(气-液相色谱法)。

鹅脱氧胆酸(chenodexycholic acid,CDCA):0～1.61μmol/L(气-液相色

谱法）。

　　甘氨胆酸（glycocholic acid）：0.05～1.0μmol/L（气-液相色谱法）。

　　脱氧胆酸（deoxycholic acid,DCA）：0.23～0.89μmol/L（气-液相色谱法）。

　　酶法：总胆汁酸（total bile acid,TBA）：0～10μmol/L（酶法）。

【影响因素】

　　1. 血清中胆汁酸测定时，标本的采集和保存一般应用禁食血清，根据试验需要也可用餐后 2h 血清。

　　2. 无菌血清在室温中可稳定 1 周。

　　3. 血红蛋白对试验有一定程度干扰，标本应避免溶血。

【临床解读】

　　1. 胆汁酸（bile acids）是胆汁中存在的一类 24 碳胆烷酸的羟基衍生物，属内源性有机阴离子。人类胆汁中存在的胆汁酸主要有：胆酸（CA）、鹅脱氧胆酸（CDCA）、脱氧胆酸（DCA）和少量石胆酸（LCA）等。胆汁酸的合成、分泌、重吸收及加工转化等均与肝、胆、肠等密切相关，因此，肝、胆或肠疾病必然影响胆汁酸代谢；而胆汁酸代谢的异常又必然影响到上述脏器的功能以及胆固醇代谢的平衡。因此，血清胆汁酸测定可作为一项灵敏的肝清除功能试验。在各种肝内、外胆管梗阻致胆汁淤积时，由于胆汁反流和门脉分流，患者可表现有血清总胆汁酸浓度升高，其值高于餐后的血清水平，CA/CDCA 比值增高。在肝实质细胞病变（如肝炎、肝硬化）时，因肝细胞功能障碍及肝细胞数量减少，致使 CA 的合成显著减少，CA/CDCA 比值下降，甚至倒置。

　　2. 总胆汁酸（TBA）是一种敏感的肝功能试验，肝细胞仅有轻微坏死时即可升高，其变化早于 ALT 和胆红素，甚至可早于肝组织学活检所见，TBA升高主要见于急慢性肝炎、肝硬化、阻塞性黄疸、原发性肝癌、急性肝内胆汁淤积、原发性胆汁性肝硬化和肝外梗阻性黄疸等。

　　3. 餐后 2hTBA 测定可较空腹时更敏感，用餐后胆囊收缩，大量胆汁排入肠中，再经肝肠循环回到肝。肝细胞轻度损害时，胆汁酸清除率即可下降，餐后 2h 血中胆汁酸仍维持高水平，从而可观察肝细胞微小变化，对早期肝病的诊断极有价值。

二、胆红素（bilirubin）

【正常值】

G-J 法：总胆红素 TBIL 3.4～20μmol/L。

直接胆红素 DBIL $0\sim6.8\mu\mathrm{mol/L}$。

计算法:结合胆红素 IBIL $1.7\sim11.9\mu\mathrm{mol/L}$。

【影响因素】

1. 标本防止溶血,避免阳光直接照射标本,及时送检。

2. 脂血及脂溶色素对测定有干扰。

3. 影响胆红素测定的药物主要有乙苯肼、右旋糖酐、新霉素、利福平、氨茶碱、维生素 C、甲基多巴、吗啡、苯巴比妥、卡那霉素、地西泮、非那西汀、丙咪嗪和奎宁等。

【临床解读】

凡能引起胆红素生成过多或肝细胞对胆红素的摄取、结合和排泄过程发生障碍等因素均可引起血中胆红素增高,当血清中胆红素浓度超过 $34.2\mu\mathrm{mol/L}$ 时,可出现巩膜、黏膜及皮肤的黄染,称为黄疸,若胆红素浓度超过正常值,但不超过 $34.2\mu\mathrm{mol/L}$ 时,肉眼未见黄染,则称为隐性黄疸。黄疸按病因可分为溶血性、肝细胞性和梗阻性黄疸;按病变部位可分为肝前性、肝性和肝后性黄疸;按血中升高的胆红素的类型分为高未结合胆红素性黄疸及高结合胆红素性黄疸两类。

黄疸发生的机制主要为:胆红素形成过多、肝细胞处理胆红素的能力下降及胆红素在肝外的排泄障碍。比较血、尿、粪中胆红素及其代谢产物异常改变,可对溶血性、肝细胞性和梗阻性黄疸 3 种类型加以鉴别诊断。

三、血清 δ-胆红素(delta bilirubin)

【正常值】

正常成人:阴性。

【影响因素】

1. 标本要新鲜,轻度溶血对测定无影响,但严重溶血时可使测定结果偏低。

2. 胆红素对光敏感,标本及标准应尽量避免阳光直接照射并及时送检。

3. 脂血及脂色素对测定有干扰,应尽量空腹采血。

【临床解读】

1. 血清 δ-胆红素的测定,特别是 δ-胆红素所占总胆红素的百分含量最有可能提供胆汁排泄功能的情况。δ-胆红素的发现,解决了临床上一些长期以来无法解释的现象,如有些黄疸病人血清 1min 胆红素很高而尿中不出现胆红素;在肝炎恢复期,黄疸尿已消失而血清中直接胆红素仍很高,这是因为δ-胆红素与清蛋白紧密结合,不像直接胆红素易通过胆汁和尿液排出。

2. 血清 δ-胆红素的检测对于肝性黄疸和肝后黄疸的诊断有一定价值。

3. 对于高未结合胆红素血症(包括新生儿的溶血黄疸,Gilbert 病及溶血性黄疸)血清 δ-胆红素占的含量较少,低于 TB 的 20%。

4. 血清 δ-胆红素可用来作为肝功能恢复和预后判断的指征;血清 δ-胆红素的比例下降常表示病性恶化或预后不良。

四、血清Ⅳ型胶原(type Ⅳ collagen)

【正常值】

酶联免疫法(ELISA)法:成年人<100μg/L。

【影响因素】

1. 标本因素:血清最好要新鲜,若要贮藏,则必须少量分装,保存于低温冰箱,并防止反复冻融。

2. 试剂因素:固相载体的质量常不统一,主要是原料及制备工艺还不一致,致使不同批号的固相载体有时本底值较高,有时吸附性能很差,影响试验结果,因此要求试剂要标准化。

3. 操作因素:对于结果的判定,每次都要有阳性和阴性参考血清做对照,这样可以消除一些外界的影响因素。

【临床解读】

1. 血清Ⅳ型胶原含量与肝纤维化、肝内炎症、坏死程度及肝窦壁Ⅳ型胶原免疫组化染色反应强度显著相关。提示血清Ⅳ型胶原不仅是诊断早期肝纤维化的重要指标,而且能反映肝窦毛细血管化程度。

2. 血清Ⅳ型胶原水平作为反映基底膜代谢的一个重要指标,可能还受伴有基底膜病变的其他疾病的影响,如糖尿病、结缔组织病患者血清Ⅳ型胶原含量明显升高,提示在分析血清Ⅳ型胶原结果时,尚需排除肝外疾病的影响。

五、人Ⅲ型前胶原(procollagen Ⅲ peptide,PⅢP)

【正常值】

发光免疫法:7～12 mg/L。

【影响因素】

同血清纤维连接蛋白测定。

【临床解读】

Ⅲ型前胶原肽是一种纤维状糖蛋白。目前已发现 10 多种,完整的 PⅢP 含有 3 条肽键,键内和键间有二硫键和非共价键连接。肝病随炎症的发展,纤维组织增生活跃,目前认为 PⅢP 是反映早期肝纤维化程度的良好指标。

PⅢP 增高见于:原发性肝癌、肝硬化、慢性活动性肝炎、慢性迁延性肝炎等。血清 PⅢP 含量可作为反映慢性肝病纤维化活动和程度的指标,且其升高幅度与组织病理学评定的纤维化活动度成正比,急性肝炎时血清 PⅢP 含量与正常人比较无明显变化。因此,动态观察血清 PⅢP 含量能判断慢性肝病的预后,PⅢP 持续升高提示肝纤维化进展,肝硬化形成,恢复正常则提示病情缓解。PⅢP 可用作疗效评价的指标。

六、血清层粘连蛋白(laminin,LN)

【正常值】

酶联免疫法(ELISA):$(115.7 \pm 17.3)\mu g/L$。

【影响因素】

1. 标本因素　血清最好要新鲜,若要贮藏,则必须少量分装保存于低温冰箱,并防止反复冻融。

2. 试剂因素　固相载体的质量常不统一,主要是原料及制备工艺还不一致,致使不同批号的固相载体有时本底值较高,有时吸附性能很差,影响试验结果,因此,试剂要标准化。

3. 操作因素　对于结果的判定,每次都要有阳性和阴性参考血清做对照,这样可以消除一些外界的影响因素。

【临床解读】

1. 血清 LN 检测对慢性肝病的价值　肝纤维化及肝硬化时,由于窦周基质组成和细微结构的改变导致 Ito 细胞向肌成纤维细胞转化,大量合成和分泌胶原、LN 等间质成分,尤其在窦周间隙,Ⅳ型胶原由不连续转变为连续性,并有大量 LN 结合沉着形成完整的基膜。

(1)肝纤维化:肝纤维化时,LN 基因过度表达,与肝纤维化程度有良好的相关性。相关分析发现血清 LN 变化与肝组织 LN 变化呈正相关,提示血清 LN 来源于肝。血清 LN 的变化反映肝纤维化增生。

(2)门静脉高压:肝窦毛细血管化是肝硬化的特征性病理改变,也可能是门静脉高压形成的主要原因之一。因而 LN 水平可能与门静脉压力有关。

2. 对肿瘤等疾病的意义 已知 LN 的生物学功能主要有三个方面:细胞与基质黏着的介质;连接基膜中的大分子成分,与Ⅳ型胶原特定位点结合形成复杂立体结构;调节细胞的生长和分化。因而人们很容易将其与肿瘤的浸润、转移联系起来。

七、血清透明质酸（hyaluronic acid,HA）

【正常值】

酶联免疫法（ELISA）:<110 μg/L。

青年:(47.6 ± 22)μg/L。

中年:(76.1 ± 51.8)μg/L。

老年:(108.5 ± 74.6)μg/ L。

【影响因素】

1. 标本因素 血清最好要新鲜,若要贮藏,必须少量分装,保存于低温冰箱,并防止反复冻融。

2. 试剂因素 固相载体的质量常不统一,主要是原料及制备工艺还不一致,致使不同批号的固相载体有时本底值较高,有时吸附性能很差,影响试验结果,因此,试剂要标准化。

3. 操作因素 对于结果的判定,每次都要有阳性和阴性参考血清做对照,这样可以消除一些外界的影响因素。

【临床解读】

肝损害时血清中透明质酸异常增加,是一项比较敏感的肝功能试验。

1. HA 是一种黏多糖组成,普遍存在于结缔组织的基质中。其分子结构是双糖的多聚体,基本单位为 β-葡萄糖醛酸与 N-乙酰氨基葡萄糖通过氧桥连接。

2. HA 是人体基质的主要成分之一,主要在肝内代谢,肝病患者尤其是肝硬化患者 HA 代谢障碍,血中 HA 浓度显著升高,因此 HA 是肝病变的一个良好的生化指标。

3. 研究结果表明,血清 HA 在急性肝炎、慢性迁延性肝炎轻度升高;慢性活动性肝炎显著升高;肝硬化时极度升高。HA 是目前反映肝病变程度及纤维化程度最灵敏、可靠的生化指标。

八、糖缺失性转铁蛋白(carbohy-drate deficient transferrin,CDT)

【正常值】

免疫散射比浊法：28.1～76.0mg/L。

【影响因素】

1. 适用的血清样本要尽可能新鲜(2～8℃条件下储存不超过 7d)，或者冷冻保存，但须避免反复冻融。

2. 样本中有浑浊现象和颗粒可能干扰测定结果。因此，含有颗粒的样本必须在检测前进行离心沉淀。脂血样本或含有不可通过离心澄清的颗粒的样本不能用于检测。

3. 除 CDT 浓度之外，若要在 BN 系统上得到样本的 CDT 值(%)，各个样本的转铁蛋白浓度必须通过 BN 系统提供的转铁蛋白检测进行测定。

【临床解读】

1. CDT 的测定为识别患有慢性高乙醇消耗的患者，对乙醇消耗变化的监控和对戒酒的监控有较大的价值。不同的研究显示 CDT 对于在长时间内增加的乙醇消耗来说，是个特异的标志物。

2. 非乙醇导致的可能引发 CDT 增加的疾病包括慢性活动性肝炎、原发性胆汁性肝硬化、肝衰竭和极其罕见的糖类缺乏性糖蛋白(CDG)综合征。

第十一节 维生素及其代谢产物检验

一、维生素 A(vitamin A,VA)

【正常值】

荧光分光光度法：血清 0.52～2.20μmol/L。

【影响因素】

1. 膳食影响血中维生素 A 含量，采血前应禁食。

2. 标本避免溶血，避光并及时分离血清。

3. 血清维生素 A 水平随年龄增长略有增加，男性一般高于女性。

【临床解读】

1. 维生素 A 又称抗干眼病维生素。维生素 A 有维生素 A₁(视黄醇)和

维生素 A_2(3-脱氢视黄醇)之分。胡萝卜素在体内可转化为维生素 A,是人体内维生素 A 的重要来源。其生物学作用包括:①促进视觉细胞内感光物质的合成与再生,维持正常视觉。②参与糖蛋白的合成。③促进生长发育。④抑癌作用。⑤维持机体正常免疫功能。

2. 膳食中维生素 A 或胡萝卜素不足,或由于吸收不良都可引起维生素 A 缺乏。维生素 A 缺乏症的临床表现主要是眼和皮肤。夜盲症是人类维生素 A 缺乏最早出现的症状之一。皮肤病是维生素 A 缺乏的另一重要表现。此外,维生素 A 缺乏时,免疫功能低下,血红蛋白合成障碍,生殖失调,儿童生长发育迟缓。

3. 维生素 A 在体内过多时,因为其是脂溶性维生素不能随尿排出而储存于肝和其他部位,最后达到中毒水平,可引起急性、慢性及致畸毒性。急性中毒可出现头痛、恶心、呕吐、脱皮等症状;慢性中毒可出现步态紊乱、肝大、长骨末端外周部分疼痛、皮肤瘙痒、肌肉僵硬等。

二、维生素 B_6(vitamin B_6,VB_6)

【正常值】

荧光分光光度法:血清 14.6~72.8nmol/L。

【影响因素】

1. 肉类、肝、全谷、全麦、蔬菜和水果中含有丰富的维生素 B_6,注意膳食对结果的影响。

2. 标本采集后应避光保存,防止维生素 B_6 分解。

3. 异烟肼、环丝氨酸、吡嗪酸、双硫仑、左旋多巴、青酶胺、非那嗪(奋乃静)、口服避孕药等可增加维生素 B_6 的消耗或影响机体的吸收。

【临床解读】

1. 维生素 B_6 包括吡哆醛(PL)、吡哆醇(PN)、吡哆胺(PM)及其磷酸酯 PNP、PLP、PMP 共 6 型,具有同样的生物活性,是氨基酸和蛋白质代谢酶系的辅酶成分。

2. 维生素 B_6 缺乏,PLP 依赖酶活性降低,对机体可有多方面不良影响。维生素 B_6 降低常见于妊娠、哺乳期、婴儿期抽搐、慢性贫血、高胱氨酸血症、皮炎、血液淋巴细胞减少症、酒精中毒、糖尿病、急性心肌梗死、过劳和体育运动。

三、维生素 B₁₂（vitamin B₁₂，VB₁₂）

【正常值】

化学发光法：$243\sim894$pg/ml。

【影响因素】

1. 标本避免溶血，避光并及时分离血清。

2. 测定前应空腹，避免食物中维生素 B₁₂ 影响测定结果。

【临床解读】

1. 维生素 B₁₂ 又称钴胺素，是唯一含金属元素的维生素。自然界中的维生素 B₁₂ 都是微生物合成的，膳食中维生素 B₁₂ 的来源是各种动物性食物，因为动物吃了含 VB₁₂ 的细菌或者动物的肠道中细菌合成的维生素 B₁₂ 被吸收利用，分布贮藏在各个组织中。肝中维生素 B₁₂ 含量丰富。维生素 B₁₂ 在体内因结合的基因不同，可有多种存在形式。

2. 维生素 B₁₂ 缺乏的典型症状是恶性贫血。出现脸色蜡黄、出血时间延长、精神抑郁、腹部不适、畏食等。另外，维生素 B₁₂ 缺乏时，叶酸的利用将受到影响，还可导致周围神经炎等。

3. 维生素 B₁₂ 过多可出现哮喘、湿疹、面部水肿等过敏反应，也可发生神经兴奋、心悸等，大量维生素 B₁₂ 可导致叶酸缺乏。

四、叶酸（folic acid）

【正常值】

化学发光法：$>3\mu$g/L。

【影响因素】

1. 标本避免溶血，避光并及时分离血清。

2. 测定前应空腹，避免食物中叶酸影响测定结果。

【临床解读】

1. 叶酸又称维生素 M 或蝶酰谷氨酸，是含蝶酰谷氨酸结构的一类化合物的通称，因最初从菠菜叶中分离而得名。其生物学作用主要包括：①四氢叶酸是体内一碳单位转移酶的辅酶，在体内参与多种物质的合成。②参与细胞器蛋白质合成中启动 tRNA 的甲基化过程。

2. 叶酸缺乏常由于酒精中毒、肠道吸收障碍、摄入量不足或需要量增加引起，其典型疾患是巨幼红细胞性贫血，同时也会引起白细胞、血小板水平降低。叶酸缺乏可使同型半胱氨酸向甲硫氨酸转化出现障碍,导致同型半胱氨酸血症。

3. 叶酸过量常见于:治疗巨幼红细胞性贫血时,服用过量的叶酸会掩盖恶性贫血的某些症状,使疾病发展到严重损害神经系统的阶段。

五、维生素 C(vitamin C,VC)

【正常值】

化学比色法(还原性维生素 C):血清 VC 34~114μmol/L。

尿液 VC 114~170μmol/L。

【影响因素】

1. 血清维生素 C 水平受膳食影响,应空腹取血。

2. 标本避免溶血,避光并及时分离血清。

3. 老年人维生素 C 水平较低。

4. 标本应及时分析,以免维生素 C 氧化。

【临床解读】

1. 维生素 C 又称抗坏血酸(ascorbic acid),属水溶性维生素,正常情况下来源于食物。抗坏血酸在抗坏血酸酶作用下脱氢,转化为脱氢抗坏血酸,后者在有供氢体存在时,又可接受 2 个氢原子再转变为抗坏血酸。其生物学作用主要包括:①促进铁的吸收。②促进胶原蛋白的合成。③催化胆固醇转变为 7-α 羟胆固醇反应的 7-α 羟化酶的辅酶。④参与芳香族氨基酸的代谢。⑤参与体内氧化还原反应。

2. 维生素 C 缺乏可引起维生素 C 缺乏症、贫血、过敏、克山病、心源性休克、心肌炎及慢性肝炎等,其中最典型症状就是坏血病。临床症状的早期表现有创伤愈合缓慢、虚弱、倦怠,接着便是牙龈肿胀和出血及腹部、臀部、腿部、上臂膀等处轻微出血。长期缺乏将会引起肌肉和心肌衰退,大出血,甚至死亡。由于维生素 C 对机体的功能是多方面的,因此维生素 C 缺乏症症状也是复杂多样的,如抗病能力降低、易感染、伤口不易愈合等。

3. 过量服用维生素 C 可能会出现恶心、腹部痉挛、腹泻、红细胞破坏、铁吸收过多、胆固醇升高等,此外,大量 VC 可导致肾和膀胱结石的形成。

六、维生素 D(vitamin D,VD)

【正常值】

比色法(1,25-二羟维生素 D_3)：65～156pmol/L。

【影响因素】

1. 血清中 1,25-二羟维生素 D_3 暴露于阳光后增加,并随季节而变化。

2. 儿童血清 1,25-二羟维生素 D_3 水平高于成人。

3. 妊娠期水平增加。

4. 测定试剂中抗体特异性影响测定结果。

【临床解读】

1. 维生素 D 又称抗佝偻病维生素,是类固醇衍生物,属脂溶性维生素。维生素 D 主要包括维生素 D_2(又称麦角钙化醇)及维生素 D_3。其生物学作用主要包括:①促进小肠钙吸收。②促进肾小管对钙、磷的重吸收。③调节血钙平衡。④对骨细胞呈现多种作用。⑤调节基因转录作用。

2. 维生素 D 缺乏主要表现为骨质软化症(osteomalacia)、骨质疏松症(osteoporosis)及佝偻病等。前者常见于成人和孕产妇,后者多发生于儿童。①骨质软化症:成人(特别是孕妇、乳母)维生素 D 缺乏引起的骨质软化症的临床表现为骨质软化、腰腿部骨疼痛、易变形等。②骨质疏松症:维生素 D 缺乏所致的骨质疏松症常见于老人,由于其肾功能降低,胃肠吸收欠佳,户外活动减少,影响骨钙化,可发生自发性骨折。此外,维生素 D 缺乏也可引起肌肉痉挛、小腿抽搐等手足痉挛症的症状。③佝偻病:由于维生素 D 的缺乏,骨骼不能正常钙化,使骨骼变软,弯曲变形,患儿表现为烦躁、夜惊、多汗等,严重缺钙患儿可见肋骨与软肋骨衔接处有珠状凸起,下肢呈"O"形或"X"形,胸骨外凸形成"鸡胸"等,由于钙磷代谢失调,患儿牙齿发育不良,易发生龋病。

3. 维生素 D 过多常由于过量摄入维生素 D 引起,其临床表现为疲劳、无力、食欲缺乏、恶心、呕吐、腹泻等,严重者可有生长发育迟缓、高热、脱水、癫痫发作等,可引起肾、脑、肺、胰腺等脏器异位钙化灶和肾结石。

4. 结合钙、磷及甲状旁腺素测定可全面判断体内钙、磷代谢状态。

七、维生素 E(vitamin E, VE)

【正常值】

化学比色法：$11.6 \sim 46.4 \mu mol/L$。

【影响因素】

1. 采血前禁食。

2. 标本避免溶血，采集后应及时处理以免氧化。

【临床解读】

1. 维生素 E 属脂溶性维生素，可分为生育酚(tocopherol)和生育三烯酚(tocotrienol)两大类。每类又根据甲基的位置不同而分成 α、β、γ、δ 4 种。其中以 α-生育酚(α-T)生物活性最高，故通常以 α-生育酚作为维生素 E 的代表。其生物学作用主要有：①抗氧化作用；②预防衰老；③促进血红素代谢；④促进蛋白质合成；⑤与生殖功能和精子生成有关。

2. 维生素 E 缺乏常见于溶血性贫血、水肿、蜡样质色素沉着及囊性纤维化等。维生素 E 是高氧化剂，能保护生物膜免受过氧化作用而被破坏。当维生素 E 缺乏时，红细胞膜受损，寿命缩短，出现溶血性贫血。此外，由于维生素 E 功能的多样性，其缺乏的临床表现也较为多样，如可引起肝代谢失调，肌肉、神经障碍，运动失调，毛发脱落，精子缺乏等。

3. 维生素 E 过多主要表现为骨骼肌无力、生殖功能紊乱、胃部不适等。大剂量维生素 E 可抑制生长，干扰血液凝固等，出现骨骼萎缩、凝血时间延长等表现。

八、维生素 K(vitamin K, VK)

【正常值】

化学比色法：$1.1 \sim 4.4 nmol/L$

【影响因素】

1. 采血前禁食。

2. 标本避免溶血，采集后应及时处理。

【临床解读】

1. 维生素 K 又称凝血纤维素，属脂溶性维生素，可分为维生素 K_1、维生素 K_2、维生素 K_3、维生素 K_4 四类，其中维生素 K_1、维生素 K_2 是天然产物，为脂溶性化合物，维生素 K_3、维生素 K_4 是人工合成品，为水溶性化合物。其主要生物学作用包括：①是 γ-羟化酶的辅助因子；②维持体内凝血因子 Ⅱ、Ⅶ、Ⅸ、Ⅹ 在正常水平；③促进骨的重建及钙的动员。

2. 维生素 K 分布广泛，而且肠道内的细菌也能合成，所以一般不易缺乏。如果维生素 K 缺乏，血中几种有助于凝血的因子含量就会降低，使血液凝固发生障碍。轻者凝血时间延长，重者可出现紫癜、牙龈出血、鼻出血、创伤后流血不止等情况。新生儿因维生素 K 不能通过胎盘，出生后肠道又无细菌，所以可容易产生维生素 K 缺乏。另外，某些疾病可能会发生维生素 K 的继发性缺乏，如黄疸，因肠内胆汁缺乏，影响了脂肪和维生素 K 的吸收；肝病，维生素无法发挥作用；消化功能障碍，肠吸收功能减退等。此外，维生素 K 缺乏还可见于营养不良、溶血性贫血、不孕症等。

3. 维生素 K 过量比较少见，可见于过多补充维生素 K 引起的溶血性贫血，高胆红素血症，过敏性皮炎等。

第十二节　肾功能检验

一、血肌酐(creatinine,Cr)

【正常值】

Jaffe 法：男性 44～133μmol/L。

女性 30～106μmol/L。

【影响因素】

1. 温度升高时，可使碱性苦味酸溶液显色增深，但标准与测定的增深程度不一致。因此，测定需在室温进行。

2. 特异性不高，可受维生素 C、丙酮酸、胆红素等假肌酐影响。

3. 轻微溶血标本对测定肌酐无影响，但可使肌酸结果偏高。

【临床解读】

1. 血肌酐的浓度取决于机体的产生和摄入及肾的排泄能力。在外源性肌酐摄入量稳定、体内肌酐生成量恒定的情况下，其浓度主要取决于肾小球的滤过功能。血尿素浓度除受肾功能影响外，还受摄入蛋白质食物量的影响，而肌酐基本不受食物因素影响，生成量较恒定，故血肌酐测定较血尿素更能准确地反映肾小球功能。因而临床检测 Cr 浓度主要用于肾功能评价，是反映肾小球滤过率的较好指标。同时，肌酐产量与肌肉量平行，故也可作为肌肉量的评价指标。

2. 血肌酐与肾小球滤过率之间的关系呈平方双曲线。只有在肾功能不全失代偿期,肾小球滤过率下降到 50% 以下时,血肌酐才会开始迅速上升。在肾功能不全的代偿期尿素可轻度升高(>8.0mmol/L),肌酐可不增高或轻度增高;在肾衰竭失代偿期,尿素可中度升高($17.9\sim21.4$mmol/L),肌酐也中度升高(442.0μmol/L);尿毒症时尿素 >21.4mmol/L,肌酐可达 1 800μmol/L,为尿毒症的诊断标准之一。

3. 血液中 Cr 含量增高可见于急性或慢性肾功能不全、肾小球肾炎、充血性心力衰竭、休克、肢端肥大症、巨人症等。而在尿崩症、妊娠、肌肉萎缩性病变、恶病质等情况下会使 Cr 降低。

二、血尿素氮(blood urea nitrogen,BUN)

【正常值】

脲酶 UV 法:男性 2.6~8.0mmol/L。

女性 1.8~6.8mmol/L。

【影响因素】

1. 标本避免溶血,溶血对测定有干扰。

2. 血氨升高可使 BUN 测定结果偏高。

3. 标本最好使用血清,用铵盐抗凝剂可使测定结果偏高。

4. 测定过程中,各种器材及蒸馏水应无氨污染。

【临床解读】

1. 尿素是人体蛋白质分解的代谢产物,此外氨在肝尿素循环中也能合成尿素。人体内 90% 以上的尿素通过肾排泄,在摄入食物及体内分解代谢比较稳定的情况下,其血液浓度取决于肾的排泄能力,因此,尿素的浓度在一定程度上可反映肾小球滤过功能的损害程度,是常用的肾功能指标。但只有当肾小球滤过率下降超过 50% 时,血尿素才会开始迅速上升。临床检测 BUN 浓度主要用于肾功能的评价和蛋白质代谢及营养学评价。

2. 血尿素氮浓度的升高受多种因素的影响,分为生理性和病理性两个方面。

(1)生理性因素:高蛋白质饮食可引起血尿素浓度和尿液排出量显著升高。成人血清尿素浓度男性比女性平均高出 0.3~0.8mmol/L,并随着年龄的增长有增高的倾向。妊娠妇女由于血容量增加,尿素浓度比非孕妇低。

(2)病理性因素:可分为肾前性、肾性及肾后性三方面。①肾前性:主要是严重失水引起的血液浓缩,肾血流量减少及肾小球滤过率降低,从而使尿素潴留,可见于剧烈呕吐、肠梗阻和长期腹泻;②肾性:为最常见的因素,可见于急性肾小球肾炎、肾衰竭、慢性肾盂肾炎及中毒性肾炎等,在肾功能不全的代偿期可见尿素轻度升高(>8.0mmol/L),肾衰竭失代偿期,尿素可中度升高(17.9~21.4mmol/L),肌酐也中度升高(442.0μmol/L);尿毒症时尿素>21.4mmol/L,肌酐也可达 1800μmol/L,为尿毒症的诊断标准之一;③肾后性:如前列腺肥大、尿路结石、尿道狭窄、膀胱肿瘤等都可能使尿路阻塞引起血尿素升高。

3. 血液尿素减少较少见,除了妊娠、蛋白质营养不良等情况外,常表示有严重的肝病、肝坏死。

三、尿酸(uric acid,UA)

【正常值】

尿酸酶法:男性 150~440μmol/L。

女性 95~360μmol/L。

【影响因素】

1. 标本避免溶血,及时分离血清。

2. 标本中维生素 C 浓度过高,可使测定结果偏低。

【临床解读】

1. 尿酸是机体嘌呤代谢的终末产物,其中大部分由内源性核酸降解产生,小部分来源于食物中的核酸代谢。血尿酸主要从肾脏排出,肾功能减退时尿酸增高。尿酸从肾小球滤过后在肾小管中重吸收和分泌,最后排出滤过量的 8%,在严重肾衰竭时肾小管分泌大增,可达滤过量的 85%被排出,但在慢性尿毒症时尿酸的增高程度不明显。临床检测 UA 浓度主要用于痛风诊断、关节炎鉴别及肾功能评价。

2. 男性尿酸>440μmol/L,女性>360μmol/L 被称之为高尿酸血症,常见的原因有:

(1)原发性:由代谢性嘌呤产生过多或嘌呤排泄减少。

(2)继发性:包括各种类型的急、慢性肾疾病;利尿药或酒精中毒等;糖尿病、肥胖等引起的酮症酸中毒或乳酸性中毒;肿瘤增殖或化疗等。尿酸水溶解度较低,如果长期的高尿酸血症或 UA≥650μmol/L 时,尿酸易形成结晶和结石,沉积于关节腔软骨及周围软组织,引起强烈的炎症反应,称之为痛风。尿酸盐也可在输尿管和肾等处析出,形成泌尿系统的尿酸结石,造成肾小管损害和功能障碍。

3. 尿酸<90μmol/L称之为低尿酸血症,相对比较少见,主要见于严重的肝细胞病变、肾小管重吸收功能缺陷或过度使用降血尿酸的药物等。

四、血清半胱氨酸蛋白酶抑制剂C（cystatin C,CysC）

【正常值】

免疫散射比浊:0.53～0.95mg/L。

【影响因素】

1. CysC在人体内含量稳定,不受炎症、胆红素、溶血及饮食等影响,并与性别、年龄无关。

2. 血清样本必须彻底凝固,并在离心沉淀后绝不能含有任何颗粒或残存的纤维蛋白,否则会干扰测定。

【临床解读】

1. CysC全称为半胱氨酸蛋白酶抑制剂C,在人体中主要分布于血液、脑脊液、涎液、精液及胸水等。其相对分子质量约为13kD,可自由通过肾小球滤过膜,并几乎完全被肾小管重吸收,因而在尿液中含量很低,可作为一个反映肾小球滤过功能的一个理想指标。尤其是血液中CysC的浓度与肾小球滤过率(GFR)呈良好的线形关系,其敏感度还要高于血肌酐的测定。

2. CysC可作为早期肾损伤的标志,可用于各种肾疾病、糖尿病及肾移植患者GFR状态的监测。

五、内生肌酐清除率（endogenous creatinine clearance rate,Ccr）

【正常值】

Jaffe法:男性(105 ± 20)ml/min。

女性(95 ± 20)ml/min。

根据体表面积校正后,范围为80～120ml/(min·1.73m^2)。

【影响因素】

1. 血液中肌酐明显增高时,可有一小部分肌酐由肾小管分泌到尿中。

此时测出的肌酐清除率高于实际的肾小球滤过率。

2. 血液中肌酐浓度较低时,常用的碱性苦味酸试剂显色法(Jaffe 反应)有其他干扰因素存在,常使血浆测定值偏高,从而使清除率偏低。

3. 进食过量的鱼、肉类食物可影响内生肌酐清除率。

【临床解读】

1. 肌酐为肌肉中磷酸肌酸的代谢产物,相对分子质量为 113D,人体肌肉以 1mg/min 的速度将肌酐排入血中,在严格控制饮食的情况下,血浆中的内生肌酐浓度比较稳定。肌酐经肾小球滤过后,不被肾小管重吸收和分泌,只要同时测定血和尿中的肌酐浓度,并记录下每分钟的尿量就可以计算出内生肌酐清除率。

2. 计算内生肌酐清除率可较早判断肾小球损害:当肾小球功能出现损伤时,最先表现在其肾小球滤过率下降。当肾小球滤过率下降到正常的 50% 以下时,血浆中的尿素及肌酐浓度才会出现增高,当肌酐高达 618.8～707.2μmol/L 时,肾小球滤过率已经明显下降到正常的 10% 了。计算内生肌酐清除率还可评估肾小球滤过功能:Ccr<80ml/min 时,提示肾功能有损伤;Ccr50～80ml/min 为肾功能不全代偿期,Ccr 25～50ml/min 为肾功能不全失代偿期,Ccr<25ml/min 为肾衰竭期(尿毒症期),Ccr<10ml/min 为尿毒症终末期。此外,计算内生肌酐清除率可指导临床治疗:Ccr<30～40ml/min,应限制蛋白质摄入;<30ml/min 噻嗪类利尿药无效;<10ml/min 应进行人工透析疗法。

3. Ccr 增高可见于妊娠、高蛋白质饮食、一氧化碳中毒等情况。而肾小球肾炎、肾盂肾炎、肾病综合征、充血性心力衰竭、大出血、休克等情况下都会使 Ccr 明显降低。

六、肾小管葡萄糖最大重吸收量(maximum tubular absorption of glucose,TMG)

【正常值】

葡萄糖氧化酶-过氧化物酶(GOD-POD)法:

男性 1.67～2.78mmol/(min・1.73m^2)。

女性 1.39～1.94 mmol/(min・1.73m^2)。

【影响因素】

同 GLU 测定。

【临床解读】

1. 正常人血中葡萄糖从肾小球全部滤过后,在近曲小管被全部重吸收,排出的尿液中并无葡萄糖,尿糖呈阴性。当血中葡萄糖浓度增加,使原尿中浓度超过肾小管对葡萄糖的最大吸收极限时,尿液中将会有葡萄糖排出,计算单位时间内肾小球滤出的葡萄糖量,减去尿中出现的葡萄糖量,即可计算出 TMG。其值可反映有效肾单位的数量和功能,是衡量肾小管重吸收功能的指标之一。

2. 慢性肾小球肾炎、肾动脉硬化症、慢性肾盂肾炎等疾病都可导致肾小球闭塞或肾小管缺血损伤,影响葡萄糖滤过或重吸收,使 TMG 减少。

七、尿渗量(urine osmol, Uosm)

【正常值】

计算法:600~1 000mOsm/L。

【临床解读】

1. 尿渗量反映尿中各种溶质微粒的总数目,与溶质分子的相对质量、微粒体积大小无关,因而测定尿渗量可反映肾的浓缩和稀释能力。

2. 尿渗量和血浆渗量相比,当尿渗量高于血浆渗透压时,表示尿已浓缩,称为高渗尿;低于血浆渗透压表示尿已稀释,称为低渗尿;与血浆渗透压相等为等渗尿。尿渗量升高见于糖尿病、脱水、急性肾炎等。尿渗量降低则反映肾小管浓缩功能减退。

八、自由水清除率(free water clearance, CH_2O)

【正常值】

25~100ml/h。

【临床解读】

1. 自由水清除值指单位时间内使尿液达到等渗,而应从尿中减去或加入的纯水量。在尿浓缩时,排出的尿量等于渗透尿量减去被总吸收的纯水量;在尿稀释时,排出的尿量等于等渗尿量加上血浆中清除的纯水量。

2. 自由水清除率正值代表肾稀释能力,负值代表肾浓缩能力,如 CH_2O 等于或接近于 0,则表示肾不能浓缩和稀释尿液,是肾功能严重损害的表现。在急性肾衰竭早期 CH_2O 趋于 0, CH_2O 呈现的负值大小可反映肾功能恢复的程度,所以此测定对急性肾衰竭早期诊断及病情变化有一定价值。

九、肾小球滤过分数
（glomerular filtration fraction, GEFF）

【正常值】

0.18~0.22。

【临床解读】

1. 肾小球滤过分数（GEFF）为在流经肾功能组织的血浆总量中能从肾小球滤过形成原尿的血浆所占百分数。因此，GEFF 受肾小球滤过率和肾血流量两者的影响。

2. 在高血压或心力衰竭时，由于肾血流量减少而使肾滤过分数增加；急、慢性肾炎时，由于肾小球滤过率降低可使肾滤过分数减低。

十、Howard 分肾功能试验
（Howard renal function）

【正常值】

正常人双侧尿量相差<50%，尿钠浓度相差<15%。

【临床解读】

1. Howard 分肾功能试验是因其一侧的肾动脉供血减少，肾小球滤过率虽无明显改变但其患侧分泌尿量及尿钠浓度却呈进行性减少。本试验需 F6 号输尿管导管经膀胱分别插入双侧肾盂，引流肾盂尿液，分别测定尿量及尿钠浓度。

2. 在单侧肾动脉狭窄性高血压的情况下，患侧尿量比健侧少 50% 以上，尿钠浓度比健侧低 15% 以上。

十一、滤过钠排泄分数（filtration
sodium excretion fraction, FENa）

【正常值】

钠排泄分数=（尿钠×血肌酐)/(血钠×尿肌酐）×100%

肾前性氮质血症<1；急性肾小管坏死>2。

【临床解读】

在肾前性急性肾衰竭时，因肾小管对钠的重吸收相对增高，使尿钠减少，血钠升高，从而使 FENa 明显降低。急性肾小管坏死时，肾小管吸收钠障碍，尿钠升高,而 FENa 也升高。因此,FENa 可作为鉴别肾前性急性肾衰竭和急性肾小管坏死的敏感指标。

十二、HCO_3^- 重吸收排泄试验
(HCO_3^- reabsorption excretion test)

【正常值】

正常人尿液中无 HCO_3^-,排泄分数为 0。

【影响因素】

见 HCO_3^- 及肌酐测定。

【临床解读】

1. 口服 $NaHCO_3$ 1～10mmol/kg 或静脉注射 5％的 $NaHCO_3$ 50ml,测定血浆和尿液中的 HCO_3^- 和肌酐含量,并按照下列公式计算:

$$HCO_3^- = (尿 HCO_3^- \times 血肌酐)/(血 HCO_3^- \times 尿肌酐)$$

2. 当近端肾小管酸中毒时,其重吸收 HCO_3^- 的功能减退,尿中 HCO_3^- 的排泄分数 $>15％$;远端肾小管酸中毒时,则 HCO_3^- 的排泄分数 $<5％$。

第十三节　激素及内分泌代谢检验

一、促甲状腺素
(thyroid-stimulating hormone, TSH)

【正常值】

化学发光法:$0.34～5.60\mu U/ml$。

电化学发光法:$0.27～4.20mU/L$。

【影响因素】

1. 采用血清检测。

2. 在 4h 内分离血清,4℃冷藏可稳定 4d。

3. 新生儿、年老、妊娠时 TSH 值偏高。

4. 长期饥饿,长期低碘膳食、寒冷刺激及低氧血症升高。

【临床解读】

1. TSH 增高见于　①原发性甲状腺功能减退症(甲减)、克汀症、甲状腺发育不全、特发性黏液性水肿、慢性甲状腺炎。②手术切除甲状腺后甲状腺

功能减退、放射治疗、抗甲状腺药物治疗后甲状腺功能减退。③垂体 TSH 肿瘤（垂体性甲状腺功能亢进）、TSH 分泌不当综合征、缺碘性地方性甲状腺肿、异位 TSH 综合征、组织对甲状腺激素不敏感综合征。④急性传染性肝炎、肝硬化、原发性肝癌、糖尿病、原发性甲状腺功能减退症、垂体肿瘤伴泌乳闭经,甲状腺激素储备减少症。

2. TSH 减少见于　①原发性甲状腺功能亢进症、自主性甲状腺腺瘤、亚急性甲状腺炎急性期、甲状腺激素替代治疗。②垂体或下丘脑性甲状腺功能减退、垂体肿瘤（泌乳素瘤,库欣病,肢端肥大症）、垂体功能减退症（Simmonds-Sheehan 综合征）、合并于垂体功能减退的继发性甲状腺功能减退症。③使用糖皮质激素、多巴胺、生长抑素等药物。④Digeore 综合征,抑郁症。

二、总四碘甲状腺原氨酸
（total tetraiodo thyronine,TT₄）

【正常值】

化学发光法:63.1～160.9 nmol/L。

【影响因素】

1. 不受饮食、运动影响,无日节律性,可在任何时候采血。

2. 不受碘剂、汞剂、造影剂的影响,但受血清结合球蛋白的影响,TT_4 可呈非病理性增高。

3. 血清应避免反复冻融。

【临床解读】

1. TT_4 升高　①甲状腺功能亢进（包括原发性、继发性甲状腺功能亢进以及高功能腺瘤、自主功能结节、T_4 型甲状腺功能亢进）时,甲状腺合成和分泌 T_4 增高;②新生儿一时性甲状腺功能亢进;③亚急性甲状腺炎和无痛性甲状腺炎（如慢性淋巴细胞性甲状腺炎）;④大量服用甲状腺素和动物甲状腺;⑤口服避孕药、雌激素、肝炎、葡萄胎、淋巴肉瘤、遗传性 TBG 增高、吸毒等均能使 TT_4 增高;⑥TSH 不适当分泌综合征（如垂体肿瘤、异位 TSH 分泌肿瘤、葡萄胎）时增高。

2. TT_4 降低　①甲状腺功能减退时,TT_4 减低;②甲状腺缺乏或先天性发育不良、甲状腺全切除后,血 TT_4 缺乏;③各种非甲状腺疾病,如各种肝病、肝硬化、肝昏迷、肾病、肾衰竭、心肌梗死、呼吸及消化系统的严重疾病、传染病、创伤、烧伤、恶性肿瘤、饥饿、蛋白质营养不良、糖尿病等,均可导致低

T_3 综合征,病情严重者 T_4 亦降低。若 T_4 显著降低,提示病情危重预后不良。病情缓解后 T_3、T_4 恢复正常。

三、总三碘甲状腺原氨酸
(total -triiodothyronine, TT_3)

【正常值】

化学发光法:1.08～3.08 nmol/L(70～200ng/dl)。

【影响因素】

同 TT_4。

【临床解读】

1. T_3(三碘甲状腺原氨酸)测定的临床意义基本同 TT_4,其水平与 TT_4 呈平行变化,但在 T_3 型甲状腺功能亢进症、轻度或亚临床型甲状腺功能减退症,两者变化不平行,需互相补充。

2. 甲状腺功能综合征时,T_3 可轻度增高。

3. 原发性或继发性甲状腺功能减退症时 T_3 降低。

4. 在非甲状腺的严重疾病(肝、肾、心、消化、呼吸系统疾病及传染病、糖尿病、恶性肿瘤、外伤)、手术应激、营养不良等均可发生低 T_3 综合征,疾病缓解后 T_3 恢复正常。

5. 低 T_3 综合征时,伴有 rT_3 的明显增高,TSH 不增高,可以与甲状腺功能减退症相鉴别。

6. T_3 测定对甲状腺功能亢进症的诊断,对甲状腺功能亢进症治疗后复发的监测比 T_4 灵敏,它是 T_3 型甲状腺功能亢进症的特异性诊断指标。

四、游离 T_3 和游离 T_4
[free T_3(FT_3)and free T_4(FT_4)]

【正常值】

FT_3。

化学发光法:3.7～8.0pmol/L。

电化学发光法:2.6～7.1pmol/L。

FT_4。

化学发光法:7.86～14.4pmol/L。

电化学发光法:12～22 pmol/L。

【影响因素】

同 TT_4。

【临床解读】

1. FT_3 和 FT_4 测定不受血清结合球蛋白（TBG）含量的影响，是反映甲状腺功能的灵敏指标。

2. 升高见于：①弥漫性或结节性甲状腺功能亢进症、自主高功能性腺瘤、亚急性甲状腺炎或无痛性甲状腺炎的急性期；②甲状腺素（T_4）过量使用；③垂体 TSH 肿瘤、绒毛膜上皮癌、卵巢肿瘤等异位 TSH 分泌；④甲状腺激素不反应症（垂体型或中枢型）。垂体型是垂体对甲状腺激素负反馈功能障碍导致甲状腺素显著增高。

3. 降低见于：①原发性甲状腺功能减退症：先天性甲状腺发育不全、甲状腺激素合成酶障碍、特发性黏液性水肿、慢性淋巴细胞性甲状腺炎、医源性甲状腺功能减低症；②继发性（腺垂体型）甲状腺功能减退症，散发性（下丘脑型）甲状腺功能减退症。

4. 综合评价多项甲状腺功能的指标，对甲状腺功能亢进症的诊断价值依次为 $FT_3 > FT_4 > T_3 > T_4$，对甲状腺功能减退症的诊断价值依次为 $FT_4 = TSH > T_4 > FT_3 > T_3$。

五、反三碘甲状腺原氨酸
（reverse triiodothyronine, rT_3）

【正常值】

放射免疫法（RIA）：$0.2 \sim 0.8$ nmol/L。

【影响因素】

血清 rT_3 水平受甲状腺结合球蛋白、清蛋白浓度与结合力的影响。

丙硫氧嘧啶（PTU）、普萘洛尔、地塞米松及含碘制剂如氨碘酮、造影剂等药物可引起 rT_3 水平升高。

【临床解读】

1. 增高见于各种原因所致甲状腺功能亢进症。

2. 降低见于各种原因所致的甲状腺功能减低症，如慢性淋巴细胞性甲状腺炎、单纯性甲状腺肿。

3. 甲状腺功能亢进症治疗过程如 T_4、rT_3 均减低，提示药物过量，T_3，rT_3 均正常说明药量适当，故可用于治疗监测。

4.非甲状腺疾病:各种肝病、肝硬化、肝昏迷、肾病、肾衰竭、心肌梗死、严重呼吸和消化系统疾病、传染病、恶性肿瘤、创伤、烧伤、手术、糖尿病等可致 rT_3 明显升高。

六、促甲状腺释放激素
(thyrotropin-releasing hormone,TRH)

【正常值】

放射免疫法(RIA):血清 179.2 ～812pmol/L。

【影响因素】

1.本试验的不良反应有暂时性尿急、恶心、呕吐、眩晕和心动过速等。

2.注射 TRH 后 1～4h 可见血清 T_3 及 T_4 增加。

3.血中的 TRH 大部分经酶的作用快速降解,小部分通过肾小球滤过,从尿中排泄。测定尿中 TRH 可反映其血浓度。

【临床解读】

1.原发性、垂体性甲状腺功能减退、医源性甲状腺功能减退及亚急性甲状腺炎时 TRH 增高。

2.甲状腺癌、晚期乳腺癌时 TRH 增高。

3.先天性 TRH 缺乏症,甲状腺功能减退、服用巴比妥类镇静药时 TRH 降低。

七、甲状腺[131]碘吸收率试验
(thyroid iodine uptake test)

【正常值】

放射免疫法(RIA):2h 0.13～0.25(13％～25％)。

　　　　　　　　　　24h 0.36～0.45(36％～45％)。

【影响因素】

凡是进入体内的含碘物均能使吸碘率降低,如含碘造影剂、含碘食物、药物;抗甲状腺药物、外源性甲状腺激素、碘含片、口服避孕药、肾上腺皮质激素等。

【临床解读】

1.给予受试者已知剂量的[131]I 后,用探测器在甲状腺区测量[131]I 的放射性强度,可以判断甲状腺的功能。

2.吸碘率增高　见于甲状腺功能亢进症,多数患者吸碘率增高,并伴有吸收速度加快,出现高峰前移。单纯性甲状腺肿、克汀病、青春期甲状腺肿等均可有吸碘率增高,但不伴有高峰前移。

3. 吸碘率减低见于:甲状腺功能减退症及急性、亚急性和慢性甲状腺炎。

八、T₃ 抑制试验
(thyroid perchlorate discharge test)

【正常值】

放射免疫法(RIA):见临床解读。

【影响因素】

1. 凡是进入体内的含碘物如含碘造影剂、含碘食物或药物(抗甲状腺药物、外源性甲状腺激素、碘含片、口服避孕药、肾上腺皮质激素)等均能使吸碘率降低。

2. 诊断甲状腺疾病时除做本试验外,还需结合其他甲状腺功能检查、甲状腺激素水平测定等才能完善诊断。

【临床解读】

1. 正常人服用外源性甲状腺激素后,24h 吸碘率较服药前下降 0.50 以上,或<0.25。甲状腺功能亢进症患者服药后 24h 吸碘率下降不足 0.50。缺碘性甲状腺肿时,吸碘率可明显增高,但无高峰前移,服药后 24h 吸碘率与正常人相同。

2. 缺碘性甲状腺肿的病人可表现为吸碘率明显增加,但在服用外源性甲状腺激素后吸碘率明显受到抑制,可用于鉴别吸碘率增高的原因。

九、促甲状腺激素受体抗体(thyroid stimulating hormone receptor antibody, TRAb)

【正常值】

电化学发光法:0~1.58IU/L。

【影响因素】

患者 24h 内应没有接受静脉穿刺给予放射性核素。

【临床解读】

促甲状腺素受体抗体(TRAb)又称为甲状腺刺激性抗体(TSAb)或甲状腺刺激性免疫球蛋白(TSI)。TRAb 是一种甲状腺的自身抗体,是在弥漫性毒性甲状腺肿自身免疫过程中产生的,可以刺激甲状腺产生甲状腺激素,测定 TRAb 有利于对弥漫性毒性甲状腺肿发病机制的研究。目前知道与甲状腺素受体有关的抗体有:①甲状腺刺激抗体(TSAb);②甲状腺生长刺激免疫球蛋白(TGI);③甲状腺功能抑制抗体(TFIAb)。据国内外学者的研究结果表明,80%～100%的弥漫性毒性甲状腺肿病人血清中可以测到这种抗体,而在其他类型的甲状腺功能亢进症病人这种抗体则很少被测到。因此测定 TRAb 对鉴别各种类型的甲状腺功能亢进症具有很高的价值,但须注意的是,少数弥漫性毒性甲状腺肿病人血清中也测不到 TRAb,这可能是由于 TRAb 测定方法还不够灵敏,很低量的 TRAb 不能测到。

十、甲状腺过氯酸盐排泄试验
(perchlorate discharge test)

【正常值】

见临床解读。

【临床解读】

1. 结果判断:于吸碘试验后 1～2h 口服过氯酸钾 100mg/kg 体重,1h 后再测第 2 次吸碘率,甲状腺功能正常者,第 2 次吸碘率较第 1 次无明显下降,为阴性;当存在碘的有机障碍时,第 2 次吸碘率较第 1 次明显下降,为阳性。

2. 耳聋-甲状腺综合征、慢性淋巴细胞性甲状腺炎、碘化物所致的甲状腺肿及甲状腺功能亢进症时服用抗甲状腺药物呈阳性反应。

十一、甲状旁腺素(parathyroid hormone,PTH)

【正常值】

电化学发光法:15～65ng/L。

【影响因素】

1. 检测 PTH 应同时测定血钙浓度。

2. 不同病人 PTH 水平存在异质性。

【临床解读】

1. 升高见于 ①原发性甲状旁腺功能亢进症、假性特发性甲状旁腺功能减退症;② 继发性甲状旁腺功能亢进症、慢性肾衰竭、单纯甲状腺肿;③甲状腺功能亢进症、老年人、糖尿病性骨质疏松、异位 PTH 分泌综合征;④药物或化学因素,如磷酸盐、降钙素、氯中毒等。

2. 降低见于　①特发性甲状旁腺功能减退症、低镁血症性甲状旁腺功能减退症,由于 PTH 分泌减少引起低钙血症;②非甲状腺功能亢进性高钙血症如恶性肿瘤、结节病、维生素 D 中毒、甲状腺功能亢进症及其他,由于高钙血症抑制 PTH 分泌。

十二、心房钠尿肽(atrial natriuretic peptides,ANP)

【正常值】

放射免疫法(RIA):1.08～3.12pmol/L。

【影响因素】

1. 在含有 10％EDTA-Na$_2$ 30μl 和抑肽酶 30μl 的试管中,抽取静脉血 2ml,混匀。

2. 样本需在 30min 内离心,4℃,2 000r/min,15min,取血浆置－20℃冰箱保存。

【临床解读】

心房钠尿肽又称心钠肽,是由心房分泌的 28 个氨基酸的多肽,是调节体液、体内钠平衡和血压的重要激素,当心血容积增加使心室压力超负荷时即可大量分泌。在心力衰竭时由于 ANP 合成增加,ANP 可明显增高,而且其增加的程度与心力衰竭的严重程度成正比,和射血分数成反比,并随治疗有效而下降。

十三、促卵泡激素(follicle stimulating hormonehormone,FSH)

【正常值】

电化学发光法:男性 1.5～12.4mU/ml。

女性 滤泡期　3.5～12.5mU/ml。

排卵期　4.7～21.5mU/ml。

黄体期　1.7～7.7mU/ml。

绝经期　25.8～134.8mU/ml。

【影响因素】

1. 空腹抽血后立即分离血清进行检测,如不能及时检测,应冻存不得超过 15d。

2. 放射性治疗和体内核素诊断可影响该实验结果。

3. 由于血清中 FSH 浓度有较大的变异性,仅用 1 次测定值解释结果应特别小心。

4. 雌激素治疗和某些药物可以影响 FSH 的测定结果。

5. 妊娠时高水平可影响 FSH 的结果。

【临床解读】

1. FSH 升高见于　①原发性卵巢功能低下、卵巢排卵障碍;②早期腺垂体功能亢进、完全性性早熟、原发性不孕、肾上腺皮质激素治疗后;③男性不育症、睾丸精原细胞癌、原发或继发性闭经、溢乳闭经;④垂体 FSH 瘤,异位激素分泌综合征、Turner 综合征。

2. FSH 降低见于　①垂体性或下丘脑性性腺功能减退、腺垂体功能减退、席汉综合征、月经失调、子宫内膜异位症;②孕酮及雌激素治疗。

3. 月经周期中测定血或尿中的 FSH 和 LH 峰,可准确判断排卵期,从而确定受精的最适时间,排卵前可见明显 FSH 峰,测定 FSH 的变化有助于鉴别闭经是在卵巢、垂体或下丘脑水平。

4. 男性性功能低下及青春期延迟。在男性其他系统疾病时,血睾酮降低,不伴有 FSH 增高,提示严重疾病时有下丘脑-垂体-性腺轴的功能受抑。

十四、促黄体激素(luteinizing hormone,LH)

【正常值】

电化学发光法:

男性　1.7～8.6mU/ml。

女性滤泡期　2.4～12.6mU/ml。

排卵期　14～95.6 mU/ml。

黄体期　1.0～11.4mU/ml。

绝经期　7.7～58.5mU/ml。

【影响因素】

同 FSH 测定。

【临床解读】

1. 血清 LH 在排卵时出现峰值,比雌二醇、FSH 更为准确,是目前首选的判定排卵的指标。

2. LH 增高多见于多囊卵巢综合征,余参见 FSH 项。

3. LH 降低多见于垂体功能障碍,可导致不孕症。

4. 绝经期卵巢功能及雌激素水平下降,导致下丘脑负反馈控制的消除,LH 水平明显增高。

十五、泌乳素（prolactin，PRL）

【正常值】

电化学发光法：

男性 $86\sim324\mu IU/ml$

女性 $102\sim496\mu IU/ml$

【影响因素】

1. 妊娠、肾疾病、雌激素治疗、甲状腺功能减退等情况均可使血中 PRL 水平改变。

2. 某些药物可影响 PRL 的产生和释放。

3. 因 PRL 睡眠时增高,起床后缓慢下降,应在上午 8:00～10:00 安静状态下采血。

【临床解读】

1. PRL 增多见于 ①某些生理情况：新生儿期、月经排卵期、妊娠、胸壁刺激、产后、哺乳期、活动过度、应激状态、夜间睡眠等；②药物性增高：雌激素、利舍平、雷尼替丁、氯丙嗪、甲基多巴、西咪替丁、阿片等；③垂体病变：垂体泌乳素瘤,垂体其他内分泌瘤、脑膜瘤、肢端肥大症、库欣综合征；④ 丘脑病变：如肿瘤、肉瘤、浸润性病变及脑膜炎后功能性紊乱、青春期下丘脑综合征、产后闭经-溢乳综合征；⑤其他内分泌和非内分泌疾病：原发性甲状腺功能减退症伴闭经、肢端肥大症、卵巢全部或部分切除、慢性肾衰竭、肝硬化；⑥非内分泌肿瘤伴"异位 PRL 分泌症群"、肾癌、肺癌；⑦男性性功能低下,伴骨质疏松者；⑧Chiari-Frommel 综合征（产后闭经综合征）、多毛症；⑨其他：特发性溢乳、糖尿病、肝病、肾衰竭、呼吸困难、呼吸衰竭、结节病。

2. PRL 减少见于 垂体功能减低、席汉综合征、单一性 PRL 分泌缺乏征、原发性不孕症、多囊性卵巢综合征、功能失调性子宫出血、乳腺癌次全切除术后。

十六、孕酮（progesterone，P）

【正常值】

电化学发光法：

血清:成年男性:1.28～2.68nmol/l(0.4～0.84ng/ml)。

女性:滤泡期:0～3.55nmol/l(0～1.1ng/ml)。

排卵期 1～4.86nmol/l(0.31～1.52ng/ml)。

黄体期 16.51～60nmol/l(5.16～18.56ng/ml)。

绝经期 0～0.24(0～0.078ng/ml)。

妊娠初期(0～3 个月):36.1～290.3(11.2～90.0ng/ml)。

妊娠中期(3～6 个月):82.3～288.4nmol/l(25.5～89.4ng/ml)。

妊娠后期(＞6 个月):156.1～1 362.9nmol/l(48.4～422.5ng/ml)。

【影响因素】

1. 申请本测试项目时要注明受检者性别、年龄,如果是女性妊娠期,要注明妊娠天数及末次月经时间。

2. 正常妊娠从第 1 周开始孕酮升高,35 周达高峰。

3. 不同测定方法所测结果之间不具有可比性,受检者样本应采用同一方法进行检测。

【临床解读】

1. 升高见于 葡萄胎、妊娠高血压综合征、原发性高血压、先天性肾上腺增生、糖尿病孕妇、先天性 17 羟孕酮发生障碍所致肾上腺皮质综合征、卵巢颗粒层膜细胞瘤及卵巢脂肪样瘤。

2. 降低见于 先兆流产、异位妊娠、早产、死胎、闭经、不孕症、先天性卵巢发育不全症,黄体功能不全,绒毛膜上皮细胞癌,严重妊娠高血压综合征,肾上腺和甲状腺功能严重失调等。

十七、雌二醇(estradiol,E_2)

【正常值】

电化学发光法:

成年男性 38.17～152.38pmol/L(11～43.9ng/L)。

女性 滤泡期 83.54～664.95pmol/L(24.5～195 ng/L)。

排卵期 226.76～1 401.51pmol/L(66.5～411 ng/L)。

黄体期 144.4～890.01pmol/L(40～261 ng/L)。

绝经期 0～134.7pmol/L(0～39.5 ng/L)。

【影响因素】

1. 血清雌二醇水平在女性绝经期波动较大,应多次测定。

2. 不同测定方法所测结果之间不具有可比性,受检者样本应采用同一方法进行检测。

【临床解读】

1. E_2 增高

(1)妊娠、多胎妊娠、糖尿病孕妇。

(2)肝硬化、卵巢癌、浆液性囊腺癌、心脏病、系统性红斑狼疮。

(3)男性乳腺发育症、女性性早熟。

2. E_2 降低

(1)妊娠高血压综合征(特低者提示宫内胎儿死亡、畸形、无脑儿、垂体或卵巢性不孕)。

(2)皮质醇增多症(通过负反馈作用,垂体分泌促性激素受抑制)。

(3)妊娠期吸烟妇女,葡萄胎患者。

(4)更年期综合征。

十八、雌三醇(estriol,E_3)

【正常值】

血清放射免疫法(RIA):

妊娠 26 周(18.9±17.4)nmol/L[(5.45±0.50)ng/ml]。

妊娠 27～30 周(20.99±4.7)nmol/L[(6.06±1.36)ng/ml]。

妊娠 31～34 周(24.5±5.76)nmol/L[(6.99±1.66)ng/ml]。

妊娠 35～38 周(40.25±7.78)nmol/L[(11.60±2.27)ng/ml]。

妊娠 39～42 周(54.96±11.45)nmol/L[(15.84±3.30)ng/ml]。

妊娠 43 周(47.22±13.46)nmol/L[(13.61±3.93)ng/ml]。

【影响因素】

1. 样本收集采用妊娠期血清和 24h 尿液。

2. 测定血样 E_3 更准确,更早反映胎儿-胎盘单位的功能状态。

【临床解读】

1. 增多见于 ①胎儿肾上腺皮质活动增强:如巨大胎儿、双胎或多胎、无脑儿;②心脏病、肝硬化、先天性肾上腺发育不全所致胎儿男性化、肝硬化。

2. 降低见于 ①胎儿因素,如无脑儿、胎儿假死、胎儿发育迟缓、肾上腺皮质发育不全或不发育;②胎盘因素,如妊娠期应用糖皮质激素、过期妊娠、胎儿窘迫、胎盘缺陷;③母体因素,如肝、肾功能障碍,大量使用皮质激素,妊娠高血压综合征、糖尿病合并妊娠,RH 不配合等。

十九、血清双氢睾酮
(plasma dihy-drotestosterone,DHT)

【正常值】

放射免疫法(RIA):男性:1.03~2.92 nmol/L(30~85ng/dl)。

女性:0.14~0.76 nmol/L(4~22ng/dl)。

【影响因素】

采集空腹静脉血 2ml,不抗凝或用 EDTA 抗凝,即时分离取血清或血浆进行测定。

【临床解读】

1. DHT 是睾酮经代谢生成,活性更强,在女性多毛症、甲状腺功能亢进者可升高。

2. 5α-还原酶缺陷所致性分化异常、甲状腺功能减退、男性性发育不全等可见降低。

二十、17α-羟孕酮
(17α-hydoxy progesterone,17α-OHP)

【正常值】

放射免疫法(RIA):

1. 血清　成年男性(0.13±0.46)μg/L。

成年女性　卵泡期(0.53±0.5)μg/L。

黄体期　(4.46±2.89)μg/L。

绝经期　(42.8±22.9)μg/L。

新生儿　(4.0±11.3)μg/L。

2. 羊水　妊娠中期(1.76±1.15)μg/L。

足月　(1.33±1.24)μg/L。

3. 尿　(11.6±3.1)mg/24h。

【影响因素】

同孕酮测定。

【临床解读】

1. 17α-OHP 为一切类固醇激素合成的中间产物,肾上腺、睾丸、卵巢的黄体和胎盘都可合成和分泌。

2. 增高见于先天性肾上腺皮质增生、21-羟酶缺乏。

3. 月经后半期预测排卵期。

二十一、人绒毛膜促性腺激素-β 亚基（β-subunit of human chorionic gonadotropin，β-HCG）

【正常值】

血清电化学发光法：0～3 U/L。

【影响因素】

1. 绝经期妇女血液中有时可检出 β-HCG 样免疫活性物质。

2. 近年来从恶性肿瘤患者血和尿中检出低分子量 β-HCG 样免疫活性物质，如分界值为 0.2ng/ml，卵巢癌检出率约 64％、子宫癌检出率约 30％。

【临床解读】

1. β-HCG 的测定可用于早孕、葡萄胎、绒毛膜上皮细胞癌的辅助诊断以及对某些避孕药和化疗药物的疗效观察，完全或不完全流产鉴别、绝育效果评价。

2. β-HCG 增高见于：妊娠（包括异位妊娠）、绒癌、葡萄胎、睾丸肿瘤，异位分泌 HCG 综合征（乳腺癌、卵巢癌、肠癌、胰腺癌、宫颈癌、肺癌、胃癌）。

3. β-HCG 降低见于先兆流产。

二十二、人垂体促性腺激素（human pituitary gonadotropin，hPG）

【正常值】

放射免疫法（RIA）：

绝经期：≥52.8mU/24h 尿。

生育期：6.6～5.28 mU/24h 尿。

【影响因素】

尿 hPG 测定个体差异大，直接测血清 FSH 及 LH 水平优于尿 hPG 的测定。

【临床解读】

1. 测定尿对鉴别垂体闭经和卵巢性闭经有一定帮助，多囊卵巢综合征、功能性子宫出血病、痛经等 hPG 排量可在正常范围。

2. 尿 hPG 排量显著升高常见于:更年期、绝经后期、卵巢切除及卵巢发育不良等。

3. 尿 hPG 升高还可见于卵巢肿瘤、卵巢无性细胞瘤时,当手术切除后,尿 hPG 排量下降,可降至正常水平。

二十三、血浆总皮质醇(plasma total cortisol,PTC)

【正常值】

电化学发光法:7:00~10:00:171~536 nmol/L;16:00~20:00:64~340 nmol/L。

【影响因素】

1. 有日分泌节律,必须分别在上午 8:00 和下午 4:00 取静脉血。

2. 采血前至少安静休息 30min。

3. 不需抗凝或用肝素、EDTA 抗凝,尽快分离血浆,4~25℃ 可稳定 1 周,长期保存须冷冻。

4. 需考虑或排除药物和应激状态的影响。

【临床解读】

1. 增多见于 ①库欣综合征(垂体 ACTH 肿瘤)、异位 ACTH 分泌肿瘤、异位 CRH 分泌肿瘤。②肾上腺皮质功能亢进、腺垂体功能亢进症、单纯性肥胖、急性心肌梗死、脑血管意外。③应激状态(手术、创伤、大量出血、寒冷等)、神经性畏食、抑郁症、低血糖反应,ACTH 制剂使用。④全身消耗性疾病、肝硬化等严重肝病。

2. 降低见于 ①慢性肾上腺皮质功能减退症、腺垂体功能减退并继发性肾上腺皮质功能减退症、先天性肾上腺皮质功能减退症。②肾上腺切除术后。③药物性降低,如水杨酸类、苯妥英钠等。④合成皮质类固醇的使用。

二十四、尿游离皮质醇(urine free cortisol,UFC)

【正常值】

放射免疫法(RIA):

平均值(165.5±9.6)nmol/ 24h 尿[(60±3.5)μg/24h 尿)]。

范围(88.2~257.97)nmol/ 24h 尿[(32~93.5)μg/24h 尿)]。

【影响因素】

1. 患者避免应激和接触抗醛固酮、利尿药螺内酯,喹丫因等。

2. 塑料容器中预先加入 33％乙酸或盐酸 20ml,置冰块上,准确留取 24h 尿,记尿量,混合后用试管取约 10ml 置冰盒内送检。4℃稳定 1 周。

【临床解读】

1. 增多见于　肾上腺皮质功能亢进、垂体 ACTH 肿瘤、异位 ACTH 分泌瘤、腺瘤或腺癌、各种应激、情绪激动、体力活动、妊娠、口服避孕药及肥胖。

2. 减少见于　皮质功能减低,<27.6nmol/24h(10μg/24h)可排除 Cushing 综合征,但低值不能确认皮质功能低下,因留取标本、肾疾病等因素可导致错误结果。应做兴奋试验。

二十五、血浆醛固酮(plasma aldosterone)

【正常值】

放射免疫法(RIA):

卧位:男性(218.8±94.2)pmol/L[(7.9 ± 3.4) ng/ml]。

　　　女性(254.8±110.8)pmol/L[(9.2 ± 4.0)ng/ml]。

立位:男性(527.4±177.3)pmol/L[(19.4 ± 6.4) ng/ml]。

　　　女性(631.6±246.5)pmol/L[(22.8 ± 8.9)ng/ml]。

【影响因素】

1. 血浆钾、钠离子变化对血浆醛固酮水平影响很大。

2. 应采用平衡饮食,每日钠、钾离子的摄入量分别为 160mmol、60mmol,5～7d 测定血、尿醛固酮水平。

3. 口服避孕药、雌激素类药物、利舍平、普萘洛尔及使用肝素时结果偏低。

【临床解读】

1. 增高见于　①原发性醛固酮增多症、继发性醛固酮增多症、肾性高血压、双侧肾上腺增生、肾上腺癌等。②长期口服避孕药。③充血性心力衰竭、肾病综合征、肝硬化腹水、多发性肾囊肿等。

2. 降低见于　①原发性低醛固酮症、继发性低醛固酮症、腺垂体功能减低、肾上腺皮质功能不全、皮质醇增多症。②恶性葡萄胎、死胎、流产、18-羟类固醇脱氢酶缺乏症及 18-羟化酶缺乏症。

二十六、尿醛固酮(urine aldosterone,urine,ALD)

【正常值】

放射免疫法(RIA):

男性(8.03±3.9)nmol//24h尿[(2.9±1.4)μg/24h尿]。

女性(6.9±3.6)nmol/24h尿[(2.5±1.3)μg/24h尿]。

【影响因素】

1. 禁用降压药、利尿药、雌激素至少4周。

2. 钠平衡膳食(每日食盐100mmol,2～6周)。

3. 33％乙酸或盐酸防腐。

【临床解读】

用于肾上腺醛固酮肿瘤的诊断,增高见于原发性或继发性醛固酮增多症。

二十七、尿17-酮类固醇(urine17-ketosteroids,17-KS)

【正常值】

色谱柱比色法:

男性35～87μmol/24h尿(10～25mg/24h尿)。

女性21～49μmol/24h尿(6～14 mg/24h尿)。

【影响因素】

1. 先排空膀胱,留取24h尿,送检尿液置室温暗处,无须加防腐剂,测尿量并记录,取40ml送检。4℃稳定1周,−20℃稳定1年。

2. 使测定升高的药物有螺内酯、乙硫异烟胺、氯丙嗪、青霉素、红霉素、氯霉素、头孢菌素等。

3. 使测定值降低的药物有雌激素、利舍平、奎尼丁、苯妥英钠等。

【临床解读】

1. 17-KS增高见于 ①皮质醇增多症(Cushing病)、原发性肾上腺皮质肿瘤、Cushing综合征或异位ACTH肿瘤、睾丸间质细胞瘤、多囊卵巢。②先天性肾上腺增生症,表现为多毛、男性化、女性假两性畸形、男性不完全性早熟。

2. 17-KS减少见于 ①腺垂体功能减退、垂体性侏儒、黏液性水肿、某些全身性慢性病(结核病、肝炎肝硬化、严重营养不良)。②甲状腺功能亢进症

（肝胆固醇代谢亢进）、妊娠、肥胖症、睾丸治疗中。③原发性或继发性肾上腺皮质功能减退症：Addison 病、肾上腺肿瘤引起的库欣综合征、双肾上腺切除。④性腺功能减退症、原发性性腺发育不全症、先天性睾丸曲精管发育不良。

二十八、尿 17-羟皮质类固醇
（urine 17-hydroxycorticosteroids, 17-OHCS）

【正常值】

色谱柱比色法：

8 岁以下＜4.1 μmol/24h 尿（1.5mg/24h 尿）。

12 岁以下＜12.4μmol/24h 尿（4.5mg/24h 尿）。

成年男性 8.3～33.2μmol/24h 尿（4.5～12 mg/24h 尿）。

成年女性 6.9～27.6μmol/24h 尿（2.5～10mg/24h 尿）。

【影响因素】

1. 受应激、活动、饮食、昼夜分泌节律的影响，基础值应连续测定 3d 求平均值。

2. 先排空膀胱准确留取 24h 尿，以醋酸或盐酸 10ml 防腐，记录尿量。

3. 使测定值升高的药物有：利福平、乙硫异烟胺、乙酰螺旋霉素、氯霉素、头孢菌素、洋地黄毒苷和氯丙嗪等。

4. 使测定值降低的药物有：合成皮质类固醇、红霉素、苯巴比妥、吗啡、卡马西林和苯妥英钠等。

【临床解读】

1. 17-OHCS 增多见于　①库欣病、库欣综合征、异位 ACTH 肿瘤。②肾上腺性征综合征、11-β 羟化酶缺乏症。③甲状腺功能亢进症、肥胖症、手术、各种应激。

2. 17-OHCS 减少见于　①肾上腺皮质功能减低（原发或继发）、艾迪生病，血浆 ACTH 升高，ACTH 刺激试验无反应或反应减低。②垂体功能减低症，如 ACTH 单独缺乏症、Simmons-Sheehan 综合征。③先天性肾上腺皮质增生症，如 21-羟化酶缺陷症、17-羟化酶缺陷症。④医源性皮质功能减低症，如长期使用皮质类固醇激素，肾上腺皮质失用性萎缩。⑤其他原因，如甲状腺功能减退症、肝硬化、肾功能不全等。

二十九、血浆儿茶酚胺
（plasma catecholamine，CA）

【正常值】

放射免疫法（RIA）：

以去甲肾上腺素计（NA）　591～1773pmol/L。

以肾上腺素计（A）　273～545 pmol/L。

【影响因素】

1. 血液标本应空腹4h以上，48h内禁烟、香蕉、胡桃仁和甲基多巴，1周内禁用拟肾上腺素药如肾上腺素、去甲肾上腺素等。

2. 1个月内避免使用体内放射活性扫描。

【临床解读】

1. 增高见于　嗜铬细胞瘤、成交感神经细胞瘤、原发性高血压、高血压性心力衰竭、心绞痛发作时、急性心肌梗死、慢性肾功能不全、甲状腺功能减退症等。

2. 减低见于　艾迪生病、尿毒症、甲状腺功能亢进症、营养不良、风湿热等。

三十、尿儿茶酚胺（urine catecholamine，CA）

【正常值】

色谱柱荧光比色法：

以去甲肾上腺素计（NA）59.1～295.5nmol/h。

以肾上腺素计（A）0～54.6 nmol/h。

总儿茶酚胺：100μg/24h尿。

【影响因素】

1. 高血压发作时留取标本，如高血压发作时间短，可测定发作时尿与平时尿对比。

2. 6mol/L盐酸20ml防腐，置4℃准确留取24h尿，混合记录尿量，取40ml置冰盒中转送，冷冻保存。

3. 某些药物和食物可以干扰测定结果，试验前3d应停用：维生素C、B族维生素、铁剂、金霉素、氯丙嗪、咖啡、可可、香蕉、橘子等。

4. 试验前应避免过度刺激和精神紧张。

【临床解读】

1. 增高见于　嗜铬细胞瘤、成交感神经瘤、特发性高血压、高血压心力衰竭、心绞痛发作时、心肌梗死、慢性肾功能不全、甲状腺功能减退症、糖尿病、十二指肠溃疡、肝硬化,对肾上腺髓质增生、神经母细胞瘤的诊断也具重要参考价值。

2. 降低见于　艾迪生病、尿毒症、风湿性疾病、甲状腺功能亢进症、特发体位性低血压、癫痫、垂体功能减退症、苯丙酮尿症。

三十一、尿甲氧肾上腺素和尿甲氧去甲肾上腺素 [urine metanephrine(MN)and normetanephrin(NMN)]

【正常值】

放射免疫法(RIA):

MN0.4～0.5mg/24h 尿。

NMN0.6～0.9mg/24h 尿。

【影响因素】

大多数嗜铬细胞瘤患者尿儿茶酚胺、香草扁桃酸(VMA)、MN 和 NMN 都高于正常,偶有少数病人其中两项增高,另一项正常,因此,一项或两项不增高者不能排除嗜铬细胞瘤,应进行全部测定。

【临床解读】

嗜铬细胞瘤患者尿 MN 和 NMN 均明显增高,部分原发性高血压病人也可增高,但增高幅度低于嗜铬细胞瘤患者。

三十二、尿香草扁桃酸 (urine vanillylmandelic acid,VMA)

【正常值】

色谱柱比色法:1.9 ～9.8mg/24h 尿(9.6～49.5μmol/24h 尿）。

【影响因素】

1. 留取高血压发作当日 24h 尿,方法同 CA 检测。

2. 婴幼儿收集 24h 尿困难可用随时尿,但应同时测定尿 HVA 和尿肌酐。

3. 甲基多巴、左旋多巴、茶碱等药物可使结果偏高。

【临床解读】

1. 增多见于 嗜铬细胞瘤、神经节细胞瘤、神经母细胞瘤、皮质醇增多症、原发性醛固酮增多症、先天性心脏病、脑血管障碍、急性肝炎、糖尿病、甲状腺疾病等。

2. 减少见于 苯丙酮尿症、Shy-Drager 综合征（特发性直立性低血压）等。

三十三、肾上腺素（adreninadrenin，Ad）

【正常值】

放射免疫法（RIA）：

血浆＜480pmol/L。

尿 0～80nmol/24h。

【影响因素】

1. 在含有 10％ EDTA-Na_2 30μl 和抑肽酶 30μl 的试管中，抽取静脉血 2ml，混匀。

2. 样本需在 30min 内离心，4℃，2 000r/min，15min，取血浆置－20℃冰箱保存。

【临床解读】

肾上腺素升高常见于持续刺激神经、精神紧张、寒冷、长期给予利舍平治疗及嗜铬细胞瘤等。

三十四、去甲肾上腺素
（Noradrenalinnoradrenalin，NA）

【正常值】

放射免疫法（RIA）：

血浆 615～3 240pmol/L。

尿 0～590nmol/24h。

【影响因素】

1. 在含有 10％ EDTA-Na_2 30μl 和抑肽酶 30μl 的试管中，抽取静脉血 2ml，混匀。

2. 样本需在 30min 内离心，4℃，2 000r/min，15min，取血浆置－20℃冰箱保存。

【临床解读】

肾上腺素升高常见于持续刺激神经、精神紧张、寒冷、长期给予利舍平治疗及嗜铬细胞瘤等。

三十五、促肾上腺皮质激素
(adrenocorticotropic hormone, ACTH)

【正常值】

放射免疫法(RIA)：

上午 8:00　2.2～16.6pmol/L(10～60 pg/ml)。

下午 4:00　1.1～8.76pmol/L(5～40 pg/ml)。

夜晚 12:00　0～2.19pmol/L(0～10 pg/ml)。

【影响因素】

1. 标本留取有节律性。

2. 留取标本前禁用药物，以排除药物对试验的干扰。

3. 以 EDTA 或肝素抗凝，4℃分离血浆，−20℃冰箱内冻存。

【临床解读】

1. ACTH 增高见于　①原发性肾上腺功能不全(Addison 病)、ACTH 不敏感综合征及 ACTH 受体异常。②垂体瘤引起的继发性库欣病。③双侧肾上腺皮质增生(Nelson 综合征)、脑垂体原发或继发性 ACTH 腺瘤。④异位 ACTH 分泌综合征、肺癌、神经性畏食、妊娠、应激状态。

2. ACTH 降低见于　①下丘脑垂体功能减退、垂体卒中。②手术切除垂体、垂体柄切除术、垂体 ACTH 肿瘤。③原发性库欣病、肾上腺皮质肿瘤，应用大剂量皮质激素。④继发于垂体功能减低的肾上腺皮质功能减退征(Simmonds-Sheehan 综合征)。

三十六、生长激素 (growth hormone, GH)

【正常值】

血清放射免疫法(RIA)：正常值如下表。

基础值	空腹值
男性 1.86～29.76 pmol/L	99.19～163.07 pmol/L
女性 0～84.16 pmol/L	398.5～526.84 pmol/L

【影响因素】

1. 空腹抽血后立即分离血清置冰箱冻存,25℃稳定 4h,-20℃稳定 1 年。

2. 试验前 1 天晚餐后不再进食,卧床休息,避免精神刺激。

3. 长期禁食、胰岛素注射所致低血糖、运动、应激等可使 GH 分泌增加。

4. GH 分泌呈昼夜节律性。

5. GH 水平受年龄影响很大,新生儿及婴儿最高,以后逐渐降低。

【临床解读】

1. GH 增高见于 垂体肿瘤、生长激素瘤、巨人症、手术后、低血糖反应、应激反应、进蛋白质餐后、应用性激素治疗后、溴隐亭治疗失败、糖尿病控制不良。

2. GH 降低见于 全垂体功能低下、垂体性侏儒、高泌乳素血症,生理性降低(如休息、肥胖等)、医源性降低(高血糖、皮质类固醇过多、生长激素抑制素、氯丙嗪、利舍平)。

三十七、前列腺素(prostaglandins,PG)

【正常值】

放射免疫法(RIA):

男性(13.3±2.8)nmol/L[(1 024±214)pg/ml]。

女性(11.5±2.1)nmol/L[(888±160)pg/ml]。

PGE:男性(4.0±0.77)nmol/L[(378±73)pg/ml]。

女性(3.3±0.38)nmol/L[(316±36)pg/ml]。

PGF:男性(0.87±0.16)nmol/L[(84±15)pg/ml]。

女性(1.6±0.36)nmol/L[(154±35)pg/ml]。

【影响因素】

1. 在含有 10% $EDTA-Na_2$ 30μl 和抑肽酶 30μl 的试管中,抽取静脉血 2ml,混匀。

2. 样本需在 30min 内离心,4℃,2 000r/min,15min,取血浆置-20℃冰箱保存。

【临床解读】

1. 升高见于 恶性肿瘤、妊娠、低氧血症、心绞痛、分娩、尿毒症、心肌梗死、Bartter 综合征(高醛固酮症和低血钾碱中毒的肾小球旁器增生综合征)、原发性高血压、肾移植排异反应、肾病综合征、糖尿病、高脂血症等。

2. 降低见于　原发性高血压、动脉硬化症、心绞痛、血栓性血小板减少性紫癜、溶血性尿毒症综合征等。

三十八、抗利尿激素(antidiuretic hormone,ADH)

【正常值】

放射免疫法(RIA)(血浆)：

平卧 0.6~1.2 ng/L；脱水后 2.5~7.9 ng/L。

【影响因素】

1. 采用静脉血不抗凝。

2. 长春新碱、巴比妥类、吗啡等可引起药物性增高。

3. 乙醇、苯妥英钠、氯丙嗪使用可引起 ADH 分泌减少。

【临床解读】

1. ADH 增高

(1)腺垂体功能减退、肾性尿崩症、ADH 不适当分泌综合征、对 ADH 抵抗综合征；

(2)血流动力学改变：正压呼吸、失血、失水、休克、充血性心力衰竭、肝硬化腹腔积液等。

(3) ADH 分泌异常症：肾上腺功能减退症、腺垂体功能不全、急进型高血压、慢性肾功能不全等。

(4)异位 ADH 分泌：肺癌、胰腺癌、胃肉瘤、恶性胸腺瘤等。

2. ADH 降低

(1)中枢性尿崩症：原发性尿崩症(原发于下丘脑或神经垂体障碍)、继发性尿崩症(脑外伤、脑肿瘤、结核病手术)、遗传性尿崩症(常染色体显性遗传)。

(2)分泌抑制因素：过多输液、神经性多饮症、负压呼吸。

三十九、血清胰岛素(insulin released test,INS)

【正常值】

化学发光法：空腹 6~27μIU/ml。

【影响因素】

1. 晚餐后不再进食，可饮水，忌烟、酒、茶和咖啡，次日上午 7：30 空腹取血。

2. 胰岛素和胰岛素原存在交叉免疫反应，测定值不代表有生物活性的胰岛素。

【临床解读】

1. 增高

(1)胰岛素瘤、胰岛素自身免疫病等。

(2)肢端肥大症、皮质醇增多症、胰高血糖素症等。

(3)纤维肉瘤、间质瘤、腹腔黏液瘤、胆管癌、肾上腺皮质癌、肾胚胎瘤、淋巴瘤、肝癌、胃癌及肺癌等。

(4)异常胰岛素血症、胰岛素受体异常、胰岛素抵抗。

(5)家族性高胰岛素原血症。

(6)妊娠、感染等。

2. 降低

(1)1型糖尿病(胰岛素依赖性糖尿病)。

(2)部分继发性糖尿病、嗜铬细胞瘤、生长抑素瘤、醛固酮增多症、原发性甲状旁腺功能减退症、多发性垂体功能减退、Laron侏儒、胰腺疾病、血色病。

(3)胰外肿瘤、肾上腺功能减退、垂体功能低下。

(4)药物所致糖尿病,如噻嗪类利尿药、苯妥英钠、吩噻嗪类等。

四十、胰岛素释放试验
(insulin releasing test, IRT, INS)

【正常值】

化学发光法:见临床解读。

【影响因素】

进行本试验前,糖尿病患者服用空腹降糖药者应停药1周。其他注意事项同葡萄糖耐量试验。

【临床解读】

1. INS分泌正常型　空腹INS为$6\sim27\mu IU/ml$,$30\sim60min$峰值是空腹的$5\sim10$倍,$120min$时接近空腹水平。

2. INS分泌减低型　INS高峰延迟,曲线低平,见于1型糖尿病、失控的2型糖尿病、胰腺切除的胰源性糖尿病。

3. INS分泌增高型　空腹INS明显增高,见于肥胖症、2型糖尿病早期、胰岛素抵抗、胰岛素自身免疫综合征、皮质醇增多症。

4. INS分泌延迟型　空腹INS正常、减低或增高,但高峰延迟于血糖高峰之后,见于 β 细胞反应性降低,表现为餐后反应性低血糖。

四十一、血浆胰高血糖素(glucagon,GLUN)

【正常值】

放射免疫法(RIA)血浆:50～100ng/L。

【影响因素】

1. 胰高血糖素易受蛋白酶分解,需加蛋白酶抑制剂(抑肽酶与 EDTA)。

2. 促进分泌的因素:精氨酸、丙氨酸、肾上腺素、血管活性肠肽等多肽激素。

3. 抑制分泌的因素:游离脂肪酸、高血糖、生长抑素等。

【临床解读】

1. 增高见于　糖尿病、饥饿状态、急性胰腺炎、高渗透压状态、AMI、低血糖反应、外科手术、应激状态、肝硬化、肾功能不全。

2. 降低见于　胰腺摘除、重症慢性胰腺炎、垂体功能减退症、不稳定型糖尿病、胰高血糖素缺乏症。

四十二、C 肽(connecting peptide,C-P)

【正常值】

放射免疫法(RIA):

血浆:空腹 0.5 ～2.5pmol /L。

馒头餐后 1h3.6 ～13.4pmol /L。

馒头餐后 2h2.8 ～11.5pmol /L。

馒头餐后 3h1.4 ～5.3pmol /L。

尿液:23～76μg/24h(7.6～25.2nmol/d)。

【影响因素】

1. 标本留取同胰岛素释放试验。

2. 胰岛素抗体与胰岛素原结合可使测定值异常升高。

3. 尿潴留、神经性膀胱炎、尿路感染或尿标本保存不当,均可使测定值减低。

4. 尿 C-P 受饮食成分和数量影响,应连续测定 3d 求平均值。

【临床解读】

1. 增高见于　胰岛 B 细胞瘤、异位胰岛素瘤、胰岛素自身免疫综合征、胰岛素抗体、肥胖、皮质醇增多症、甲状腺功能亢进症、肢端肥大症、肾衰竭。

2. 降低见于　1型糖尿病、长期失于控制或口服降糖药继发失效的2型糖尿病、胰源性糖尿病、垂体功能减退症、肾上腺功能不全症、饥饿状态。

四十三、血清胃泌素(gastrin, GAS)

【正常值】

放射免疫法(RIA)：

基础值<8 pmol/L(100pg/ml)，或1.6～12 pmol/L(20～150 pg/ml)。

兴奋值<16 pmol/L(200pg/ml)。

【影响因素】

1. 禁食至少12h，在精神安定状态下取血为基础值。

2. 静脉血3ml不抗凝，置冰盒中转送，低温分离血清，轻溶血无影响。

3. 餐后、钙离子或胰泌素负荷后取血为兴奋值。

4. 老年人结果偏高与胃黏膜萎缩有关。

【临床解读】

1. 增高

(1)促胃液素瘤、十二指肠溃疡活动期、慢性肾功能不全、旷置幽门窦、甲状腺功能亢进症。

(2)萎缩性胃炎、胃体癌、胃溃疡、迷走神经切除术后。

(3)恶性贫血、肝胆阻塞性疾患。

2. 降低

(1)胃、食管反流、促胃液素降低，贲门区高压带张力，致使胃内容物反流。

(2)甲状腺功能低下时降低。

(3)胃窦黏膜萎缩、β型萎缩性胃炎。

(4)迷走神经切除术后、硬皮症等。

四十四、胰多肽(pancreatic polypeptide, PP)

【正常值】

放射免疫法(RIA)(血浆)：

20～29岁(50±28ng/L)。

30～39岁(115±98 ng/L)。

40～49 岁(165±159ng/ L)。

50～59 岁(181±166 ng/ L)。

60～69 岁(207±129ng/ L)。

【影响因素】

1. PP 浓度随年龄增长而增高。

2. 有性别差异,男性比女性略高。

3. PP 水平随饥饿时间延长而增高。

4. 肝素抗凝,4℃分离血浆,－20℃冻存。

【临床解读】

1. 糖尿病人空腹和餐后 PP 水平高于正常,伴有自主病变者 PP 水平降低。

2. 增高见于:胰腺和消化管肿瘤、类癌综合征、神经性畏食、肾功能不全、血管活性肠肽(VIP)瘤。

3. 降低:见于慢性胰腺炎、迷走神经切除术后、胰腺全切除术后、糖尿病性自主神经病变。

4. 肥胖症基础值和餐后 PP 均显著降低。

四十五、胰液素(secretin)

【正常值】

放射免疫法(RIA):空腹(4.4 ±0.38)ng/ L。

【影响因素】

1. 进餐或饮酒可致胰液素水平升高。

2. 胰液素在血浆或血清中均不稳定,采血需用置于冰桶的肝素化塑料管收集,立即分离血浆冷冻保存。

【临床解读】

1. 增高见于　十二指肠溃疡、乳糜泻、慢性肾衰竭。

2. 降低见于　腹腔疾病、乳糜泻等。

四十六、5-羟基吲哚乙酸
(5-hydroxyindoleacetic acid 5-HIAA)

【正常值】

定性:阴性<30～40mg/L(157～209μmol/L)。

定量（放射免疫法 RIA 放免法）：1.8～6.0mg/24h 尿（9.4～31.4μmol/24h 尿）。

【影响因素】

1.5-HIAA 的分泌率与年龄、性别和种族无关。

2. 应排除食物因素（富含 5-HT 的食物如香蕉、李子、西红柿和核桃等）。

3. 应排除药物（利舍平、噻嗪类衍生物、卢戈液等）可能引起的假阳性或假阴性的影响，一般需禁该种类药物 48h 以上。

【临床解读】

1. 增高见于 类癌、热带性口炎性腹泻、支气管燕麦细胞癌。

2. 降低见于 肾病。

四十七、血、尿新蝶呤
（neopterin in serum and urine）

【正常值】

放射免疫法（RIA）：

血清浓度＜10nmol/ L。

尿新蝶呤/肌酐＜100μmol/mol 肌酐。

【影响因素】

肾功能对新蝶呤排出有影响，故可用尿新蝶呤与肌酐的比值（μmol/mol 肌酐）来表示新蝶呤的含量。

【临床解读】

1. 增高见于：多种自身免疫性疾病、风湿性关节炎、系统性红斑狼疮（活动期）、急性肝炎、慢性肝病、川崎综合征等、细菌性脑膜炎、获得性免疫缺陷综合征（艾滋病）和其他的细菌感染。

2. 新蝶呤水平升高是反映移植物抗宿主的早期指标，如骨髓移植患者在无排异反应时血清浓度为 10～20nmol/L，发生排异反应后立即明显上升。

四十八、甲苯磺丁脲试验
（tolbutamide stimulation test）

【正常值】

见临床解读。

【影响因素】

试验时口服甲苯磺丁脲 2g,服药前及服药后分别于 20min、30min、60min、90min、120min、180min 测定血糖和胰岛素。

【临床解读】

1. 口服葡萄糖耐量降低者除糖尿病外,还可见于单纯性肥胖、慢性肝病、皮质醇增多症、甲状腺功能亢进症等,通过本试验可进行鉴别。甲苯磺丁脲能刺激 β 细胞分泌胰岛素,正常人服后血糖迅速下降,糖尿病患者,尤其胰岛素依赖型者,对此反应迟钝,血糖下降缓慢,因此本试验可用于进一步确诊糖尿病。

2. 正常人于服甲苯磺丁脲后 30～60min 下降至服药前血糖的 50%～60%,90～120min 时血糖恢复接近正常,或胰岛素/血糖比值<0.3。糖尿病患者于服甲苯磺丁脲后 30～60min 时仅下降至空腹血糖的 90%,而在 90～120min 时仍在继续下降,胰岛素分泌无峰值或峰值较低,并出现时间延迟。

3. 通过本试验可对肥胖、肝病患者伴糖耐量减低者进行初步诊断,并可反映病人对甲苯磺丁脲的敏感性,并可以预测甲苯磺丁脲的疗效。胰岛素瘤患者胰岛素高峰大多超过 $120～200mmol/L(120～200\mu mol/ml)$。

四十九、环磷酸腺苷
（cyclic adenosine monophosphate,cAMP）

【正常值】

放射免疫法(RIA):

血浆:(24.1 ± 7.7) nmol/L;脑脊液:8.7 nmol/L。

尿:(2.8 ± 0.57) nmol /mg。

【临床解读】

1. 增高见于甲状腺功能亢进症、甲状旁腺功能亢进症、急性心肌梗死、尿毒症、肝炎、肝硬化、脑出血、嗜铬细胞瘤。

2. 降低见于甲状腺功能减退、支气管哮喘(尿中 cAMP 浓度降低)。

3. 心脏病经治疗随病情好转 cAMP 可降至正常,如持续升高提示预后不佳。

4. 狂躁型精神病及甲状旁腺功能亢进时尿中 cAMP 排出量增加。

五十、环磷酸鸟苷
（cyclic guanosine monophosphate，cGMP）

【正常值】

放射免疫法（RIA）：

血浆：(4.75±3.1) nmol/L。

脑脊液：(3.1±0.42)nmol/L。

【临床解读】

同 cAMP。

五十一、血浆肾素（plasma rennin activity，PRA）

【正常值】

放射免疫法（RIA）：

基础态：0.2～1.9ng/ml/h。

激发态：1.5～6.9ng/ml/h。

【影响因素】

1. 生理因素 ①体位：卧位时肾素活性是立位时的 50%。坐位时肾素活性是立位时的 75%。②生物钟节律：同一状态下，上午 2:00～8:00 肾素分泌最高，下午 12:00～18:00 分泌量达低限。③女性排卵期，肾素活性最低，黄体期最高。④妊娠过程中，血浆肾素浓度升高，分娩后降至正常。⑤年龄因素：肾素活性随年龄增长而降低。

2. 药物因素 ① 避孕药：可使肾素活性增高，停药后可回到原有水平，因此试验前宜停用避孕药 12 周。②抗高血压药：利尿药、ACEI、钙拮抗药、α 受体阻滞药可使肾素活性升高；而 β 受体阻滞药、可乐定使肾素活性降低，因此测定前宜停用各类抗高血压药 2 周以上。

【临床解读】

1. 降低见于 ①原发性醛固酮增多症。②先天性肾上腺增生症。③药物因素影响（如 β 受体阻滞药、甲基多巴、可乐宁和血平等）。

2. 增高见于 ①继发性醛固酮增多症。②肾球旁细胞肿瘤。③产生肾素的异位肿瘤（如肺癌）。④单侧肾动脉狭窄。⑤Bartser 综合征。⑥药物因素：如服呋塞米、避孕药等。

五十二、血管紧张素Ⅰ (angiotensinⅠ, AI)

【正常值】

放射免疫法(RIA):11～88ng/L。

【影响因素】

1. 低钠饮食、月经周期黄体期、妊娠等可导致生理性升高。

2. 高钠饮食、月经周期卵泡期可导致生理性降低。

【临床解读】

1. 血管紧张素Ⅰ由肾素作用于血管紧张素原形成。肾素能催化血管紧张素原亮氨酸(Leu)与缬氨酸(Val)间的肽键水解产生十肽血管紧张素Ⅰ。血管紧张素Ⅰ基本没有生物学活性,而是作为血管紧张素Ⅱ的前体存在。

2. 增高见于:继发性醛固酮增多症、Bartter综合征、肾血管瘤、单侧肾动脉狭窄、肾球旁细胞肿瘤、Desmit综合征、出血、肾上腺功能低下、利尿治疗所致的血容量减少、口服避孕药、肝硬化、肾炎、充血性心力衰竭、原发性高血压、甲状腺功能亢进症及嗜铬细胞瘤等。

3. 降低见于:类固醇治疗、原发性高血压病等。

五十三、血浆肾素-血管紧张素Ⅱ活性 (plasma renin activity-angiotensinⅡ, PRA-ATⅡ)

【正常值】

放射免疫法(RIA):

肾素活性(0.7 ± 0.3)μg/(L·h)[(0.7±0.3) ng/(ml·h)]。

血管紧张素Ⅱ(19±10)ng/L[(19±10)pg/ml]。

【影响因素】

1. 因受钠摄入量、体位和多种药物影响,随意留取的标本无临床价值。

2. 需停用利尿药、雌激素、皮质类固醇激素、降压药等药物至少2周。

3. 对原发性醛固酮增多症进行鉴别诊断时还应同时做血浆血管紧张素测定,立、卧位血、尿醛固酮测定。

4. 4℃条件离心分离血浆并冷冻。

【临床解读】

1. 增高见于原发性高血压(高肾素型)、急进型高血压、原发性和继发性醛固酮增多症、嗜铬细胞瘤等。

2. 降低见于原发性醛固酮增多症、17-羟化酶缺乏症、皮质醇增多症、晚期肾衰竭及 Liddle 综合征。

五十四、肠血管活性肽
（vasosctive intestinal polypeptide，VIP）

【正常值】

放射免疫法（RIA）：

血浆＜100ng/L。

脑脊液中 VIP 为血浆中 VIP 的 10 倍。

【影响因素】

1. 空腹（禁食水）10～12h 以上。

2. 预冷注射器 EDTA 盐抗凝。

3. 为抑制蛋白酶需加抑肽酶 500U/ml 血，置冰壶中转运。

4. 4℃分离血浆，−20℃以下冷冻，可稳定 2～3 年。

【临床解读】

1. 增高见于嗜铬细胞瘤、成纤维细胞瘤、类癌综合征、甲状腺髓样癌、肝硬化。

2. VIP 瘤时增高，如超过 1 000 ng/L 具有诊断价值。

3. 髓样白血病时，因含有 VIP 的不成熟白细胞由骨髓进入血液循环，测定外周血中白细胞的 VIP 含量可作为有无不成熟白细胞的判定标志。

4. 对过敏反应、支气管哮喘和肺水肿的诊断具有一定意义。

五十五、血浆 P 物质（substance P）

【正常值】

放射免疫法（RIA）：（血浆）空腹 70～300pmol/L。

【影响因素】

P 物质测定尚无公认的手段或药盒，建议各实验室建立自己的参考范围。

【临床解读】

1. 血浆 P 物质浓度增高可见于胃肠内分泌肿瘤患者。

2. 巨结肠病患者远端肠管 P 物质神经细胞及 P 物质含量明显减少。

3. 帕金森病患者纹状体及黑质中 P 物质减少。

五十六、促胰液素-促胰酶素联合试验
（secretin-pancreozymin conjunct test）

【正常值】

见临床解读。

【影响因素】

1. 不同的研究采用不同剂量的促胰液素（$0.25\sim1.0U/kg$）和促胰酶素（$1U/kg$）组合。

2. 本试验的敏感度为$74\%\sim90\%$,结果受被研究者疾病的严重性、对照组的情况和刺激剂的剂量、用法等因素的影响。

【临床解读】

1. 用于观察胰腺的外分泌功能。

2. 慢性胰腺炎患者的重碳酸盐约在$90mmol/L$以下,胰源性吸收不良患者的重碳酸盐约在$80mmol/L$以下。

3. 采用促胰液素刺激试验仅能评价胰腺的胰液量和重碳酸盐的分泌,加用促胰酶素刺激,可了解胰腺的胰酶分泌功能。联合试验主用于鉴别正常人和胰腺功能受损者。

五十七、促黄体生成激素释放激素兴奋试验
（LHRH stimulating test）

【正常值】

LHRH 单次刺激试验:注射 LHRH$15\sim30min$ 后 LHRH 值上升至基值的$2\sim3$倍。

LHRH 双次刺激试验:第 2 次注射 LHRH　$15\sim30min$ 后出现 LHRH 值上升至基值$2\sim3$倍。

【影响因素】

1. 受雌激素水平影响。

2. 受下丘脑或其他神经递质的刺激与抑制影响。

3. 促性腺激素呈脉冲式分泌。

【临床解读】

1. 血中 LH 和 FSH 的浓度反映垂体分泌功能。LHRH 可提高垂体促性腺激素细胞对 LHRH 刺激的敏感性,LHRH 还受到卵巢黄体激素水平的

影响。

2. 功能性月经失调与闭经可借助单次试验评估垂体功能区分发病环节。亢进说明垂体反应强烈,分泌 LH 功能完好。延迟反应说明垂体功能反应较差,不排除下丘脑功能低下。如无反应,病灶在垂体。

3. LHRH 兴奋试验主要用于研究类固醇激素避孕的作用机制。LHRH 试验联合 TRH 试验对判断血泌乳素正常的不孕妇女经过溴隐亭治疗的效果,有一定意义。LHRH 试验两步法可判断黄体是否健康。

五十八、生长激素兴奋试验
（growth hormone glucose suppressin test）

【正常值】

放射免疫法(RIA)：

兴奋后生长激素(growth hormone,GH)分泌 $>7.2\mu g/L(7.2ng/ml)$ 为正常反应,$<3\mu g/L(3ng/ml)$ 为 GH 缺乏,$3\sim7.2\mu g/L(3\sim7.2ng/ml)$ 为 GH 分泌不足。

【影响因素】

1. 采用 75g 葡萄糖试验。

2. 高血糖通过抑制下丘脑生长激素释放激素的分泌和刺激生长抑素的释放,以抑制 GH 分泌。

3. 高龄、糖尿病、利舍平药物等可使反应减弱;饥饿或服用雌激素可使反应增强。

【临床解读】

1. GH 分泌不全的垂体性侏儒患者对刺激试验无反应。

2. 巨人症和肢端肥大症多呈抑制现象为反常反应。

五十九、禁饮试验（water deprivation test）

【正常值】

见临床解读。

【影响因素】

禁饮试验可鉴别尿崩症与精神性多饮,但不能鉴别中枢性尿崩症与肾性尿崩症,可加做加压素试验将两者区分开来。

【临床解读】

1. 正常人限制饮水后,垂体加压素分泌和释放将增加,可促进远端肾小管和集合管对水的重吸收增加,以减少尿量,其尿渗透浓度和相对密度将增高,血渗透浓度降低。

2. 禁水 5h 后尿量无明显减少,尿比重亦无明显上升,且连续 2 次尿比重相同,体重下降 3% 以上,可初步诊断为尿崩症。若尿量明显减少,尿比重明显上升,体重下降不明显,应考虑为精神性多饮。如进一步明确诊断,可延长禁水 12~16h。

六十、水负荷和皮质素试验
(cortisone-water test)

【正常值】

见临床解读。

【影响因素】

1. 诊断肾上腺皮质功能减退、腺垂体功能减退时,除做此试验外,必须测定相应的激素和激素代谢产物的水平,才能做出正确诊断。

2. 饮水后因排水缓慢、水潴留,可有腹胀、恶心等症状,重者可有水中毒表现:呕吐、头痛、抽搐、神志不清等。做此两项试验应先测血钠浓度。血钠过低禁做此试验。

3. 充血性心力衰竭、肝硬化腹腔积液、肾病、甲状腺功能减退时可影响结果。

4. 夏天不宜做此试验,因饮水后大量出汗导致结果不准。

【临床解读】

1. 水负荷试验正常人饮水 1000ml 后,尿量明显增加,最高每分钟 > 10ml,总尿量至少 800ml,肾上腺皮质功能减退、腺垂体功能亢进者,最高每分钟尿量 < 10 ml,通常为 3~5ml,尿总量大多数为 300~500ml 或更少。

2. 皮质素试验:在饮水前 4h 口服可的松 50~75mg 或泼尼松 10~15mg,肾上腺皮质功能减退、腺垂体功能减退者,最多每分钟尿量较单纯水负荷试验明显增多,可提高 10ml,或接近 10ml。

六十一、冷加压试验(cold pressor test)

【正常值】

见临床解读。

【影响因素】

1. 血压超过 160/100mmHg(21.3/13.3kPa)时,不宜做冷压试验。

2. 试验前应卧床 30min,测血压数次,直至稳定时,将患者左手浸入 4℃冰水中至腕部,持续 1min。从左手接触冰水开始,每 30 秒测定血压 1 次,直至血压恢复原来水平时试验终止。

【临床解读】

1. 高反应者:收缩压在 20～30mmHg(2.63～4.0kPa),舒张压在 15～25mmHg(2.0～3.3kPa)。见于原发性高血压和部分正常人。不稳定型高血压及原发性高血压患者,其血压上升至平时波动的最高水平,其程度超过药物激发试验。

2. 嗜铬细胞瘤患者最高血压较其发作时及药物激发试验时的血压水平为低。

3. 本试验用于嗜铬细胞瘤的鉴别诊断,对可疑嗜铬细胞瘤的患者,应同时测定血、尿儿茶酚胺及其代谢产物的水平。

六十二、酚妥拉明试验(phentolamine test)

【正常值】

见临床解读。

【影响因素】

1. 试验前应用降压药、镇静药、麻醉性镇静药者及尿毒症可出现假阳性。

2. 试验时应固定测一侧血压,避免误差。

【临床解读】

1. 试验时静脉注射酚妥拉明 5mg。正常人于注射后,2min 内血压下降<35～25mmHg(4.7/3.3kPa)。嗜铬细胞瘤患者 2min 内血压 > 35～25mmHg(4.7/3.3kPa),血压下降并持续 3～5min 以上。原发性高血压患者血压可稍下降,但未达到上述数值,少数可升高。

2. 嗜铬细胞瘤的诊断应根据临床情况,选择恰当的药理试验及激素、激素代谢产物的测定,方能确诊。

六十三、胰岛素低血糖兴奋 GH 试验
(insulin hypoglycemia stimulating GH test)

【正常值】

放射免疫法(RIA):

峰值:15～30μg/L(15～30ng/ml)。

达峰时间:30～60min。

正常人阳性反应率:0.74～1.0(74％～100％)。

【影响因素】

1. 按 0.1U/kg 体重的量,静脉注射胰岛素,并分别于注射前及注射后 30min、60min、90min、120min 取血测定血糖和 GH 水平。

2. 低血糖可诱发癫痫发作,应注意预防。如发生低血糖反应时可口服葡萄糖,严重时应立即静脉注射葡萄糖并终止试验。

【临床解读】

1. 正常人当血糖水平降至 2.22mmol/L 以下或降至空腹血糖的 50％时,可刺激 GH 分泌增加,高峰在 30～60min 时出现,峰值为 15～30μg/L(15～30ng/ml),正常成人阳性反应率为 100％,而正常儿童阳性反应率为 0.74～1.0(74％～100％),部分呈假阴性。

2. GH 反应高峰低下主要见于垂体性侏儒儿童和腺垂体功能低下者。

六十四、葡萄糖抑制生长激素试验
(glucose inhibiting GH test)

【正常值】

放射免疫法(RIA):口服葡萄糖后 GH ＜3μg/L(3ng/ml)。

【影响因素】

试验前应空腹 10h 以上,于试验当日上午 8:00 口服葡萄糖 100mg,于服糖前及服糖后 30min、60min、120min、180min、240min 分别取血测定血糖和 GH 浓度。

【临床解读】

1. 正常人服糖后生长激素水平可下降至 3μg/L(3ng/ml)以下,甚至 1μg/L(1ng/ml)以下。

2. 垂体生长激素腺瘤患者生长激素水平明显增高,不能被高血糖抑制。糖尿病、肾功能不全患者不能完全被抑制。

六十五、肾小管重吸收磷试验(renal tubular
reasorption of phosphate test, TRP)

【正常值】

85％～95％(0.90.7 ±0.03.4)[85％～95％(90.7％±3.4％)]。

【影响因素】

1. 患者饮食中应固定钙、磷含量(钙 $0.5 \sim 0.7g/d$,磷 $0.7 \sim 1.2g/d$),持续 5d,于试验第 4、第 5 日晨 8:00 排空膀胱,随即饮水数杯,以保证足够的尿量。

2. 饮水完毕后 1h 取血测定血清磷及肌酐。

3. 于 2h 再次排光膀胱,记录尿量、测定尿磷及尿肌酐浓度。

4. 试验时,必须保证准确的钙磷代谢饮食,试验期间饮用水应为重蒸水,并准时、准确记录尿量。

【临床解读】

1. 本试验主要反映甲状旁腺的功能状态,对诊断甲状旁腺功能亢进症具有一定价值。

2. 正常人 TRP 为 $0.85 \sim 0.95(85\% \sim 95\%)$,甲状旁腺功能亢进症时可降至 $0.60 \sim 0.83(60\% \sim 83\%)$。

六十六、降钙素(calcitonin,CT)

【正常值】

放射免疫法(RIA)成人 $<100\mu g/L$。

【影响因素】

1. 建议各实验室建立自己的参考范围。

2. 老年女性 CT 水平降低。

【临床解读】

1. CT 的升高主要见于甲状腺髓样癌,经手术治疗后 CT 可恢复正常,若手术不彻底或术后复发或已转移,则 CT 水平不降或不能降至正常水平。

2. 对术后患者的长期追随观察,CT 测定可早于临床症状出现。

3. CT 升高还可见于肺小细胞癌、乳腺癌等引起的异位内分泌综合征,且 CT 水平与病变活动程度呈明显相关。

第6章 临床微生物学检验

第一节 常见临床标本的微生物学检验

送检标本是否合格是制约临床实验室检验报告质量的首要因素。如果不能在合适的时间、合适的部位、用合适的方法采集适当的标本,并采用正确的方法保存、送检,准确、有价值的检验报告就无从谈起。这需要临床医护人员、患者(及其家属)、检验工作者相互配合、共同努力。临床微生物学检验尤其如此。

一、血液及骨髓(blood and bone marrow)

【正常值】

正常人血液及骨髓中没有细菌、病毒等。

【注意事项】

1. 防止皮肤寄生菌或环境微生物引起的污染是血培养的关键问题。即使在理想的消毒条件下,仍有 3％血培养中混有污染菌,它们来源于皮肤(表皮葡萄球菌、痤疮丙酸杆菌、梭杆菌属、类白喉杆菌)或环境(革兰阳性芽孢杆菌、不动杆菌属)。这些微生物有时也能致病,导致临床判断困难。对于同一次 2 个不同部位血培养生长同一种微生物,且微生物快速生长(<48h)等情况,可考虑是感染。

2. 留取血培养标本时,为防止皮肤寄生菌污染,可使用消毒剂(碘酊或碘伏)对皮肤进行严格仔细的消毒处理,最大限度地降低皮肤污染。皮肤消毒严格按以下三步法进行:

(1)70％乙醇擦拭静脉穿刺部位待 30s 以上。

(2)用一根碘酊或碘伏棉签消毒皮肤,1％～2％碘酊作用 30s 或 10％碘伏作用 60s,从穿刺点向外以 1.5～2cm 半径画圈进行消毒。

(3)70%乙醇脱碘。严格执行三步消毒后,可行静脉穿刺采血。注意,对碘过敏的患者只能用70%乙醇消毒,消毒60s,待穿刺部位乙醇挥发干燥后穿刺采血。专用的血培养准备包可减少污染的概率。

【临床解读】

1. 正常人体的血液和骨髓是无菌的 当人体局部感染向全身播散和出现全身感染时,血液中可出现细菌,依程度不同分为菌血症、败血症或毒血症、脓毒血症等。当细菌侵入骨髓时可引起严重的骨髓炎。住院患者中败血症的病死率高达40%,甚至更高。

2. 采血指征 对入院的危重病患者未进行系统性抗生素治疗时,应及时进行血液培养,患者出现以下临床表现时可作为采集血培养的重要指征:

(1)发热(≥38℃)或低体温(<36℃)。以间歇弛张型多见,革兰阴性杆菌,如大肠埃希菌引起的感染可见双峰热。

(2)寒战。

(3)白细胞增多(>10×10⁹/L,特别是伴有"核左移"者)。

(4)粒细胞减少(成熟的多形核白细胞<1×10⁹/L)。

(5)血小板减少。

(6)皮肤、黏膜出血:常见于溶血性链球菌感染的菌血症,伤寒病人第4~10天可出现玫瑰疹,斑疹伤寒第4~6天可出现暗红色斑丘血疹。

(7)昏迷:严重毒血症可致神志昏迷或休克。

(8)多器官衰竭。

(9)血压降低。

(10)呼吸加快。

(11)肝脾大:常见于革兰阴性杆菌败血症原发病灶在肝胆系统的患者。

(12)关节疼痛。

老年血流感染患者可能不发热或出现低体温,若伴有身体不适、肌痛或卒中,则可能是感染性心内膜炎的重要指征。

3. 疾病指征

(1)局部感染:如脑膜炎、心内膜炎、肺炎、肾盂肾炎、腹腔内脓肿及烧伤等。

(2)血液病:如白血病、再生障碍性贫血、粒细胞缺乏症以及恶性肿瘤,尤其是淋巴瘤及多发性骨髓瘤。

(3)长期输液和介入性治疗患者。

（4）血液透析患者。

（5）重症监护室（ICU）的患者。

（6）获得性免疫缺陷综合征（艾滋病）患者。

4. 采血时间　采血时间关系到血培养的成功与否。对间歇性寒战，应该估计寒战或体温高峰时间，在其到来之前采血，因为细菌进入血流与寒战发作通常间隔 1h，由于细菌很快会从血流中清除，发热时血液中可能已没有细菌。但实际上，血培养通常在寒战或发热后进行，这也是某些临床实验室血培养阳性率低的原因之一。当预测寒战或高热时间存在困难时，应在寒战或发热时尽快抽血培养。呼吸、心跳加快是细菌入血的常见指征，且多在发热前，所以是较适宜的血培养采集时间的选择指征。另外，采集血培养都应该在使用抗生素之前进行，用过抗生素治疗可能导致血培养结果阴性，微生物延迟生长更为常见。目前很多种商品化血培养瓶中加入了树脂或活性炭颗粒等以吸附血液中的抗生素，也仅是部分解决了这一问题。对已应用抗生素且病情不允许停药的患者应在下一次用药之前采血。

5. 采血量　一般情况下，血流感染患者外周血中细菌浓度为 1～10CFU/ml。每个培养瓶抽取的血量是某一患者、某次血培养唯一重要的变量。当血量从 2ml 增加到 20ml 时，血培养的阳性率可增加 30%～50%。培养的血液量每增加 1ml，阳性率增加 3%～5%。对婴幼儿和儿童，由于其血液中细菌浓度远高于成年人，因此，儿童血培养时一般静脉采血 1～5ml。成人血培养的标本量为 10ml。几乎所有现代的血培养系统（除儿童瓶外）每瓶加入血液量均推荐为 10ml。一次静脉采血注入多个培养瓶中应视为单份血培养。研究证实，采集适量的血液，2～3 份血培养足以检测出所有的菌血症和真菌血症。由于正常情况下机体的防御机制从血循环中清除细菌大约需要 30min，因此，两次血培养静脉采血至少要间隔 1h。

6. 特殊的全身性和局部感染患者采集血培养

（1）怀疑急性原发性菌血症、真菌血症、脑膜炎、骨髓炎、关节炎或肺炎的患者，应立即采集二、三份血进行血培养。

（2）不明病因的发热，首先应采集二、三份血进行血培养。24～36h 后，估计体温升高之前（通常在下午），立即采集 2 份以上血液进行培养。

（3）怀疑菌血症或真菌血症，血培养结果持续阴性时，应改变血培养方法，如采用专门的真菌培养瓶，以便获得罕见的或苛养的微生物。

（4）对急性心内膜炎患者，应在 1～2h 采集 3 份血进行血培养。如果所有结果 24h 后为阴性,再采集 3 份以上的血进行血培养。

(5)入院前 2 周内接受抗生素治疗的患者,连续 3d、每天采集 2 份血进行血培养。

7. 菌血症通常来源于以下部位的感染 按发生频率的高低依次为泌尿生殖道、呼吸道、脓肿、外科伤口、胆道感染等,其他已知部位的感染占 10%,未知部位的感染为 25%。

8. 目前引起血流感染的病原菌 多为耐药的葡萄球菌和一些革兰阴性杆菌,如大肠埃希菌、其他肠杆菌科细菌、铜绿假单胞菌、嗜血杆菌以及部分球菌,如粪肠球菌、肺炎双球菌、脑膜炎奈瑟菌、化脓性链球菌。其他能引起败血症的病原菌还有类白喉棒状杆菌、炭疽芽孢杆菌、产气荚膜梭菌、产单核李斯特菌、红斑丹毒丝菌、胎儿弯曲菌和梭杆菌以及部分革兰阴性苛养菌,如嗜沫嗜血杆菌、伴放线放线菌、人型心杆菌、侵蚀埃肯菌、布鲁杆菌等。真菌性心内膜炎及静脉导管引起的败血症,多为假丝酵母(念珠菌)所致。伤寒和副伤寒病程的第 1~2 周,血液经培养后,伤寒及副伤寒沙门菌的检出率可达 80%~90%,骨髓培养阳性率高于血液培养。革兰阴性杆菌所致的败血症临床常表现为双峰热,其他多为间歇弛张型。革兰阴性杆菌败血症患者皮肤可出现瘀点。溶血性链球菌败血症,患者的躯干、四肢、黏膜及口腔等处常出现皮疹。

9. 血培养的三级报告制度 临床微生物学实验室对怀疑为阳性或全自动血培养仪阳性报警的血培养标本,应立即以无菌手续从培养瓶中取肉汤 1~2 滴涂片,进行革兰染色,染色结果应尽快报告临床,同时做直接药敏试验和常规的培养、鉴定和药敏试验。约有 95% 的直接药敏试验结果与常规药敏试验结果一致。

10. 血培养假阳性的辨别方法 污染菌导致的血培养阳性是一个较普遍的问题,假阳性可导致不必要的抗生素治疗,延长住院时间,增加患者负担和细菌耐药性的选择性压力。准确辨别污染能极大减少相应的花费,并能有利于降低以后的污染率,但就目前来说,判断血培养污染的金标准并不存在,比如凝固酶阴性葡萄球菌(CNS)既是最常见的污染菌,也是现在常见的菌血症病原菌之一,其临床意义的判定仍是一个世界性的难题,需要临床医生和实验室人员相互沟通,综合考虑。阳性血培养临床价值的判定主要从以下几个方面:微生物鉴定、阳性检出时间(TTD)、重复培养结果以及临床特征(如发热)、影像学检查结果以及白细胞计数等感染性指标等。

微生物菌种鉴定对判断阳性血培养临床价值的意义：当培养出细菌为金黄色葡萄球菌、肺炎克雷伯菌、大肠埃希菌，以及其他肠杆菌科细菌、铜绿假单胞菌、白假丝酵母时，90％以上是菌血症病原菌。培养出化脓性链球菌、无乳链球菌、产单核利斯特菌、脑膜炎奈瑟菌、淋病奈瑟菌、流感嗜血杆菌属、部分拟杆菌属、其他假丝酵母和新型隐球菌则更代表患者感染。相反，一些微生物，比如类白喉棒状杆菌、微球菌、芽孢杆菌、草绿色链球菌和 CNS 等很少是菌血症的病原菌，当符合以下条件时可确定其为污染菌：如果做了 2 个以上血培养，但只有 1 瓶阳性，且分离株是以上某种可能的污染菌时，报告"可能是污染菌"，可以不做药敏试验，除非临床要求；如果只有一个血培养且分离出以上某种可能的污染菌，则这株细菌可能是病原菌，或临床意义不确定，或是污染菌，需要医生查看患者病例来辨别，若确定为污染菌则不必做药敏试验，若是前两种情况则需做药敏试验；如果 2 个以上血培养 48h 内均检测出以上某种可能的污染菌，如菌种为草绿色链球菌，或新生儿监护病房分离的 CNS，则归入病原菌，其他菌种还需临床辨别；如果 2 个以上血培养 48h 内均阳性报警，但检出菌种不同则判定至少一种是污染菌，报告"临床意义不确定，至少一种为污染菌"。另外，其他一些信息，比如菌株的生化反应特点、耐药谱是否相同等也有助于确定是否为同一细菌及是否污染。

血培养阳性瓶的数量对解释阳性血培养的临床意义也有帮助：比如心内膜炎或血行感染患者的所有或大部分血培养瓶为阳性，相反，血培养污染的常只有 1 瓶为阳性。这也是标准操作中推荐血培养至少应一套 2 瓶（双侧双瓶），最好 2 套 4 瓶的一个原因。可以用以下公式解释 2 份以上血培养的临床价值：如果一所医院血培养的污染率为 3％，则一位患者 2 个血培养均为阳性且污染同一种细菌的可能性为 0.09％（3％×3％）。需要注意的是，有11％的污染菌（尤其是 CNS）可重复培养阳性，而病原菌重复培养阳性率为69％，因此单用这种方法判定是否为病原菌也存在误差。

另一个工具是检测时间（time to detection，TTD），前提是病原菌被检测生长的时间要早于污染菌，但实际上两者之间存在交叉，尤其是随着全自动血培养系统的应用，污染菌检测生长时间变短，病原菌与污染菌 TTD 的差别变得更窄，其鉴别价值也就变得更加模糊。

近 10 年来血培养的自动化得到很大普及，一些医院发现污染菌的比例要高于以往，可能的原因是：全自动血培养系统改善了检测微生物生长的算法，从而可以检出以往难以检出的少量细菌生长；像 BACTEC 和 BacT/Alert

系统的培养介质提高了 CNS 的检出能力,也导致较少的污染菌就能被错误的检出;中央静脉导管等的应用越来越多,从这些部位留取血培养标本也是血培养污染增多的一个重要原因,因为这种方法要彻底消毒相对皮肤消毒要困难得多,虽然临床医护人员认为这种方式能减少患者痛苦和额外的穿刺抽血,实际上一旦发生污染就会导致多次培养、错误诊断、不必要的抗生素治疗等额外的花费和负担。

总之,目前血培养污染的判断仍缺少独立的金标准,只有通过临床医护人员与实验室的不断沟通,才能一方面减少将污染菌当作病原菌的概率,另一方面也宣传了正确的血培养采集、处理方法,进一步减少污染发生的可能,形成良性循环,才能最大限度地减少血培养污染的发生及其对临床诊治的干扰。

二、脑脊液(cerebro spinal fluid,CSF)

【正常值】

正常人的脑脊液是绝对无菌的。若在脑脊液中检出细菌,且排除标本在采集和检验过程中造成的污染,则都应看作是病原菌。

【临床标本采集和处理的注意事项】

1. 穿刺采集脑脊液的过程要严格无菌操作,通常收集标本总量为 10ml。一般收集 3 管,第 1 管脑脊液用于生化检验,然后将第 2 管标本(1～3ml)注入培养瓶中做微生物学检验,这样做的目的是为了减少皮肤寄生菌污染的机会,剩余部分送检细胞计数或其他检查。

2. 最好在疾病早期、应用抗生素治疗前采集标本。

3. 低温对脑膜炎奈瑟菌、流感嗜血杆菌有杀灭作用,肺炎链球菌能产生自溶酶,离体后迅速自溶,因此,采集标本后必须立即送检或做床边接种,送检时要注意保温(25～37℃),切忌冰冻保存。

【临床解读】

1. 在病理情况下,血-脑屏障受到破坏,病原微生物及其产物进入脑脊液,引起中枢神经系统损害。此时在脑脊液中可检出病原微生物。脑膜炎分为急性和慢性,急性脑膜炎通常由化脓性细菌引起,慢性脑膜炎的病原体包括结核分枝杆菌、梅毒螺旋体、布鲁杆菌、钩端螺旋体等,症状至少持续 4 周。

2. 化脓性脑膜炎可由多种细菌引起,其中以脑膜炎奈瑟菌引起的流行性脑脊髓膜炎最多见,主要临床表现为高热、头痛、呕吐、皮肤瘀点及颈项强直等脑膜刺激征,脑脊液呈化脓性改变。本病属乙类传染病,接诊医师及微生物室人员应及时填写传染病卡并按规定及时上报。

肺炎链球菌引起的化脓性脑脊髓膜炎主要见于老年人和婴幼儿,也可见于其他年龄段,常继发于肺炎链球菌性肺炎兼有败血症的病程中,也可继发于中耳炎、乳突炎、鼻窦炎,还可继发于颅脑外伤、颅骨骨折或脑外科手术后。多次发作的复发性脑膜炎的病原菌常为肺炎链球菌。临床表现多是在原发疾病的基础上有高热、头痛、呕吐、嗜睡、昏迷以及颈项强直、凯尔尼格征阳性等脑膜炎症状。

葡萄球菌和链球菌性脑膜炎多为继发性,前者多继发于败血症、局部病变和损伤等;后者多继发于耳鼻喉感染,尤以乳突炎和中耳炎多见。

在 3 个月至 5 岁儿童的细菌性脑膜炎中,最常见的致病菌是流感嗜血杆菌,占 50% 以上,病死率约为 50%。常有上呼吸道感染的症状,可在数小时内突然地或数天后逐渐地发展为脑膜炎,其症状与其他细菌性脑膜炎相似。

利斯特菌病的病原体是产单核细胞李斯特菌,约 3/4 的患者临床表现为化脓性脑膜炎的症状,不同的是脑脊液中多以单核细胞为主。

3. 脑部外伤、神经外科手术和脊髓麻醉等引起的脑膜炎,病原菌通常为大肠埃希菌、变形杆菌、克雷伯菌、枸橼酸杆菌、不动杆菌和肠球菌。脑脊髓分流术所致脑膜炎约有 75% 为表皮葡萄球菌感染。腰椎穿刺、小脑延髓池穿刺等情况下发生的脑膜炎(接种性脑膜炎),常为铜绿假单胞菌经医疗器械进入髓腔所致。

4. 厌氧菌一般不会引起脑膜炎,通常不要求做脑脊液的厌氧菌培养。但是,对脑脓肿、硬膜下积液及硬膜外脓肿应做厌氧菌培养。多达 85% 的脑脓肿可发现厌氧菌,常见病原菌有类杆菌属、梭状杆菌属、放线菌属、韦荣球菌属和消化链球菌属的细菌,有时可查及厌氧菌和需氧菌(主要是金黄色葡萄球菌和链球菌)的混合感染。

5. 下列情况的脑脊液标本需做分枝杆菌检测:来自获得性免疫缺陷综合征(简称 AIDS 或艾滋病)患者;脑脊液淋巴细胞增多;脑脊液葡萄糖值或蛋白质的值异常。

6. 隐球菌性脑膜炎的病原体是新型隐球菌,患者病死率较高,即使在正规抗真菌治疗中病死率仍高达 25%～30%,存活者的复发率为 20%～25%,且有近一半患者患者留有后遗症。多见于艾滋病以及免疫功能低下、患有自身免疫性疾病等患者。

7. 病毒性脑膜炎是指由急性病毒性感染累及脑脊髓膜的一种临床综合征,主要临床表现为发热、头痛和脑膜刺激征,脑脊液检查为无菌性炎症改变。可由多种病毒引起,主要有肠道病毒中的柯萨奇病毒、埃可病毒和肠道病毒70、71血清型,虫媒病毒中的日本脑炎病毒和森林脑炎病毒,疱疹病毒中的单纯疱疹病毒、水痘-带状疱疹病毒、巨细胞病毒和EB病毒,呼吸道病毒中的2型和3型副流感病毒、流感病毒、腺病毒、腮腺炎病毒、风疹病毒和麻疹病毒以及淋巴细胞脉络丛脑膜炎病毒、人类免疫缺陷病毒等。本病多数为良性、自限性过程,临床过程通常较短且预后好,但少数抗体缺乏患儿的肠道病毒脑膜炎易进展为脑实质受累的脑膜炎,病死率可高达 $10\%\sim74\%$。限于目前实验室常规检测技术,引起病毒性脑炎的许多病毒还难以从临床标本中检测出,因此临床主要依靠流行病学特征(如各种病毒脑炎的发病高峰有明显的季节性)、脑膜炎的临床表现及无菌性脑脊液的检测结果做出相应的临床诊断。

三、其他无菌体液(other sterile body fluid)

其他无菌体液包括心包积液、胸腔积液、腹腔积液、关节腔积液、鞘膜积液等。

【正常值】

正常的体液应为无菌的,如果从中检出病原微生物,则可视为该部位炎症的病原菌。

【临床标本采集和处理的注意事项】

1. 标本一般由临床医师行穿刺术抽取,必须严格无菌操作,以防污染。

2. 体液标本可以用含有抗凝剂的试管送检,但常用的抗凝剂如肝素、枸橼酸盐、EDTA等对某些细菌有抑制作用,因此最好在床边接种到血培养瓶中。另留一份抗凝的标本同时送检,以备直接涂片染色镜检。

【临床解读】

1. 胸腔积液、腹腔积液、心包积液的形成原因不同,其性质亦各异。细菌等病原微生物及寄生虫感染引起局部组织发炎所致的炎性积液多为渗出液;非炎症性、循环障碍所致的多为漏出液。

2. 在渗出性胸腔积液中,最常见的是由结核分枝杆菌引起的结核性胸膜炎,其次为化脓性胸膜炎。炎症主要来自邻近器官炎症性病变的蔓延,也可为外源性污染所致,如穿透性创伤、置胸导管、食管穿孔或其他手术等。常见病原菌有金黄色葡萄球菌、化脓性链球菌、大肠埃希菌、克雷伯菌、变形杆菌、沙门菌、铜绿假单胞菌、荧光假单胞菌、嗜麦芽窄食单胞菌、肺炎链球菌、流感嗜血杆菌等。其他少见病原菌有土拉热弗朗西斯菌、炭疽芽孢杆菌及鼠疫耶尔森菌等。在需氧菌感染的同时,常伴有厌氧菌的混合感染。肺炎支原体、流感病毒及柯萨奇 B 组病毒、隐球菌、念珠菌及曲霉菌等也可引起渗出性胸腔积液。

3. 细菌性腹水主要见于腹膜炎、横膈膜下脓疡、腹腔内脓疡的患者。细菌性腹膜炎的病原菌大多为结核分枝杆菌、肺炎链球菌、葡萄球菌、链球菌、肠球菌、铜绿假单胞菌及肠杆菌科的大肠埃希菌、变形杆菌、克雷伯菌、沙雷菌等,这些细菌因胃肠道穿孔或穿透性外伤而进入腹腔导致感染。引起穿孔的最常见原因是阑尾炎、憩室炎、消化性溃疡、胆囊坏疽、坏疽性小肠阻塞和癌肿。肠穿孔腹膜炎的腹水中,厌氧菌的检出率较高。

4. 渗出性心包积液系感染所致,常见的有结核性心包炎、化脓性心包炎和病毒性心包炎。化脓性心包炎的病原菌主要有金黄色葡萄球菌、β 溶血性链球菌、肺炎链球菌、肺炎克雷伯菌、流感嗜血杆菌、铜绿假单胞菌等,常发生于风湿热,或继发于败血症、脓毒血症、猩红热、牙感染病灶、肺炎、脓胸、感染性心内膜炎、外伤、心胸手术和免疫抑制剂治疗。病毒性心包炎患者的心包积液中可分离出柯萨奇病毒、流感病毒、腮腺炎病毒、单纯疱疹病毒和腺病毒。急性心包炎还可见于梅毒、真菌感染,但比较少见。

5. 关节液、关节囊内发生炎症渗出主要是由细菌性关节炎所致,通常是细菌血行播散到滑膜而引起,还可并发于关节内镜检查、关节内糖皮质激素注射或关节修复术后。75％的病原菌为革兰阳性球菌,其中金黄色葡萄球菌、肺炎链球菌、A 群溶血性链球菌和草绿色链球菌占多数。人工关节感染主要是表皮葡萄球菌。慢性进行性关节炎则多为结核分枝杆菌引起,较常侵犯膝、髋、腕、踝和手部小关节。慢性肉芽肿性关节炎的病原菌为不典型分枝杆菌,如堪萨斯分枝杆菌、海水分枝杆菌、胞内鸟分枝杆菌等。其他可能的病因有真菌性关节炎、病毒性关节炎、螺旋体性关节炎等。

四、尿液（urine）

【正常值】

正常人尿液无菌。

【临床标本采集和处理的注意事项】

1. 任何方法采集尿液都应严格遵守在用药前进行,因为治疗中所用药物或其分解产物,绝大多数是通过尿液排泄,容易造成假阴性结果。

2. 一定要严格无菌操作,必要时导尿或膀胱穿刺留尿标本,也可在无菌操作下取尿道脓液或分泌物标本。

3. 通常收集晨起第一次尿液的清洁中段尿立即送检,不能立即送检的应冷藏保存,否则尿中病原菌可在室温中增殖而影响细菌计数的准确性。注意:用于病毒分离培养的尿标本不能经低温保存,必须新鲜接种培养。

4. 尿液标本中不得加防腐剂及消毒剂,否则会影响检出的阳性率。

【临床解读】

1. 泌尿道感染包括尿道炎、膀胱炎、肾盂肾炎和无症状的菌尿症等。泌尿系统感染的发病率高,彻底治愈率低。上尿路感染主要是肾盂肾炎,下尿路感染主要为尿道炎和膀胱炎,上、下尿路感染往往并存,发生在任何部位的感染灶如不能早期发现和及时治疗,病变迟早都会侵犯整个系统,一部分病例反复发作能引起肾进行性损害,甚至发生尿毒症或肾性高血压,因此对泌尿系统感染必须予以足够的重视。

2. 单有细菌侵入泌尿系统不一定引起感染,常同时伴有其他危险因素,如先天性泌尿系畸形、尿路梗阻、代谢性疾病、尿路的器械检查、输尿管逆流、尿路结石等。

3. 正常人尿液是无菌的。但尿道口正常情况下存在多种细菌,主要是凝固酶阴性葡萄球菌,其次是肠球菌、类白喉棒状杆菌、枯草芽孢杆菌、微球菌、大肠埃希菌、变形杆菌、卡他布兰汉菌等,采用非侵入手段采集尿标本时易被污染。同时,这些细菌又是尿路感染中常见的病原菌。因此,一方面,尿液标本的采集必须严格无菌操作;另一方面,定量培养、菌落计数是必要的,以便将共生菌与潜在的病原菌区分开。

(1)每毫升尿液细菌数$<10^4$时可能没有尿路感染,但如果尿液是通过膀胱穿刺直接来源于膀胱,每毫升细菌数$<10^4$时也有临床意义。

(2)若每毫升尿液中细菌数目为$10^4 \sim 10^5$且患者没有症状,则应重复检测一次,如果两次定量培养结果相同,则有临床意义。

(3)若每毫升尿液中细菌数目为$10^4 \sim 10^5$,患者有尿路感染症状,尿液中只存在一种或两种细菌,则有临床意义。

(4)若每毫升尿液细菌数$>10^5$且只存在一种或两种细菌,则有临床意义,包括无症状的女性患者。

(5)有三种以上细菌生长时应考虑污染,重新留取标本。

4. 下列情况可影响定量培养的结果,需要临床医生和临床实验室人员综合考虑:

(1)在应用了对病原菌低敏感性的抗菌药物、高尿酸浓度、高渗透压、尿液 pH 失常(pH 在 5.0 以下或 8.5 以上)等情况时,虽有感染存在,但尿液能抑制细菌繁殖,使细菌数减少。

(2)患者因大量饮水、大量输液或应用利尿药,而使尿液被过度稀释。

(3)尿频时,膀胱内细菌停留时间短则细菌数少。

5. 泌尿道感染常见病原菌:60%~80%为革兰阴性杆菌,其中以大肠埃希菌最为常见,占 70%以上,其次为变形杆菌、铜绿假单胞菌、克雷伯菌、肠杆菌、沙雷菌、产气肠杆菌、沙门菌等。20%为革兰阳性菌,其中以肠球菌多见,其次为葡萄球菌、链球菌、结核分枝杆菌,少数为厌氧菌等。支原体、衣原体、真菌感染呈上升趋势。

6. 钩端螺旋体引起的钩端螺旋体病能造成多器官广泛损伤,其中肾损害主要累及肾小管,严重者可有急性肾小管坏死。在发病后第 2 周起至恢复后一段时间内,尿中钩端螺旋体检出阳性率较高。引起非淋菌性尿道炎(NGU)的主要病原体是解尿脲原体(Uu)、人型支原体(Mh)和生殖道支原体(Mg)。引起尿路感染的病毒常为单纯疱疹病毒和巨细胞病毒。溶血性尿毒症综合征(HUS)的病原体可为多种病毒,最常见的是肠道病毒属中的柯萨奇病毒和艾柯病毒,其他病毒有流感病毒、鼻病毒、腮腺炎病毒、EB 病毒等。

五、上呼吸道标本
(upper respiratory tract specimens)

【正常值】

正常人的上呼吸道中有许多共生菌存在。

【临床标本采集和处理的注意事项】

1. 采集咽喉标本的正确方法:明亮的光线从检查者的肩膀上方照射进张开的口腔,让患者深呼吸,然后发"啊"音,用压舌板轻轻压舌,然后用拭子来回刮擦咽后部(注意不要接触到口腔和舌黏膜)。收集标本后,拭子放入无菌管中立即送检,尽量缩短标本采取与处理的时间,防止标本干燥。如不能在 2h 内处理标本,应将拭子放至运送培养基中送检。

2. 怀疑为白喉棒状杆菌感染,应取疑为白喉假膜边缘部的分泌物;检查麻风分枝杆菌应取鼻黏膜标本;口腔长期存在未治疗的黏膜溃疡时应考虑是真菌性疾病,将溃疡及其周边组织刮下后送检;检查上呼吸道病毒,则采集鼻咽部标本要优于喉部标本。

3. 采取标本时应戴口罩和手套,以防传染。

【临床解读】

1. 上呼吸道通常指的是口咽部和鼻咽部,由于中耳通过咽鼓管连接后咽部,因此也将其归为上呼吸道的一部分。正常人的上呼吸道有许多常居菌寄生,主要有 α 溶血性链球菌、奈瑟菌属、表皮葡萄球菌、金黄色葡萄球菌、嗜血杆菌、类白喉棒状杆菌以及大量的厌氧菌。在正常情况下,这些细菌是不致病的,但在机体全身或局部抵抗力降低或其他外因影响下,它们可以致病,并可以侵入下呼吸道引起感染。因此,在上呼吸道标本的微生物学检验中,几乎每一份鼻、咽、喉拭子都是有细菌的,分离出来的病原微生物是否与疾病有关,需要临床医生和微生物学检验人员共同根据病原微生物的特点及其检出数量、患者的临床症状等各方面综合分析,做出正确判断。

2. 急性咽炎是上呼吸道最常见的感染。主要有三种病原:A 群链球菌、病毒及白喉杆菌。除培养外,目前有许多用于快速检测 A 群链球菌的成品试剂,如酶免疫分析法(EIA)、发光免疫法、分子生物学方法等。猩红热一般继发于 A 族链球菌引起的上呼吸道感染,患者治疗前咽拭培养的阳性率可高达 97.9%。白喉杆菌大多在儿童中引发感染,表现为蓝白色或灰色的膜覆盖咽后部,伴有下部及周围组织水肿,从而区别于急性链球菌性咽炎(火红的咽喉)。最常见的是病毒感染,常由腺病毒、EB 病毒、柯萨奇 A 病毒引起。应用免疫荧光技术及酶联免疫吸附测定(ELISA)方法检测患者鼻咽分泌物细胞内的病毒抗原,可获得早期快速诊断。还可取患者急性期和恢复期的双份血清标本进行补体结合抗体或中和抗体检测,抗体滴度有 4 倍以上升高时,提示为近期感染,有助于诊断。

3. 急性细菌性鼻炎、鼻前庭炎、鼻腔疖、鼻中隔脓肿、鼻窦炎等的主要病原菌是金黄色葡萄球菌、溶血性链球菌、肺炎链球菌和流感嗜血杆菌,铜绿假单胞菌、脑膜炎奈瑟菌也可致鼻窦炎。慢性鼻窦炎多数为厌氧菌和需氧菌混合感染所致。

4. 咽拭子标本有助于确定会厌炎的病原体,多是由流感嗜血杆菌 b 型引起,也可由金黄色葡萄球菌或肺炎链球菌引起。病程进展快的蜂窝织炎有可能引起气道阻塞。

5. 寄生于口咽部的草绿色链球菌是亚急性细菌性心内膜炎最常见的病原菌。医院感染引起的支气管炎或肺炎,常为寄殖于咽部的肺炎克雷伯菌、产气肠杆菌等肠杆菌科细菌所致。流行性脑脊髓膜炎带菌者的鼻咽拭子中可分离出脑膜炎奈瑟菌,主要用于带菌者调查。

6. 百日咳是一种急性呼吸道感染性疾病,由百日咳鲍特菌引起,在无免疫力的婴幼儿病情尤为严重。发病初期,患者鼻咽拭子的细菌检出率最高。

7. 急性坏死性溃疡性咽峡炎、扁桃体炎的病原体是奋森螺旋体和梭杆菌,这两种病原体寄生于正常人口腔牙龈部,属条件致病菌,当机体抵抗力下降,如局部组织损伤、维生素 A 和维生素 C 等缺乏或严重感染时大量繁殖,协同致病。因此通常出现在口腔卫生不好的成年人及患有严重基础疾病的患者。此病多伴有败血症,因此应同时考虑做血培养。

六、下呼吸道标本
(lower respiratory tract specimens)

【正常值】

下呼吸道基本保持无菌状态。下呼吸道标本主要是痰和支气管分泌物,包括支气管刷检物、支气管灌洗液和支气管肺泡灌洗液等。由于经过咽喉及口腔排出的痰液标本中混有上呼吸道的共生菌,因而要注意区分病原菌和上呼吸道的正常菌群。

【临床标本采集和处理的注意事项】

1. 痰液标本的采集应尽可能在应用抗生素前留取标本。

2. 标本采集是否合格直接影响到检验结果的正确性。以清晨为好(多数患者清晨痰量较多,且含菌量也多),先用盐水或凉开水漱口 3 次(包括咽部),气管深部咳痰,为防止气管壁分泌物污染,弃第一口痰,留取第二口痰。如果痰液标本不易留取,可使用气管或支气管直接吸出法采集标本,也可用45℃ 10%氯化钠溶液雾化吸入导痰。采集的标本应立即送检,不能及时送检时应冷藏保存。

3. 厌氧菌培养的标本应取气管吸出物,不可用痰液做厌氧菌培养。

【临床解读】

1. 下呼吸道标本主要用于确定肺炎病因。其中,社区获得性肺炎最常由肺炎链球菌引起,四季皆可发生,诱因有受凉、淋雨、疲劳、醉酒等。痰直接涂片可见革兰阳性双球菌,其在白细胞内意义更大。有条件的实验室可测定肺炎链球菌的荚膜多糖抗原。患者咳粉红色或铁锈色黏痰是肺炎链球菌感染的临床特征之一,这种标本肺炎链球菌的检出率较高。葡萄球菌性肺炎多为金黄色葡萄球菌引起,大多继发于病毒性肺部感染后或由血行播散所致,婴幼儿多见。流感嗜血杆菌引起的肺炎占 12%～15%,多发生在 4 个月至 4 岁的婴幼儿,免疫功能受损的大龄儿童和成年人同样易感。肺炎支原体、肺炎衣原体、军团菌、病毒等是社区获得性肺炎常见的非典型病原体。

2. 在我国,医院获得性肺炎(简称医院内肺炎)在院内感染中发病率居第一位,病死率也居首位。医院获得性肺炎有 70%～80% 是由细菌所引起。医院内革兰阴性杆菌或葡萄球菌的口咽部寄殖似乎是发生医院内肺炎的前提,口咽部细菌的吸入在肺炎的发病机制中占最重要的地位。此外,患者仰卧位、胃食管反流、鼻胃管留置、气管插管或气管切开均可增加口咽部病原菌的寄殖和肺炎的发生。医院内肺炎多发生于老年、体弱、原有慢性基础疾病、长期使用糖皮质激素或其他免疫抑制药治疗、胸腹部手术后、应用呼吸治疗仪器等的患者,临床表现常不典型,不易及时诊断。加上患者免疫功能低下,近年来致病性微生物的增加及其耐药性的改变,给医院内肺炎的防治带来许多困难。医院内肺炎的常见病原菌中一半以上是革兰阴性杆菌,主要有铜绿假单胞菌、大肠埃希菌、肺炎克雷伯菌、沙雷菌属和肠杆菌属、不动杆菌属、流感嗜血杆菌等。革兰阳性菌则主要是金黄色葡萄球菌。厌氧菌感染约占医院内肺炎的 30%,尤其是在老年、患有食管反流、留置鼻胃管和易致误吸的患者中发生率高。

3. 从痰液中检出嗜肺军团菌、结核分枝杆菌、放线菌及奴卡菌具有重要临床意义,是确定诊断和治疗的依据。

4. 肺部真菌病可由多种真菌引起,最为常见的是白假丝酵母和曲霉菌,曲霉菌中主要为烟曲霉菌,少数为黄曲霉菌、土曲霉菌及黑曲霉菌等。其次是新型隐球菌和毛霉菌,而芽生菌、孢子丝菌、组织胞浆菌及球孢子菌较少见。曲霉菌与毛霉菌的鉴别有重要临床价值,直接关系到临床真菌治疗药物的选择,即使不能鉴定到具体的种,至少也要根据它们的孢子和菌丝的形态加以初步鉴别。曲霉菌多为分生孢子和有隔菌丝,毛霉菌则有大孢子囊和无隔菌丝。

5. 支原体肺炎又称原发性非典型性肺炎,是由肺炎支原体引起,发病率以青少年最多,占各种肺炎的 10%～20%,或占非细菌性肺炎的 1/3 以上。

临床上约有 80% 的慢性支气管炎患者合并肺炎支原体感染。从患者痰液中分离出肺炎支原体可明确诊断,但由于培养条件苛刻、所需时间较长,临床实验室常采用血清学检查等方法,有助于早期诊断。衣原体也是呼吸道的重要致病菌。沙眼衣原体可引起婴幼儿的呼吸道疾病,肺炎衣原体可在所有年龄段致病,但多是幼儿和老年人易感。鹦鹉热衣原体常存在于鸟粪中,在某些有观赏鸟类习惯的地区,约 10% 以上的肺炎是由鹦鹉热衣原体引起。

6. 急性呼吸道感染可由多种病毒引起,其中绝大部分累及上呼吸道,但下呼吸道也可受累,特别在年轻人群中。在非细菌性肺炎中,病毒感染占 25%~50%,最常见的为流行性感冒病毒,其他为副流感病毒、鼻病毒、冠状病毒、腺病毒、单纯疱疹病毒和某些肠道病毒,如柯萨奇病毒、艾柯病毒等,在婴幼儿肺炎和细支气管炎中常见呼吸道合胞病毒。

七、生殖道标本(genital tract specimens)

【正常值】

正常人的内生殖道无菌,外生殖道及尿道口有正常菌群存在。

【临床标本采集和处理的注意事项】

1. 生殖器官是开放性器官,标本采集中要严格遵循无菌操作。采集阴道及宫颈口标本时应在窥阴器下操作,尽可能不触及阴道壁黏膜。

2. 淋病奈瑟菌抵抗力弱,并能自溶,所以最好床边接种后立即培养。

3. 衣原体为细胞内寄生,标本中必须含有上皮细胞。所以,采集标本时应在宫颈的移行上皮处或距尿道口 3~5cm 的内尿道停留几十秒钟,转动并擦取内壁上皮细胞。尿道分泌物和尿液不适于分离衣原体。

4. 支原体对热和干燥敏感,取材后宜立即接种,或置于保养液中 4℃ 保存。

【临床解读】

1. 生殖道标本通常用来确定一些临床并发症,如女性的外阴道炎、细菌性阴道炎、生殖器溃疡、尿道炎、子宫颈炎、子宫内膜炎、输卵管炎、卵巢囊肿和男性的尿道炎、附睾炎、前列腺炎、生殖器溃疡等的病因。正常人的内生殖道是无菌的,但男女外生殖器和尿道口等部位均有正常菌群存在,生殖道标本易被生殖道或皮肤表面的正常菌群污染,因此要注意鉴别正常微生物与潜在的病原体。有些病原体,如淋病奈瑟菌、沙眼衣原体、杜氏嗜血杆菌等是常见致病菌,而其他细菌如肠杆菌、金黄色葡萄球菌、B 群链球菌则只有在具有某些临床表现时才能视为致病菌。从产科阴道和会阴部标本分离出 B 群链球菌有重要意义,因为 B 群链球菌可引起严重的脓毒血症和(或)新生儿脑膜炎。

2. 生殖系统感染可由多种病原微生物引起。在生殖道感染中,性传播疾病是一大类与性有关的传染性疾病,常见的有淋病、非淋菌性尿道炎、梅毒、尖锐湿疣、念珠菌性阴道炎、细菌性阴道炎、生殖器疱疹、软性下疳等。大多通过性接触传播,也有少数通过其他途径传播。

3. 慢性前列腺炎常见为葡萄球菌、链球菌、大肠埃希菌或肠球菌、不动杆菌、变形杆菌等细菌的混合感染。老年男性因尿道器械检查而继发的附睾炎多由革兰阴性杆菌引起。细菌性阴道病是生育期妇女常见的感染性疾病。

4. 外阴阴道念珠菌病由假丝酵母(又称为念珠菌)引起,其中白假丝酵母约占 80%。放线菌属能引起使用宫内节育器的女性患上盆腔炎。

八、粪便(stool)

【正常值】

肠道内有大量细菌寄居,主要是厌氧菌和革兰阴性菌,为肠道正常菌群。

【临床标本采集和处理的注意事项】

1. 大便标本应收集在干净容器中,容器要带有密闭的盖。肛拭子则应插入含有改良 Stuart's 培养基的试管中送检。

2. 急性腹泻患者应尽量在急性期(3d 以内)、用药前采集新鲜标本送检。按照操作标准,临床微生物实验室可以拒收住院超过 3d 的急性腹泻患者的大便标本。

3. 应留取脓血、黏液、糊状、米泔样等性状异常的粪便标本及时送检。

4. 沙门菌引起的肠热症,通常在发病后 1～2 周采集血液或骨髓标本,2～3 周则留取尿液和粪便标本进行细菌学检验。

5. 对怀疑由气单胞菌属、邻单胞菌属、弧菌属等引起胃肠炎的患者,标本送检时要特殊申请或在申请单上特别注明,因为它们的选择分离培养基与常规大便的培养完全不同。

6. 对疑似细菌性食物中毒的患者,除粪便标本外,还应同时采取呕吐物、可疑剩余食物、胃肠冲洗液及血清等标本,分离致病菌或检测毒素。某些食物中毒是由细菌毒素所致,单纯粪便培养结果为阴性并不能排除食物中毒。

【临床解读】

1. 正常成人每克粪便中的菌量达 $10^{11}\sim10^{12}$ 个,其中 99% 为厌氧菌,主要是类杆菌、真杆菌、双歧杆菌、优杆菌和消化链球菌。这些正常菌群的种类受食物等因素影响,母乳喂养的婴儿肠道内以革兰阳性菌为主(主要是双歧杆菌、乳酸杆菌),其他人均以革兰阴性菌占优势。肠道病原菌与正常菌群同时存在。

2. 引起肠道疾病的微生物多种多样,临床常见的有志贺菌、沙门菌、致腹泻的大肠埃希菌、耶尔森菌、霍乱弧菌、副溶血弧菌、气单胞菌、类志贺邻单胞菌、弯曲菌、金黄色葡萄球菌、蜡样芽孢杆菌、肉毒芽孢梭菌、产气荚膜芽孢梭菌、酵母菌、曲霉菌、隐孢子虫、阿米巴、贾第鞭毛虫、轮状病毒等。婴儿肠炎亦可由肺炎克雷伯菌、奇异变形杆菌引起。

3. 引起肠道疾病的微生物种类很多,不少要求较特殊的培养。临床微生物实验室不可能提供适合所有病原菌生长的培养条件,通常是将腹泻标本接种一个分离沙门菌、志贺菌的强选择培养基(如 SS 琼脂)和一个弱选择的肠道鉴别培养基,有些实验室还加一个用于检测肠道中优势生长的微生物,如酵母菌、金黄色葡萄球菌、铜绿假单胞菌的非选择性培养基(通常用 5% 羊血琼脂)。因此,很多时候培养结果为阴性,得到的报告为"无志贺、沙门菌生长"。若怀疑肠道疾病是由其他病原菌引起,则需要临床医生依据患者临床症状、病史、近期旅游史、粪便性状以及当地常见腹泻致病菌等提出特殊检查的申请,并在化验申请单上注明。

4. 特定病原的典型临床症状:脓便,见于阿米巴、志贺菌、肠侵袭性大肠埃希菌(EIEC)感染;血便,见于沙门菌、弯曲菌、志贺菌、EIEC、产志贺毒素大肠埃希菌(VETEC)感染;"米汤样"便,提示霍乱弧菌感染;亚急性或慢性腹泻、腹胀,提示贾第鞭毛虫病;阑尾炎症状,提示耶尔森菌感染;短潜伏期地剧烈呕吐,提示葡萄球菌性食物中毒;冬秋季婴幼儿腹泻,考虑为轮状病毒或其他病毒感染。

5. 细菌性痢疾由志贺菌属的细菌引起,潜伏期为 $24\sim48h$,典型的症状为脓血、黏液样便,从自愈到严重脱水症状各不一样。沙门菌是由食物引起胃肠炎最常见的原因,在我国发病率很高。沙门菌感染可造成小肠结肠炎、肠伤寒、菌血症、局灶性感染或尿道、肠道长期带菌。沙门菌引起的肠热症,血培养是确诊依据,骨髓培养阳性率较血培养高,特别是已应用抗生素治疗、血培养阴性者。伤寒及副伤寒患者于发病 $2\sim3$ 周时进行粪便细菌学检验,阳性率可达 75%，但粪便培养阳性的临床意义应结合临床表现，单纯大便培养阳性可为伤寒带菌状态。肥达反应等血清学试验也是临床诊断伤寒的重要指标。对于沙门菌属和志贺菌属分离株，Ⅰ、Ⅱ代头孢菌素和氨基糖苷类在临床上无效，通常选用氨苄西林、喹诺酮（不适用于儿童）和复方磺胺甲噁唑（复方新诺明）。对沙门菌属的肠道外感染分离株，还可选用氯霉素和某些三代头孢菌素。用抗生素治疗沙门菌胃肠炎不能缩短病程，否则延长带菌状态。

6. 致腹泻大肠埃希菌主要有肠毒素大肠埃希菌（ETEC）、肠致病性大肠埃希菌（EPEC）、肠侵袭型大肠埃希菌（EIEC）、肠出血型大肠埃希菌（EHEC）、肠凝聚型大肠埃希菌（EaggEC）等。其中，EHEC 最常见的血清型是 $O_{157}:H_7$，所致感染可以表现为无症状感染、轻度腹泻、出血性肠炎（HC）、溶血性尿毒综合征（HUS）、血栓性血小板减少性紫癜（TTP）。以出血性肠炎最多见，典型临床表现为腹部剧烈疼痛，先期水样便，继而有类似下消化道出血的血性粪便，低热或不发热，粪便中无炎性排出物。溶血性尿毒综合征主要包括 3 个症状：急性肾衰竭、血小板减少症和微血管异常溶血性贫血，是引起儿童急性肾衰竭的主要病因。血栓性血小板减少性紫癜典型症状包括：发热、血小板减少症、微血管异常溶血性贫血、肾功能异常和神经系统症状。所有血便患者均应常规做 $O_{157}:H_7$ 的培养，尤其在发病季节有指征的患者的粪便检查应包括 $O_{157}:H_7$ 培养。

7. 在我国引起胃肠道感染最常见的弧菌是霍乱弧菌和副溶血弧菌。霍乱是人类烈性肠道传染病，急性霍乱主要表现为呕吐、腹泻（米泔样便）、脱水、电解质紊乱，不治易致死亡。非 O_1 群霍乱弧菌很少引起霍乱样症状，只有胃肠道症状。自 O_{139} 型霍乱弧菌在印度发现以后其已成为重要流行株，在常规检验中必须同时使用 O_1 和 O_{139} 型霍乱弧菌抗血清对疑似霍乱弧菌进行鉴定。副溶血弧菌感染主要表现为腹部不适、恶心、呕吐，不发热，多自愈，抗生素无效。

8. 因肠道菌群失调而发生的腹泻、肠炎等，常为念珠菌、金黄色葡萄球菌、变形杆菌及铜绿假单胞菌等所致。（假膜性肠由葡萄球菌、蜡样芽孢杆菌和厌氧菌中的艰难梭状芽孢杆菌引起）。抗生素性腹泻多由艰难梭状芽孢杆菌产生的毒素引起，需要通过检测大便中的毒素做出诊断。肠结核由结核分枝杆菌引起，常继发于开放性肺结核。炭疽的病原菌为炭疽芽孢杆菌，从肠炭疽患者腹泻时的水样便中可检出炭疽芽孢杆菌。

9. 病毒性胃肠炎的重要病原菌是轮状病毒和诺如病毒。脊髓灰质炎病人患者发病 1 周的粪便标本中可分离到脊髓灰质炎病毒。

九、脓液及创面分泌物
(pus and wound secretion)

【正常值】

脓液及创面分泌物中不存在正常菌群,但所有创伤表面均可有细菌污染但不一定发生感染,细菌学检查对局部细菌的控制有意义,同时对导致伤口感染、脓肿形成的病原学诊断有重要意义。

【临床标本采集和处理的注意事项】

1. 开放性感染和已破溃的化脓灶　采集标本前先用无菌生理盐水冲洗表面污染菌,然后用灭菌拭子采取脓液及病灶深部的分泌物。如果为慢性感染,则往往污染严重,很难分离到致病菌,可取感染部位下的组织送检,并要求做细菌定量。

有几种眼部感染的标本可采集用于微生物学检验,如用拭子或无菌刮勺采取的结膜标本用以诊断结膜炎;结膜刮取物做吉姆萨染色,检查上皮细胞中的嗜碱性胞质包涵体可诊断沙眼衣原体感染;用刮勺刮取的角膜标本用以诊断角膜炎;玻璃体液用以诊断眼内炎;化脓性标本用以诊断蜂窝织炎等。

导管治疗引起的感染,应及时采血培养和做导管尖端培养。对瘘道内脓液,用灭菌拭子挤压瘘管,选取脓液中的"硫磺样样颗粒"送检,也可将灭菌纱布塞入瘘管,次日取出送检。对蜂窝织炎、坏疽组织,应先用无菌生理盐水或 70% 乙醇擦拭清洁感染部位,然后注射器吸取少量无菌生理盐水后抽取标本。针管抽取的位置应是炎症最严重的区域(一般在中心)。对烧伤部位,采集标本前要清创,若要做定量培养,则要采取 $3\sim4mm^3$ 的活检组织切块。

对切口部位,也要尽量抽取标本或将拭子插入伤口深处采集标本。采自其底部或脓肿壁上的标本检出率最高,从暴露在空气中的感染灶表面采集的标本容易被污染。

对褥疮溃疡部位,原则上不采用拭子标本,应组织活检取材或针管抽取,只有在活检标本难以获得时,才可用拭子在伤口底部采集标本。

2. 闭锁性脓肿　对毛囊炎、疖、痈和皮下软组织化脓感染,用 2.5%～3% 碘酊和 75% 乙醇消毒周围皮肤,然后穿刺抽取脓液,尽量避免送检拭子标本,只有在切开排脓时可以用拭子采集标本;对乳腺脓肿、肺脓肿、肝脓肿、胆囊炎、脑脓肿、肾周脓肿、阑尾脓肿、心包积液等要通过手术引流采集脓液；对胸腔积液、腹腔积液、关节腔积液、盆腔脓肿、肛周脓肿，采用穿刺术抽取标本后送检。

【临床解读】

1. 确定某些皮肤常居菌是否是创伤感染的病原菌时，要注意该菌是否在数量上占优势。目前临床上区分是创伤感染还是污染，主要看细菌向活组织深部侵入的程度及每克组织含细菌量是否达到一定阈值。一般认为每克组织内细菌数量在 $10^5 \sim 10^6$ 以上时即可造成伤口感染。

2. 软组织急性化脓性炎症，如毛囊炎、疖、痈最常见的病原菌是金黄色葡萄球菌；急性蜂窝织炎的致病菌大多是溶血性链球菌或金黄色葡萄球菌、厌氧菌；丹毒是皮肤及网状淋巴管的急性炎症，由 β-溶血性链球菌从皮肤黏膜的细小伤口入侵所致。

3. 化脓性疾病，如甲沟炎、脓性指头炎等亦多由金黄色葡萄球菌引起；细菌性角膜炎的致病菌包括肺炎链球菌、流感嗜血杆菌、葡萄球菌，偶有脑膜炎奈瑟菌、淋病奈瑟菌；鼻窦炎的常见致病菌是肺炎链球菌、葡萄球菌、卡他布兰汉菌、流感嗜血杆菌、肠杆菌科细菌和真菌；牙病多由厌氧菌引起；心包炎的常见细菌有葡萄球菌、链球菌、肺炎链球菌等；化脓性骨髓炎、化脓性关节炎的主要致病菌是金黄色葡萄球菌，其次为溶血性链球菌、肺炎链球菌、大肠埃希菌、伤寒沙门菌等；其他化脓性疾病还有化脓性扁桃体炎、急性化脓性中耳炎、急性化脓性乳突炎、气性坏疽、胆囊炎以及结核性腹膜炎等。

4. 脓肿，如扁桃体脓肿、咽部脓肿，常见致病菌为金黄色葡萄球菌、β-溶血性链球菌以及 α-溶血性链球菌；肾皮质化脓性感染、肾皮质脓肿的常见病原菌是金黄色葡萄球菌。脑脓肿以耳源性脑脓肿最多见，多因慢性化脓性中耳炎或乳突炎并发胆脂瘤引起；鼻源性脑脓肿继发于鼻旁窦的化脓性炎症，较少见；隐源性脑脓肿是原发感染灶不明确的脑脓肿，多是血源性脑脓肿的隐匿型。肺脓肿是由多种细菌引起的肺部化脓性炎症、坏死，形成脓肿；其他部位的脓肿有肝脓肿、脓胸、腹腔脓肿、肾周脓肿以及直肠肛周脓肿等。

5. 创伤感染，常见的有术后切口感染和导管感染等，近年来导管引起的感染和败血症的发病率明显上升，主要病原菌是金黄色葡萄球菌和革兰阴性杆菌，凝固酶阴性葡萄球菌如表皮葡萄球菌等也较常见。

6. 烧伤创面在早期是无菌的，12h 后会出现大量细菌。引起烧伤创面感染的细菌种类很多，以铜绿假单胞菌和金黄色葡萄球菌占首位，其次是变形杆菌、溶血性链球菌、大肠埃希菌、粪产碱杆菌、普罗菲登斯菌和鲍曼不动杆菌等。

7. 耳部位的标本主要有拭子(诊断耳炎)和外耳、中耳液体(诊断中耳炎)。这两个部位潜在感染的细菌有所不同。铜绿假单胞菌常引起外耳炎,也可有其他细菌,但不会有厌氧菌。来自呼吸道的菌群,包括肺炎链球菌、流感嗜血杆菌、卡他布兰汉菌、金黄色葡萄球菌和一些革兰阴性杆菌都可能引起中耳炎,厌氧菌也可引起中耳炎。

十、组织标本(tissue sample)

【正常值】

组织标本中不存在正常菌群,即正常情况下为无菌的。

【临床标本采集和处理的注意事项】

1. 采集组织标本做细菌学检查时,应同时采集组织标本做病理学检查。做病原体分离的组织标本,不可用甲醛溶液固定。

2. 表浅的感染组织和各种窦道标本可用小刀刮取、穿刺抽吸或手术切除,对窦道和瘘管应深部刮取,获得部分管壁组织。

3. 深部组织标本可在手术过程中采取或穿刺活检,也可使用相应的内镜采集活检标本。标本置于无菌容器,并加入少量生理盐水以保持湿度,或置肉汤增菌液中送检。如怀疑为军团菌感染,肺组织切片不要滴加生理盐水(能抑制军团菌生长)。如果怀疑为厌氧菌感染,应把组织放入厌氧的传输系统内立即送检。

4. 疑有污染的较大组织块,可用烧红的烙铁烧灼其表面或置沸水中 5～10s,使表面变白消除污染后再用无菌器械切开,取中央部位组织送检。

5. 尸检标本应于死后迅速采集。室温保存应在 4h 内取材,4℃ 保存应在 20h 内解剖采集,以防肠道菌群等侵入引起污染。

【临床解读】

1. 表浅的皮肤、黏膜感染　有炎症或坏死的组织,如细菌或真菌引起的皮肤烧伤创面感染;厌氧菌引起的牙周炎;真菌引起的各种体癣、头癣等。

2. 深部组织感染　由病原微生物引起的深部组织感染,包括心脏瓣膜、支气管、肺、肝、胆、脾、胃、十二指肠、直肠、结肠、肠系膜、肾、淋巴结、扁桃体等器官的病变,一般都比较严重,甚至危及生命,且久治不愈,只有通过内镜和手术获得相应的组织标本,才能帮助诊断和治疗。

3. 亚急性细菌性心内膜炎 最常见的病原菌为草绿色链球菌,其次为金黄色葡萄球菌、肠球菌、革兰阴性杆菌、真菌、布鲁杆菌等,一般多由口腔、泌尿生殖道或表浅的皮肤感染侵入,导致菌血症,然后引起心内膜炎。幽门螺杆菌是非自身免疫慢性胃炎的主要致病菌,活检胃组织的培养和药敏试验可以明确诊断和选择合适抗菌药物治疗。肠结核多由人型结核杆菌引起,占肠结核患者的90%以上,如果饮用未经消毒的带菌乳制品,也可发生由牛型结核杆菌引起的肠结核。

4. 组织定性培养与定量培养 组织或活检标本在培养前应研磨成均匀的悬液,注意无菌操作。但用组织标本做真菌培养时,只能用无菌剪刀把组织剪碎,而不能研磨组织碎片,否则可能损坏真菌菌丝。未用完的组织匀浆可在4℃保存几周,以供重复培养或其他培养使用。某些时候需要分析从组织中培养出的细菌是否有临床意义,则需要做定量组织培养。如果每克组织细菌数量≥10^5 cfu则认为此组织上存在细菌感染。

十一、厌氧菌培养标本
(sample for aneerobic bacteria culturing)

【正常值】

绝大多数无芽孢厌氧菌均存在于人和动物体内,特别是口腔、肠道、上呼吸道、泌尿生殖道等处,同需氧菌与兼性厌氧菌共同构成机体的正常菌群。例如肠道菌群中99.9%是厌氧菌,皮肤、口腔、上呼吸道、女性生殖道的正常菌群中也有80%~90%是厌氧菌。

【临床标本采集和处理的注意事项】

1. 在一般情况下,应从无正常菌群寄居的部位采取标本,用无菌操作抽取体液标本,包括血液、关节液、心包液、腹腔积液、胸腔积液和膀胱穿刺液等、深部脓肿渗出物、经气管抽取的肺渗出物或直接从肺抽取渗出物以及其他组织穿刺液等。

2. 采取标本时绝对不能被正常菌群污染。应尽量避免接触空气,多使用针筒抽取,减少标本与空气接触的机会。

3. 做厌氧菌培养,最理想的是能取得组织标本,因厌氧菌在组织中比在渗出物中更易生长,而且组织标本可真实地反映出感染过程的细菌学变化。

4. 标本采集后要立即送检,送检过程也必须保持在无菌条件下进行,具体方法可以采用无菌注射器送检(抽取标本后要排尽空气,并将针头插入无菌橡胶塞)、标本充盈法送检(标本装满标本瓶,驱除空气,加盖后立即送检。粪便做难辨梭菌培养可用此方法),或用商品化的无氧小瓶送检。

5. 在正常情况下,厌氧菌可寄居于皮肤和黏膜,此等部位所培养出的厌氧菌不一定是真正的病原菌,故下列标本无送检价值,不宜做厌氧菌培养:鼻咽拭子;牙龈拭子;痰和气管抽取物;胃和肠道内容物、肛拭;接近皮肤和黏膜的分泌物;压疮溃疡及黏膜层表面;排出的尿或导尿;阴道或子宫拭子;前列腺分泌物。

【临床解读】

1. 厌氧菌感染多是一种内源性感染,病种遍及临床各科。人体各种器官和组织都可发生厌氧菌感染,大部分是与需氧菌混合感染。常规细菌培养阴性,需考虑厌氧菌感染的可能。即使常规细菌培养阳性,也不能排除厌氧菌混合感染的可能性。

2. 厌氧菌感染的临床指征

(1)感染组织局部产生大量气体,造成组织肿胀和坏死,皮下有捻发音,是产气荚膜梭菌所引起感染的特征。

(2)感染易发生在黏膜及其周围创面上,口腔、肠道、鼻咽腔、阴道等黏膜,均有大量厌氧菌寄生,如果这些部位及其附近有破损,极易发生厌氧菌感染。

(3)深部外伤如枪伤后及人被动物咬伤后的继发感染,均可能是厌氧菌感染。

(4)分泌物有恶臭,或为暗红色,并在紫外线下发出红色荧光,均可能是厌氧菌感染。分泌物或脓汁中有硫磺样颗粒,为放线菌感染。

(5)患者的分泌物涂片经革兰染色,镜检发现有细菌,而常规培养阴性;或在液体及半固体培养基深部长的细菌,均可能为厌氧菌。

(6)长期应用氨基糖苷类抗生素治疗无效的病例,可能是厌氧菌感染。

(7)最近有流产史及胃肠手术后患者易发生厌氧菌感染。

(8)常规血培养阴性的细菌性心内膜炎,并发脓毒症血栓性静脉炎,伴有黄疸的菌血症等,应考虑可能有厌氧菌感染。

3. 易感因素

(1)全身免疫功能下降者或慢性病患者,如糖尿病患者易并发厌氧菌性胆囊炎、下肢溃疡、蜂窝织炎;晚期肿瘤患者感染发热部分是由厌氧菌引起的;接受类固醇激素治疗或使用免疫抑制剂的器官移植及胶原病患者;接受放疗和化疗的患者;慢性肝、肾病晚期,慢性酒精中毒者;严重外伤,包括开放性骨折和大面积创伤;口腔、胃肠和女性生殖道进行大手术而严重损伤机体抵抗力者;老年、婴幼儿和早产儿等免疫功能受损或不足,易并发厌氧菌感染;分娩产程过长,羊膜早破引起羊膜炎和子宫内膜炎者,母子均易发生厌氧菌感染。

(2)局部免疫力下降,并具备厌氧菌感染条件者,如因血管损伤、烧伤、动脉硬化、水肿、肿瘤压迫、包扎过紧和有异物等,造成局部组织缺血、缺氧、低氧化还原电势,厌氧菌可进入组织并大量生长繁殖,导致感染;大面积外伤有需氧菌混合感染,需氧菌耗尽环境中氧气,有利于厌氧菌的繁殖;拔牙或外科手术破坏机体屏障结构,使厌氧菌进入血液。

4. 厌氧菌感染:厌氧菌感染以颅内、胸腔、盆腔为多见,占这些部位感染的 $70\%\sim93\%$,$1/3\sim2/3$ 为混合感染。临床上常见的厌氧菌感染有如下疾患:

(1)中枢神经系统感染,如非外伤性脑脓肿、厌氧性脑膜炎。

(2)呼吸系统和胸腔内感染,如吸入性肺炎、坏死性肺炎、肺脓肿、脓胸、上呼吸道感染(扁桃体脓肿、鼻窦炎、慢性中耳炎、乳突炎、咽峡炎)。

(3)腹腔内感染,如腹膜炎、肝脓肿、阑尾炎、膈下脓肿、肾脓肿、胆道系统感染、腹腔手术后感染等。

(4)女性生殖系统和盆腔厌氧菌感染,女性生殖道厌氧菌感染很普遍,可引起外阴、阴道感染、子宫内膜炎和子宫积脓、盆腔脓肿、输卵管-卵巢脓肿、妇科术后感染、血栓性盆腔静脉炎、分娩前的羊膜腔炎、感染性流产和产褥感染等。

(5)口腔厌氧菌感染,如牙髓炎、根尖周炎、牙周炎、牙龈脓肿。

(6)骨和关节感染,如化脓性骨髓炎、化脓性关节炎等。

(7)血液及心血管系统的厌氧菌感染,如厌氧菌性败血症、心内膜炎。

(8)皮肤和软组织的厌氧菌感染,如坏疽、坏死性蜂窝织炎、慢性窦道性溃疡、口腔面颊部感染、压疮、烧伤创面感染、肛周脓肿等。

(9)新生儿厌氧菌感染,如脐炎、新生儿肺炎、坏死性小肠结肠炎。

(10)以外毒素致病的厌氧菌感染,如产气荚膜梭菌感染引起的气性坏疽、食物中毒及急性出血性坏死性肠炎,破伤风,肉毒症,抗生素相关性肠炎等。

5. 美国国家临床实验室标准化研究所厌氧菌敏感性试验工作组推荐在

以下 4 种情况必须进行厌氧菌的敏感性试验：

　　(1)为了确定新抗生素对厌氧菌的抗菌模式。

　　(2)在当地医院对厌氧菌的耐药模式进行定期监测。

　　(3)在各种地理区域对厌氧菌的耐药模式和耐药趋势进行定期监测。

　　(4)提供特异的药敏试验结果以指导医生对特定患者感染的治疗。厌氧菌药敏试验对特定患者治疗有指导意义的疾病包括：脑部脓肿、脑膜炎、心内膜炎、难治性或周期性菌血症、骨髓炎、化脓性关节炎、人工瓣膜及血管的移植性感染。

十二、内毒素定量测定
(endotoxin quantitative analysis)

【正常值】

鲎试剂定量法：＜0.01EU/ml。

【临床标本采集和处理的注意事项】

　　内毒素测定要求非常严格，这是因为内毒素无处不在，标本采集和运送过程要严格操作，避免外源性污染；试验所用器皿必须经除内毒素处理，常用方法是 250℃ 干烤至少 60min；操作人员必须经过严格培训，避免人为污染。一般内毒素定量检测的临床标本包括血液、脑脊液、尿液、胸腔积液、腹腔积液以及透析液等。

【临床解读】

　　1. 革兰阴性菌细胞壁的外膜由脂质双层、脂蛋白和脂多糖(lipopolysaccharide，LPS)三部分组成。其中 LPS 又包括脂质 A、核心多糖和特异性多糖三个组成部分，习惯上将革兰阴性菌细胞壁中的 LPS 分子作为一个整体称为细菌内毒素，脂质 A 是内毒素生物活性的主要组分。近 10 年，人们对疾病病因、病理的认识不断深化，发现了许多疾病与内毒素的关系。由于很小剂量的内毒素即能引起极广泛的生物作用及病理作用，故内毒素检测已成为临床、公共卫生及药检等领域的重要课题。

　　2. 内毒素的生物学活性包括：

　　(1)发热反应：内毒素作用于肝枯否细胞、中性粒细胞等使之释放内源性热原质，后者再刺激下丘脑体温调节中枢所致。

　　(2)白细胞反应：注射内毒素 1～2h 后，LPS 诱生中性粒细胞释放因子刺激骨髓释放中性粒细胞进入血流，使其数量显著增加，且有核左移现象。

（3）内毒素休克：内毒素作用于血小板、白细胞、补体系统、激肽系统等，形成和释放组胺、5-羟色胺、前列腺素、激肽等血管活性介质，使小血管收缩和舒张功能紊乱而造成微循环障碍，严重时可导致以微循环障碍和低血压为特征的内毒素休克。

（4）弥散性血管内凝血（DIC）：凝血系统被激活，血小板被激活并大量聚集，红细胞被破坏，白细胞促凝物质释放。

（5）Shwartzman 现象：是内毒素引起 DIC 的一种特殊表现，有局部和全身两种类型。

（6）直接或间接损害肝脏，引起糖、蛋白质代谢紊乱。

（7）其他：少量内毒素能激活 B 细胞，产生多隆抗体，促进 T 细胞成熟，激活巨噬细胞和 NK 细胞活性，诱生干扰素、TNF、CSF、IL-6 等免疫调节因子。临床上出现的症状通常是内毒素数种生物学活性综合作用的结果。

3. 内毒素血症根据其发生机制分为内源性内毒素血症和外源性内毒素血症，其中内源性内毒素血症又分为：

（1）菌血症或其他部位严重感染导致的内毒素血症最常见，通常由革兰阴性菌感染引起，菌血症的许多症状和体征是由内毒素血症造成的，内毒素是菌血症的主要致病因素。各种感染性疾病内毒素血症的发生率：胆石症伴急性梗阻性化脓性感染 85%，败血症 70%，急性胰腺炎 90%，皮肤软组织感染 70%～81.1%，腹腔感染 72%～84%，尿路感染 70%～80%，肺炎 100%。

（2）肠源性内毒素血症：是不伴有革兰阴性菌感染的内毒素血症，正常情况下，肠道内有大量的细菌及内毒素，在某些疾病时，细菌及内毒素通过肠壁进入血液循环中。许多非革兰阴性菌感染的重症病人以及处于应激状态的患者出现内毒素血症，血中内毒素主要来源于肠道内毒素的吸收，称为肠源性内毒素血症，是患者死亡的重要原因之一。

肠源性内毒素血症的发生机制包括：①肠道内毒素生成和摄取增多（肠道微生物移位），主要是由于肠黏膜屏障功能障碍，如黏膜缺血、萎缩、破损、脱落等造成肠内微生物移位；机体免疫功能受损和肠黏膜免疫屏障被破坏，内毒素移位进入血液循环；肠道微生态环境破坏造成肠内微生物移位；广谱抗生素的长期应用减少了对抗生素敏感的厌氧菌的数量，导致革兰阴性菌大量繁殖，突破黏膜屏障而移位进入血液循环；营养不良，抵抗力低下，肠黏膜分泌减少，分泌型 IgA 产生不足；肠道淤血、肠腔内胆盐缺乏等都有利于有害菌生长。②肝对内毒素清除功能减退（肝网状内皮细胞能清除少量内毒素），内毒素未经解毒溢入体循环。③门-体系统功能障碍,出现门-体静脉分流,来自肠道的内毒素绕过肝,未经灭活解毒,进入体循环。④淋巴液生成增加,腹腔淋巴管-胸导管是内毒素进入体循环的重要替代途径。⑤各种原因造成的外周血灭活内毒素能力下降时,易发生肠源性内毒素血症。据统计,肠源性内毒素血症发生率,急性肝炎为 37%～64%,急性重型肝炎为 58%～100%,丙型病毒性肝炎为 61.54%,癌症为 70%。

外源性内毒素血症是由于输入大量内毒素污染的液体而导致,常见于输注液体或透析用液体被污染。透析用液体要求内毒素含量不得超过 2EU/ml,干预限度为 1EU/ml。当达到干预限度时,继续使用水处理系统是可以接受的,但应采取措施(如消毒水处理系统),防止系统污染进一步加重。

4. 内毒素定量检测的临床意义

(1)在细菌感染性疾病中的应用

①目前细菌学检验存在的主要问题之一是检出阳性率不高,可能的原因很多,比如标本取材不当,标本采集时机不当,培养基、培养条件选择不当以及一些病原菌培养有一定困难或比较少见,如军团菌、HACEK 细菌群(嗜血杆菌、放线杆菌、心杆菌、艾肯菌属、金氏菌)、布鲁杆菌、弗朗西斯菌等;其次是检测周期长,如血培养一般需要 2～7d,其他标本细菌培养 2～5d。内毒素定量检测能较好地弥补细菌学检验的不足,它的检测时间短,只需 1h 左右,影响因素少,检出阳性率高。

②内毒素定量测定能早期预测菌血症或败血症的发生。

③内毒素定量测定在局部细菌感染诊断中的应用:局部性细菌感染如肺炎、胆囊炎、烧伤合并感染、穿孔性腹膜炎、化脓性胆管炎、肝脓肿、肾盂肾炎、卵巢囊肿扭转伴尿路感染、非特异性出血性小肠炎及肾周围炎等,其致病菌多为革兰阴性杆菌,可造成内毒素血症。内毒素定量测定有助于此类感染的诊断和治疗。

④内毒素定量测定指导临床抗生素应用:抗生素是治疗感染性疾病的重要手段,但抗生素的应用可导致内毒素的释放。医生在使用抗生素时对其不良反应,如肝肾毒性、过敏反应、耳毒性等非常关注,但往往对使用抗生素治疗革兰阴性菌感染引起的内毒素释放问题控制不力。内毒素释放与患者死亡密切相关。

(2)内毒素在原因不明的发热病因学诊断中的作用:可导致发热的原因多种多样,而内毒素是临床上最主要、最常见的致热原。免疫低下儿童发热在诊断和治疗上一直存在问题。Ada Hass 等对一些检查不出菌血症和临床感染的发热的免疫低下儿童进行了内毒素检测,结果发现所有发热儿童在发热期间内毒素水平均高于正常儿童水平,发热恢复后内毒素含量都降至正常水平。这与 Harris 等对成年人进行的类似研究的结果一致。因此,内毒素血症可能是免疫低下患者原因不明发热的因素之一。

(3)内毒素定量测定在消化系统疾病辅助诊断和治疗中的作用:肝硬化并发内毒素血症十分常见,血中内毒素升高反过来加重了对肝功能和结构损伤,形成恶性循环,降低血浆内毒素水平可能有助于延缓慢性肝病的肝纤维化进程、减少并发症及改善预后。肝炎病人常并发内毒素血症,内毒素血症与肝炎病情程度有密切关系。重型病毒肝炎内毒素血症的发生率可高达92.8%,这些病人较易并发弥散性血管内凝血(DIC)及肾衰竭,病死率高。急性病毒性甲型肝炎的内毒素血症发生率为58%,急性病毒性乙型肝炎的内毒素血症发生率与其病理类型有关,急性病毒性乙型肝炎内毒素血症发病率占51.9%,随着病情的缓解内毒素水平逐渐下降。慢性活动性乙型肝炎出现内毒素血症者占53.7%,并且有80%患者持续存在内毒素血症。病毒性丙型肝炎中的慢性活动性肝炎内毒素血症发病率最高,但血清丙氨酸转氨酶水平与内毒素血症发生率及含量无明显关系。内毒素浓度还与阻塞性黄疸的程度(血清胆红素)以及持续时间有一定关系,与术后并发症发生率也有密切关系,内毒素血症是阻塞性黄疸病人术后出现并发症和死亡的一个重要原因,对阻塞性黄疸患者进行围术期血浆内毒素检测有助于引导治疗,降低阻塞性黄疸患者围术期并发症和死亡的发生率。急性胰腺炎的轻重程度与血浆内毒素水平呈正相关,因此急性胰腺炎早期测定血浆内毒素有助于判断疾病的严重程度,指导治疗。

(4)内毒素定量测定在 MODS 预防、救治中的意义:早期诊断是多器官功能障碍预防与救治的关键。实验表明,血浆内毒素水平对 MODS 的阳性预测值高,对多器官衰竭有预警意义,动态观测内毒素水平变化,有助于其早期诊断与预防。

5. 细菌内毒素鲎定量测定:鲎是海洋节肢动物,其血液中的有核变形细胞含有凝固酶原和可凝固蛋白。将这些变形细胞冻融裂解制成的鲎变形细胞溶解物(LAL)试剂,当其与待检标本中的内毒素相遇时,内毒素能激活 LAL 中的凝固酶原成为凝固酶,该酶可使凝固蛋白凝聚成凝胶状态。当内毒素水平在 0.01~0.1EU/ml 时,提示轻度内毒素血症,可被视为革兰阴性菌感染的早期或终末期,或为脓毒症的早期或恢复期,建议每 24 小时动态检测一次;当内毒素水平为 0.1～1.0 EU/ml,提示为中度内毒素血症,可被视为革兰阴性菌感染的中期或活动期,或为重中度脓毒症,建议每 12 小时动态检测一次;若内毒素水平＞1.0 EU/ml,提示为重度内毒素血症,可被视为革兰阴性菌感染细菌死亡后内毒素大量释放,或为脓毒症的危重期,极易发生内毒素的瀑布式反应,建议每 8 小时动态检测一次。

第二节　　细菌学检验

一、革兰阳性球菌

革兰阳性球菌在自然界分布很广,多存在于环境中和人与动物的皮肤、黏膜等部位。这使从患者标本中分离出该菌的临床意义有时难以确定,还需有临床的典型感染症状支持。革兰阳性球菌可致局部或全身性感染,但局部感染菌也可由其外毒素或酶的作用而损及全身。如葡萄球菌的毒素可致食物中毒、剥脱性皮炎和中毒休克综合征。

(一)葡萄球菌属(Staphylococcus)

【临床解读】

1. 葡萄球菌属是从临床标本检出的革兰阳性球菌中最为常见的一群细菌,现已有 33 种之多,曾从临床标本中分离到其中 17 种,分为凝固酶阴性和凝固酶阳性两类。凝固酶阳性葡萄球菌主要是有金黄色葡萄球菌(S. aureus)、中间型葡萄球菌(S. intermedius)和家畜葡萄球菌(S. hyicus,见于其他动物),其中金黄色葡萄球菌(SA)是致病菌,常引起毛囊炎、疖、蜂窝织炎、肺炎、脓毒血症、败血症、食物中毒、假膜性肠炎、剥脱性皮炎和中毒性休克等。凝固酶阴性葡萄球菌(CNS)有表皮葡萄球菌(S. epidermidis)、腐生葡萄球菌(S. saprophyticus)、人型葡萄球菌(S. hominis)、溶血葡萄球菌(S. haemolyticus)、华纳葡萄球菌(S. warneri)、模仿葡萄球菌(S. simulans)、头状葡萄球菌(S. capitis)、孔氏葡萄球菌(S. cohnii)、木糖葡萄球菌(S. xylosus)、施氏葡萄球菌(S. schleiferi)、耳葡萄球菌(S. auricularis)、巴氏葡萄球菌(S. pasteuri)、山羊葡萄球菌(S. caprae)、普氏葡萄球菌(S. pulvereri)以及解糖葡萄球菌(S. saccharolyticus)等。

2. 金黄色葡萄球菌(以下简称金葡菌)是临床最重要的致病菌之一,存

在于环境和 $20\%\sim40\%$ 的成人体表,也可见于皮肤皱褶、皮脂腺和阴道,在适当的条件下可致严重的机会感染。金葡菌所致的皮肤感染包括单纯的疖、毛囊炎、脓疱疹、脓肿、皮下组织感染,也可分离自手术后的伤口部位,并可发展为全身感染。金葡菌所致医院感染性肺炎常发生于阻塞性肺疾病、插管和人工呼吸患者。金葡菌性菌血症的危险因素是恶性疾病,且常转移至其他部位致心内膜炎、骨髓炎、化脓性关节炎和转移性脓肿,尤其易发在皮肤、皮下组织、肺、肝、肾和脑,还可引起连续性腹膜透析患者的腹膜炎。金葡菌产生的毒素可引起中毒性休克综合征等。金葡菌还能产生肠毒素,摄入被金葡菌污染的食物,产生的肠毒素(一般认为约 $1\mu g/kg$)刺激呕吐中枢而导致以呕吐为主要症状的食物中毒。

3. 耐甲氧西林金黄色葡萄球菌(MRSA)是获得 *mecA* 基因使外膜上的 β-内酰胺类抗生素靶位改变,导致几乎对所有 β-内酰胺类抗生素耐药的金葡菌。MRSA 分为社区获得性 MRSA(CA-MRSA)及医院获得性 MRSA(HA-MRSA),其中 CA-MRSA 主要感染皮肤软组织,也可进入血液,感染心瓣膜、肺、脑膜等,敏感人群包括幼儿、青少年、同性恋者、贫困的密集人群、HIV 感染者以及静脉吸毒者,多产生 Panton Valentine Leukocidin 毒素(PVL),具有自己的 *mecA* 基因亚型(主要是 SCC 型Ⅳ),对许多药物(如克林霉素)尚保持敏感;HA-MRSA 很少产生 PVL 毒素,*mecA* 基因亚型多为 SCC 型Ⅰ、Ⅱ、Ⅲ,常表现为对除万古霉素、利奈唑胺外几乎所有的抗生素耐药,给临床治疗带来很大困难,加重患者痛苦,甚至危及生命,在包括婴儿室、重症监护室及烧伤病房等特护病房在内的各病区内引起严重感染。

MRSA 在世界各国出现的比例差异很大,在我国金葡菌感染中 MRSA 的比例为 $30\%\sim70\%$,三级甲等医院的比例往往更高,而在北欧和一些其他国家,MRSA 的感染率很低,如荷兰低于 1.5%,丹麦为 0.1%,瑞典为 0.3%,这是因为这些国家有严格的 MRSA 预防控制策略,其主旨是严格控制带菌者,隔离 MRSA 感染患者,对他们进行合理的抗生素治疗,防止 MRSA 的传播和滥用抗生素引起新型耐药菌株出现。其中,全面了解 MRSA 耐药机制、准确快速地检出感染病原菌是这一策略成功的基础,而及时隔离、正确治疗、有效控制是控制 MRSA 感染扩散的关键。

4. 对万古霉素、糖肽类不敏感的金葡菌包括 3 类:①高水平耐受万古霉素的金葡菌(VRSA),当前确证的十几例,都集中在北美地区,其最小抑菌浓度(MIC)全部 $\geqslant32mg/L$。②中耐万古霉素的金葡菌(VISA),其 MIC 值为

$4\sim8mg/L$。③异质性 VISA(hVISA),其 MIC 值为 $2\sim4mg/L$,是目前国内临床微生物实验室检测的重点。这 3 类菌株在临床上不同程度的发生对糖肽类治疗效果减退,许多国外文献已建议多启用新一代抗革兰阳性菌药物,如利奈唑胺、替加环素、达托霉素、头孢拜普、链阳霉素等治疗这 3 类细菌感染。

5. 凝固酶阴性葡萄球菌(CNS):过去 CNS 被认为是污染菌,但近 20 年来已肯定其为人类疾病的重要病原菌。与临床疾患有关的 CNS 中,表皮葡萄球菌占 $50\%\sim80\%$,所致感染包括天然和人工瓣膜性心内膜炎、静脉导管感染、脑脊液分流感染、腹膜透析性腹膜炎、菌血症、骨髓炎、血管移植物感染、人工关节感染、纵隔炎、泌尿系感染等。在 CNS 中腐生葡萄球菌之所以引起重视,是因为已肯定它是年轻的、性活跃期妇女急性尿道感染的病原菌。在致膀胱炎方面它仅次于大肠埃希菌而居第二位,还可引起导管相关性尿道感染、老年人前列腺炎,也常引起成人、儿童的急性无症状尿道感染,偶可见于菌血症心内膜炎。其他 CNS 多为人和动物的正常菌,但也可导致感染,如伤口、尿道感染、菌血症、骨髓炎、导管相关性血流感染、瓣膜性心肌炎,已日益成为重要的机会致病菌或免疫受损患者的感染菌。对早产儿、粒细胞减少者、老年人、有严重基础疾病者以及在医院进行侵袭性检查或保留导管者、长期住院治疗者有危险性。以溶血葡萄球菌、人葡萄球菌、沃氏葡萄球菌、模仿葡萄球菌、里昂葡萄球菌、施氏葡萄球菌、解糖葡萄球菌为主。表皮葡萄球菌(SE)和腐生葡萄球菌可引起尿路感染、败血症和心内膜炎等各种机会感染,属条件致病菌。临床使用的各种导管、人工瓣膜及其他侵袭性检查治疗用品受表皮葡萄球菌污染的频率很高。另外,即使在理想的消毒条件下,仍有 $3\%\sim5\%$ 的血培养中混有污染菌,主要来源是皮肤寄生的凝固酶阴性葡萄球菌。近年来凝固酶阴性葡萄球菌引起的感染逐渐上升,且耐药菌株不断增加,临床需密切注意。

6. 美国国家实验室标准化研究所(CLSI)(M100-S19-2009)推荐临床实验室葡萄球菌属药敏试验一般选择下列抗生素:A 组为青霉素、苯唑西林(临床实验室现已用头孢西丁替代其检测葡萄球菌对甲氧西林的敏感性)、红霉素、克林霉素、复方新诺明、青霉素;B 组为红霉素、复方新诺明、万古霉素、达托霉素、泰利霉素、四环素、多西环素、利福平、利奈唑胺;C 组选用环丙沙星、庆大霉素、氯霉素、利福平、喹奴普叮-达福普叮;U 组用诺氟沙星、呋喃妥因。一般不必选择青霉素、苯唑西林以外的 β-内酰胺类抗生素。这是因为:

青霉素敏感的葡萄球菌对其他青霉素类、头孢菌素类和碳青霉烯类也是敏感的;青霉素耐药而苯唑西林敏感的菌株对青霉素酶不稳定的青霉素类耐药,但对其他青霉素酶稳定的青霉素类、β-内酰胺类/β-内酰胺酶抑制剂复合物、第一代头孢类和碳青霉烯类是敏感的;苯唑西林耐药的葡萄球菌对所有当前国内可用的 β-内酰胺类抗生素均耐药,通常还对氨基糖苷类、大环内酯类、克林霉素、四环素等多重耐药。因此,仅测试青霉素和苯唑西林就可以推知一大批 β-内酰胺类抗生素的敏感性与耐药性,不必常规测试其他青霉素类、β-内酰胺酶抑制剂复合物、头孢菌素类和亚胺培南。对 MRS 轻度感染可用利福平、SMZ-TMP 和环丙沙星,而严重的全身感染只能用万古霉素或利奈唑胺等。

(二)链球菌属(Streptococcus)

【临床解读】

1. 链球菌是革兰阳性球菌中另一类常见的细菌,可以单独引起感染,也可与其他细菌共同引起混合感染,感染类型包括原发性感染和继发性感染,还可导致变态反应性疾病。

2. 根据其溶血性状分为 α、β、γ 三种类。

(1)α-溶血性链球菌(草绿色链球菌)为口腔及呼吸道正常寄居的条件致病菌群,可因龋病或拔牙引起菌血症,是亚急性心内膜炎的常见病原菌之一,也可引起上呼吸道感染、扁桃体炎、尿路感染、新生儿脑膜炎等。

(2)β-溶血性链球菌又称化脓性链球菌,分为多种血清群,致病者主要是 A 群和 B 群,C、D、G 群也有致病性。A 群链球菌又称化脓性链球菌,其致病力强,可引起疖、痈、淋巴管炎、扁桃体炎、蜂窝织炎、产褥热及败血症等,产生红疹毒素的菌株可致猩红热,某些 A 群化脓性链球菌在引起扁桃体炎或咽峡炎后可诱发变态反应性疾病,如风湿热等导致心肌和瓣膜损伤的心肌病、急性肾小球肾炎等。B 群化脓性链球菌主要菌种是无乳链球菌,寄居于女性生殖道,可引起产妇的感染及新生儿的败血症、脑膜炎和肺炎。C 群链球菌可引起脑膜炎、肾炎、心内膜炎、蜂窝织炎和持续性败血症等。

(3)γ-链球菌不溶血,一般无致病力,偶尔引起细菌性心内膜炎及尿路感染等。

3. 肺炎链球菌可引起大叶性肺炎、化脓性脑膜炎、心内膜炎、中耳炎等,是引起社区获得性肺炎的主要病原菌。一直以来,肺炎链球菌对青霉素具有高度的敏感性,临床上把青霉素用作治疗肺炎链球菌感染的首选药物。目前这一传统治疗经验受到了挑战。近年来出现耐青霉素及多重耐药的肺炎链球菌(PRP),由于青霉素结合蛋白 PBPs 改变(以 PBP-2b 突变多见),导致其与青霉素结合力下降,须引起高度重视。现在认为,青霉素敏感的肺炎链球菌对氨苄西林、阿莫西林、阿莫西林/克拉维酸、氨苄西林/舒巴坦、头孢克洛、头孢地尼、头孢吡肟、头孢他美、头孢克肟、头孢噻肟、头孢丙烯、头孢布烯、头孢曲松、头孢呋辛、头孢泊肟、头孢唑肟、厄他培南、亚胺培南、氯碳头孢和美洛培南等均敏感,所以不需要再测定这些药,而对青霉素耐药的肺炎链球菌,这些药的临床治疗有效率较低。

(三)肠球菌属(Enterococcus)

【临床解读】

1. 肠球菌曾被归入 D 群链球菌,但种系分类法证实它不同于链球菌属细菌,现单列为肠球菌属。临床上常见的粪肠球菌(E. faecalis)和屎肠球菌(E. faecium)是目前医院内感染最重要的病原菌之一。肠球菌最常引起泌尿系感染,其中绝大部分为医院感染,多数与尿路的器械操作、留置导管和尿道结构异常有关。其次可引起腹部及盆腔的创伤和外科感染。肠球菌引起的菌血症常发生于有严重基础疾病的老年人、免疫功能低下患者以及长期住院接受抗生素治疗的患者,原发感染灶常为泌尿生殖道、腹腔化脓性感染、胆管炎和血管内导管感染等。呼吸系统的肠球菌感染比较少见。笔者认为,由于头孢菌素、氨基糖苷类(与青霉素类或万古霉素协同除外)、克林霉素、甲氧苄啶-磺胺甲噁唑等对肠球菌属无效,而以上药物是医院内感染治疗的最常用药物,从呼吸道标本分离出肠球菌,多是因为长期使用(以上)抗生素造成菌群失调、菌群定植移位所致。因此,在临床诊断和治疗前应认真评估分离菌的临床意义。

2. 对于肠球菌属,头孢菌素、氨基糖苷类、克林霉素和甲氧苄啶-磺胺甲噁唑可以在体外显示活性,但临床上无效。肠球菌属药敏试验临床微生物实验室选择药物通常为 A 组选择青霉素或氨苄青霉素,B 组选择万古霉素,C 组选择四环素类和红霉素、氯霉素、利福平,U 组选择环丙沙星、诺氟沙星等。近年来,不断上升的肠球菌感染率与广泛使用抗生素出现的耐药性以及广谱抗生素的筛选有密切关系。对肠球菌的耐药性应高度警惕,避免高耐药、多重耐药菌株的出现和播散。

3. 肠球菌的耐药性分为天然耐药和获得性耐药。对于一般剂量或中剂量氨基糖苷类耐药和对万古霉素低度耐药常是先天性耐药,耐药基因存在于染色体。近年来获得性耐药株不断增多,表现为对氨基糖苷类高水平耐药和对万古霉素、肽可霉素高度耐药。目前,肠球菌的耐药问题包括:

(1)耐青霉素和氨苄西林的肠球菌。氨苄西林和青霉素的敏感性可用来预测对阿莫西林、氨苄西林/舒巴坦、阿莫西林/克拉维酸、哌拉西林和哌拉西林/他唑巴坦的敏感性。

(2)氨基糖苷类高水平耐药(HLAR)的肠球菌。临床微生物实验室一般应用大剂量的庆大霉素和链霉素筛选,其他氨基糖苷类不需进行测试,因为它们对肠球菌的活性并不优于庆大霉素和链霉素,敏感结果预示氨苄西林、青霉素或万古霉素与这种氨基糖苷类抗生素具有协同作用,耐药结果(HLAR)则预示它们之间不存在协同作用。

(3)耐万古霉素的肠球菌(VRE)。1988年首次报道出现VRE,目前国内三级甲等以上医院VRE已占分离肠球菌的$1\%\sim5\%$,大大低于欧美国家的报道,值得注意,加强持续监测。肠球菌对万古霉素的耐药可分为低水平耐药(MIC为$8\sim32$mg/L)和高水平耐药(MIC$\geqslant64$mg/L)。根据肠球菌对万古霉素和替考拉宁(壁霉素)的不同耐药水平及耐药基因,VRE分为4种表型,分别是VanA、VanB、VanC和VanD。其中VanA、VanB和VanD均为获得性耐药;VanA对万古霉素和替考拉宁均呈高水平耐药;VanB对万古霉素低水平耐药,对替考拉宁敏感;VanD对万古霉素耐药,对替考拉宁敏感。VanC为天然耐药,对万古霉素低水平耐药。最近还有获得性VanE型VRE的报道。对VanA型、青霉素敏感或低耐的非HLAR菌株,可用青霉素+庆大霉素。对VanB非HLAR的菌株,用替考拉宁+庆大霉素;同时有HLAR的菌株,用替考拉宁、新生霉素+喹诺酮类。对多重耐药的VRE,目前尚无有效的治疗方法,堪称超级细菌。

4. 由于屎肠球菌的耐药性明显强于粪肠球菌,而鸡肠球菌和铅黄肠球菌对万古霉素低水平天然耐药,因此,临床应要求微生物实验室将肠球菌鉴定到种。

(四)微球菌属(Micrococcus)

【临床解读】

微球菌存在于环境、人和哺乳动物的表皮中,常可从上呼吸道标本等分离出,一般源于黏膜表面、皮肤和环境的污染菌,但对特定的宿主可致机会感染,如导管相关血流感染、连续腹膜透析所致腹膜炎等。本菌属有9个菌种,临床常见的是藤黄微球菌(M. lafeus)、玫瑰色微球菌(M. roseus)及易变微球菌(M. varians)3 个菌种。

(五)无色藻菌属(Leuconostoc)

【临床解读】

无色藻菌属(又称为明串珠菌属)也是革兰阳性球菌,菌体常呈扁豆形,成双或成对排列。在血平板上为 α-溶血,菌落类似草绿色链球菌。它的一个重要特征是对万古霉素天然耐药,因此,临床无色藻菌感染多发生在使用万古霉素治疗革兰阳性球菌感染过程中,可引起菌血症、心内膜炎、败血症及脑膜炎。无色藻菌对青霉素敏感,如能及时明确诊断,可迅速控制感染,使大部分病例治愈。

二、革兰阴性球菌

(一)脑膜炎奈瑟菌(neisseria meningitidis)

【临床解读】

脑膜炎奈瑟菌通常寄居于宿主的鼻咽腔内、口腔黏膜上,通过呼吸道分泌物或空气微滴核传播。它是流行性脑脊髓膜炎的病原体,多为隐性感染,仅表现为鼻咽部带菌状态,2%～3%的人可表现为流行性脑脊髓膜炎的症状。当宿主抵抗力降低时,先引起呼吸道感染,细菌进入血液时导致菌血症,大量繁殖入侵淋巴结到达脑脊膜,即发生急性化脓性脑膜炎。标本的及时采集与送检、实验室的及时分离培养以及抗体的检测,对流行性脑膜炎的预防与诊断均相当重要。根据临床病程不同采集的标本也有所不同,菌血症期采集血液;出现瘀点或瘀斑者可取瘀斑或渗出液;上呼吸道感染者可取鼻咽分泌物。采集的标本应立即送检,因本菌有自溶酶,不宜置于冰箱,以免导致假阴性。发病高峰为冬末春初,感染者多为学龄儿童、青少年,病后可产生群特异性抗体,但不持久。治疗药物首选青霉素。

(二)淋病奈瑟菌(neisseria gonorrhoeae)

【临床解读】

1. 淋病奈瑟菌是常见的性传播疾病——淋病的病原菌,主要通过性接触直接侵袭感染泌尿生殖道、口咽部和肛门直肠的黏膜。淋病的临床类型可分为:

(1)单纯淋病:大部分患者表现为本型。男性感染后 7d 内发生急性尿道炎,表现为尿频、尿急、尿痛,尿道口有脓性分泌物,不及时治疗可继发附睾炎、前列腺炎和尿道狭窄。妇女的原发部位是子宫颈内膜,表现为子宫颈红肿、阴道分泌物增多和排尿困难。在女性单纯淋病患者中,无症状和轻微症状患者较多,易被忽视,故常常不能及时就医而继发合并症,并成为传染源而继续感染他人。

(2)盆腔炎性疾病:单纯淋病女性患者不及时治疗可发生盆腔炎性疾病。本病是造成女性生殖系统损害的严重合并症,表现为子宫颈内膜炎、输卵管炎、盆腔炎和输卵管脓肿等。

(3)口咽部和肛门直肠淋病:前者表现为轻度咽炎,后者表现为里急后重、局部灼痛和脓血便。

(4)结膜炎:多见于新生儿,因分娩时接触患淋病产妇的产道分泌物所致,不及时治疗可导致失明。

(5)播散性淋病:1%～3%的淋病患者可发展为播散性淋病,尤其见于补体功能缺陷的患者,表现为畏寒、发热、皮肤病变和多关节肿痛,少数患者可发生化脓性关节炎和脑膜炎。

2. 淋病的实验室检测:主要有分泌物的涂片检查、淋病奈瑟菌(简称淋球菌)的分离培养及药敏试验、淋球菌 β-内酰胺酶测定等。

3. 分泌物的涂片检测

(1)男性患者:急性患者的分泌物涂片检查到多形核白细胞内革兰阴性双球菌即可诊断。病期较长的患者涂片见到的菌体常在细胞外,此时需结合病史,必要时做淋球菌培养。另外,如涂片时涂擦过于用力,也会使细胞破裂或变形,细菌从细胞内逸出,从而造成诊断上的混淆,故需引起注意。

(2)女性患者:宫颈分泌物中如找到典型的细胞内革兰阴性双球菌,结合病史(不洁性交史),可报告涂片查到革兰阴性双球菌并确定诊断。由于女性宫颈和阴道中杂菌较多,有的杂菌单纯从形态上很难与淋球菌区分,所以,如果女性患者症状轻或无症状时,单靠涂片结果难以做出明确诊断,需做淋球菌培养等检查。

不推荐用涂片检查来诊断淋球菌性直肠和咽部感染,也不推荐用来判断预后。

4. 淋球菌分离培养:是目前世界卫生组织推荐的筛查淋病患者的唯一方法。主要用于某些临床症状疑似淋病但涂片检查阴性的患者,或症状不典型而涂片中有些细菌像淋球菌的患者做进一步诊断。有时为了某些特殊的目的,如做淋球菌药物敏感性试验等也需要淋球菌培养。另外,淋球菌的培养对无症状或症状很轻的女性患者或男性患者都很敏感,是确诊的可靠方法。

分离培养阳性可以确诊淋病。但一次培养阴性不能完全排除淋病,还要考虑取材的部位和方法是否准确。对淋球菌培养阴性,病史和体征怀疑为淋病的也可做 PCR 检测淋球菌 DNA 以协助诊断。淋病经治疗后,症状和体征全部消失,治疗结束后 4～7d 取材培养和涂片检查均为阴性,即可判为痊愈。

5. 淋病的聚合酶链反应(PCR)检测:PCR 检测敏感性高,对已服药治疗的患者尤其适合。但需一定的条件,技术要求较高,否则易影响结果的准确性,导致假阳性或假阴性结果。只有取得相应资质认可的实验室才能开展此项检查。

6. 目前,质粒介导的对青霉素 G 和四环素的耐药性在淋病奈瑟菌中已越来越多见。虽然大多数淋病奈瑟菌对大观霉素、第三代头孢菌素和喹诺酮类抗菌药物等仍保持较高的敏感率,但对于本菌的临床分离株应强调做药敏试验,这有助于临床合理用药。

(三)卡他布兰汉菌(Branhamella catarrhalis)

【临床解读】

卡他布兰汉菌寄生于儿童或成年人的上呼吸道。以前认为卡他布兰汉菌不致病。近 10 年来报道,卡他布兰汉菌是导致中耳炎、鼻窦炎和慢性阻塞性肺炎的病原体,对免疫缺陷者可致菌血症、心内膜炎,甚至脑膜炎。研究还提示,卡他布兰汉菌与男女性泌尿生殖道的感染有关,如前庭大腺脓肿、男性尿道炎等。

三、需氧革兰阳性杆菌

(一)白喉棒状杆菌(corynebacterium diphtheriae)

【临床解读】

白喉杆菌通过呼吸道传染,引起白喉,是一种急性呼吸道疾病。除好发于咽喉部、气管鼻腔等处外,亦可偶发于眼结膜、阴道及皮肤等处。白喉杆菌在侵犯的局部增殖,产生大量的外毒素,具有强烈的细胞毒作用,能抑制敏感细胞蛋白质合成,引起局部黏膜上皮细胞坏死。渗出液中纤维蛋白将炎性细胞、黏膜坏死细胞和菌体凝结在一起,形成白色膜状物,称为假膜(pesudo-membrance)或伪膜,其与黏膜紧密相连,不易拭去,若假膜延伸至喉内或假膜脱落,则可造成呼吸道阻塞,严重者可因窒息死亡,是白喉早期致死的主要原因。白喉杆菌产生的外毒素由局部进入血液,造成毒血症,侵害心肌和外周神经,引起心肌炎和软腭麻痹等白喉的各种临床症状。本病病死率较高,死亡的病例50%以上是由于心肌炎发展至充血性心力衰竭所致。临床上怀疑为白喉时,将棉拭子用力涂擦所有炎症损害的表面,以获得适合临床实验室检查的标本,不要取前鼻腔的标本。

近几年来,白喉发病率有升高趋势。调查人群在感染或计划免疫后对白喉是否产生免疫力,可用白喉外毒素做皮内试验,又称锡克试验(Schick test)。治疗白喉患者最重要的制剂是白喉抗毒素,另外,青霉素和红霉素可用于消除上呼吸道的白喉杆菌或排除携带者。

(二)其他棒状杆菌

【临床解读】

棒状杆菌属(Corynebacterium)是一群革兰阳性杆菌,广泛分布在自然界,在土壤、水、人和动物的皮肤和黏膜上均可发现。除白喉棒状杆菌以外的其他棒状杆菌统称为类白喉棒状杆菌,多数不致病,有一些可能是条件致病菌,如溃疡棒杆菌(C. ulcerans)感染是在有咽炎或白喉样疾病的基础上发生的,包括假膜的形成、中枢神经系统或心脏中毒,与白喉类似。极小棒状杆菌(C. minutissimum)是红癣的病因,特点是感染浅部皮肤,在趾、指和腋部形成小的棕红色区域。假结核棒状杆菌(C. pseudotuberculosis)可引起家畜感染,包括化脓性淋巴结炎、脓肿和肺炎,当人接触动物或被其污染物品时,可发生化脓性肉芽肿淋巴结炎。溃疡棒状杆菌(C. ulcerans)可引起渗出性咽炎、白喉样疾病及其他组织感染。解脲棒状杆菌(C. urealyticum)可从膀胱炎和尿道结石患者尿中分离到;JK棒状杆菌可引起败血症、心内膜炎、皮肤与软组织感染等。干燥棒状杆菌(C. xerosis)可引起心瓣膜置换术后心内膜炎及外伤后深部组织感染。红霉素、青霉素、第一代头孢菌素或万古霉素可用于治疗类白喉杆菌感染。

(三)产单核细胞李斯特菌(listeria Monocytogenes)

【临床解读】

人类李斯特菌的主要传染源是健康带菌者,传播途径是粪-口,很可能是细菌通过胃肠道黏膜屏障进入血流,有食物引起的流行以及散发两种。产单核李斯特菌还可通过胎盘和产道感染新生儿,引起新生儿、婴儿化脓性脑膜炎、败血症性肉芽肿等,病死率为23%～70%。妊娠妇女感染后可引起流产。偶尔还可引起成人心内膜炎、败血症、结膜炎等。有报告表明,产单核李斯特菌的易感人群是孕妇及其胎儿、老人以及免疫功能低下者(如AIDS患者）。

（四）炭疽芽孢杆菌（bacillus anthracis）

【临床解读】

炭疽芽孢杆菌引起的炭疽病遍及世界各地,四季均可发生。人类炭疽根据感染的途径不同,分为体表、肠道及吸入性感染,可分别引起皮肤炭疽、肠炭疽、肺炭疽和纵隔炭疽,其各自具有如下临床特征:

(1)皮肤炭疽:较多见,约占95%以上,多发于暴露的皮肤部位。1～2d出现症状,开始似蚊虫叮咬一样的痒,然后出现斑疹、疱疹、严重水肿,继而形成无痛性溃疡,中心有血性渗出物并结成黑痂。常伴有局部淋巴结肿大、发热、头痛,并发败血症,可发生中毒性休克。

(2)肺炭疽:感染后12h就可出现症状。初期类似感冒,然后突然高热、寒战、胸痛、出血,咯血性痰,很快出现呼吸衰竭,中毒性休克死亡。

(3)肠炭疽:感染后一般12～18h出现症状。主要为急性胃肠炎表现,恶心、呕吐、腹痛、发热、血性水样便,因中毒性休克死亡。

这3型炭疽均可并发败血症和炭疽性脑膜炎。患者病后可获得持久免疫力,再次感染甚少。必须注意的是,怀疑炭疽患者时,应直接由当地的省、市卫生专业部门来处理和预防。对炭疽芽孢杆菌感染的任何材料进行工作时,实验室的安全防护都极其重要。处理标本及用过的器械必须高压灭菌,对于直接接触芽孢菌液、污染过的动物组织或污染过的毛发的工作人员应事先进行严格的免疫接种。

（五）蜡样芽孢杆菌（bacillus cereus）

【临床解读】

蜡样芽孢杆菌广泛分布于土壤、水、尘埃、淀粉制品、乳及乳制品中,可引起食物中毒,并可致败血症。蜡样芽孢杆菌引起的食物中毒有两种类型:一是腹泻型,出现胃肠炎症状,潜伏期平均为10～12h,病程一般约2h;二是呕吐型,于进餐后1～6h发病,病程平均不超过10h。

疑为蜡样芽孢杆菌引起的食物中毒时,应收集在流行病学上有关的食物,因为该菌可存在于健康人群的粪便中,仅就与该菌有关的食物中毒患者的粪便作分离和鉴定确定蜡样芽孢杆菌感染还缺乏足够的证据。

（六）红斑丹毒丝菌（erysipelothrix rhusiopathiae）

【临床解读】

红斑丹毒丝菌病是一种急性传染病,主要发生于家畜、家禽,人也可感染发病。红斑丹毒丝菌是丹毒丝菌属中唯一感染人的个种,人接触动物或其产品后本菌经皮肤损伤处引起类丹毒,大多发生于手部,始于伤口,随后局部皮肤红肿,有水疱,局部淋巴结肿大,有时伴有关节炎,也可引起急性败血症或心内膜炎。

(七)乳酸杆菌属(Lactobacillus)

【临床解读】

临床实验室遇到的乳酸杆菌大多是人体共生菌,属正常菌群,没有临床意义。只有当它们引起败血症、肺炎、心内膜炎、脑膜炎或局部感染时才有临床意义。

(八)溶血隐秘杆菌(arcanobacterium haemotyticum)

【临床解读】

溶血隐秘杆菌以前称溶血棒杆菌,大多从有症状的咽炎、发热、偶尔伴有皮疹、有时在咽喉和扁桃体有假膜及有下颌下淋巴结病的年轻人(15～25岁)中分离到。该菌还可从各处创伤处分离到,包括皮肤溃疡和蜂窝织炎、败血症、心内膜炎、脑脓肿和其他部位脓肿等。

(九)短杆菌属(Brevibacterium)

【临床解读】

短杆菌属的某些种可能感染人类,可从被感染者的血液、脑脊液或其他无菌体液中分离到。

四、诺卡菌属(Nocardia)

【临床解读】

我国90％诺卡菌(又称为奴卡菌)病是由星形诺卡菌引起,少数由巴西诺卡菌、类鼻疽诺卡菌引起。诺卡菌属是一类机会致病菌,其感染常发生于白血病、恶性淋巴瘤、结核病、哮喘、慢性阻塞性肺炎、肝硬化、激素治疗以及移植术后的患者。主要通过呼吸道引起原发性、化脓性肺部感染,可出现类似结核的症状,可通过血流播散,到达机体的任何器官。约有1/3的诺卡菌病的患者患转移性脑脓肿,患者有头痛、癫痫发作等神经异常,但是血液培养和脑脊液培养常为阴性。星形诺卡菌可能是呼吸道的正常菌群,有些患者痰培养诺卡菌阳性,但没有诺卡菌病的临床证据,因此分离物存在的意义有赖于临床判断。

巴西诺卡菌常引起皮下感染,累及部位主要是足和腿部,故称为足分枝菌病。本病常发生在拉丁美洲。

诺卡菌病的治疗首选磺胺类，可单独使用，也可与亚胺培南、四环素、链霉素、氨苄西林等联用。我们曾从一淋巴瘤患者肩部脓肿中分离出一株耐磺胺药的鼻疽诺卡菌。

五、阴道加德纳菌（gardnerella vaginalis，GV）

【临床解读】

1. 加德纳菌革兰染色从革兰阴性到革兰弱阳性，以前曾隶属于棒状杆菌属和嗜血杆菌属。阴道加德纳菌是本属的唯一的一个种，与细菌性阴道炎（BV）有关。BV 的临床特征是阴道排出物增多，并有恶臭气味，症状可不典型。其诊断依据是：

（1）阴道排出物增多，分泌物稀薄、均质、灰白色，有恶臭味，pH＞4.5。

（2）有线索细胞，即阴道上皮细胞被革兰阴性小杆菌覆盖。

（3）胺试验阳性：10％KOH 滴到阴道分泌物上，立即出现鱼腥味和氨味。

2. 一般在诊断细菌性阴道炎时，常做临床简易试验协助诊断，不需做分离培养，这是因为无症状的妇女也常可培养出 GV。患 BV 的妇女阴道加特纳菌呈 100～1 000 倍增加，提示在 BV 中本菌可能起重要作用。BV 可导致多种严重的妇科并发症，如子宫全切术后感染、绒毛膜炎、羊水感染、早产等，还能引起新生儿致死性和非致死性败血症等。可以利用唾液酸酶测定来诊断细菌性阴道病，BV 妇女阴道分泌物中的细菌能产生唾液酸酶而引起阴道分泌物唾液酸酶活性增高，该法不受阴道毛滴虫、阴道念珠菌、淋球菌和支原体等感染的影响，具有简便、快速、准确等优点，尤其适用于妊娠期筛查。

六、分枝杆菌属（Mycobacterium）

【临床解读】

1. 分枝杆菌属归属于放线菌科。已发现的分枝杆菌有 100 多种，广泛分布于土壤、水、人体和动物体内，主要引起肺部病变，尚可引起全身其他部位的病变，常见的有淋巴结炎、皮肤软组织和骨骼系统感染，对严重细胞免疫抑制者还可发生血源性播散。

2. 临床将分枝杆菌分为结核分枝杆菌、非结核分枝杆菌、麻风杆菌及腐物寄生性分枝杆菌（无致病性）。

(1)结核分枝杆菌:是人类分枝杆菌病最主要的病原体,因其胞壁含有大量脂质成分,抵抗力强,能耐低温、耐干燥,在干燥的痰中可存活 6～8 个月,含有结核分枝杆菌痰液的尘埃可保持 8～10d 的传染性。该菌对湿热敏感,60℃、30min,80℃以上 5min 以内可死亡,在煮沸条件下可完全杀菌,所以对于痰液污染物可通过焚烧灭菌。另外,结核分枝杆菌对紫外线抵抗力差,日光直射 4h 即可死亡。虽然在 70％～75％乙醇中数分钟即被杀死,但由于乙醇能使痰中的蛋白质凝固,因此不宜用于痰的消毒。

对人类致病的结核分枝杆菌包括人结核分枝杆菌、牛结核分枝杆菌、非洲分枝杆菌,统称为"结核分枝杆菌复合群"。不同结核分枝杆菌复合群引起的临床症状相似,治疗也相同。我国以人结核分枝杆菌感染的发病率最高,其主要通过呼吸道、消化道和损伤的皮肤等多途径感染机体,引起多种脏器组织的结核病。其中以肺结核最为多见,开放性肺结核患者咳嗽时排出带菌颗粒形成气溶胶,当易感者吸入气道达肺中后引起感染。原发病灶多见于与肺尖、下叶的上部接近胸膜处,多能自愈,形成纤维化或钙化灶。一般来讲,机体内有潜在感染灶者有 10％可能复发,在感染的最初几年危险性最高。在 AIDS 患者中,肺结核多为原发性,进展迅速,经血行播散,局部的纤维化和干酪样病变较少。从 93％未经治疗的患者中分离到的结核分枝杆菌对抗结核药物敏感,对两药或三药治疗方案反应良好。但由于发生基因突变,目前 2/3 以上的临床分离株对多种抗结核药物产生耐药性。

据国家最新统计资料显示,肺结核已成为目前我国最多发的传染病之一,仅次于病毒性乙型肝炎,结核病呈三高一低的趋势,即患病率高、病死率高、耐药性高、递降率低。目前对于结核病的治疗必须坚持以下原则:结核分枝杆菌的自发性耐药突变相当多,如果对这些患者仅用一种抗结核药物,则会很快对这种药物产生耐药,造成治疗失败。因此,至少要 2～3 种以上的抗结核药物联合治疗,防止耐药菌株出现;为了获得成功的治疗,即使痰中检测不出抗酸杆菌也仍需继续治疗;尽管治疗前药敏试验对于结核病的初始治疗作用不大,但为了公众的利益必须进行。

结核分枝杆菌感染的临床诊断,除传统的影像学检查、抗酸杆菌检查和 PPD 试验外,结核抗体检测因其方便、快捷而深受临床和实验室人员欢迎。细胞免疫随结核病变的加重而减弱,体液免疫随病变加重或血行播散而增强,这种细胞免疫与体液免疫分离的现象在结核感染中表现得很明显,活动性结核患者体内升高的主要是 IgG 类特异性抗体,可以通过 ELISA 甚至斑点免疫渗滤试验等来检测,但有一定比例的假阴性和假阳性。正常人中有5％～8％的假阳性率,可能原因有:抗原特异性局限;隐性感染,即可使感染者产生适量的结核抗体,但不表现临床症状,也不发病。有统计显示,单纯结核抗体阳性者 2 年内结核发病率为 5％。假阴性的原因:部分活动性结核病患者结核抗体与抗原同时存在,形成循环免疫复合物;某些患者,如血液病患者,因体液免疫功能低下而不产生结核抗体。

结核抗体检测还可用于肺外结核病的诊断,如结核性胸膜炎、结核性脑膜炎、肾结核等,可以分别检测胸腹水、脑脊液或尿液中的结核抗体。

(2)麻风分枝杆菌:是麻风病的病原菌。麻风病是由于细胞免疫缺陷,使感染的麻风分枝杆菌大量繁殖,形成局部肉芽肿所致,可影响皮肤、周围神经,表现为皮肤感觉缺失和周围神经增厚。从鼻肉芽肿上脱落的菌体是传播的主要原因,可因密切接触引起感染。麻风杆菌在体外不能培养。

(3)非结核分枝杆菌(NTM):NTM 属于环境分枝杆菌,主要来源于污水、土壤、气溶胶。非结核分枝杆菌感染具有以下特点:①多发生于机体免疫力低下时,为机会性感染,患者多为老年慢性肺疾病者、使用激素或免疫抑制剂者、AIDS 患者等。②该菌的致病力较结核分枝杆菌低,它所导致的疾病往往进展缓慢、病程较长,且病灶范围小、症状轻。③人类免疫缺陷病毒感染者易感染 NTM,NTM 是 AIDS 患者的主要机会致病菌,最常感染的是鸟-胞内分枝杆菌。④可与结核分枝杆菌合并感染,多见于有空洞的肺结核病患者。⑤对抗结核药具天然的耐药性,临床疗效不佳。⑥肺部症状与 X 线胸片表现程度不符,非结核分枝杆菌引起的肺部感染症状较轻,但 X 线胸片可表现为广泛的病灶。

NTM 中与人类疾病相关性最常见的是鸟-胞内分枝杆菌,所致局部感染多发生于肺、胃肠道和外周淋巴结,AIDS 晚期患者最易感染。其次是堪萨斯分枝杆菌,最常侵犯的部位是肺。偶发龟分枝杆菌引起皮肤及皮下软组织感染、肺部感染和其他感染,医院感染多为手术切口感染和注射部位感染。典型的海分枝杆菌感染是皮肤感染(如游泳池性肉芽肿)。瘰疬分枝杆菌是儿童颈淋巴结炎的主要致病菌。

我国 NTM 的感染率并不低,流行病学显示 NTM 的感染率日趋上升。其流行特点是:东南沿海气候温暖的海南、福建省感染率高于气候寒冷的北方诸省;男性高于女性;农村高于城镇。目前一般认为其主要传播途径可能是经呼吸道吸入悬浮于空气中的病原体,皮肤黏膜接触为传播途径之一。健康人呼吸道可能有非结核分枝杆菌,当呼吸道感染、局部及全身免疫功能遭到破坏时即可引起发病。

七、肠杆菌科(Enterobacteriacence)

肠杆菌科细菌是临床标本中最常见的革兰阴性杆菌。正如其名,肠杆菌科细菌在人类和动物的肠道内大量存在,随人和动物的排泄物广泛分布于土壤、水和腐败物中。大多数肠杆菌科细菌是肠道的正常菌群,但当宿主免疫力降低或细菌侵入肠道外部位(移位定植)等特定条件下可成为条件致病菌而引起疾病。有些肠杆菌科细菌是致病菌,主要有伤寒沙门菌、志贺菌、致病性的大肠埃希菌、耶尔森菌等。

近年来,肠杆菌科细菌的耐药性问题越来越突出,特别是由 β-内酰胺酶介导的耐药性问题。由于能水解新底物的 β-内酰胺酶不断出现、对 β-内酰胺酶抑制药敏感性降低的 β-内酰胺酶的出现以及在同一个细菌体内有几种 β-内酰胺酶型别同时出现等情况,使一些临床常见肠杆菌科细菌获得了更强的针对 β-内酰胺类抗生素的耐药能力,导致治疗失败,给临床诊断和感染控制带来巨大的挑战。目前,临床上主要的 β-内酰胺酶有 4 种:

(1)超广谱 β-内酰胺酶(ESBLs):经典的 ESBLs 最早由克雷伯菌属和大肠埃希菌等肠杆菌科细菌产生,对所有第一、二、三代头孢菌素、氨曲南、青霉素类均耐药,部分还可水解第四代头孢菌素,对碳青霉烯类(如亚胺培南)、头霉烯类(如头孢西丁、头孢美唑、头孢替坦)等敏感,体外对酶抑制药敏感。由于耐药质粒的播散,从肠杆菌科其他菌中也可分离出 ESBLs。大肠埃希菌、肺炎克雷伯菌、产酸克雷伯菌和奇异变形杆菌的 ESBLs 检测已经是临床微生物实验室常规检测和监测项目。

ESBLs 可分为 4 大类:TEM 型、SHV 型、CTX-M 型和 OXA 型,还有少数不属于以上任何一类。TEM 型和 SHV 型 ESBLs 在大肠埃希菌和肺炎克雷伯菌中广泛分布,TEM 型在大肠埃希菌中更常见,而 SHV 型在肺炎克雷伯菌中更流行。上述两类的共同特点是对第三代头孢菌素中头孢他啶的水解能力远远高于头孢噻肟。均在欧美国家有广泛分布,在亚洲主要分布在日本、韩国,在中国相对较为少见。CTX-M 族酶包括 CTX-M 型酶和 Toho-1、Toho-2 酶,对头孢噻肟的水解能力远远高于头孢他啶,主要分布于南美、亚洲和东欧,是国内最为流行的 ESBLs。OXA 型 ESBLs 与其他各类不同,属于 Bush 2d 型、Ambler D 类酶,其特点是能够高效水解苯唑西林和邻氯西林,较难被克拉维酸抑制,在大肠埃希菌、肺炎克雷伯菌中均有分布,但数量较少。

(2)对 β-内酰胺酶抑制药敏感性下降的 β-内酰胺酶:可从大肠埃希菌、肺炎克雷伯菌和奇异变形杆菌中检出。表型特征是对阿莫西林和替卡西林耐药,对阿莫西林/克拉维酸和替卡西林/克拉维酸中介或耐药,而对头孢菌素敏感。

(3)AmpC β-内酰胺酶:产 AmpC 酶的菌株表现为对第一至第三代头孢菌素、头孢霉素类耐药,不能被克拉维酸抑制,但对碳青霉烯类和第四代头孢菌素敏感。AmpC 酶主要存在于肠杆菌属、枸橼酸杆菌属和沙雷菌属中,尤其是阴沟肠杆菌、弗劳地枸橼酸杆菌和黏质沙雷菌,菌株产生去阻遏突变而持续高产染色体介导的 AmpC 酶。染色体型 AmpC 酶的表达是可诱导的,在 β-内酰胺类抗生素中,碳青霉烯类和头霉素类的诱导能力最强,单酰胺类最弱。但诱导能力不一定与临床危险性相关,因为快速杀菌作用能在足量的酶产生之前将细菌杀死(如亚胺培南、美罗培南)。CLSI 指出,肠杆菌属、枸橼酸杆菌属和沙雷菌属在使用第三代头孢菌素治疗 3~4d 以后,原本敏感的菌株有可能产生耐药,因此,应对从同一患者、同一部位分离出的同一菌株进行重复药敏测定。

大肠埃希菌和肺炎克雷伯菌所携带的 AmpC 酶主要为质粒介导,且不能被诱导。

AmpC 酶干扰 ESBLs 的检测,现有氨基酚-硼酸盐抑制 AmpC 的简易纸片,能够方便证实 AmpC 酶的存在,免除将产生 AmpC 酶的菌株误报为产 ESBLs 株,从而失去可使用第四代头孢菌素的机会。

(4)碳青霉烯水解酶:是指所有能水解碳青霉烯类的 β-内酰胺酶。目前随着我国碳青霉烯类抗生素使用的增多,由细菌产生碳青霉烯水解酶而造成的耐药性也在上升。该酶具有更为广泛的底物谱,几乎对所有 β-内酰胺酶类抗生素均耐药,需要积极开展碳青霉烯水解酶的检测和监测。

2001 年,美国报道了首例产 KPC 酶的肺炎克雷伯菌,导致其对碳青霉烯类抗生素耐药,随后在产酸克雷伯菌、大肠埃希菌、阴沟肠杆菌、铜绿假单胞菌以及黏质沙雷菌等细菌中也分离出了质粒介导的 KPC 酶,KPC 酶能够水解青霉素、头孢菌素、单酰胺菌素和碳青霉烯类,多合并外膜通透性下降,造成临床治疗困难,可使用多粘菌素和替加环素治疗,合并碳青霉烯类(延长滴注时间)可能有效。部分碳青霉烯水解酶为金属酶,如 NDM-1,联合碳青霉烯类无效。

（一）埃希菌属（Escherichia）

【正常值】

埃希菌属包括 5 个种,其中以大肠埃希菌最重要。它们一般不致病,是人类和动物肠道的正常菌群。大肠埃希菌在婴儿出生后数小时就进入肠道并终生伴随。当机体抵抗力降低或发生定位转移时可造成感染,以化脓性炎症最为常见。某些特殊菌株致病性强,能直接导致肠道感染。

【临床解读】

大肠埃希菌属是医院感染的主要病原菌之一,也是食物和饮料的卫生学标准。所致疾病可分两类:

1. **肠道外感染** 以泌尿系感染为主,如尿道炎、膀胱炎、肾盂肾炎。还可引起血流感染、肺炎、腹膜炎、胆囊炎、阑尾炎、术后创口感染以及新生儿的脑膜炎等,属条件致病菌感染,多见于婴儿、老年人和免疫功能低下者。

2. **肠道内感染** 主要为引起腹泻。引起肠道感染的大肠埃希菌主要有以下 5 种。

（1）产肠毒素型大肠埃希菌（ETEC）:是婴幼儿和旅游者腹泻的重要病原菌,经粪-口感染,由质粒介导产生耐热肠毒素（ST）和不耐热肠毒素（LT）而引起腹泻,不侵犯肠黏膜上皮。可为轻度水样腹泻或类似霍乱的严重腹泻,可伴恶心、呕吐、腹痛和发热等症状。

（2）肠致病性大肠埃希菌（EPEC）:是婴幼儿腹泻的主要病原菌,严重者可致死,成人少见。EPEC 多不产生肠毒素（某些菌株产生类志贺毒素）,病菌在十二指肠、空肠和回肠上端大量繁殖形成微菌落,导致肠黏膜的刷状缘破坏、绒毛萎缩、上皮细胞排列紊乱和功能受损而造成严重腹泻。表现为发热、呕吐、腹泻,粪便常为黏液性。

（3）肠侵袭性大肠埃希菌（EIEC）:相对较少见,不产生肠毒素,菌死亡后产生内毒素,导致肠黏膜上皮发生炎症或溃疡。临床表现为细菌性痢疾样症状。腹泻呈脓血便,有里急后重,主要侵犯较大的儿童和成人。

（4）肠出血性大肠埃希菌（EHEC）:其代表血清型为 $O_{157}:H_7$。所有血便患者均应常规做 $O_{157}:H_7$ 的培养,尤其在发病季节有指征的患者其粪便检查应包括 $O_{157}:H_7$ 的培养。$O_{157}:H_7$ 大肠埃希菌感染可以表现为无症状感染、轻度腹泻、出血性肠炎（HC）、溶血性尿毒症综合征（HUS）、血栓性血小板减少性紫癜（TTP）。出血性肠炎最多见。典型的出血性肠炎临床表现为腹部剧烈疼痛、先期水样便,继而有类似下消化道出血的血性粪便,低热或不发热,粪便中无炎性排出物。引起出血性肠炎的 EHEC 还有其他血清型,如 $O_{104}H_{21}$、$O_{26}H_{11}$、$O_{48}H_{21}$ 等。溶血性尿毒症综合征主要包括 3 个症状:急性肾衰竭、血小板减少症和微血管异常溶血性贫血,是引起儿童急性肾衰竭的主要病因。血栓性血小板减少性紫癜典型症状包括:发热、血小板减少症、微血管异常溶血性贫血、肾功能异常和神经系统症状。

(5)肠黏附性大肠埃希菌(EAggEC):主要见于慢性腹泻的儿童,症状主要为水样腹泻、呕吐、脱水,偶有腹痛。

(二)志贺菌属(Shigella)

【临床解读】

1. 该属是主要的肠道病原菌之一,包括痢疾志贺菌、福氏志贺菌、鲍氏志贺菌及宋内志贺菌 4 种。本菌属是人类细菌性痢疾最常见的病原菌,其致病物质主要是侵袭力和内毒素,临床呈现典型的黏液脓血便。痢疾志贺菌 1 型还能产生一种外毒素(称志贺毒素),具有神经毒性、细胞毒性和肠毒性,因此痢疾志贺菌引起的细菌性痢疾症状最重,宋内志贺菌最轻。我国以福氏志贺菌和宋内志贺菌引起的细菌性痢疾最为多见,福氏志贺菌感染易转变为慢性,病程迁延,慢性患者和恢复期带菌常见。无动物宿主。

2. 急性中毒性细菌性痢疾以小儿为多见,多无明显的消化道症状,主要表现为全身性中毒症状,由内毒素大量释放引起,病死率高,各型志贺菌都有可能引起。

3. 治疗志贺菌感染的药物很多,但该菌易出现多重耐药性。临床实验室常规药敏仅测试和报告氨苄西林、复方磺胺甲噁唑和一种喹诺酮类抗生素。第一代及第二代头孢菌素和氨基糖苷类抗生素在体外测试可能为敏感,但临床无效。

(三)沙门菌属(Salmonella)

【临床解读】

1. 沙门菌致病物质主要有 3 种。

(1)表面抗原:沙门菌的表面有 O 抗原及 Vi 抗原。有 Vi 抗原的菌株比无 Vi 抗原的菌株致病力强。

(2)内毒素:沙门菌有较强的内毒素,可引起机体发热、白细胞变化、中毒性休克,并能激活补体系统,产生多种生物效应。

(3)肠毒素:某些沙门菌(如鼠伤寒沙门菌)能产生类似大肠埃希菌的肠毒素。

2. 沙门菌所致疾病主要有两类,最常见的沙门菌感染是急性胃肠炎。由摄入大量鼠伤寒沙门菌、猪霍乱沙门菌、肠炎沙门菌等污染的食物引起。潜伏期为6～24h。主要症状是发热、恶心、呕吐、腹痛、腹泻,一般在3～5d较快恢复,偶尔持续不愈。常为集体食物中毒。沙门菌广泛分布于各种脊椎动物的肠道内,随粪便排出后经常污染水体和土壤,引起人和动物的感染,如20世纪70年代美国的家养宠物小乌龟曾是沙门菌病的重要传染源。

3. 沙门菌所致另一类重要疾病是伤寒和副伤寒。伤寒和副伤寒是一种独特的急性全身性发热性单核细胞内感染,主要由沙门菌属中的伤寒沙门菌和甲型、乙型、丙型副伤寒沙门菌引起,偶尔由鼠伤寒沙门菌引起。伤寒与副伤寒患者外周血白细胞总数往往降低,大多为$(3\sim4)\times10^9/L$,伴中性粒细胞减少和嗜酸粒细胞消失。病原菌的检出是本病的确诊依据,疾病早期以血培养为主,第1周阳性率最高,可达90%,病程后期以骨髓、粪、尿等培养为主,骨髓培养阳性率较血培养高,对应用抗生素治疗后血培养阴性者尤为适用。粪、尿培养一般于病程第3～4周阳性率较高,粪便培养阳性应结合临床表现,单纯大便培养阳性可为伤寒带菌状态。另外,取玫瑰疹刮取物或活检切片进行培养,也可获阳性结果。

4. 伤寒沙门菌和副伤寒沙门菌的菌体(O)抗原、鞭毛(H)抗原及Vi抗原能刺激机体产生相应的抗体。肥达反应是测定患者血清中O、H抗体效价的一种传统血清学诊断方法,肥达反应与细菌分离培养同时进行或在后者失败的情况下,能辅助诊断伤寒、甲、乙、丙型副伤寒沙门菌引起的肠热症。通常伤寒与副伤寒发病1周后肥达试验开始出现阳性,第3～4周阳性率可达90%,其效价随病程演进而递增,第4～6周达高峰,病愈后阳性反应可持续数月之久。其结果解释应注意:

(1)正常值:各地区有所不同,一般O>1:80,H>1:160,A、B、C>1:80才有临床意义;或在疾病早期及中后期分别采集两次血清,若第2份血清比第1份的效价增高4倍以上具有诊断价值。

(2)O抗原刺激机体产生的抗体为IgM,出现较早,存在于血清内的时间较短;H抗体为IgG,出现较迟,持续存在的时间较长。①O高H不高:可能为疾病的早期;沙门菌属中其他菌种感染引起的交叉反应;或H-O变异的沙门菌引起的感染等。建议1周后复查。如1周后H也有升高,可证实为肠热症。②H高O不高:可能为疾病的晚期;以往患过伤寒、副伤寒或接受过预防接种;回忆反应等。

(3)伤寒沙门菌与甲型、乙型副伤寒沙门菌有部分共同的 O 抗原,可使体内产生相同的 O 抗体,故 O 抗体特异性较低,增高时只能诊断为伤寒类疾病的感染。而伤寒与副伤寒时产生的 H 抗体特异性较高,在免疫学反应中不发生交叉凝集,因此某一种鞭毛抗体("H""A""B""C")的升高,对伤寒与各型副伤寒有鉴别诊断意义。

Vi 抗原存在于新从患者分离的伤寒沙门菌及丙型副伤寒沙门菌菌体最表层。患者感染后,Vi 抗体的升高,往往在病程第 3~4 周之后,Vi 凝集试验≥1∶5者提示为伤寒带菌,对本病的早期诊断没有意义。

5. 肥达反应试验结果的影响因素

(1)过去曾预防接种伤寒、副伤寒疫苗者,H 抗体效价明显升高,并持续数年,而 O 抗体低于正常值。

(2)以往患过伤寒病或曾接种伤寒菌疫苗,新近又感染流行性感冒或布鲁菌病,可产生高效价 H 抗体,O 抗体则较低,但 H 抗体很快消失,此种反应称为回忆反应。

(3)由于人们在日常生活中可能发生隐性感染而产生抗体,尤其在流行地区正常人凝集效价可稍增高,故在判断结果时应考虑本地区正常人群的自然凝集价水平,以作为参考。

(4)沙门菌属各菌种之间有某些共同抗原,在凝集试验中可能出现类属交叉凝集反应,但效价较低。

(5)阴性结果不能完全排除伤寒的可能,应注意有 10% 左右已确诊为伤寒者,在整个病程中抗体效价始终不升高,这可能与早期应用抗生素、免疫耐受和免疫缺陷有关。

(6)肥达反应特异性不强,机体免疫功能紊乱、结核病、败血症、斑疹伤寒、病毒性肝炎及部分急性血吸虫病患者,可出现假阳性反应。

(7)血清溶血、菌液过浓等均会影响结果。菌液过期或产生自凝者不宜使用。

6. 沙门菌偶尔还可引起肠道外的各种炎症,如胆囊炎、肾盂肾炎、脑膜炎、骨髓炎、心内膜炎和内脏脓肿。

7. 与志贺菌属相同的是,临床微生物实验室常规仅测试和报告沙门菌对氨苄西林、一种喹酮类药和复方磺胺甲噁唑的敏感情况。对于胃肠外分离的沙门菌属还要测试并报告氯霉素及某一种第三代头孢菌素的结果。对于胃肠外分离的沙门菌属,奈啶酸耐药、喹诺酮类敏感时,用喹诺酮类治疗可能出现临床治疗失败或延迟反应。

(四)枸橼酸杆菌属(Citrobacter)

【临床解读】

按照 DNA 相关度分析,枸橼酸杆菌属分为 11 个 DNA 同源群。肠道内最常见的是弗劳地枸橼酸杆菌群,是肠道的正常菌丛成员,为条件致病菌,与腹泻和某些肠道外感染有关,常致尿道感染、血流感染和肺炎、腹膜炎、创伤感染、新生儿脑膜炎、脑脓肿,是血库血及血浆的常见污染菌,临床分离的菌株常具有多重耐药性。柯瑟枸橼酸杆菌最常从尿和呼吸道标本中分离出,其引起新生儿脑膜炎和脑脓肿的病例有上升趋势,病死率高达 1/3,且至少有75%的患儿发生严重的神经损害。

(五)克雷伯菌属(Klebsiella)

【临床解读】

克雷伯菌属包括肺炎、催娩、土生、植生、产酸克雷伯菌,肺炎克雷伯菌又分肺炎、臭鼻、鼻硬节 3 个亚种,从临床标本中分离的克雷伯菌属95%为肺炎克雷伯菌肺炎亚种,是国内医院感染中最多见的细菌之一。肺炎克雷伯菌主要栖生于肠道,在口咽部带菌不常见。但机体虚弱,如酒精中毒、糖尿病和慢性阻塞性肺疾病时,口咽部寄居的细菌可成为肺部感染的来源。肺炎克雷伯菌菌所致的原发性肺炎可使肺部广泛坏死出血,产生铁锈色或红色果酱状痰。常并发胸膜炎,引起胸痛。还可引起肺外感染,如尿道感染、败血症、伤口感染、脑膜炎等。臭鼻亚种可致臭鼻症,尚可引起败血症、泌尿道感染和软组织感染。鼻硬结亚种可使人鼻咽、喉及其他呼吸道结构发生慢性肉芽肿,使组织坏死。本菌对氨苄西林天然耐药。20 世纪 90 年代以来,肺炎克雷伯菌的多重耐药性引起全世界的广泛重视,它是最主要的产超广谱 β-内酰胺酶(ESBL)的细菌之一,导致第三代、第四代头孢菌素治疗失败,造成临床治疗困难。2001 年,美国报道了首例产 KPC 酶的肺炎克雷伯菌,导致其对碳青霉烯类抗生素耐药,随后在产酸克雷伯菌、大肠埃希菌、阴沟肠杆菌、铜绿假单胞菌以及黏质沙雷菌等细菌中也分离出了质粒介导的 KPC 酶,能够水解青霉素、头孢菌素、单酰胺菌素和碳青霉烯类,多合并外膜通透性下降,造成临床治疗困难。

(六)肠杆菌属(Enterobacter)

【临床解读】

1. 肠杆菌属现有 15 种,最常见的两个种是产气肠杆菌和阴沟肠杆菌,是肠道正常菌丛的一部分,认为不会引起腹泻,广泛存在于自然环境中,能引起多种肠道外的条件致病性感染,如泌尿道、呼吸道和伤口感染,亦可引起菌血症和脑膜炎。坂崎肠杆菌能引起新生儿脑膜炎和败血症,病死率高达75%。日勾维肠杆菌能引起泌尿道感染,亦可从呼吸道和血液中分离到本菌。致癌肠杆菌可引起多种临床感染,包括伤口感染、尿道感染、菌血症、肺炎等。

2. 此类细菌常编码产生染色体介导的 BushⅠ(AmpC)型的 β-内酰胺酶,表现为对第一、二、三代头孢菌素,头霉素类及加酶抑制剂类抗生素均耐药,但对碳青霉烯类、第四代头孢菌素敏感。肠杆菌属细菌可在第三代头孢菌素的治疗过程中产生多重耐药性,即最初敏感的菌株在开始治疗 3～4d 就可变成耐药菌株,因此需反复测试重复分离的菌株。多重耐药的阴沟肠杆菌引起的败血症有很高的病死率。阴沟肠杆菌和产气肠杆菌对头孢西丁天然耐药。

(七)沙雷菌属(Serratia)

【临床解读】

沙雷菌属是水和土壤中的常见菌。其中黏质沙雷菌是引起肠道外感染的重要条件致病菌之一,常引起人类各种感染,特别是肺炎、败血症。接受化疗的网状内皮组织恶性变患者更易感染。与肠杆菌属细菌类似的是在第三代头孢菌素的治疗过程中可诱导形成多重耐药性,最初敏感的菌株在开始治疗 3～4d 就可变成耐药菌株,因此需反复测试重复分离的菌株。沙雷菌属对头孢呋肟、呋喃妥因及四环素天然耐药。

(八)耶尔森菌属(Yersinia)

【临床解读】

耶尔森菌属细菌共有 10 个种,其中 3 个种是人的致病菌。鼠疫耶尔森菌是烈性传染病鼠疫的病原菌,主要在啮齿动物间流行。假结核耶尔森菌可引起人肠系膜淋巴结炎、腹泻和败血症。小肠结肠炎耶尔森菌是 20 世纪 30 年代引起注意的急性胃肠炎型食物中毒的病原菌,为人畜共患疾病。典型症状常为胃肠炎症状、发热、亦可引起阑尾炎。耶尔森菌还引起反应性关节炎,可致胃肠炎、菌血症和败血症、肠系膜淋巴腺炎、关节炎等。耶尔森菌属引起动物源性感染,通常先引起小动物和鸟类感染。人对本菌的感受性没有年龄和性别差异,而取决于受感染的方式。人类主要通过吸血节肢动物叮咬或食用污染食物等途径而受感染。

(九)变形杆菌属(Proteus)

【临床解读】

变形杆菌亦是医源性感染常见机会菌。本属细菌常出现于土壤、水和被粪便污染的物体上。奇异变形杆菌在人体最常见,特别是作为尿路感染和创伤感染的病原菌,与结石形成有一定关系。普通变形杆菌常从免疫力受到抑制的患者和长期接受抗生素治疗的患者标本中分离到。潘氏变形杆菌可继发于泌尿道感染引起菌血症,还可引起伤口感染、胃肠炎、肾炎、心内膜炎、乳腺炎、败血症、脑膜炎等感染。奇异变形杆菌对呋喃妥因和四环素天然耐药;普通变形杆菌对第一代头孢、氨苄西林和头孢呋辛天然耐药。

(十)普罗菲登斯菌属(Providencia)

【临床解读】

普罗菲登斯菌属包括 5 个种:产碱、拉氏、斯氏、雷氏和海氏普罗菲登斯菌。本菌属与变形杆菌一样,有可能促进尿中结晶形成,与泌尿系结石的形成有关。雷氏普罗菲登斯菌和斯氏普罗菲登斯菌可致泌尿道感染和其他肠道外感染,并可引起许多医院感染的暴发流行。产碱普罗菲登斯菌一般由患者粪便中,特别是小儿的粪便中检出。拉氏普罗菲登斯菌较少从人类标本中分离到。海氏普罗菲登斯菌可从动物标本中分离到。

(十一)摩根菌属(Morganella)

【临床解读】

摩根菌属亦为机会菌,可引起尿路感染和创伤感染,还可引起腹泻。

其他可作为条件致病菌的肠杆菌科细菌还有聚团多源菌(Patoea agglomerans,曾用名:聚团肠杆菌)、哈夫尼亚菌属(Hafnia)、爱德华菌属(Edwardsiella)、克吕沃尔菌属(Kluyvera)、拉恩菌属(Rahnella)、西地西菌属(Cedecea)、塔特姆菌属(Tatumella)等,临床较为少见,在此不再一一赘述。

八、非发酵菌

非发酵菌的全称是"不发酵葡萄糖的革兰阴性杆菌",指的是一群因缺乏糖酵解的酶类,而只能在有氧的环境中以有氧方式,而不能以厌氧或兼性厌氧方式进行代谢的需氧菌。非发酵菌的类别很多,其中与临床感染关系密切的有假单胞菌属、不动杆菌属、产碱杆菌属、莫拉菌属等。除了铜绿假单胞菌和其他几种极少见的菌种外,非发酵菌的毒力一般较低,主要引起体弱者或免疫力低下者的医院内感染。但是,由于严重疾病患者在住院患者中的比例日益增高,特别是一些恶性肿瘤患者、导管插入术、介入治疗及长期应用抗生素、激素治疗等因素日益普遍,导致非发酵菌成为多种感染性疾病的重要病原菌。尤其是像铜绿假单胞菌、嗜麦芽窄食单胞菌、鲍曼不动杆菌等多是多重耐药菌株,造成临床治疗困难。

大多数非发酵菌在不同环境中都有其自然定殖部位,可成为人类感染的潜在传染源,如医院环境中的各种水源,包括洗漱间、水房、消毒液、雾化器等,各种仪器、用具表面,包括体温计、拖把、毛巾、纱布等以及身体的某些潮湿部位,如腹股沟、腋窝等。

(一)假单胞菌属(Pseudomonas):

【临床解读】

1. 假单胞菌属均为环境菌群和机会菌。其分布广泛,存在于正常人皮肤或粪便中。假单胞菌属按 rRNA 同源性分为 5 群及未确定 rRNA 同源群有关的种,其中第 I 群可分为:荧光假单胞菌 DNA 同源群、斯氏假单胞菌 DNA 同源群、产碱假单胞菌 DNA 同源群,包括临床最常见的铜绿假单胞菌、荧光假单胞菌、恶臭假单胞等 12 个菌种。第 II 群为萨拉那塞假单胞菌 DNA 同源群,包括假鼻疽假单胞菌、洋葱伯克霍尔德菌等 7 个菌种。第 III 群食酸假单胞菌 DNA 同源群,包括食酸丛毛单胞菌等 7 种。第 IV 群微小假单胞菌 DNA 同源群,包括微小假单胞等 8 种。第 V 群嗜麦芽单胞菌-黄单胞菌 DNA 同源群,包括嗜麦芽窄食单胞菌等 64 个种。

2. 常见于医源性感染,以本属中的铜绿假单胞菌(俗称绿脓杆菌)最多见和致病力最强,其是医院内感染最主要的病原菌之一。

①铜绿假单胞菌的感染多发生于烧伤、囊性纤维化、急性白血病、器官移植患者以及年老体弱、免疫力差的患者,感染多位于潮湿部位,可引起伤口感染、烧伤后感染、败血症、肺部感染、尿路感染、化脓性中耳炎、眼部感染(可导致角膜穿孔)等各种化脓性感染以及婴儿腹泻等,还可通过血流播散导致心内膜炎、脑膜炎、脑脓肿、骨和关节感染等,且大多数心内膜炎需手术置换瓣膜,否则感染难以清除。

②铜绿假单胞菌耐药性强,天然耐受第一、二代头孢菌素、第一代喹诺酮类抗生素、复方磺胺甲噁唑,除产生多种 β-内酰胺酶外,还与其外膜通透性低以及主动泵出机制等有关。铜绿假单胞菌还常在感染的部位形成生物膜(BF),具有更强的抗生素抗性(与浮游细菌相比,形成 BF 的细菌对抗生素的抗性可提高 10～1000 倍)。铜绿假单胞菌慢性感染的囊性纤维化患者的呼吸道分泌物中常可见一种异常的黏液样形态的铜绿假单胞菌,这是由于其产生的大量多糖(藻酸盐)包围菌体所致,而藻酸盐的产生导致诊断、治疗的困难。因此,临床感染的铜绿假单胞菌常难以完全清除。

③美国临床实验室标准化研究所（CLSI）M100 推荐,经美国 FDA 通过的铜绿假单胞菌抗生素体外药物敏感试验选择的抗生素分为 4 组:A 组首选药物及常规试验报告的药物为哌拉西林、头孢他啶、庆大霉素、妥布霉素;B组与 A 组平行做药敏试验,但应选择性报告的药为替卡西林、哌拉西林/他唑巴坦、头孢吡肟、亚胺培南、美洛培南、氨曲南、阿米卡星、环丙沙星、左氧氟沙星。U 组,仅用于尿路感染的抗生素为诺氟沙星或氧氟沙星。值得注意的是:在长期应用各种抗生素治疗过程中,铜绿假单胞菌可能发生耐药突变,因此,初代敏感的菌株在治疗 3~4d 以后,测试重复分离菌株的药敏试验是必要的。

3. 荧光假单胞菌和恶臭假单胞菌:可见于水和土壤中,都可作为咽部的正常菌群存在,是人类少见的条件致病菌,毒性较低,其中荧光假单胞菌能在4℃生长,是血制品的常见污染菌。

4. 洋葱伯克霍尔德菌:旧称洋葱假单胞菌。可从各种水源和潮湿表面分离到,能在某些消毒剂如铵盐、聚维酮碘、氯己定(洗必泰)等中生长。从20 世纪 80 年代早期开始,本菌作为条件致病菌出现,可引起心内膜炎、败血症、肺炎、伤口感染、脓肿等多种感染,在慢性肉芽肿和肺囊性纤维化的患者中常引起高病死率和肺功能的全面下降。本菌对氨基糖苷类抗生素和多黏菌素耐药,对复方磺胺甲噁唑多敏感。美国临床实验室标准化研究所(CLSI)M100 推荐的 A 组首选药物及常规试验报告的药物为复方磺胺甲噁唑;B组与 A 组平行做药敏试验,但应选择性报告的药为头孢他啶、美洛培南、米诺环素、替卡西林/克拉维酸、左氧氟沙星和氯霉素。

5. 嗜麦芽窄食单胞菌:也称嗜麦芽寡养单胞菌,旧称嗜麦芽假单胞菌、嗜麦芽黄杆菌等。其分布广泛,可引起条件感染,是目前医院获得性感染的常见病原菌之一,可致多种疾病,包括肺炎、菌血症、心内膜炎、胆管炎、脑膜炎、尿路感染和严重的伤口感染等。引起本菌定殖和感染的危险因素有:机械通气,广谱抗生素的预防性应用,化疗,插管和中性粒细胞减少等。本菌对临床常用的大多数抗生素天然耐药,包括碳青霉烯类的亚胺培南(泰能)、美洛培南等,但对复方磺胺甲噁唑几乎 100% 仍保持较高敏感率,因此,复方磺胺甲噁唑是临床治疗嗜麦芽窄食单胞菌感染的首选抗生素,也可以根据药敏试验的结果选择喹诺酮类以及米诺环素等。CLSI 推荐的对嗜麦芽窄食单胞菌有判断折点的抗菌药物仅有 3 种,分别是复方磺胺甲噁唑、左氧氟沙星和米诺环素。其他药物,如头孢他啶、替卡西林/克拉维酸、哌拉西林/他唑巴坦、环丙沙星、多西环素等也可用于治疗,只是还没有成熟的折点,临床实验室也可以根据临床要求加做这些药物的敏感性试验,只是报告抑菌圈直径或 MIC。

(二)不动杆菌属(Acinetobacter)

【临床解读】

不动杆菌属广泛分布于外界环境,是人类和动物的皮肤、呼吸道、胃肠道、生殖道的正常菌群。本菌属是机会致病菌,在非发酵菌中出现的频率仅次于铜绿假单胞菌而占第二位。临床标本中常能分离到的不动杆菌属细菌有鲍曼不动杆菌、醋酸钙不动杆菌、洛菲不动杆菌、溶血不动杆菌、琼氏不动杆菌和约翰逊不动杆菌,最常见的是鲍曼不动杆菌。由于醋酸钙不动杆菌、溶血不动杆菌和鲍曼不动杆菌的表型试验不易区分,很多临床实验室将它们统称为"醋酸钙-鲍曼不动杆菌复合体",对氨基青霉素类、第一代、第二代头孢菌素和第一代喹诺酮类抗生素均天然耐药。洛菲不动杆菌的耐药性相对要差得多。不动杆菌属最常见的分离部位是呼吸道、尿道和伤口,所致的疾病包括肺炎、心内膜炎、脑膜炎、皮肤和伤口感染、腹膜炎、尿路感染等。

由于不动杆菌能获得多重耐药性(在医院感染病原菌耐药性的传递中发挥重要作用)和能够在大多数环境表面生存,所以,由不动杆菌引起的医院内感染近 10 年来增高的趋势明显,且多是多重耐药菌株。亚胺培南曾对其保持很高的敏感率,但近年来,耐药率也已达 50%,甚至更高。多重耐药(MDR)的鲍曼不动杆菌,是指对七类假单胞菌属有活性的抗生素(包括抗假单胞菌的青霉素、头孢菌素、碳青霉烯类、单酰胺类、喹诺酮类、氨基糖苷类以及黏菌素/多黏菌素类)中至少 5 种以上耐药,甚至泛耐药(PDR)的鲍曼不动杆菌(对除黏菌素/多黏菌素类、替加环素以外的抗生素均耐药),MDR 经常从临床标本中分离到,造成临床治疗极大困难,是目前院内感染控制的重点之一。

(三)产碱杆菌属 (Alcaligenes)

【临床解读】

产碱杆菌属有临床意义的主要有木糖氧化产碱杆菌木糖氧化亚种(多见)、木糖氧化产碱杆菌脱销亚种(少见)和粪产碱杆菌(最多)。通常是人和动物肠道的正常菌群,在皮肤和黏膜也能分离到本菌,水和土壤中等潮湿环境中均有本属细菌的存在。在很多临床标本中也可以分离到,为条件致病菌,主要引起肺炎、菌血症、脑膜炎、尿路感染等。

(四)鞘氨醇单胞菌属(Sphingomonas)

【临床解读】

鞘氨醇单胞菌属中的少动鞘氨醇单胞菌广泛分布于环境中,可从各种临床标本中分离到,包括血液、脑脊液、腹腔积液、伤口、阴道及医院环境中,所致感染有菌血症、腹膜炎等。

(五)希瓦菌属(Shewanella)

【临床解读】

希瓦菌属中的海藻希瓦菌、腐败希瓦菌被认为与皮肤溃疡、耳感染、骨髓炎、菌血症及持续腹膜透析患者的腹膜炎有关。

(六)鲍特菌属(Bordetella)

【临床解读】

鲍特菌属与产碱杆菌属同属于产碱杆菌科,前者与人类关系密切的有3种:百日咳鲍特菌、副百日咳鲍特菌和支气管败血鲍特菌。人类是百日咳鲍特菌、副百日咳鲍特菌的唯一宿主,支气管败血鲍特菌存在于多种动物体内,偶尔与人类感染有关。前两者为苛养菌,尤其是百日咳鲍特菌的初代培养需特殊培养基,副百日咳鲍特菌营养要求稍差,在血平板和巧克力平板上能够缓慢生长。支气管败血鲍特菌则在普通血平板、巧克力平板、麦康凯培养基上均易于生长。百日咳鲍特菌通过飞沫传播,传染性强,无免疫力者的感染率可达90%,主要感染未经免疫接种的幼儿,感染源则多为未经确诊的成人感染者,疾病全程常为3个月,故名百日咳。近年来发现许多AIDS患者由此菌所致严重上呼吸道感染。副百日咳鲍特菌也与人的百日咳类似疾病有关,只是程度较轻,淋巴细胞升高不显著。曾有支气管败血鲍特菌引起败血症、脑膜炎、腹膜炎、肺炎的报道,此类患者多有严重的基础疾病。

(七)苍白杆菌属(Ochrobactrum)

【临床解读】

人苍白杆菌(Ochrobactrum anthropi)可从各种环境和人体部位中分离到,在常规培养基上生长良好,主要来自于插管所致菌血症的患者,对氨基糖苷类、喹诺酮类、复方磺胺甲噁唑等敏感,对其他抗生素多耐药。

(八)黄杆菌属(Flavobacterium)

【临床解读】

最近对黄杆菌属的菌种做了较大修订,原来临床常见的产吲哚黄杆菌、脑膜炎败血黄杆菌等归为一个新属——金色杆菌属（Chryseobacterium）。为环境菌群,在医院主要存在于有水的环境和潮湿表面,常污染医疗器械和材料,引起医源性感染。产吲哚金色杆菌是本属临床标本中最常分离到的菌株,但临床意义不确定;脑膜炎败血金色杆菌是本属与人类疾病最密切相关的菌种,对早产儿具有高致病性,可致新生儿脑炎,病死率较高。短黄杆菌则重新分类为短稳杆菌,其临床意义不确定。

（九）莫拉菌属（Moraxella）

【临床解读】

莫拉菌亚属,隶属于奈瑟菌科,与布兰汉亚属共同构成莫拉菌属。莫拉菌属是黏膜表面的正常菌群,致病力较低,通常位于呼吸道,较少位于生殖道,偶尔可导致全身感染。医学上重要的莫拉菌为腔隙莫拉菌,其能引起眼和上呼吸道感染,如结膜炎、角膜炎、慢性鼻窦炎和心内膜炎;非液化莫拉菌、奥斯陆莫拉菌、亚特兰大莫拉菌、苯丙酮酸莫拉菌偶尔可引起败血症、脑膜炎、肺炎、肺脓肿及泌尿道感染。大多数莫拉菌对青霉素敏感,临床分离株一般可不做药敏试验,但随着耐药菌株的日益增加,β-内酰胺酶检测还是很有必要的。

（十）巴斯德菌属（Pasteurella）

【临床解读】

巴斯德菌属细菌常寄生于哺乳类动物的上呼吸道和肠道黏膜（少见于人类）,在血平板上生长良好。其中临床最常见的多杀巴斯德菌为动物病原菌,人类可因被猫或狗咬伤而感染,也可因接触病畜或尸体而感染;所致疾病可为肺部感染、菌血症、脑膜炎、脑脓肿、肾感染、骨髓炎、阑尾脓肿、腹膜炎、产褥热和肝脓肿等。

九、弧　菌　科

弧菌科对人类致病的菌属有 3 个属:弧菌属、气单胞菌属、邻单胞菌属。

（一）弧菌属（Vibrio）

【临床解读】

1. 弧菌属目前共有 36 种,14 个种与人类感染有关。包括引起肠道感染的 O_1 群霍乱弧菌、非 O_1 群霍乱弧菌、拟态弧菌、河流弧菌、副溶血弧菌、豪氏弧菌。其中以霍乱弧菌和副溶血弧菌最为重要,分别可引起霍乱和食物中毒。根据菌体抗原,O_1 群霍乱弧菌分为小川型、稻叶型和彦岛型;根据生物学特性,O_1 群霍乱弧菌又分为古典生物型和埃尔托(El Tor)生物型。进食副溶血弧菌污染的海产品可导致急性胃肠炎和食物中毒。副溶血弧菌的肠道外感染多见于伤口。其他能引起伤口感染、中耳炎和败血症等肠外感染的弧菌有解藻酸弧菌、辛辛那提弧菌、创伤弧菌、弗氏弧菌、少女弧菌、麦氏弧菌和鲨鱼弧菌。凡在流行季节有腹泻症状并有食用海产品史或与海水、海洋动物接触后发生伤口感染的患者均应高度怀疑弧菌属细菌的感染。

霍乱弧菌的主要致病因素是霍乱毒素(cholera toxin,CT),是目前已知的致泻毒素中最强烈的毒素。霍乱的临床表现以剧烈腹泻开始,先为稀便,进而发展为水样便、黏液便和特征性的米泔水样便。典型的霍乱病程可分为 4 期:①前驱期,无明显的症状或仅表现为轻度的腹鸣、腹胀和不适;②吐泻期,可持续 2~3d,造成体内水分大量丢失,可多达 12L;③脱水虚脱期,因体内大量水分丢失而导致脱水,可致脱水貌、洗衣工手等症状,进而可发展为代谢性酸中毒、循环衰竭和肾衰竭;④恢复期,脱水情况得到纠正,患者各种症状减轻,逐渐恢复正常。

霍乱传播由食入污染的食物或饮用污染的水引起,传染源为患者或携带者,在人口密集、卫生条件差的地区极易流行。霍乱弧菌古典生物型和埃尔托生物型引起疾病的严重性不一:大约 65% 的古典生物型感染者为无症状,3% 症状轻到中度,11% 表现为重度;而埃尔托生物性感染者 75% 表现为无症状,23% 症状轻到中度,仅 2% 表现为重度。

2. 治疗霍乱需补充水和电解质,纠正脱水,用抗生素的目的是缩短腹泻时间以减少脱水。大多数弧菌对四环素敏感,但也有多重耐药现象。副溶血弧菌感染为自限性,一般可自愈,抗生素不能明显缩短病程。

(二)气单胞菌属(Aeromonas)

【临床解读】

1. 目前气单胞菌属共有 10 个菌种,其广泛存在于淡水、海水、土壤、鱼类和脊椎动物肠道中,人类接触后可引起感染,临床常见的有嗜水气单胞菌、豚鼠气单胞菌和维隆气单胞菌等,是人类急性腹泻的重要病原菌。特别是 5 岁以下的儿童易发生气单胞菌性腹泻,大多数病例属于这一年龄段。气单胞菌引起的胃肠炎通常呈症状较轻的水样泻,症状严重、呈血性粪便且便中有大量白细胞者(类似细菌性痢疾)较少见。

除了胃肠炎,气单胞菌还与伤口感染、骨髓炎、腹膜炎、败血症、呼吸道感染等有关。呼吸道标本中分离出的气单胞菌绝大多数不是原发性感染。气单胞菌感染引起的肺炎可从呼吸道和血中分离到相应的病原菌,这些感染多与水接触感染如游泳、溺水有关。

2. 对严重气单胞菌性腹泻的患者可给予特殊抗感染治疗。嗜水气单胞菌对头孢噻吩、氨苄西林、羧苄西林耐药,四环素敏感性不定,对广谱头孢菌素大多敏感。嗜水气单胞和温和气单胞菌通常对复方磺胺甲噁唑、喹诺酮、氨基糖苷类抗生素敏感。

(三)邻单胞菌属(Pleisomonas)

【临床解读】

邻单胞菌属只有一个种,即类志贺邻单胞菌,普遍存在于水和土壤表面。本菌主要引起胃肠炎,好发于夏季,主要与食入生的海产品有关。临床症状可以是短时间的水样腹泻或痢疾样腹泻。邻单胞菌也能引起肠道外感染,主要是败血症,在机体免疫力降低时,还可引起蜂窝织炎、骨髓炎、脑膜炎等。

十、革兰阴性苛养菌

革兰阴性苛养菌是一类在人工培养时需要特殊营养物或条件的、临床分离较少见但可导致人类或动物严重感染的革兰阴性菌。

(一)嗜血杆菌属(Haemophilus)

【临床解读】

1. 嗜血杆菌属主要寄居于人和动物的咽喉和口腔黏膜,少数见于生殖道,能引起原发性化脓性感染及严重的继发感染。本属细菌对营养要求严格,人工培养时必须供给新鲜血液才能生长而得名。目前嗜血杆菌属包括 14 个种,其中 9 个种寄居于人体,分别是流感嗜血杆菌、副流感嗜血杆菌、溶血嗜血杆菌、副溶血嗜血杆菌、嗜沫嗜血杆菌、副嗜沫嗜血杆菌、副溶血嗜沫嗜血杆菌、杜克雷嗜血杆菌和惰性嗜血杆菌。嗜血杆菌属主要引起人类急性化脓性感染(急性咽炎、喉炎、气管炎、肺炎、中耳炎、败血症、脑膜炎等)。

2. 在美国,所有急性细菌性脑膜炎患者中约有 45% 能分离到流感嗜血杆菌,大部分发生于 6 岁以下的婴儿。此菌是 1 个月至 2 岁儿童细菌性脑膜炎最常见的原因,2～6 岁儿童则与脑膜炎奈瑟菌的发生率相当,在 6 岁以上儿童中并不常见。从脑膜炎病例得到的分离株超过 90% 属于有荚膜的 b 血清型,它具有传染性,4 岁或更小的接触者有继发感染的危险。利福平能减少口咽部对 b 型流感嗜血杆菌的携带,减少通过呼吸道传播,因此有专家建议,接触患有侵袭性流感嗜血杆菌的儿童应选择利福平进行预防。肺炎链球菌和流感嗜血杆菌是急性中耳炎的最常见病因,b型流感嗜血杆菌还是会咽炎的最常见病因,这种感染通常急性发病,突然出现阻塞性咽喉水肿。流感嗜血杆菌在急性鼻窦炎感染中是主要的病原因子,在成人和儿童中分别有20%~25%和36%~40%的急性鼻窦炎是由其引起。流感嗜血杆菌肺炎为大叶性、节段性、化脓性,类似于肺炎链球菌性肺炎。菌血症则是b型流感嗜血杆菌急性感染的常见及早期表现。流感嗜血杆菌也能引起心内膜炎,但副流感嗜血杆菌、嗜沫嗜血杆菌、副嗜沫嗜血杆菌是嗜血杆菌中最常在心内膜炎和血管内感染患者中分离出的菌种。

3. 副流感嗜血杆菌是口咽和鼻腔的正常寄生菌,正常人中10%~25%可以分离出,心内膜炎是与副流感嗜血杆菌有关的全身性感染中最常见的,通常表现为急性发作、低热、不适、寒战和呼吸道症状,细菌是通过上呼吸道和牙周区进入血液。副流感嗜血杆菌还与静脉给药者的心内膜炎病例有关。它还能引起其他类型的感染,如支气管炎、鼻窦炎、肺炎、脓胸等。

4. 嗜沫嗜血杆菌和副嗜沫嗜血杆菌常与心内膜炎有关,常发生于口腔或牙损伤之后,也常与心瓣膜损伤、心瓣膜置换术致菌血症有关,也可源于口腔或血行播散而引起头颈等身体其他部位感染。

5. 埃及嗜血杆菌(目前认为它是流感嗜血杆菌的一个生物变种)可引起急性结膜炎,俗称"红眼病",有高度传染性。

6. 溶血嗜血杆菌、副溶血嗜血杆菌、副溶血嗜沫嗜血杆菌全部是呼吸道正常菌群,很少与感染有关。

7. 杜克雷嗜血杆菌是软下疳的致病因子,与梅毒的主要损害"(硬)下疳"不同的是,软下疳的皮损边缘破烂、柔软,而不像梅毒下疳那样边缘清楚,有硬结。软下疳的实验室检测可分为杜克雷嗜血杆菌的分离培养、直接涂片、组织病理学检查、PCR等方法。直接涂片法检测杜克雷嗜血杆菌简便快速,但假阴性与假阳性率高,只宜作初步检查。培养法比涂片可靠,获得菌可作进一步鉴定,是目前常用的方法。PCR法也是检测生殖器溃疡病中杜克雷嗜血杆菌较有价值的方法之一。软下疳组织病理学比较特殊,典型者有诊断意义,其中央为溃疡,溃疡边缘表皮增生,溃疡下方呈现3个炎症带,垂直排列。

8. 治疗嗜血杆菌感染通常首选青霉素类。对流感嗜血杆菌的耐药监测通常只需检测β-内酰胺酶以及进行氯霉素的耐药性检测,而不需要检测对其他抗生素敏感性。在绝大多数情况下,β-内酰胺酶试验可以成为检测细菌对氨苄西林与阿莫西林耐药性的快速方法。β-内酰胺酶阳性提示对青霉素、氨苄西林和阿莫西林均耐药。在进行 β-内酰胺酶试验时,每一个平板中应取 1 个以上的菌落进行检测(推荐进行 10 个菌落的检测),这一点至关重要:因为可以从同一个患者样本中同时分离出 β-内酰胺酶阳性或阴性的菌株。

9. 需注意的是:有 2%~4% 的流感嗜血杆菌由于染色体介导的青霉素结合蛋白的改变,β-内酰胺酶阴性而氨苄西林耐药(BLNAR 株),这类菌株对超广谱和广谱头孢菌素的敏感性也降低,应认为耐阿莫西林/克拉维酸、氨苄西林/舒巴坦、头孢克洛、头孢呋辛等,即使一些 BLNAR 株体外药敏试验结果显示为敏感。

(二)HACEK 细菌群

【临床解读】

HACEK 细菌群系人类口腔、呼吸道、生殖道的正常菌群,在一定条件下可引起严重感染。HACEK 是由 5 个英文单词的字头组成,H 代表嗜血杆菌属(Haemophilus),A 代表放线杆菌属(Actinobacillus),C 代表心杆菌属(Cardiobacterium),E 代表艾肯菌属(Eikenella),K 代表金氏菌属(Kingella)。其共同特征是生长缓慢(需 48~72h 才见菌落),生长需要 CO_2,只有营养丰富的培养基如巧克力血平板等才能支持其生长。

【临床解读】

1. 伴放线杆菌　是人类口腔的正常菌群,引起人感染的主要是内源性的。最初从放线菌病或类放线菌病以及患有心内膜炎的血液中分离出来,所致的特征性疾病为青年性局限性牙周炎。本菌对四环素、氯霉素、复方磺胺甲噁唑敏感,对克林霉素和氨基糖苷类耐药,某些菌株对青霉素 G、氨苄西林、红霉素等也耐药。

2. 心杆菌属　只有一个种即人类心杆菌,是人的鼻腔和咽喉部的正常菌群,可引起细菌性心内膜炎,大部分菌株从血液中分离,但亦曾自脑脊液或阴道分泌物中分离出来。对各种抗生素均较敏感。1994 年首次报道因产 β-内酰胺酶而耐青霉素的菌株。

3. 艾肯菌属　只有一个种,即侵蚀艾肯菌,是人类黏膜表面的常居菌之一。本菌是机会致病菌。近年来侵蚀艾肯菌引起的感染增多,且常有诱因,如免疫力低下、黏膜表面外伤导致防御能力破坏,使其进入周围组织而发生感染。通常与链球菌、肠杆菌科细菌等一起引起混合感染,也可单独感染。可引起心内膜炎、脑膜炎、骨髓炎、脓性关节炎、肺炎及手术后软组织脓肿等。

曾从一例病人咳伤的伤口分泌物中分离出。

4. 金杆菌属 隶属于奈瑟菌科,已知该属包括 3 个种,即金氏金杆菌、产吲哚金杆菌及去硝化金杆菌。金氏金杆菌是人类咽部的正常菌群之一,条件致病菌,主要分离自血液,从骨、关节、咽喉部位也有分离到似有组织嗜性,如心、心瓣膜、关节腔、骨骼肌等,常导致菌血症、心内膜炎、骨和关节感染等。产吲哚金杆菌和去硝化金杆菌很少致临床感染。

(三)链杆菌属(Streptobacillus)

【临床解读】

链杆菌属有一个种,即念珠状链杆菌,存在于正常鼠类的口咽腔中或病鼠体内,通过鼠咬或污染牛奶、水或食物而传染给人,引起"鼠咬热"。症状表现为突然寒战、发热、皮肤溃疡、皮疹、局部淋巴结肿大,并伴有严重的多发性关节炎等合并症。采集皮肤伤口分泌物、脓液、关节液或发病期的血液,用含血清或腹水的琼脂,在 $5\%\sim10\%CO_2$ 环境中培养 $2\sim3d$ 后才有菌落出现。体外试验表明该菌对青霉素、氨苄西林等广谱青霉素、红霉素、克林霉素、利福平、亚胺培南、万古霉素等多敏感,对氟哌酸、复方磺胺甲噁唑等耐药。

(四)布鲁菌属(Brucella)

【临床解读】

布鲁菌属是人畜共患病的重要病原。易感染牛、羊、猪等家畜。布鲁菌以皮肤接触感染为主,人类对布鲁菌普遍易感,当与病畜接触或食用病畜肉、乳及乳制品后可引起感染,表现为反复波浪式发热,因此,人类布鲁菌病又称波浪热,易转为慢性或反复发作,引起关节和神经系统症状。侵犯人的主要有羊种布鲁菌,其次是牛种布鲁菌和猪种布鲁菌。布鲁菌系细胞内致病菌,所以临床治疗应选择细胞穿透力强的药物。现推荐用多西环素与利福平至少 6 周。发生心内膜炎的患者治疗较困难,需加用复方磺胺甲噁唑。

(五)弗朗西斯菌属(Francisella)

【临床解读】

弗朗西斯菌属中的土拉热弗朗西斯菌是引起土拉热弗朗西斯菌病(旧称野兔热)的病原菌,是流行于野兔和啮齿动物中的自然疫源性疾病。其感染力较强,人与动物接触时若皮肤有损伤,本菌可侵入人体内。也可由呼吸道侵入肺内形成支气管肺炎,食入未熟的含菌兔肉或鼠类污染食品、饮水等,甚至被家猫咬伤也可感染。细菌室感染者也时有报道,故对本菌的检验及标本处理均应由富有经验的人员操作,并做好自身防护。本病潜伏期为 $1\sim10d$,起病急骤,高热,伴寒战及毒血症状,临床表现呈现多样化。

患者发病 1 周后血清中开始出现抗体,可用酶免疫试验、快速玻片血清凝集试验等方法检测血清凝集效价,非流行区 1:80 以上为阳性,流行区 1:160 以上为阳性。

(六)军团菌属(Legionella)

【临床解读】

军团菌属是 1976 年美国费城退役军人集会时发生的一种引起呼吸道疾病暴发流行的致病菌。军团病在世界各地均有发病,但主要在经济发达国家流行,国内多属散发报道。军团菌广泛存在于自然界的水和土壤中,在空调设备、冷凝水中检出率最高。军团菌感染最常见的是肺炎型,但近年来,军团菌的临床谱已扩大,实际上其可累及全身任何器官系统。住院患者多有免疫损害,对军团菌比较敏感。如果免疫抑制患者,包括血液透析、肾移植、心脏移植以及其他手术患者,有发热和肺部浸润,有对青霉素、头孢菌素、氨基苷类无应答的肺炎,或严重肺炎而没有其他显而易见的其他可替代诊断的肺炎,应高度怀疑军团菌病,而且是这些患者发病和死亡的主要原因。另外,吸烟也是军团菌病的一个易感因素。多数病例是由嗜肺军团菌 1 血清型所致,需使用缓冲活性酵母浸出液进行特殊分离培养。临床观察表明青霉素、头孢菌素、氨基苷类抗生素对军团菌无效,故不宜采用。体外试验中常对红霉素、阿奇霉素、多西环素、复方磺胺甲噁唑、利福平、喹诺酮类药物敏感。

军团菌的培养较困难且耗时较长,可采用间接免疫荧光试验(FIA)、酶联免疫吸附试验(ELISA)及放射免疫测定(IFA)等方法检测军团菌抗体或抗原。军团菌感染机体 1 周左右可检测出血清中特异性 IgM 抗体,2 周左右可检测到血清特异性 IgG 抗体,1 个月左右达到高峰,而尿抗原在感染后 3~30d 都有排出。抗生素的使用会影响机体抗军团菌抗体的产生,使 Lp-IgM 的检出率降低。有 20%~30%的患者已经培养证实为军团菌感染,但始终无抗体升高,可能与早期特异性治疗影响抗体形成、轻症或低龄儿体液免疫低下使达不到诊断标准等。患者体内军团菌抗原(Lp-Ag)、抗体(Lp-Ab)的出现存在相互关系:Lp 感染后机体存在 Lp-Ag,当机体产生相应抗体后可促进抗原的清除排出,所以抗体检测阳性时抗原的检出率降低。反之,抗原检测阳性时抗体检测率低。所以,Lp-IgM 用于早期诊断,IgG 可作为流行病学的回顾性调查。尿 Lp-Ag 感染 3d 后即可在尿中发现,是早期诊断的较好的方法,但抗原排出时间过长,不能确定是新近感染或既往感染,所以可同时行

Lp-IgM 测定。

十一、微需氧菌

微需氧菌不是一个严格的细菌学定义,是一类在空气中和厌氧环境中均不能生长,只能在含有一定浓度(5%～10%)CO_2 和低浓度(5%左右)O_2 的条件下生长的细菌的总称。临床上重要的微需氧菌主要包括弯曲菌属和螺杆菌属细菌。

(一)弯曲菌属(Campylobacter)

【临床解读】

1. 目前弯曲菌属共有 18 个菌种和亚种。其中,空肠弯曲菌是最常见的肠道致病菌种之一,它在动物中广泛传播,并已在各种家禽、家畜和野生鸟类中分离出来。由于鸟类体温为 43℃,接近这种微生物的最佳生长温度,故弯曲菌适于在鸟类体内生存。自然界鸟类是空肠弯曲菌的主要寄生体。

2. 弯曲菌的传播途径主要以食物和水的传播为多见,经口摄入是本菌最主要的传播方式。人通常因摄入被污染的水和食物而感染。多数与食入受污染的水和未经巴氏消毒的牛奶有关。市售冷冻家禽中空肠弯曲菌的分离率达 30%～90%。因此大多数散在的感染病例可能与吃了未煮熟的家禽有关。弯曲菌属所致腹泻潜伏期为 2～5d,明显长于其他肠道细菌感染。该菌亦可导致败血症、其他临床感染及胎儿感染。大肠弯曲菌也可引起肠道感染。胎儿弯曲菌胎儿亚种与猫、绵羊的感染性流产关系密切,其感染人体常引起全身症状。简明弯曲菌寄生于人类龈缝中,可引起牙周炎和牙周组织变性。

3. 血清学检查通常用于空肠弯曲菌感染的流行病学调查。发病 1 周后,血清内可出现抗体,主要为 IgM,可用间接血凝试验、间接免疫荧光试验以及 Western Blot 等检测特异性抗体及抗体效价,正常人或带菌者血清效价可达 1∶2～1∶8,急性期病人抗体效价可达 1∶8～1∶32,恢复期可达 1∶80～1∶320 以上。由于血清抗体效价不高,须采取双份血清检测,以效价增高 4 倍作为诊断依据。

4. 并非所有感染弯曲菌的患者都需抗感染治疗,只有约半数感染较严重的患者需要抗生素治疗。空肠弯曲菌对多种抗生素敏感,包括红霉素、四环素、氨基糖苷类抗生素、氯霉素、喹诺酮和克林霉素,红霉素是首选。大肠弯曲菌普遍耐红霉素和四环素。患弯曲菌结肠炎的儿童尽早治疗是有益的。

对于高热、血性腹泻或每天腹泻 8 次以上的患者或持续腹泻(＞1 周)的患者要给予抗感染治疗。

(二)螺杆菌属(Helicobacter)

【临床解读】

1. 与临床相关的主要是幽门螺杆菌。幽门螺杆菌与消化性溃疡及胃肠道癌症的发生有关。现已证实幽门螺杆菌感染是引起消化性溃疡最主要的病因,幽门螺杆菌感染与 90％的十二指肠溃疡及绝大多数胃溃疡有关。

2. 快速诊断方法包括直接镜检、脲酶试验、核素标记试验以及 PCR 检测幽门螺杆菌等。

3. 由幽门螺杆菌感染引起消化性溃疡的患者应进行抗菌治疗。由于幽门螺杆菌寄生在黏液层下的胃上皮细胞表面,因此即使体外药敏试验显示敏感,体内用药效果也难以令人满意。现多用药物联合治疗。具体治疗方案采用铋剂加两种抗生素,常用阿莫西林、甲硝唑、克拉霉素、四环素等。

十二、厌 氧 菌

1. 厌氧菌主要分为两大类:一类是革兰阳性有芽孢厌氧梭菌,它们的抵抗力强,分布广泛,引起的感染有破伤风、气性坏疽、肉毒素中毒等严重疾病,并已应用类毒素与抗毒素进行特异治疗;另一类是无芽孢的革兰阳性和革兰阴性的球菌和杆菌,多系人体的正常菌群,常位于口腔、肠道、上呼吸道以及泌尿生殖道等部位,所引起的疾病属条件致病的内源性感染。实际上,临床厌氧菌的感染率很高,占细菌总感染率的 60％以上,有些部位可高达 100％。其中一部分感染为单纯厌氧菌感染,但大部分是与需氧菌或兼性厌氧菌混合感染。

2. 目前医院常规细菌培养方法不能检出厌氧菌感染,常用抗生素(尤其是氨基糖苷类)多无效,是某些感染性疾病迁延不愈和反复发作的重要原因之一。临床遇到以下情况时应高度怀疑厌氧菌感染,及时做厌氧菌检查:

(1)感染局部产生大量气体,造成组织肿胀和坏死,皮下有捻发音。

(2)发生在黏膜附近的感染,口腔、肠管、鼻咽腔、阴道等黏膜,均有大量厌氧菌寄生,若这些部位及其附近有破损,极易发生厌氧菌感染。

(3)深部外伤如枪伤后,人被动物咬伤后的继发感染,均可能是厌氧菌感染。

(4)分泌物有恶臭,或为暗血红色,并在紫外光下发出红色荧光,分泌物或脓汁中有黑色或黄色硫磺样颗粒,均可能是厌氧菌感染。

(5)分泌物有恶臭、呈脓性,并含有坏死组织,涂片经革兰染色,镜检发现有细菌,而常规培养阴性;或在液体及半固体培养基深部生长的细菌,均可能为厌氧菌感染。

(6)长期应用氨基糖苷类抗生素治疗无效的病例,可能是厌氧菌感染。

(7)最近有流产史者及胃肠手术后发生的感染。

(8)常规血培养阴性的细菌性心内膜炎,并发脓毒性血栓静脉炎或伴有黄疸的菌血症等,很可能是厌氧菌感染。

3. 厌氧菌感染以颅内、胸腔、腹腔、盆腔为多见,占这些部位感染的 $70\%\sim93\%$,$1/3\sim2/3$ 为混合感染。

临床常见的厌氧菌感染如下。

(1)厌氧菌败血症:脆弱类杆菌和产气荚膜梭菌是引起厌氧菌败血症最常见的病原菌,这两种厌氧菌引起的败血症常伴有高胆红素血症和黄疸。类杆菌释放的内毒素可损伤机体血管的内皮细胞,引起血栓性静脉炎,血栓脱落后又可发展为迁徙性感染或脓肿。厌氧菌败血症易并发肺炎,尤其是婴幼儿患者。

(2)厌氧菌心内膜炎:风湿性心脏病、先天性心脏病和冠心病患者,或心瓣膜置换手术后患者,在拔牙或口腔手术后容易由消化链球菌、类杆菌、丙酸杆菌、梭杆菌等引起厌氧菌性心内膜炎。

(3)脑脓肿和厌氧菌性脑膜炎:牙周、中耳或鼻窦等部位的厌氧菌感染可直接浸润入脑;肺部、消化道或心源性感染等也可经血液传播至脑部。常见病原菌是消化链球菌等厌氧球菌和脆弱类杆菌。甲硝唑对大多数厌氧菌有抗菌作用,又易通过血-脑屏障,故常作为首选抗生素。

(4)厌氧菌性吸入性肺炎、肺脓肿、脓胸:临床较常见,多发生于老年人和婴幼儿。成年人在酗酒、癫痫发作、全身麻醉等情况下也可发生。常见病原菌是口腔寄生菌,如产黑素普雷沃菌、脆弱类杆菌、梭杆菌和厌氧链球菌等。

(5)腹膜炎、肝脓肿和其他脏器脓肿:胃肠道的各种厌氧菌通过腹腔脏器的各种炎症、手术、外伤或穿孔进入腹腔,引起继发性感染,这种感染通常为厌氧菌和需氧菌或兼性厌氧菌的混合感染。常见病原菌是脆弱类杆菌、具核梭杆菌和消化链球菌等。

(6)生殖系统感染:女性生殖道厌氧菌感染常见。因正常女性阴道内有大量细菌包括厌氧菌寄生,在分娩、流产、妇科手术或检查、放置避孕装置等可损伤阴道黏膜或将细菌带到子宫腔内,引起外阴和阴道感染、子宫内膜炎和子宫积脓、盆腔脓肿、输卵管-卵巢脓肿、羊膜腔炎、感染性流产和产褥感染等。多为厌氧菌和需氧菌或兼性厌氧菌的混合感染。常见病原菌是脆弱类杆菌、产黑素普雷沃菌、具核梭菌和消化链球菌等。

（7）口腔感染：口腔寄生有大量厌氧菌，可通过龋洞侵入根管引起牙髓感染，通过牙周袋侵入牙周组织引起牙周感染，或通过口腔其他破损处引起口腔其他部位的厌氧菌感染。

（8）皮肤和软组织的厌氧菌感染：皮肤表面缝隙中有厌氧菌寄生，尤其是皮肤皱褶处和口腔、肛门周围。外伤、咬伤、烧伤或其他皮肤损伤以及压疮等，均可引起皮肤及周围软组织发生厌氧菌感染。咬伤引发的主要为产黑素普雷沃菌、消化链球菌等口腔寄生菌感染，肛周感染主要是粪便中的脆弱类杆菌、梭菌和消化链球菌感染。其他部位主要是皮肤表面寄生菌如丙酸杆菌、厌氧球菌、梭菌和类杆菌等感染。

4. 厌氧菌感染的临床治疗

（1）局部厌氧菌感染的治疗：最重要的是暴露疗法，即外科手术清创引流，包括局部坏死组织清创、刮除和脓肿切开、引流等，再结合应用敏感的抗生素，能有效控制厌氧菌的局部感染。

（2）全身厌氧菌感染的治疗：主要依靠抗生素治疗。不同种类抗生素对厌氧菌的活性不同，不同种属的厌氧菌对各种临床常用抗生素的敏感性也不同。

①对厌氧菌无效或低效的抗生素：氨基糖苷类抗生素、氨曲南对其无效；磺胺类药物对临床上最常见的脆弱类杆菌、产气荚膜梭菌和放线菌等无效，不用于抗厌氧菌感染治疗。四环素类、红霉素对产黑素普雷沃菌、真杆菌、放线菌和梭杆菌等有抑菌活性，但耐药性严重，也很少用于抗厌氧菌感染的治疗。

②对厌氧菌敏感或有效的抗生素：头孢菌素对大多数厌氧菌，尤其是革兰阳性厌氧球菌具有较好的抗菌活性，但第一代、第二代头孢菌素、甚至部分第三代头孢菌素对临床最常见的脆弱类杆菌无效。第四代头孢菌素、头霉素类、碳青霉烯类对包括脆弱类杆菌在内的绝大多数厌氧菌有效，可用于治疗各种类型的厌氧菌感染或混合感染。甲硝唑、替硝唑是目前公认的抗厌氧菌感染的基本和首选药物。

（一）有芽孢革兰阳性杆菌——梭状芽孢杆菌属

梭状芽孢杆菌属（Clostridium，简称梭菌属），是一大类厌氧或需氧的革兰阳性粗大杆菌，菌体中央或次级端有耐热的圆形或卵圆形芽孢，使菌体膨胀呈梭状。与临床有关的梭菌有产气荚膜梭菌、破伤风梭菌、肉毒梭菌、艰难梭菌、诺维梭菌等。

产气荚膜梭菌（clostridium Perfringens）

【临床解读】

梭菌感染占厌氧菌感染的 10％～20％,最常见者为产气荚膜梭菌,可致肌肉坏死(气性坏疽)、坏死性胆囊炎、败血症、流产后血管内溶血、胸膜厌氧感染等。气性坏疽的局部症状典型(感染局部严重水肿、气肿、剧痛,有捻发音和腐败恶臭味),在感染灶的深部组织中查见革兰阳性粗短杆菌(在体内一般不形成芽孢)或多种形态的细菌(混合感染多见),即可做出初步诊断。气性坏疽的首要治疗手段是感染局部清创、减压手术,同时配合抗感染治疗(青霉素可作为首选抗生素)、抗毒素治疗,有条件的还可选择高压氧疗法。

梭菌某些型别可引起食物中毒和坏死性肠炎。在美国,多年来产气荚膜梭菌是居沙门菌、葡萄球菌之后食物中毒的第三位病原菌。产气荚膜梭菌还与抗生素相关性腹泻有关。值得注意的是,产气荚膜梭菌引起的食物中毒和坏死性肠炎较难诊断,这是因为此菌系胃肠道和皮肤的正常菌群,培养阳性结果的临床意义必须结合临床症状才能确定。

破伤风梭菌（Clostridium tetani）

【临床解读】

破伤风梭菌又称为破伤风杆菌。本菌的芽孢在自然界广泛存在,主要以芽孢形式存在于土壤中,也可从空气、水和人畜(尤其是马)的粪便中分离出。破伤风杆菌引起的感染称为破伤风,是一种发病急、病死率高的感染性疾病,患者常有刺伤或深部伤口,土壤中或附着在生锈铁钉、铁器表面的破伤风梭菌通过皮肤破损处进入人体引起感染,新生儿破伤风则主要通过脐带感染(俗称脐带风)。它产生的毒性仅次于肉毒梭菌的外毒素,对中枢神经系统有特殊的亲和力,尤其是对脑干神经和脊髓前脚运动神经细胞。发病早期表现为伤口周围的肌肉痉挛,随后发展为咀嚼肌痉挛,引起牙关紧闭和吞咽困难,后期累及躯干和骨骼肌,引起肌肉痉挛性收缩,表现为"角弓反张"等典型症状,也可引起膈肌持续性痉挛,导致患者呼吸困难,窒息而死。

根据破伤风典型临床表现即可做出诊断。在特殊情况下或临床症状不典型时,需做镜检和分离鉴定,局部感染灶查见鼓槌样细菌可提示诊断。

破伤风发病急、病死率高,治疗效果不好,应以预防为主。包括我国在内的许多国家采用白、百、破三联疫苗(DPT)免疫儿童,其中含有白喉类毒素、百日咳死菌苗和破伤风类毒素,可同时获得对三种病原菌的免疫力。皮肤或软组织开放性损伤后则应及时清创,并及时注射破伤风类毒素(主动免疫)和破伤风抗毒素(被动免疫)作为紧急预防。

肉毒梭菌(clostridium carnis)

【临床解读】

肉毒梭菌可产生极其强烈的外毒素——肉毒毒素,是目前已知毒性最强的毒性物质。与所有的其他细菌产生的外毒素不同,肉毒毒素并非肉毒梭菌生长、繁殖过程中产生和释放,而是现有肉毒梭菌产生无毒的毒素前体,待细菌死亡、裂解后释放出来,经肠道内胰蛋白酶或其他细菌产生的蛋白酶处理、激活后才具有强烈的毒性作用。肉毒毒素能抵抗胃酸和消化酶的破坏作用,但对热敏感,煮沸 1min 即可使其失活。

肉毒毒素能与胆碱能神经结合,阻断乙酰胆碱在外周神经末梢的释放,导致肌肉弛缓性麻痹。人食入毒素后,潜伏期 18～72h,患者出现急性松弛性瘫痪,起于面肌(包括眼皮),然后头部、咽部、唇至胸、横膈、四肢,常因呼吸衰竭而死亡。

按照感染对象和感染途径,肉毒梭菌感染分为以下 4 种类型。

(1)成人肉毒病:食入被肉毒梭菌污染且食用前未加热烹调的罐头食品、肉类腌制品(如火腿、腊肠等)、发酵的豆制品和甜面酱或冰箱中长期储存的奶酪、色拉等食物,其中已经产生的毒素被食入,经蛋白酶等处理激活后发挥毒性作用而引起的食物中毒。属单纯性毒素中毒,不是细菌感染。

(2)婴儿肉毒病:正常成人和儿童误食少量肉毒梭菌芽孢,由于正常菌群的屏障作用等,该芽孢一般不会在肠道内发芽、繁殖,也不会引起临床中毒症状。而出生 2～8 个月的婴儿肠道内正常菌群尚未完全建立,局部免疫机制也不完善,肉毒梭菌芽孢可在这个特定环境中发芽、生长、繁殖,并产生毒素,引起感染和中毒。属于感染性中毒。

临床患儿常先有便秘,1～2 周后出现颈部肌肉软弱、吮吸无力、吞咽困难、眼睑下垂、全身肌张力减退等神经麻痹症状。其临床治疗不主张使用抗生素和抗毒素,主要应对症治疗和营养等支持疗法,大部分患儿在 1～3 个月可自然恢复。

(3)创伤性肉毒病:肉毒梭菌通过患者伤口或外科手术切口侵入人体,在组织深部厌氧环境中生长、繁殖,并产生肉毒毒素,也属于感染性中毒,临床很少见,因其缺乏食物中毒病史,容易造成误诊。

(4)其他:极少数病例有肉毒毒素中毒的临床症状,但找不到其感染或传播途径。

肉毒梭菌在自然界中分布广泛,各种标本中都有污染可能,因此无论涂片镜检还是培养对于成人肉毒病无诊断价值。婴儿粪便中如果查见大量肉毒梭菌($10^3 \sim 10^8$ CFU/g 粪便)则可确诊婴儿肉毒病。怀疑为创伤性肉毒病时,从患者局部伤口的坏死组织或分泌物中查见肉毒梭菌有诊断价值。

艰难梭菌(clostridium difficile)

【临床解读】

艰难梭菌又称为难辨梭菌,因其对分子氧非常敏感,分离培养很困难而得名,是假膜性肠炎(PMC)的主要病原菌之一。艰难梭菌可产生多种毒性因子,其中毒素 A(是一种肠毒素)和毒素 B(是一种细胞毒素)最重要,结肠端的肠黏膜细胞对它们最敏感,是主要病变部位。本菌与假膜性结肠炎、抗生素相关性肠炎有关。在自然界广泛存在,约有 3% 正常人的粪便中可分离出此菌,但住院患者粪便中的分离率达到 13% ~ 30%,因此认为,艰难梭菌与医院感染及抗生素的应用有关,是引起医院内成人腹泻的主要原因。临床表现可从无症状到抗生素相关性腹泻、非特异性结肠炎、假膜性结肠炎和中毒性巨结肠。抗生素相关性腹泻的临床症状相对较轻,多发生在长期大量应用作用于肠道细菌的抗生素后,主要表现为腹泻,有时伴腹痛,多无全身症状。外界环境中的艰难梭菌也可通过各种途径(如粪-口途径)进入机体,引起假膜性结肠炎,多病情重、病程急。

对艰难梭菌相关疾病的微生物学诊断有争议。长期使用作用于肠道细菌的广谱抗生素后引起的肠炎应考虑艰难梭菌感染的可能。当然还要排除长期使用抗生素引起的菌群失调和真菌感染(粪便标本直接涂片染色镜检,检查球杆比例和有无真菌)。由于艰难梭菌本身即为肠道的正常菌群,粪便培养无诊断意义。粪便培养有假阳性,明确诊断的金标准是以细胞培养来检测粪便中艰难梭菌毒素,但费时、费力,现有通过酶联免疫层析法来检测艰难梭菌抗原和毒素 A 的商品化试剂。

艰难梭菌耐药性强,除对氨基糖苷类耐药外,对氨苄西林、头孢菌素、克林霉素、红霉素、四环素等也耐药。仅对万古霉素、甲硝唑和利福平敏感。因此艰难梭菌产毒株感染引起的假膜性结肠炎首选甲硝唑治疗,疗效不佳者可改用万古霉素。抗生素相关性腹泻和结肠炎的首要治疗方法是立即停用作用于肠道细菌的广谱抗生素,一般不主张应用抑制艰难梭菌的抗生素。治疗须用万古霉素或甲硝唑等。

临床标本中的其他梭菌

多枝梭菌(clostridium ramosum)正常存在于大肠,居临床标本中梭菌的第二位,主要引起外伤所致的腹内感染,其临床重要性在于此菌耐受青霉素G、克林霉素和其他抗生素。诺维梭菌(clostridium novyi)和败毒梭菌(clostridium septicum)也是气性坏疽的常见病原菌。

(二)临床常见无芽孢革兰阴性厌氧杆菌

革兰阴性无芽孢厌氧杆菌是临床最常见的厌氧菌,这类细菌种类繁多,临床最常见的类(拟)杆菌属、梭杆菌属、普雷沃菌属和卟啉单胞菌属。它们大多是人体正常菌群的主要组成部分,部分菌株可作为条件致病菌,导致机体厌氧菌感染。

类杆菌属(Bacteroides)

【临床解读】

类杆菌属是临床标本中分离最多的无芽孢革兰阴性厌氧杆菌。类杆菌常寄生于人的口腔、肠道和女性生殖道,是一种条件致病菌,主要引起内源性感染,可见于女性生殖系统感染、脓胸、颅内感染以及菌血症等。现有 18 个种,在临床标本中以脆弱类杆菌(C. fragilis)最多见,约占临床厌氧菌分离株的 25%,占类杆菌分离株的 50%,居临床厌氧菌分离株的首位。

在口腔、肠道或女性生殖道等脆弱类杆菌寄生部位周围黏膜或软组织发生的感染,分泌物有恶臭,且全身症状不明显,常规细菌培养阴性(混合感染时可分离出厌氧菌或兼性厌氧菌),而镜下查见染色不匀、形态各异(多形性)的革兰阴性杆菌,应考虑脆弱类杆菌感染可能。

梭杆菌属(Fusobacterium)

【临床解读】

梭杆菌属存在于正常人的口腔、上呼吸道、胃肠道和泌尿生殖道,是这些部位的正常菌群。可致人严重感染,如菌血症等。其中以具核梭杆菌(F. nucleatum)最为常见,可引起厌氧性胸膜炎、吸入性肺炎、肺脓肿、脑脓肿、慢性鼻窦炎、骨髓炎、化脓性关节炎、肝脓肿以及腹腔内感染等。血液病患者或化疗过程中白细胞减少者的感染有较高的病死率。死亡梭杆菌(F. mortiferum)可引起人胃肠和泌尿生殖道的软组织感染。坏死梭菌(F. necrophorum)的毒力很强,可在儿童和青年人中引起严重的感染,感染源多来自于咽扁桃体炎,有时并发单核细胞增多症,它是青年人扁桃体周围脓肿最常分离到的厌氧菌。

普雷沃菌属(Prevotella)

【临床解读】

普雷沃菌属是近年来从类杆菌属中分出的一个新菌属,包括20个种,最常见的是产黑素普雷沃菌(P. melaninogenica)。主要聚集于正常人体的口腔、女性生殖道等部位,构成这些部位的正常菌群,仅次于脆弱类杆菌。普雷沃菌属主要与人和动物的牙周病有关,如牙龈炎、牙周炎、根尖周炎等,也可引起女性生殖道炎症,与结缔组织的分解有关。

卟啉单胞菌属(Porphyromonas)

【临床解读】

卟啉单胞菌属是从类杆菌属分出的一个新菌属,与人类健康有关的主要有3种,即不解糖卟啉单胞菌属、牙髓卟啉单胞菌和牙龈卟啉单胞菌属。主要寄生于人和动物口腔,也可存在于人类的肠道和泌尿生殖道,可从多种临床标本中分离出来,可引起牙周感染及泌尿生殖道等部位感染。

(三)临床常见无芽孢革兰阳性厌氧杆菌

丙酸杆菌属(Propionibacterium)

【临床解读】

丙酸杆菌属与临床关系密切的主要是痤疮丙酸杆菌(P. acnes),为皮肤上的优势菌群,存在于正常皮肤的毛囊和汗腺中,与痤疮和酒渣鼻有关。在做血液、脑脊液或骨髓穿刺液培养时,本菌是常见的污染菌之一。此外,痤疮丙酸杆菌在植入修复物或器械引起的感染中也起重要作用,如引起人工瓣膜术后的心内膜炎、人工关节置换术后的关节炎等。

优(真)杆菌属(Eubacterium)

【临床解读】

优(真)杆菌属有45种,是人和动物口腔与肠道的正常菌群,对机体有营养、生物拮抗和维持肠道微生态平衡等功能。临床常见的是迟钝优杆菌(E. siraeum)和黏液优杆菌(F. limosum),对人致病作用不显著,可与其他厌氧菌或兼性厌氧菌造成混合感染,引起心内膜炎等疾病。

双歧杆菌属(Bifidobacterium)

【临床解读】

1. 双歧杆菌属多达33个种,是人和动物肠道的重要生理菌群,在口腔和阴道中也有双歧杆菌栖居,在体内起到调节和维持人体微生态平衡的重要作用。其生理学功能主要体现在:

（1）含有的许多糖代谢酶是动物和人所不具有的,这可大大提高人类和动物对某些食物的利用率。

（2）具有磷蛋白磷酸酶,帮助提高蛋白消化率。

（3）双歧杆菌中的二肽酶、三肽酶和羧肽酶具有血管活性功能,能发挥降血压和降血脂的效应。

（4）能合成各种维生素,供宿主利用。

（5）对多种细菌有拮抗作用,抑制外来细菌的生长和繁殖。

（6）在肠道内通过诱导免疫反应,提高肠道产生浆细胞的能力,达到防病效果。

（7）通过激活吞噬细胞活性增强免疫,抑制和分解致癌剂,抑制癌基因的活化和靶向性定植肿瘤组织,并竞争营养而达到抗肿瘤作用。

2. 双歧杆菌无致病作用,不引起临床感染,一般不需要分离、鉴定。

双歧杆菌目前临床多用于:

（1）保健:给婴幼儿,特别是人工喂养婴幼儿适当补充活的双歧杆菌制剂,可帮助尽早建立肠道内正常菌群和微生态平衡,增强肠道免疫功能和促进维生素 B 等营养物质吸收。

（2）菌群失调的临床治疗:抗生素相关性腹泻时肠道内双歧杆菌多被杀死,因此除及时停用抗生素外,还应该及时给予双歧杆菌制剂,可获得较好疗效。

（3）抗衰老。

乳杆菌属(Lactobacillus)

【临床解读】

乳杆菌属是消化道、阴道的正常共生菌,对致病菌的繁殖有抑制作用,对维持肠道和阴道的微生态平衡起着重要作用,尤其是在维持阴道的自洁作用方面起主导作用。细菌性阴道炎的一个重要表现就是乳酸杆菌的数量显著减少。口腔中寄生的乳酸杆菌与龋病,特别是儿童龋病的形成有关。它也广泛存在于乳制品中。乳酶生(Lactasinum)是一种活的乳酸菌制剂,在肠道中可分解糖类生成的乳酸,增加肠道酸度,从而抑制肠道病原菌的繁殖,防止蛋白质水解,可用于治疗消化不良和婴儿腹泻等。

(四)厌氧球菌

消化链球菌属(Peptostreptococcus)

【临床解读】

在临床标本分离株中,厌氧消化链球菌属占 20%~35%,仅次于脆弱类杆菌,居第二位。消化链球菌引起人体各部组织和器官的感染,以混合感染居多,其可与金黄色葡萄球菌或溶血性链球菌协同引起严重的创伤感染,即厌氧链球菌肌炎。该菌常可引起细菌性心内膜炎,主要由原发病灶口腔、牙周和尿道感染引起。

消化球菌属(Peptococcus)

【临床解读】

消化球菌属通常寄生在人的体表和与外界相通的腔道中,是人体正常菌群成员之一。在临床上可引起人体各部组织和器官的混合感染。

韦荣球菌属(Veillonella)

【临床解读】

韦荣球菌属有小韦荣球菌和产碱韦荣球菌,它们都是口腔、咽部、胃肠道及女性生殖道的正常菌群。大多见于混合感染,致病力不强,小韦荣球菌常见于上呼吸道感染中,而产碱韦荣球菌则多见于肠道感染。

十三、L 型 细 菌

【临床解读】

1. 某些情况下,细菌的细胞壁可部分或全部丧失而细胞膜保持完整,细菌的形态呈现高度多形性改变。1935 年,由 Lister 研究所首先发现这类细菌,称为 L 细菌。细菌形成 L 型可以是自发的,也可以是诱导的。许多细菌在自然条件下可形成 L 型。几乎所有细菌在体内外多种诱导因素的作用下,均可发生细胞壁不同程度的缺损。因此,形成 L 型是含细胞壁微生物的通性,是细菌适应环境变化的重要的生存手段。可以说,凡是有细菌的地方就有可能存在 L 型。

2. 引起细菌细胞壁缺损的因素很多,大体可分为 5 种:一是如 β-内酰胺类、糖肽类抗生素能阻断细胞壁主要成分肽聚糖的合成;二是某些因素可直接作用破坏细胞壁,如溶菌酶、尿液中的尿素、胆汁和胆盐等;三是特异性抗体、抗原与补体协同作用下诱导细菌变为 L 型;四是影响某些 DNA 发生改变的因素如紫外线照射等;五是其他因素,如细菌自溶酶、细菌自身代谢产物蓄积等。

3. 细菌致病因素多数与细胞壁有关,细菌变成 L 型后,一方面,其致病性随之减弱;另一方面,其抗原性下降,提示 L 型细菌在体内可逃避免疫攻击而得以长期存活,使疾病迁延。某些 L 型细菌的黏附力也增强,有些还能引发免疫性疾病。细菌 L 型回复后其致病力增强,细菌型与 L 型之间可呈动态平衡。当应用作用于细胞壁的抗生素治疗后可出现 L 型细菌,临床症状缓解,但在急性发作或复发时出现大量回复菌。一般认为,L 型细菌与某些慢性和反复发作性感染有关,如尿路感染、风湿热、类风湿关节炎、亚急性细菌性心内膜炎、慢性葡萄球菌感染、沙门菌感染、脑膜炎、结核病等。研究已经证实 L 型细菌与泌尿系统感染关系密切,尤其是慢性肾盂肾炎时,细菌培养阳性率偏低,L 型是造成漏检的原因之一。在血液中检出的 L 型细菌种类甚多,在无症状者血液中检出 L 型细菌时要排除污染和一过性菌血症,若能 2 次重复分离出同样的 L 型细菌,则可作为诊断依据。还发现 L 型细菌与妇科疾病,如子宫颈炎、不孕症、流产等有关。

4. 临床用药时,不仅要考虑到细菌的药敏,也要考虑到 L 型的药敏。药敏试验表明,L 型细菌对作用于细胞壁合成的青霉素类耐药,对作用于核酸与蛋白质合成的药物较敏感(编码其耐药性的基因多位于染色体上不易丢失)。由于临床分离的 L 型细菌细胞壁缺陷程度不同,且常不稳定,许多病例分离出的 L 型细菌对作用于细胞壁的头孢菌素也敏感,故建议临床最好将作用于细胞壁以及胞质的两类抗生素联合使用。

5. L 型细菌的形态、大小及染色反应等与细菌型不同,细菌 L 型的鉴定通常需要经过细菌培养－分离－返祖等程序后来鉴定,往往耗时较长。在出现不能回复的稳定 L 型时,则需应用免疫荧光法,根据其抗原结构来鉴定。此外,采用分子生物学技术,如 SDS-PAGE 检测细菌蛋白条带、G＋C 含量％以及 DNA 杂交等方法具有快速、准确等优势,是目前临床实验室努力的方向。

第三节 螺旋体、支原体、衣原体、立克次体检验

一、螺旋体(spirochete)

螺旋体的基本结构与细菌相似,有细胞壁、核质,对抗生素敏感,分类学上归于细菌范畴。对人和动物致病的有 3 个属:疏螺旋体属(Borrelia),其中对人致病的有回归热螺旋体和伯氏螺旋体;密螺旋体属(Treponema),对人致病的有梅毒螺旋体、雅司螺旋体和品他螺旋体等;钩端螺旋体属(Leptospira)。螺旋体所致疾病主要涉及性传播和自然疫源性疾病。不同种螺旋体所

致疾病的种类、传染源、传播途径及临床症状等均不相同,应根据各自的不同特征,在临床不同病期采集合适标本,采用有效检测方法才能确诊,这对预防和治疗螺旋体引起的传染性疾病有着重要意义。

(一)梅毒螺旋体(treponema pallidum,TP)

【临床解读】

1. 梅素螺旋体亦称苍白螺旋体,是性传播疾病(sexually transmitted disease,STD)梅毒的病原体。在自然情况下只感染人类,即人是梅毒的唯一传染源。梅毒患者的早期损害如硬下疳、扁平湿疣和黏膜白斑最具传染力,其皮肤、黏膜的溃烂或破损区及渗出物中有大量病原体,与之直接接触可传染梅毒。STD 主要的传播途径是性接触传播(约占 95％以上),其次是胎传及密切接触,如接吻、哺乳等,输入梅毒患者的血液亦可致感染。临床上以早期梅毒(一期、二期梅毒)最多见,占 87％。目前梅毒在我国再次流行,在报道的 STD 病例中处于第 4 位,它是性病中危害较严重的一种,几乎可侵犯全身各组织和器官,应采取措施予以控制和治疗,防止疾病的进一步扩散。

2. 微生物学检验方法的比较与选择

(1)显微镜检查:暗视野显微镜检查是早期梅毒唯一可靠的实验室方法,尤其对已出现硬下疳而梅毒血清反应仍呈阴性者的意义更大,已被世界卫生组织(WHO)指定为性病实验室必备检查项目之一。直接免疫荧光检查具有高特异性和敏感性,适用于暗视野显微镜法适用的标本。其他还有镀银染色法等。

(2)血清学实验是诊断梅毒的主要方法,分为两大类。一是非特异性密螺旋体抗原试验,多用牛心肌的心脂质作为抗原,测定患者血清中的反应素(抗脂质抗体)。初期梅毒病灶出现后 1～2 周,血清中反应素的阳性率为53％～83％,二期梅毒的阳性率可达 100％,晚期梅毒的阳性率为 58％～85％,胎传梅毒的阳性率为 80％～100％。

常用的试验方法有性病研究所实验室玻片试验(VDRL)、不加热血清反应素试验(USR)、快速血浆反应素环状卡片试验(RPR)、甲苯胺红不加热血清试验(TRUST)。其中 USR 的方法与 VDRL 完全相同,只是改进了抗原制备方法,使血清不必加热灭活;RPR 也是 VDRL 试验的一种改良,在 USR 抗原中加入胶体碳作为指示剂,使试验结果容易判读;TRUST 的原理和方法与 RPR 完全相同,只是用甲苯胺红染料颗粒代替胶体碳作为指示剂。

此类试验简便、快速、价廉,尤其是 RPR 和 TRUST,便于在一般实验室推广使用。不仅适用于一、二期梅毒的诊断、疗效观察以及复发或再感染的检测,也适用于大量人群的筛查、婚检、产前检查和其他健康查体等。此类试验阳性时需用密螺旋体抗原试验进行确证。

由于此类试验为非特异性抗原试验,因而易发生假阳性反应。生理性假阳性见于妊娠和老年人(70 岁以上可达 10%)。生物性假阳性主要见于结缔组织病和自身免疫性疾病等。此类试验阳性时需用密螺旋体抗原实验进行确证。另外,此类方法检测一期和三期梅毒患者也存在一定比例的假阴性,导致与其他检查结果不完全相符。因此,临床不能完全根据此类方法的检测结果来确定或排除梅毒螺旋体感染。

人类免疫缺陷病毒 HIV 感染者的梅毒血清反应有时出现难以解释的现象,获得性免疫缺陷综合征(艾滋病)合并梅毒感染时,其梅毒血清学试验呈阴性反应,故对怀疑梅毒者,建议同时做 HIV 抗体检查。

(3)另一类血清学试验是特异性密螺旋体抗原试验,即用密螺旋体抗原检测患者血清中特异性抗体,具有更高的特异性和敏感性,在一期梅毒的头几天就可检测出特异性抗体,主要用于梅毒的确证,不适用于疗效考察。主要方法有荧光密螺旋体抗体吸收试验(FTA-ABS)、梅毒螺旋体血凝试验(TPHA)、梅毒螺旋体明胶凝集试验(TPPA)、梅毒螺旋体制动试验(TPI)、血清 IgM 抗体检测 ELISA、免疫印迹法等。

FTA-ABS 被认为是检测梅毒的金标准,对三期梅毒有较高的敏感性和特异性。TPHA 具有快速、简便、特异、敏感、无须特殊设备等优点,但对一期梅毒的敏感性不如 FTA-ABS。TPPA 与 TPHA 的原理、方法相同,只是前者用红色明胶颗粒代替了红细胞。TPI 主要用于晚期梅毒及疑难病例的诊断,因其操作复杂,临床实验室已很少使用。ELISA 法检测血清 IgM 抗体是目前很多实验室梅毒血清学诊断试验的首选方法。

需要注意的是,当患者体内抗体滴度较高时,由于免疫反应的 Hook 效应(钩状效应),目前临床实验室常用的 ELISA 检测可出现假阴性结果。对临床高度怀疑为梅毒,但此类检测结果为阴性的患者,还需将其血清稀释后复查,或再用其他方法检测确认。对仍有疑问的结果,最终还得依靠免疫印迹试验确认,但一般临床实验室目前尚不具备进行免疫印迹确认试验的条件,还需到当地专门的疾病控制中心等机构进行确认。

(4)对以上实验方法的选择,WHO 推荐用 VDRL、RRP 法对血清进行过筛试验,出现阳性者用 FTA-ABS、TPPA、ELLSA 和免疫印迹试验等方法做确认试验。另外对胎传梅毒很难诊断,可用 RPR 半定量试验每月检测 1 次反应素效价,连续 6 个月,或用 VDRL 定量试验检查抗体效价变化。如效价增高或稳定在高水平,表明是胎传梅毒;如抗体是来自母体的 IgG,通常在 2~3 个月消失。

(5)值得注意的是,由于梅毒螺旋体、雅司螺旋体等抗原性相似,所以用血清学试验不可能区别这些密螺旋体及其所致疾病。

3. 梅毒及其他常见性传播疾病病原治疗药物的选择参见表 6-1。

表 6-1 性传播疾病的病原治疗

疾病	病原	宜选药物	可选药物	备注
梅毒	梅毒螺旋体	普鲁卡因青霉素或苄星青霉素	红霉素,多西环素	1. 用青霉素前做皮肤试验 2. 青霉素过敏者可选用红霉素或多西环素,但妊娠患者不宜用多西环素,其所生的新生儿应采用青霉素补充治疗 3. 治疗时应注意避免赫氏反应
淋病	淋病奈瑟球菌	头孢曲松或大观霉素	喹诺酮类、多西环素	必要时联合应用抗沙眼衣原体药
软下疳	杜克雷嗜血杆菌	阿奇霉素、头孢曲松	红霉素、喹诺酮类、大观霉素	
非淋菌尿道炎	衣原体或支原体	多西环素、大环内酯类	喹诺酮类	
性病性淋巴肉芽肿	沙眼衣原体 L_1、L_2、L_3	大环内酯类	多西环素	

(二)非性病密螺旋体

【临床解读】

1. 非性病密螺旋体是一组对人致病、但不引起 STD 的密螺旋体。主要有:梅毒螺旋体细长亚种(T. pallidum subspecies pertenue),俗称雅司螺旋体,是雅司病的病原体,见于南北回归线之间潮湿而温暖的地区,20 世纪 40 年代我国江苏省曾有流行,可累及皮肤和骨骼,临床表现与梅毒相似。梅毒螺旋体皮下亚种,引起地方性非性病性梅毒,在非洲、中东、东南亚等地流行,侵犯皮肤、黏膜和骨骼,但胎传感染及心血管、神经系统受累极为罕见。斑点病螺旋体,引起品他病,仅累及皮肤,主要流行于中南美洲。

2. 以上三种非性病性螺旋体病的传染源均为人,青少年多见,非性传播,主要通过直接接触感染的皮肤受损处传播,苍蝇也可作为媒介在人与人之间传播。它们的微生物学检验方法与梅毒螺旋体相同,常规方法难以将它们区分开来,需结合流行病学及临床表现加以区分。

(三)钩端螺旋体(leptospira)

【临床解读】

1. 致病性钩端螺旋体能引起人、动物和家畜的钩端螺旋体病(Leptospirosis),此病是一种典型的人畜共患性疾病。人类接触带菌的野生动物和家畜,或被它们污染的水源、土壤等时钩端螺旋体经皮肤进入人体而导致感染。钩端螺旋体在中性的湿土或水中可存活数月,这在传播上有其重要意义。也可通过胎盘感染而导致流产。钩端螺旋体对酸和热的抵抗力弱,60℃、1min 即死亡,0.2% 甲酚溶液、1:2000 氯化汞、1% 苯酚 10~30min 即可杀死。对青霉素敏感。钩端螺旋体病为急性传染病,临床表现为高热、全身酸痛,尤其是腓肠肌疼痛,严重者可表现为全身内脏出血和坏死,甚至导致死亡。

2. 钩端螺旋体感染的标本采集方法

(1)血液:于发病 1 周内的钩端螺旋体血症期,在抗生素治疗前以无菌操作抽取静脉血,即刻接种进行培养或动物实验,此时的阳性检出率较高。患者于发病 1 周左右开始出现特异性 IgM,IgG 继之,于病程 1 个月左右其效价达高峰,抗体可持续数月至数年。常于发病初期和恢复期采集双份血液,测定血清抗体滴度的消长;或采集单份血样测定 IgM,有助于早期诊断。

(2)尿液:发病第 2 周起患者尿中逐渐出现钩端螺旋体,第 3 周达高峰。由于肾中钩端螺旋体不受血液中特异性抗体的影响,故患者持续从尿液中排菌可达数周之久。留取标本前需碱化尿液。

（3）脑脊液：发病 1 周内患者可出现脑膜炎症状，在抗生素治疗前于无菌条件下作腰穿，收集脑脊液。

（4）组织：当疑有钩端螺旋体病的患者或动物死亡后，在最短的时间内取其肝或肾组织。

3. 微生物学检验方法：病原学检验包括直接镜检，如直接暗视野镜检、改良镀银染色、直接荧光抗体检查，分离培养（在致病性螺旋体中，钩端螺旋体较易培养成功）以及动物实验等。

4. 血清学试验的方法

（1）显微镜凝集试验又称为凝集溶解试验。螺旋体与特异性抗体结合发生凝集现象，在暗视野显微镜下明显可见，若加入补体凝集的钩端螺旋体，则可发生溶解现象。本试验特异性和敏感性较高，单份血清效价为 1∶400 或恢复期抗体效价较急性期有 4 倍以上升高即有诊断意义。

（2）间接凝集试验：将钩端螺旋体特异性抗原吸附在载体颗粒上，若待检血清有相应抗体存在，可出现凝集现象。此方法快速简便，但特异性较差，可用于标本的筛选和基层实验室使用。常用载体颗粒有活性炭、胶乳、红细胞等。单份血清效价为 1∶160 或恢复其期抗体效价较急性期有 4 倍以上升高即有诊断意义。

（3）补体结合试验：血清效价在 1∶20 以上就有诊断意义，病后 2～3d 就可测出，可协助早期诊断，但不能分型。

（4）酶联免疫吸附试验：用 ELISA 法和斑点-ELISA 检测患者血清中钩端螺旋体特异性抗体 IgM，用于钩端螺旋体病的快速诊断，特异性和敏感性都高。患者于发病 1 周左右开始出现特异性 IgM 抗体，IgG 随后出现，于病程 1 个月左右其效价达高峰，抗体可持续数月至数年。常于发病初期和恢复期采集双份血液，测定血清抗体滴度的消长；或采集单份血样测定 IgM 抗体，有助于早期诊断。

5. DNA 探针杂交、PCR 等分子生物学方法也已引入钩端螺旋体病的诊断。

（四）伯氏疏螺旋体（Borrelia burgdorferi，Bb）

【临床解读】

1. 伯氏疏螺旋体又称为莱姆螺旋体（Lyme spirochete），其可引起由硬蜱传播的自然疫源性疾病——莱姆病（Lyme disease，LD）。临床上主要表现为皮肤慢性移行性红斑（ECM）以及神经系统、心脏、关节等多脏器、多系统损伤。该病好发于春夏季，在美洲、欧洲、澳洲及我国东北林区都有发现，黑龙江省海林市林区是我国的高发区,患者多有蜱叮咬史,目前在我国 10 多个省区已分离到 Bb。

2.Bb 对四环素高度敏感,对氨苄西林、头孢曲松、亚胺培南等高度敏感,对氨基糖苷类、利福平、环丙沙星多耐药。

3.实验室诊断通常采用血清学试验方法,如间接免疫荧光测定(IFA)、ELISA、IgM 检测以及免疫印迹法等。分子生物学技术,如核酸分子杂交、PCR 等也已广泛应用于 LD 的诊断和 Bb 的遗传学分析。

(五)其他疏螺旋体

【临床解读】

1.回归热是一种以周期性反复发作为特征的急性传染病。引起该病的疏螺旋体有两种:一种是回归热螺旋体(B. recurrentis),以体虱为传播媒介,引起流行性回归热,目前该病在世界范围内已基本消灭;另一种是赫姆疏螺旋体(B. hermsii),以软蜱为传播媒介,引起地方性回归热,我国主要见于南疆、山西等地,比较少见。两者临床表现基本相同,为急起急退的发热,全身肌肉酸痛、肝脾大,前者更重。

2.奋森螺旋体(Borrelia vincenti)正常情况下与梭杆菌等寄居于人类口腔牙龈部。机体抵抗力下降时可引起奋森咽峡炎、牙龈炎、溃疡性口腔炎等,对青霉素、四环素多敏感。

二、支原体(mycoplasma)

支原体是一类没有细胞壁的原核细胞微生物,通常被划分为远离一般细菌的范畴。实际上真正的支原体仅仅是退化了的芽孢梭菌属细菌。支原体科分为支原体(Mycoplasma)和脲原体(Upreaplasma)两个属。支原体属约有 70~100 种,其中对人致病的主要是肺炎支原体,生殖支原体也有一定致病性;脲原体属则只有解脲脲原体和人型支原体。支原体因其无细胞壁而对理化因素的影响比细菌更敏感,容易被清洁剂和消毒剂灭活,但对醋酸铊、甲紫的抵抗力大于细菌。支原体对干扰细胞壁合成的抗生素,如青霉素类、头孢菌素类、多肽类等耐药,但对干扰蛋白质合成的抗生素,如大环内酯类的红霉素、阿奇霉素、四环素类、氯霉素等多敏感。

(一)肺炎支原体(M. pneumoniae,Mp)

【临床解读】

1.肺炎支原体是引起非典型性肺炎的最常见的病原体。支原体肺炎的发病率可占所有肺炎病例的 20％～30％。易感人群主要是 5～19 岁的儿童和年轻人。但近年来发现 65 岁以上老年人群发生的社区获得性肺炎中有 15％是 Mp 引起的,5 岁以下的婴幼儿也可发生感染,且这些人群一旦发病,症状往往更为严重。支原体肺炎同时具有地方性和周期性流行的特点,流行周期一般为 3～7 年。在流行高峰时,其发病率可达到肺炎总发病率的 70％～80％。Mp 感染可发生在一年中的任何季节,没有明显的季节流行特征。

2. Mp 没有细胞壁,因此对 β-内酰胺类抗生素天然耐药,磺胺类一般对此也没有作用,治疗的首选药物为大环内酯类,也可选用四环素类(老年人)和喹诺酮类。抗生素使用一般应持续 7～10 d,但口服用药延长至 14～21d 也是合适的。

3. 由于 Mp 培养耗时长,对标本运送及培养基的要求高,且敏感性一般,而抗原检测及分子生物学方法虽有报道,但尚无成熟的试剂盒,故病原学检测方法目前很少用作临床常规检测,其对流行病学调查有一定意义。

4. 血清学检测是目前 Mp 临床实验室诊断的主要方法。Mp 感染后,可用各种血清学试验检测体内产生的特异性抗体。肺炎支原体特异性的 IgM 或 IgA 水平升高提示 Mp 的新近感染,其中 IgM 抗体在发病后不久即可出现升高,1～4 周达到峰值。急性感染后 IgM 的水平和持续时间在不同个体中差异较大。儿童的 IgM 反应一般强于成人,约 50％的成人患者无法在 Mp 感染后测到 IgM 的升高,因此,阴性结果时并不能排除 Mp 感染的可能性。IgA 的免疫反应与 IgM 类似,但其在成年人尤其是老年人中的反应水平更高。IgG 的出现时间晚于 IgM,且在体内的持续时间较长,但在感染数月后会下降到较低水平。有些儿童无法测得明显的 IgG 反应。单份血清测定出现高滴度的 IgG 或双份血清测定(前后间隔 2 周)出现 IgG 滴度 4 倍以上升高也提示 Mp 的新近感染。单测一种类型的抗体往往会出现漏检的情况,因此,应最好同时检测几种类型的抗体,有疑问时还应通过双份血清测定观察抗体转化情况以明确诊断。

目前,临床实验室常用的肺炎支原体抗体明胶颗粒凝集试验采用惰性明胶颗粒作为载体,使用高度纯化的 Mp 抗原,使非特异性反应大大减少。通过检测肺炎支原体的总抗体(IgG＋IgM＋IgA),最大限度地提高敏感性。以滴度形式报告抗体测定结果,当滴度达到 1∶160 以上时可判定为 Mp 的新近感染,在疾病早期即可做出诊断,而且,样品进行梯度稀释后测定,完全避免了前带现象,强阳性标本不会因假阴性反应而漏检。优点是可以单份测定,随到随做,3h 获得结果。

5. 冷凝集试验(cold agglutination test):是以前常用的 Mp 检测方法。支原体肺炎患者血清中常可出现高效价的寒冷凝集素(一种 IgM 类非特异性抗体),在 0~10℃ 的寒冷情况下,能与 O 型人红细胞或自身红细胞的膜抗原结合产生凝集现象。大多在发病后 1~2 周开始出现,以后继续增高,于病程 3~4 周达到高峰,6 周后逐渐下降,2~3 个月后消失。寒冷凝集素效价≥1:32,或间隔 1 周以上的 2 次血清效价有 4 倍以上增长,对支原体肺炎的诊断有参考意义。但其敏感性和特异性均差,呼吸道合胞病毒感染、腮腺炎、流感等也可出现冷凝集素滴度的非特异性升高,而敏感性不足 50%。该方法目前已趋于淘汰。另外,试验时必须及时分离血清,决不能在 4℃ 冷藏后分离。切勿将待测血液标本留置 20℃ 以下,室温低于 20℃ 时应注意放 37℃ 分离。

6. 其他血清学实验方法的比较:补体结合试验(正常参考值<1:8)特异性优于冷凝集试验,但由于测定的主要是 IgM,因此其敏感性偏低;酶免疫测定应强调同时检测 IgG 和 IgM(或 IgA),以提高敏感性,单份测定结果不明确时,应间隔 2 周以上再次采血,观察血清 IgG 抗体滴度变化的情况,从而做出明确的诊断;快速检测以金标法最为常见,应强调同时检测 IgG 和 IgM(或 IgA),只测定 IgM 往往不能得到正确的结果,而且快速方法一般只能得到定性结果,这限制了其在临床诊断中的价值。

(二)解脲脲原体(U. urealyticum,Uu)、人型支原体(M. hominis,Mh)和生殖支原体(M. genitalium,Mg)

【临床解读】

1. Uu、Mh 和 Mg 是人类泌尿生殖道最常见的寄生菌之一,在特定的环境下可以致病,与一些新生儿疾病及成人的泌尿生殖系统疾病有关。它们的主要传播途径为性接触传播和母婴传播。其所引起的新生儿疾病主要表现为呼吸道感染和支气管、肺发育不良以及新生儿中枢神经系统感染等。现已将其引起的泌尿生殖道感染列为性传播性疾病(STD)。

(1)有 30%~40% 的非淋病性尿道炎(Nongonococcal urethritis,NGU)是由 Uu 所致。Uu 也是引起慢性前列腺炎的病原体之一,其通过尿道上行感染前列腺,称为"脲原体相关性前列腺炎"。Uu 还可导致尿路结石。生殖系统 Uu 感染可导致不孕不育症、自发性流产、早产及死胎等。

（2）Mh 在性成熟女性的子宫或阴道的携带率为 $21\%\sim53\%$，与女性的激素水平、性经历、避孕方式和文化程度等密切相关。男性携带率低。Mh 主要引起输卵管炎、子宫颈炎、盆腔炎以及新生儿感染等。

（3）生殖支原体（Mg）具有特殊的结构和黏附性，也是泌尿生殖道的重要致病因子，可能与女性的上生殖道感染、新生儿的呼吸道感染等有关。

2. Uu、Mh 和 Mg 的临床实验室诊断方法主要有分离培养、免疫斑点试验（IDT）以及 PCR 技术扩增特异基因片段等。

（1）直接镜检法：该法简便易行，但临床意义不大，因支原体形态、大小难与组织细胞或渗出液中的其他颗粒相区别，即便阳性，亦需做分离培养。

（2）分离培养法：分离培养是试验诊断支原体感染的唯一可靠方法。支原体分离培养阳性伴有尿道炎症状是非淋菌性尿道炎的指征。现已有商品化的支原体培养试剂盒。

（3）血清学检查法：间接血凝法、ELISA、免疫沉淀法等均可测出血清中的支原体抗体。由于人群中普通具有低滴度的支原体抗体，因此，血清学检查必须与支原体分离培养相结合，才能明确诊断。

（4）聚合酶链反应（PCR）：PCR 法是检测解脲脲原体的有效方法，具有特异、灵敏、快速的特点，但要注意避免发生假阳性或假阴性的结果。

三、衣原体（chlamydia）

衣原体是一类专性细胞内寄生、有独特发育周期、能通过细菌滤器的原核细胞型微生物。由于它具有一些与细菌类似的生物学特性，现归属于广义的细菌范畴。衣原体广泛寄生于人类、鸟类及哺乳动物。不同衣原体所致疾病不同，有些只引起动物疾病，如沙眼衣原体中的鼠亚种和鹦鹉热衣原体中的大多数菌株。有些只引起人类疾病，如沙眼衣原体中的沙眼亚种和性病淋巴肉芽肿亚种以及肺炎衣原体。有些是人兽共患病原体，如鹦鹉热衣原体中的部分菌株。肺炎衣原体、沙眼衣原体和鹦鹉热衣原体一般对四环素和大环内酯类均敏感，沙眼衣原体对磺胺类多敏感。

（一）沙眼衣原体（C. trachomatis）

【临床解读】

1. 沙眼衣原体分为 3 个生物变种，即沙眼生物变种（biovar trachoma）、性病淋巴肉芽肿生物变种（biovar lymphogranuloma venereum，LGV）和鼠生物变种（biovar mouse）。

2. 沙眼生物变种专门寄生于人类,易感部位是黏膜的鳞状上皮细胞。人与人之间的传播方式有两种明显不同类型:在沙眼流行地区,主要通过眼-眼及眼-手-眼传播,引起地方性致盲沙眼;另一种系性接触传播,是 STD 中最常见的病原体,可引起泌尿生殖系感染、新生儿经产道时感染以及其他合并症,主要有新生儿包涵体结膜炎、新生儿肺炎、非淋菌性尿道炎、附睾炎、前列腺炎、宫颈炎、输卵管炎和直肠炎等,且在女性可易致不育和异位妊娠等严重后果。

3. 对急性期沙眼或包涵体结膜炎患者,以临床诊断为主,实验室检查可取眼穹隆部及眼结膜分泌物做涂片,染色检查上皮细胞内有无包涵体。

4. 对泌尿生殖道感染,临床症状不典型,主要依靠实验室检查,可采集泌尿生殖道标本做吉姆萨或碘液染色检查包涵体,但其敏感性差,阳性率仅约 40%。细胞培养法是目前生殖道衣原体检测的最好方法。而且是评价其他实验室诊断方法的"金标准",目前已有商品化的试剂盒。衣原体分离培养阳性并伴有尿道炎症状是非淋菌性尿道炎的诊断指征。从尿道炎患者中分离获得衣原体,并不能断定它是唯一的病原体。因为在 30%～50%非淋菌性尿道炎患者、20%淋病患者和 5%性活跃但无尿道炎症状的人群中,用细胞培养法均可找到沙眼衣原体。

采用直接荧光抗体检测标本内的衣原体,一般要求衣原体数>10 个方可判为阳性。有条件的实验室可采用 DNA 探针和 PCR 技术、PCR-EIA 技术、连接酶链反应检测衣原体特异性基因片段。目前还有一些商品化的快速诊断衣原体抗原的方法,如乳胶免疫扩散法、利用单克隆抗体检测衣原体 LPS 法等。

5. 人是性病淋巴肉芽肿亚种(LGV)的天然宿主,LGV 经性接触传播,主要侵犯淋巴组织,引起多种临床症状,典型症状是男性腹股沟淋巴肉芽肿。在女性侵犯会阴、肛门和直肠,可形成肠皮肤瘘管;也可引起会阴-肛门-直肠狭窄和梗阻。可采用微量免疫荧光法检测,与其他型沙眼衣原体交叉反应较低,有较高的诊断价值。

(二)肺炎衣原体(C. pneumoniae)

【临床解读】

1. 肺炎衣原体只有一个血清型,即 TWAR 株,可引起急性呼吸道疾病。社区获得性肺炎、支气管炎和鼻窦炎 5%～10%由肺炎衣原体引起,其还可引起心包炎、心肌炎和心内膜炎,与冠状动脉疾病有关。TWAR 只寄生于人类,人与人之间经飞沫或呼吸道分泌物传播。感染的扩散缓慢,患者之间的传播间隔期平均为 30d,在密集人群中流行可持续 6 个月。TWAR 的感染具有散发和流行交替出现的周期性。散发发病通常持续 3~4 年,有 2~3 年的流行期,在流行期间可有数月的短暂暴发。

2. TWAR 感染的实验室诊断,包括病原体分离、血清学检查和特异性核酸片段检测。分离 TWAR 比较困难,不适用于临床实验室。血清学检查以微量免疫荧光试验(Micro-IF)最为敏感,还可采用补体结合试验。宿主感染 TWAR 后抗体的出现表现为两种模式:在青少年经常出现初次感染后的免疫反应,早期出现的是补体结合抗体,Micro-IF 的抗体出现缓慢,发病 3 周后不能检测出可达诊断水平的 IgM 抗体效价,IgG 抗体通常 6 周后才出现;在成年人则表现为再次感染的免疫反应,迅速出现对 TWAR 的 Micro-IF 的 IgG 抗体,但补体结合抗体通常不出现,IgM 抗体不出现或效价偏低(1:64~1:32)。用 TWAR 抗原进行 Micro-IF 检测时,急性感染的诊断标准是:双份血清抗体效价有 4 倍以上升高,IgM 抗体效价≥16;IgG 抗体效价≥512。补体结合试验的急性感染诊断标准是:双份血清抗体效价有 4 倍以上升高,抗体效价≥64。值得注意的是,血液循环中的类风湿因子可以干扰 Micro-IF 的结果。

3. 如上所述,由于感染后 IgG 抗体存在时间较长,再感染时 IgM 和补体结合抗体又常为阴性,血清学试验有时难以区分初次感染和再感染,有条件的实验室可采用特异性核酸检测的方法。

(三)鹦鹉热衣原体(C. psittaci)

【临床解读】

鹦鹉热衣原体主要引起禽畜感染,少数可因吸入病禽或病兽的感染性分泌物而传染到人,引起呼吸道症状甚至发生肺炎或不明原因的发热,但不很严重,临床上称为鹦鹉热和鸟疫。近年来有鹦鹉热衣原体引起心内膜炎的报道。

四、立克次体(Rickettsia)

立克次体是一类严格细胞内寄生的原核细胞型微生物。其生物学性状与细菌类似,革兰染色阴性,具有细胞壁,有 DNA 和 RNA,对多种抗生素敏感。其共同特点是:大多是人畜共患病;所致疾病多数为自然疫源性疾病,与节肢动物关系密切,或为寄生宿主,或为储存宿主,或同时为传播媒介;专性细胞内寄生;多形态性,主要为球杆状,大小介于细菌和病毒之间。

对人类致病的立克次体包括4个属:立克次体属(Rickettsia)、柯克斯体属(Coriella)、巴尔通体属(Bartonella,原称为罗沙利马属)和埃里希体属(Ehrlichia)。立克次体属又分为3个生物型:斑点伤寒群和斑点热群和恙虫病群。立克次体是引起斑疹伤寒、恙虫病、Q热等传染病的病原体,虽然其在流行病学上各自有所不同,但临床表现多有共同之处。潜伏期多为3~14d,约有一半病例为突然起病,以发热、皮疹为主要特征。

四环素、利福平、氟喹诺酮类(恙虫病立克次体除外)和某些大环内酯类在体外抗立克次体有效,而青霉素类、头孢菌素类、氨基糖苷类和磺胺类等无效。

(一)立克次体斑疹伤寒群(typhus group)

【临床解读】

1. 有3种:一种是引起流行性(虱传)斑疹伤寒的普氏立克次体(R. prowazekii);第二种是引起地方性(鼠型)斑疹伤寒的莫氏立克次体(R. mooserii);第三种是引起加拿大斑疹伤寒的加拿大立克次体(R. Canada)。普氏和莫氏立克次体所致的斑疹伤寒症状相似,以头痛、高热、全身皮疹为主要特征。加拿大立克次体所致疾病表现为高热、头痛、畏寒、手掌和腿及腹部出现皮疹。

2. 普氏立克次体(又称为典型或复发性)斑疹伤寒主要传染源是患者,传播媒介为(人)体虱,可引起大规模流行,其范围呈世界性分布,未经治疗的患者病死率可高达10%~40%。由莫氏立克次体所致鼠型斑疹伤寒的传染源是鼠类,传播媒介是蚤类,临床表现较轻,多散发或地方性暴发,病死率可高达4.7%。由加拿大立克次体引起的斑疹伤寒以野生动物为传染源,血蜱为媒介,人受血蜱叮咬而致病,主要流行在加拿大林区。

3. 外斐试验(又称为外斐反应)是临床上诊断立克次体病常用的血清学试验,为非特异性凝集反应。外斐凝集素可早在发病4~6d出现,多于2~3周退热前后达最高滴度,然后很快下降,维持数月,5个月后基本消失。外斐试验宜取双份或3份血清标本(初入院、病程第2周和恢复期),滴定效价达1:160即为阳性,效价有4倍以上增长者具有诊断意义。尽管外斐试验有不能分型及特异性较差等缺点,但由于其抗原易于获得和保存,操作简便,故仍被广泛应用。

4. 由立克次体引起的疾病在外斐试验中的特点如下:

(1)斑疹伤寒患者能产生高滴度的 OX_{19} 凝集素及低滴度的 OX_2 凝集素,阳性率高达 83.5%～93.4%,但不与 OX_k 发生凝集。流行性斑疹伤寒患者血清在起病第 5～6 天时即可与 OX_{19} 发生阳性凝集反应,其凝集效价于第 3 周达到高峰,一般超过 1:320,有时可达 1:2560,阳性率以第 4 周最高,继而效价迅速下降,于 3～6 个月转为阴性。地方性斑疹伤寒患者的血清与变形杆菌 OX_{19} 发生凝集反应的凝集效价一般较流行性斑疹伤寒为低,大多在 1:640～1:160,阳性反应出现于发病的第 5～17 天,平均为第 11～15 天。

(2)恙虫病患者血清可与变形杆菌 OX_k 株发生凝集反应,阳性反应最早在起病第 4 天即出现,第 1 周阳性率不高,仅为 30% 左右,第 2 周末为 60%,第 3～4 周 80%～90% 的患者可呈阳性。凝集效价 1:80～1:1280 以上不等,多数在 1:80～1:640,第 1 周开始上升,随病程而逐渐增高,第 3～4 周凝集效价达高峰,第 5 周开始下降,至第 8～9 周多数为阴性。

(3)落矶山斑点热或蜱传斑点热患者的血清能产生 OX_{19} 与 OX_2 凝集素,通常为 OX_{19} 高于 OX_2,但也有 OX_2 较高者。若仅出现 OX_2 高滴度阳性,则对斑点热有特殊意义。

(4)立克次体痘、Q 热及战壕热患者血清中的特异性抗体不能与变形杆菌抗原发生凝集反应,故外斐试验呈阴性结果。

(5)变形杆菌尿路感染、伤寒、钩端螺旋体病、回归热、疟疾、严重的肝病患者、孕妇等常出现假阳性反应。因此,对其试验结果应结合临床慎重分析和判断。

5. 在有条件的实验室,尤其是疫区或进出口检验检疫部门,立克次体的实验室诊断主要依靠分子生物学的方法,如 DNA 杂交法、限制性核酸内切酶酶图谱分析、PCR 等。

(二)斑点热群立克次体(spottedfever group Rickettsia,SFGR)

【临床解读】

1. SFGR 是立克次体中最复杂的一群,与节肢动物关系密切,蜱既是传播媒介,又是保存宿主。人感染后出现发热、焦痂、淋巴结肿大、皮疹及头痛等斑点热症状。自 20 世纪 70 年代以来该病的发病率不断上升,原有疫源地扩大,新病原体不断出现。我国已从病原学上证实了斑点热的存在。氯霉素及四环素类抗生素对斑点热有效。

2. 斑点热群立克次体感染的临床诊断通常依靠血清学试验,常用方法有:外斐反应(WF)、乳胶凝集试验(LA)、补体结合试验(CF)、免疫荧光法

(IF)、ELISA 等。除外斐反应外,其余试验均具有较高的敏感性和特异性。由于血清学方法以检测抗体为主,而数周内患者血清中常无抗体出现,所以血清学试验通常只作为斑点热的回顾性诊断,对急性期治疗并无指导意义。有条件的实验室要开展分子生物学方法检测。

(三)恙虫病群立克次体(tsutugamushi group Rickettsia)

【临床解读】

1. 恙虫病立克次体又称为东方立克次体(R.orientalis),是恙虫病的病原体,由恙螨叮咬侵入人体,对人致病力强,临床症状发热,虫咬处发生溃疡、皮疹,淋巴结肿大等。本病流行地区主要是亚洲东南部与大洋洲。我国已经病原学证实的恙虫病分布地区有广东、海南、福建、广西、浙江、云南、四川、西藏、台湾等省区,并有往北扩散的可能。总之,凡有潮湿丛林和杂草丛生适于恙螨和鼠类寄居的地方都可能成为疫源地。

2. 恙虫病群立克次体的血清学检测方法主要是外斐反应、免疫荧光试验、ELISA 等。分子生物学方法则有重组 DNA、PCR 以及蛋白成分检测等。

(四)Q 热立克次体

【临床解读】

1. Q 热立克次体学名为贝氏柯克斯体(Coxiella burnetii),因它是 Q 热的病原体,故习惯上称之为 Q 热立克次体。Q 热立克次体对人的感染力特别强,是立克次体中唯一能通过气溶胶(不必借助于媒介节肢动物)使人及动物发生感染的病原体。近年来,以心内膜炎为特征的慢性 Q 热患者的病死率高,抗生素疗效不佳,需引起足够重视。

2. 柯克斯体属的 DNA 碱基组成克分子百分比与其他属之间区别明显,表明它们之间的亲缘关系较远。Q 热立克次体与嗜肺军团菌碱基序列相似率达 91.3%,提示两者关系密切。Q 热立克次体还是目前立克次体中唯一证明携带质粒的病原体。

3. 血清学试验是 Q 热最常用的实验室检查和特异性诊断方法。常用的是补体结合试验、微量凝集试验、间接免疫荧光技术、ELISA、免疫印迹等。多种分子生物学方法也应用于 Q 热立克次体的检测。

4. 由于 Q 热立克次体存在类似革兰阴性杆菌 S→R 变异的位相变异,即随宿主不同可表现两相抗原性。Ⅱ相和Ⅰ相抗体效价之比有助于鉴别 Q 热的临床类型:两者比例＞1 为急性 Q 热;而≤1 则多为 Q 热性心内膜炎。

(五)其他对人致病的立克次体

其他对人致病的立克次体有汉塞巴尔通体(Bartonella henselae),是猫抓病的主要病原体;五日热巴尔通体(Bartonella quintana),可引起急性传染病战壕热(又称五日热)以及腺热埃利希体和恰菲埃利希体等。

第四节 真菌学检验

【临床解读】

1. 真菌和其他病原微生物一样,可以引起各种类型的疾病。近 20 年来的统计资料显示,临床真菌性疾病有不断增加的趋势。这与广谱抗生素、激素、免疫抑制剂、抗肿瘤药物的使用增多以及器官移植、导管手术、AIDS 等密切相关。人类的真菌感染多起源于外环境,通过吸入、摄入或外伤植入而获得,内源性感染也不少见。少数真菌可对正常人致病,大部分只在某些特殊条件下致病。目前认为,任何一种可以在宿主体温(37℃)和低氧化还原状态(受损组织的一种状态)下生存的真菌均属于潜在性人类致病菌。

2. 医学上重要的真菌按照形态特点主要分为霉菌(molds)和酵母(yeasts)两大类。在霉菌,其营养阶段主要有分枝的丝状体或菌丝组成菌丝体;酵母菌则是一种单细胞真菌,通过自表面发芽产生同样的子细胞进行繁殖。另外,有一类特殊的致病菌,在不同温度条件下可产生不同的形态学特征。如在人体内部寄生或在 37℃ 条件下为酵母菌,在室温条件下则为霉菌(菌丝相),称为双相真菌。这种转化与培养温度、培养基成分、CO_2 和 O_2 的浓度变化有关。主要包括几种致病真菌,如荚膜组织胞浆菌、申克孢子丝菌、马尔尼菲蓝状菌等。由于双相真菌通常生长缓慢,一般需要培养 7~21d 才可出现菌落,因此大部分临床实验室分离率不高,只有当标本中菌量较多时才能检出。

3. 真菌在临床上最常见、危害最大的致病形式是病原真菌向组织内侵入、增殖引起的真菌感染,也可以通过释放各种毒素引起真菌中毒症。致病性真菌则通过刺激人体免疫系统产生变态反应而引起真菌过敏症。真菌感染性疾病根据真菌侵犯人体的部位分为四类:浅表真菌病、皮肤真菌病、皮下组织真菌病和系统性真菌病。前两者合称为浅部真菌病,后两者合称为深部真菌病。

4. 临床最常见的是肺部真菌感染,感染的途径可有以下 3 种:

(1)吸入性感染:如曲霉菌、隐球菌、组织胞浆菌、球孢子菌等往往通过吸入真菌孢子而发生感染。

(2)内源性感染:念珠菌等可寄生于人与外界相通的腔道,当机体抵抗力下降时发生感染。

(3)血行感染:皮肤等肺外部位的真菌感染,可通过血液循环播散到肺和其他脏器。

10%～20%的健康人痰中也能找到念珠菌、酵母样孢子和假菌丝,如痰培养连续 3 次以上阳性,或少于 3 次,但有大量念珠菌生长,或经接种于动物证明了其致病力,再结合患者因素临床表现方可临床诊断为念珠菌肺部感染。留取痰标本时为减少上呼吸道真菌污染,要先用清水或 3%过氧化氢溶液含漱数次,并最好摒弃最初的一两口痰。

5. 真菌病临床标本的检验,主要有显微镜直接镜检、真菌培养、真菌病的组织病理学检查、真菌的动物接种(致病力检查)、血清免疫学和分子生物学检测方法等。

(1)直接镜检:是临床真菌病诊断的首选方法。将临床标本制片后在显微镜下观察,在涂片内找到菌丝、孢子或菌体即为阳性,可初步判断为真菌感染。许多真菌标本不需染色即可直接镜检,如癣病标本多用 KOH 湿片检查法,有些真菌标本需作染色(乳酸酚棉蓝染色、革兰染色、墨汁染色等)后观察。直接镜检阳性的意义:①有诊断意义,如浅部真菌病、隐球菌病、皮肤黏膜假丝酵母病等;②代表组织相,直接镜检看到的真菌形态就是该真菌的组织形态,如假丝酵母的菌丝、浅部真菌的厚膜孢子等;③确定某些致病性真菌属或种,如皮肤癣菌、曲霉菌等;④判断某些真菌种的致病性等。但其也有明显不足:一般不能单凭直接镜检确定为何种真菌感染;受限于种种因素,阳性率不高,直接镜检阴性不能完全除外真菌感染的存在。

(2)真菌培养:随着系统性深部真菌病的日益增多,临床标本真菌培养的重要性日益显现,尤其是无菌体液和组织标本真菌培养阳性结果有重要临床意义,但也要注意消化道、呼吸道、生殖道等真菌正常寄居部位真菌培养阳性结果的临床意义的辨别。另外,不同真菌的生长速度差异较大,其中,48～72h 生长为快速,4～6d 为较快,7～10d 为中速,10d 以上为较慢,3 周仅有少许生长为慢速。一般浅部真菌超过 2 周、深部真菌超过 4 周仍未生长可报告阴性。

(3)真菌血清免疫学检测:真菌 D-葡聚糖检测是一种新的真菌抗原检测方法。1,3-β-D-葡聚糖为真菌细胞壁特有成分,通过检测血液中的 1,3-β-D-葡聚糖成分来了解是否真菌感染。健康人血中 1,3-β-D-葡聚糖浓度基本在 20pg/ml 以下,而真菌感染时基本在 20pg/ml 以上。念珠菌和曲霉菌的葡聚糖成分较多,对 G 试验反应较敏感;而隐球菌的葡聚糖成分较少。需要指出的是,该实验有助于判断是否是真菌感染,但不能鉴别为何种真菌感染。在如下情况,(1,3)-β-D-葡聚糖检测会出现假阳性的结果:透析、手术后纱布填充、使用球蛋白、使用多聚糖类药物(即使在 3 年前使用)、黄疸、高球蛋白血症。真菌感染的其他免疫学检测方法还有隐球菌特异性荚膜多糖抗原免疫检测等。GM(半乳甘露聚糖)试验则主要用于侵袭性肺曲霉菌病(IFA)的临床诊断。

6. 临床标本采集是否得当直接关系到检验结果的可靠性,在采集和处理过程中应注意以下几点:

(1)保质:最好由经过培训的专业技术人员,针对疾病的临床特点及病理改变的特征采集适宜的标本。比如,黄癣的病发标本应选污秽、弯曲、失去光泽、松动的毛发;体癣则要在环状损害的边缘,新发受损部位阳性率高;怀疑放线菌病或奴卡菌病时要在脓肿、瘘管内的脓液、换药纱布上或引流条上寻找硫磺颗粒。

(2)保量:标本量应能保证同时做镜检和培养的需要。毛发和皮屑标本应尽可能多留,骨髓、血液、脑脊液标本不得少于 2ml,其他无菌体液不得少于 20ml。

(3)保鲜:采集的标本应立即送检,2h 内处理完毕,否则应立即放入冰箱保存。

7. 由于真菌感染的不断增多且耐药性的出现,抗真菌药物敏感试验的重要性也日趋明显。但由于真菌的形态、生长速度、最佳培养条件等多不相同,因此抗真菌药敏试验很难取得一致性结果。抗真菌药物主要分成三类:①多烯类抗生素,主要是两性霉素 B、制霉菌素及两性霉素 B 含脂质剂等。两性霉素对大多数深部致病真菌具有活性,如组织胞浆菌、新型隐球菌、念珠菌、申克孢子丝菌等,但其不良反应大,且只能静脉给药。皮肤和毛发癣菌大多耐药。②吡咯类,包括咪唑类(常用者有酮康唑、咪康唑、克霉唑等,后两者主要为局部用药)和三唑类(氟康唑、伊曲康唑、伏立康唑,主要用于治疗深部真菌病)等。酮康唑对念珠菌、球孢子菌属等有抗菌活性,对毛发癣菌亦具抗菌活性。氟康唑对念珠菌、隐球菌具有较高抗菌活性。对此类药物的耐药是一种渐进的现象,即耐药是微小突变不断积累的结果,在任何吡咯类药物的选择压力下,氟康唑的抑菌圈都会逐渐减小。因此,需要在治疗过程中不断监测其耐药性的变化。目前感染真菌中非白假丝酵母、曲霉菌日益增多,对氟康唑多不敏感。伊曲康唑、伏立康唑等对白假丝酵母、非假丝酵母、曲霉菌等均有效,但对毛霉无效,且价格昂贵。③其他类如氟胞嘧啶,为窄谱抗生素,对假丝酵母、新型隐球菌等有较高抗菌活性,对其他真菌抗菌作用差,易产生耐药性,故常和两性霉素 B 联合使用。

特比奈芬主要用于浅部真菌病的治疗。临床应用中尚需依据患者感染部位、感染严重程度、患者的基础情况以及抗真菌药物在人体内分布特点和毒性大小,综合考虑选用不同的药物及治疗方案。

一、浅 部 真 菌

(一)浅表真菌

【临床解读】

浅表真菌是指侵犯皮肤角质层和毛干最外层而不破坏毛发结构的一些癣菌,包括花斑癣菌、掌黑癣菌以及毛结节菌等。

花斑癣菌除引起花斑癣外,还可引起糠秕孢子菌毛囊炎,近年又证实其还可能是脂溢性皮炎的重要发病原因之一。掌黑癣菌包括东方掌黑癣菌和西方掌黑癣菌,前者主要分布于亚洲,后者则主要分布于欧美。亚洲型毛结节菌与欧洲型毛结节菌分别引起黑色和白色毛结节癣,见于热带及亚热带地区,主要侵犯人。亚洲型毛结节菌主要侵犯头发,引起黑色结节,排列疏松,紧密围绕毛干。欧洲型毛结节菌除侵犯头发外,还可侵犯胡须。

(二)皮肤癣菌

【临床解读】

皮肤癣菌是寄生于皮肤浅层角蛋白组织的浅部真菌,包括毛癣菌属(Trichophyton)、表皮癣菌属(Epidermophyton)、小孢子菌属(Microsporum),每属有若干菌种。该组真菌的一个突出特点是亲角质性,所引起的毛发、甲、皮肤角质层的真菌感染称为皮肤癣菌病,在临床上一般根据感染的部位来命名,如头癣、甲癣、足癣等。我国幅员辽阔,皮肤癣菌种的分布有一定的地区差异,并随时间出现一定的变化。通常小孢子菌不侵犯甲,表皮癣菌不侵犯毛发。其鉴定主要根据菌落的形态及镜下结构。

二、深 部 真 菌

(一)酵母菌(yeast)

酵母菌是糊状或膜样发育形态菌群的总称,多数为芽生,很少为裂殖的单细胞性真菌,其菌落平滑湿润,乳酪样或薄膜样,无毛样气生菌丝。近年来各种原因引起的免疫受损等人群急剧扩大,酵母菌所致的机会真菌感染病例不断增多。与人类致病有关的酵母菌包括属于不全酵母的假丝酵母菌、马拉色菌、毛孢子菌、红酵母菌,属于子囊菌的酵母菌,属于担子菌的隐球菌等 6 个菌属 30 余种,地霉菌虽不是酵母菌,但其产生的关节孢子与毛孢子菌(丝孢酵母)产生的关节孢子十分相像,所以一般也归在酵母菌中进行讨论。其中以白假丝酵母菌和新型隐球菌最为常见,也最重要,来自任何部位的新型隐球菌的分离都有意义。

念珠菌属(假丝酵母菌属,Candida)

【临床解读】

1. 念珠菌又称为假丝酵母菌,种类颇多,其中临床上常见的有:白假丝酵母菌(C. albicana),热带假丝酵母菌(C. tropicalis),光滑假丝酵母菌(C. glabrata,以前称为光滑球拟假丝酵母菌),季也蒙假丝酵母菌(C. guilliermondii),克柔假丝酵母菌(C. krusei),副热带(或伪热带)假丝酵母菌(C. paratropicalis),类星形假丝酵母菌(C. stellatoidea),近平滑假丝酵母菌(C. parapsilosis),无名假丝酵母菌(C. famata),葡萄牙假丝酵母菌(C. lusitaniae),皱褶假丝酵母菌(C. rugosa)和涎沫假丝酵母菌(C. zeylanoides)等。其中以白假丝酵母菌在临床上最常见,致病力也最强,占临床分离株的 50%～70%。近年来,非白假丝酵母菌感染率在逐年上升,且不断有新种致病的报告。

感染来源分内源性和外源性两种:①内源性:消化道,包括口腔和肠道,带菌率最高,占正常人的 30%～50%,其次为阴道,占健康妇女的 20%左右。其中白假丝酵母菌占口腔分离株的 60%～80%、生殖道的 80%～90%,并不致病;②外源性:假丝酵母菌可寄生于水果、奶制品等食品,使人接触受染,此外,尚有性伴传染、母婴传染、院内暴发感染等。

2. 白假丝酵母菌(白色念珠菌)是引起深、浅部感染念珠菌病的主要菌种,但其他菌种引起严重深部感染的比例在上升。热带念珠菌,其致病性仅次于白假丝酵母菌,常是中性粒细胞缺乏患者的重要致病菌。近平滑假丝酵母菌感染更多见于接受肠道外营养疗法的患者。其他重要的病原菌,如光滑假丝酵母菌、葡萄牙假丝酵母菌、克柔假丝酵母菌可对某些抗真菌药物耐药,提示治疗前要鉴定到种,必要时做药敏试验,有助于指导选择治疗方案。该属大部分菌种为双相形,白假丝酵母菌也可产生菌丝,但光滑假丝酵母菌从不形成菌丝或假菌丝,在现有血培养瓶中常生长缓慢,在厌氧血培养瓶中不生长,常需专用真菌培养皿培养瓶。

3. 大多数深部假丝酵母菌病患者是内源获得性感染,由单一菌种引起的假丝酵母菌病暴发常是由于院内患者的交叉感染。致命的深部真菌病倾向于两组患者:一组是自身恶病质状态或治疗引起的中性粒细胞缺乏患者;另一组是外科或烧伤患者,虽虚弱但无粒细胞缺乏,自然解剖屏障的破坏使病原菌得以进入血循环。接受器官移植或心脏、胃肠道手术的患者风险性更大。

4. 建立深部假丝酵母菌病的诊断较困难。一是由于临床表现多不特异;二是由于微生物学和血清学试验结果解释较困难。本属的许多成员是呼吸道或胃肠道的正常寄居菌,因此,从痰或粪便标本中分离出少量假丝酵母菌不能证实诊断,应特别注意对痰培养结果的解释,因其取材常受口腔寄生菌的污染,用气管镜获取的支气管分泌物的培养结果更可靠。若分离菌来自血液或其他无菌体液或其他密闭部位或大结节性皮肤损害,则可认为是深部感染的可靠证据。所有怀疑深部假丝酵母菌病的患者均应做血培养。从尿液中分离出假丝酵母菌常表明有严重感染,不要自留置尿路导管留取标本。从尿液中分离出热带假丝酵母菌比白假丝酵母菌更提示播散性假丝酵母菌病。当菌落形成单位$>10^4$/ml 时,提示非导管留置患者假丝酵母菌感染的可能。从脑脊液中分离出病原菌是假丝酵母菌性脑膜炎的可靠证据,但常需大量液体重复培养。

隐球菌属(Cryptococcus)

【临床解读】

1. 隐球菌属的共同特征是细胞呈圆形或卵圆形,偶有伸长形或多样形,大部分菌株有荚膜,在固体培养基中大部分菌种呈黏液状,无假菌丝或假菌丝发育不完全。主要致病菌种为新型隐球菌、罗伯特隐球菌、浅黄隐球菌和浅白隐球菌等。

新生(型)隐球菌(C. neoformans)是隐球菌属中的主要病原菌,广泛分布于自然界,土壤中广泛存在,鸽子和鸽粪中含量较多,是主要的传染源。本菌属外源性感染,原发感染常常在肺部,经呼吸道侵入人体,由肺经血行播散时可侵犯所有脏器和组织,主要侵犯肺、脑及脑膜,脑膜炎是其常见的临床表现。

2. 新型隐球菌病偶可引起正常个体发病,但更易致免疫低下患者,如

AIDS、恶性肿瘤、糖尿病、器官移植及大剂量使用糖皮质激素者感染,在国外新型隐球菌病已成为 AIDS 最常见的并发症之一,是 AIDS 死亡的首要原因。微生物学检验人员对此要有充分的认识。我国已将隐球菌病与病毒性肝炎等同列入乙类传染病。

3. 新型隐球菌的致病物质是荚膜。荚膜较菌体大 1~3 倍,折光性强,一般染色法不易着色。因此,该菌的特异性检查为涂片墨汁负染色,在黑色背景下可镜检到透亮菌体和宽厚荚膜。非致病性隐球菌无荚膜。

4. 新型隐球菌具有荚膜多糖抗原,用乳胶凝集试验、ELISA 等免疫学方法检测隐球菌荚膜多糖特异性抗原,已成为临床上的常规诊断方法,其中以乳胶凝集试验最为常用。此法简便、快速,特别对直接镜检和分离鉴定阴性者更有诊断价值。

马拉色菌属(Malassezia)

【临床解读】

马拉色菌属为嗜脂性酵母,代表菌种是糠秕马拉色菌,主要特征为球形及卵圆形细胞,单级芽生孢子,真、假菌丝均不常见。可引起花斑癣、糠秕孢子菌毛囊炎等浅部感染,近年来有引起免疫低下患者深部感染的报道。最近研究发现,该菌还是头皮屑和脂溢性皮炎的病原菌之一。

毛孢子菌属(Trichosporon)

【临床解读】

毛孢子菌属的代表菌种是白吉利毛孢子菌(Trichosporon beigelii,也称白吉利丝孢酵母菌),主要特征是有丰富的假菌丝,部分真菌丝,分隔成关节孢子。该菌为皮肤正常菌群之一,广泛分布于自然界,主要侵犯人体毛发,引起人类白色毛结节菌病。近年来不断有报道其可引起免疫低下患者各种机会性感染。

酵母属(Saccharomyces)

【临床解读】

酵母属常见的是啤酒酵母,其在环境中普遍存在,也是胃肠道和皮肤的正常菌群成员。可致真菌血症、心内膜炎、腹膜炎及播散性感染。

地霉属(Geotrichhum)

【临床解读】

地霉属代表菌种为白地霉。虽不是酵母,但其产生的关节孢子与毛孢子菌(丝孢酵母)产生的关节孢子十分相像,所以一般也归在酵母菌中进行讨论。酵母样菌落,表面湿润有皱纹,乳酪样。镜检可见分枝分隔的菌丝,称为关节菌丝。可从正常人呼吸道和消化道分离出,当人体抵抗力低下时引起机会性感染,以支气管感染最为多见,偶可致全身性播散感染。

(二)双相真菌

凡是在组织内或在特殊培养基上,37℃培养时呈酵母相,室温培养时呈菌丝相的一类真菌统称为双相真菌。双相真菌既可引起皮肤感染,又可引起内脏感染,甚至引起全身播散性感染。临床主要的双相真菌有申克孢子丝菌、粗球孢子菌、荚膜组织胞浆菌和马尔菲尼蓝状菌等。

申克孢子丝菌(sporotrix Schenckii)

【临床解读】

申克孢子丝菌呈世界性分布,在我国分布也很广泛。本菌在自然环境中主要存在于植物表面,易从皮肤损伤的局部侵入,多因接触芦苇、草原、木材等造纸原料或腐烂植物而感染。可引起皮肤、皮下慢性结节或溃疡为特点的真菌病,病原菌也可侵入肺部和脑脊液。感染后局部形成急性或慢性肉芽肿样疾病,临床上可分为以下几种类型:皮肤型(淋巴管炎型、固定型、黏膜型、血源型),非皮肤型(病变发生在骨、眼等处),一般不侵犯肺及中枢神经系统。孢子丝菌病的诊断主要依靠培养确诊。

粗球孢子菌(coccidioides immitis)

【临床解读】

粗球孢子菌在土壤中及 28℃培养时呈丝状菌落,在动物组织及某些体外生长时则呈生孢子的圆形菌体。可引起人和动物的原发性皮肤感染以及继发肺、脑膜、皮肤、脾、骨骼、肌肉、肾上腺、肾和生殖器等感染。多发于北美地区。生活在流行区的人,大多数会被感染,表现为原发性球孢子菌病,多为急性、良性、自限性的呼吸器官疾病,有自愈倾向。但少数可发展为进行性球孢子菌病,此时,则成为慢性、恶性、播散性球孢子菌病,可以侵袭皮肤、内脏和骨骼,严重者可以致命。

荚膜组织胞浆菌(histoplasma capsulatum)

【临床解读】

荚膜组织胞浆菌又称为小孢子型组织胞浆菌。本菌在寄生时呈圆形小体,周围有一层荚膜。这种小体常存在于网状内皮组织内。此菌可引起深部真菌病,主要侵犯网状内皮系统和淋巴系统,但也侵犯皮肤和黏膜以及其他内脏和肺等器官,为慢性肉芽肿性感染,称为组织胞浆菌病。约 95% 的患者无临床症状或有自限性,发病的严重程度与直接感染和吸入量有关。除人类可感染外,犬、鼠也可感染。多见于温带和热带地区,亚洲以泰国最多见,部分地区有流行的可能。此菌所致深部真菌病多为外源性的,但也有内源性的。根据临床症状及预后的不同,可分以下5型:原发性组织胞浆菌病、局限性皮肤黏膜组织胞浆菌病、播散性组织胞浆菌病、再感染组织胞浆菌病和流行性组织胞浆菌病。

检测血清中组织胞浆菌抗体,以补体结合试验的敏感性和特异性最高,发病两三周阳性率可达90%。补体结合试验的抗体效价在1:32以上为阳性,或抗体效价4倍增长为阳性。

马尔尼菲青霉菌(penicillium marneffei)

【临床解读】

马尔尼菲青霉菌现更名为马尔尼菲蓝状菌,是青霉菌属中唯一的双相型真菌。25℃培养时呈青霉相,37℃是呈酵母相。感染人类可引起皮肤结节、皮下脓肿及周围淋巴结肿大。该菌引起的深部真菌病可累及多个系统,常见于青壮年,起病急,病情凶险,不及时治疗预后不良。我国多发于广西地区。随着免疫抑制患者的增多及交往的增加,其他地区也有散发。

(三)毛霉目真菌(毛霉)

【临床解读】

毛霉目真菌广泛分布于土壤、粪便和其他腐败有机物上。少数为寄生菌,引起人和动物感染称毛霉病。毛霉目真菌为条件致病菌,免疫功能低下者易感染,尤其是慢性消耗性疾病,如糖尿病、白血病、长期化疗、用皮质激素的患者易感染。临床上常见到眼眶及中枢神经系统的毛霉病,也可见全身播散性毛霉病,预后较严重。此外,肺部、胃肠道、皮肤黏膜等处均可发生毛霉病。常见的毛霉菌目真菌有毛霉属(Milucor)、根霉属(Rhizopus)、犁头霉属(Absidia)、根毛霉属(Rhizomucor)、被孢霉属(Mortierella)、共头霉属(Syncephalastrum)和瓶霉属(Saksenaea)等。

标本来源有皮屑、脓液、血液、痰、尿液、组织或尸检标本等。直接镜检可见粗大菌丝(90°分叉),无隔或少数分隔,壁薄,偶见孢子囊和孢子囊梗。在培养基上生长快速,表面呈棉花样,初为白色,逐渐变为灰色至灰褐色或其他颜色,顶端有黑色小点。

因毛霉目真菌在自然界中到处存在,所以从与外界相通部位采集标本分离出的毛霉目真菌不一定有临床意义,必须从同一部位反复多次(3次以上)

分离培养出同一种菌方有诊断价值。

（四）曲霉菌属（Aspergillus）

【临床解读】

曲霉菌属属于散囊菌目曲霉菌，其广泛地分布于自然界，大多数曲霉对工业和医药用途较大。但有些种能产生真菌毒素引起中毒或致癌；一些种属条件致病菌，是白血病及晚期肿瘤患者等继发感染的重要病原菌；少数是致病菌，可引起皮肤、耳、眼或其他组织和器官的感染。主要侵入支气管和肺，引起炎症或坏死，甚至形成真菌球，严重者可引起曲霉败血症，甚至导致死亡。引起的疾病统称为曲霉菌病。目前，在免疫低下患者的条件性系统性真菌感染中，发病率仅次于假丝酵母菌，其中又以烟曲霉最为常见，可寄生于肺内，引起肺结核样症状，是肺曲霉菌病的主要病原菌，也可产生毒素，常可致死。

标本来源有皮屑、眼分泌物、痰、脓液、尿、粪便、组织及尸检标本等。直接镜检可见分枝分隔菌丝，45°分叉，有时可见分生孢子梗、顶囊及小梗。在葡萄糖蛋白胨琼脂培养基上，室温生长迅速，48h 后即有大量菌丝及分生孢子头出现。菌落初为白色，不久颜色加深。

除烟曲霉外，临床重要的曲霉菌还有黄曲霉（可引起肺、外耳道、脓皮病样曲霉病，有些可产生黄曲霉毒素，引起中毒或致癌）、构巢曲霉（可引起外耳道、咽喉、肺等的曲霉病，也可产生杂色曲霉毒素）、黑曲霉（除引起曲霉病外，也能产生黑曲霉毒素）、杂色曲霉（可引起皮肤曲霉病，也可因产生杂色曲霉毒素而致肝癌、胃癌）等。

（五）青霉菌属（Penicillium）

【临床解读】

1. 青霉菌属丝孢目，同曲霉一样，广泛地分布于自然界。其绝大多数不致病，有些种为条件致病菌，还有一些种可产生毒素，引起中毒和致癌，只有少数种为致病菌，可引起皮肤、眼等部位感染。有时引起全身播散性感染，如肺、脑、泌尿系统等感染，预后较差。

2. 由于青霉菌是实验室最常见的污染菌，所以对首次分离出的青霉菌，特别是对一些与外界相通部位分离出的青霉菌，要慎重对待，可在报告中提示，须临床结合患者症状等综合考虑。从同一部位反复多次（3 次以上）分离出同一种菌，结合直接镜检和病理检查，可以最后确诊青霉菌感染。

3. 青霉菌常继发于白血病、淋巴瘤等，可引起呼吸道及肺部感染，青霉菌可在肺组织内形成分枝、分隔菌丝,呈放射状生长,能侵犯血管引起栓塞或出血症状。青霉菌也可因变态反应引起过敏性鼻炎及哮喘。许多种青霉菌还可产生真菌毒素,引起人和动物的真菌中毒症。

4. 直接镜检可见分枝分隔的菌丝,部分能见到帚状枝(分生孢子梗分枝以上至产孢细胞的整个帚状分枝系统,是鉴别青霉菌的主要依据)。在培养基上青霉菌生长快,初为白色,逐渐变为灰绿色或其他颜色。菌落可呈绒状、絮状、绳状或束状。

(六)暗色孢科真菌(Dematiaceae)

【临床解读】

1. 暗色真菌(dematiaceous fungi)为一组真菌,因其在培养基上能产生黑色素、形成暗色菌落而得名。暗色真菌通常通过伤口进入皮肤,其临床致病特征为形成疣状结节、斑块、溃疡,发展缓慢,最后形成明显的乳头瘤状赘生损害,患者很少感到疼痛。较典型的两个特征是:皮损边缘清楚;周围由于自身接种可有卫星损害。病变通常局限于一侧肢体的某个部位,但随病变发展最后可侵及整个肢体,也可经淋巴和血行播散至其他部位。

2. 本病主要集中在热带地区,但在世界范围内都有散发。我国目前仅发现裴氏着色真菌、皮炎瓶真菌、疣状瓶真菌和甄氏外瓶真菌等引起人体暗色真菌感染症。裴氏着色真菌和紧密着色真菌可引起皮肤着色真菌病,临床上以疣状或乳头瘤状病损为主要特征。本病常可从淋巴播散,极少数血行播散至脑,转变为系统性暗色丝孢霉病。疣状瓶真菌可以从树皮、土壤等处分离出来,并已被证明是致病菌,该真菌可能是通过皮肤外伤或是微小伤口进入体内引起感染,引起人的皮肤着色真菌病,也有引起血行播散的报道,但极罕见。甄氏外瓶真菌可以引起皮下组织暗色丝孢真菌病,也常引起足菌肿,偶可引起角膜炎。卡氏枝孢菌能引起皮肤着色真菌病,也可引起皮下组织暗色丝孢菌病。

(七)镰刀菌属(Fusarium)

【临床解读】

镰刀菌属是常见的污染粮食和饲料的真菌,在一定的环境条件下能产生毒素,可引起人和家畜中毒。镰刀菌可因外伤引起角膜真菌病、真菌肉芽肿,如足菌肿、甲真菌病或创伤感染。最近,在免疫力低下的患者中,镰刀菌感染逐渐增多,深部感染及系统性感染都可发生。

第五节　病　　毒

一、呼吸道病毒

　　呼吸道病毒包括正黏病毒科中的流感病毒、副黏病毒科中的副流感病毒、呼吸道合胞病毒、麻疹病毒、腮腺炎病毒以及腺病毒、鼻病毒、风疹病毒、冠状病毒等。这些病毒主要以呼吸道为侵入门户,引起呼吸道局部病变或伴有全身症状。据统计,在急性呼吸道感染中 90% 以上是由病毒引起。对于大部分正黏病毒和副黏病毒感染的诊断是通过临床观察或细胞培养,血清学方法只能起辅助作用。

(一)流行性感冒病毒(influenza virus,流感病毒)

【临床解读】

　　1. 流感是对人类健康威胁最大的传染病之一。分甲(A)、乙(B)、丙(C)三型。具有传染性强、发病率高、流行面广及病死率高等特点。多发于冬春季。我国是流感的多发国,自 1957 年以来的三次世界性流感大流行均起源于我国。

　　2. 流感病毒的毒粒结构由外至内可分为 3 层,最外层为双层类脂质包膜。中间层为类脂膜下面的基质蛋白(M_1)形成的球形蛋白壳,具有维持病毒外形及保护核衣壳的作用。最内层即裹在蛋白质壳内的核衣壳,呈螺旋对称,由病毒负链 RNA 和核蛋白组成核糖核蛋白体,并含 3 种 RNA 聚合酶。外层类脂质包膜来自病毒复制的宿主细胞,含有宿主细胞膜成分。包膜上散布着形态不一的蛋白突起,其中一种能凝集红细胞,称为血凝素(hemagglutinin,HA),另一种能使病毒颗粒从凝集的红细胞表面释放出来,称为神经氨酸酶(neleraminidase,NA)。流感病毒不断引起流感流行,主要是其 HA 和 NA 的抗原性容易发生变异所致,病毒逃避免疫系统的记忆识别所产生的抗原性变异与其 HA 抗原特性及结构改变关系密切。抗原性变异幅度的大小直接影响流感流行的规模。根据甲型流感病毒表面抗原 HA 和 NA 结构及其基因特性的不同又分为若干亚型,至今已发现甲型流感的 HA 有 16 个亚型(H1～H16),NA 有 10 个亚型(N1～N10)。

　　3. 流感病毒首先感染人的鼻黏膜纤毛上皮细胞,进而侵犯气管及支气管,若宿主未曾被类似毒株感染过,体内没有相应抗体,则病毒随即进入细胞,在 4～6h 复制,释放大量感染性病毒感染邻近细胞,引起进行性感染,在 1～2d 引起呼吸道的广泛炎症。流感的病程通常为数天,但少数抵抗力弱的患者因病毒向下呼吸道扩散,可引起间质性肺炎。流感综合征在开始时表现为突发性头痛、发热、寒战以及干咳,随后出现高热、肌肉痛、不适和畏食等症状。而在儿童中则以胃肠道综合征为主。在新生儿可引起更严重的感染。流感的全身中毒症状是由于呼吸道黏膜被破坏时,部分病毒及其产物(如 HA、NA 等)进入血液所造成的。流感引起死亡多为继发性细菌感染或体质弱并患有其他慢性疾病的患者。流感病毒可引起孕妇原发性病毒性肺炎,是否影响胎儿发育尚不清楚,心血管疾病患者患流感后易并发肺炎,在肺功能不全时常合并肺炎。

4. 流感主要经飞沫及接触传播。主要传染源是患者和隐性感染者,从潜伏期末到发病的急性期(约 7d)均有传染性。在发病初期 1～3d 患者鼻咽部分泌物中含有大量病毒,此时传染性最强。随着体温下降,排毒量减少,少数患者在发病后第 7 天仍可分离到病毒。人群对病毒普遍易感,6～15 岁发病率最高。新亚型的流行可发生于任何季节,在温带及寒带地区,主要发生于冬春季,在我国流感流行存在南北地区差异,在长江以南,主要发生在冬春季和夏季,而长江以北则主要发生在冬季。

5. 随着流感病毒的抗原演变,在流行病学上也出现了一些新的特征。有效的流感监测对流感预防和控制有着极为重要的意义。通过监测可以了解到流感发生的地点、时间及有何种流感病毒流行、病毒活力的强弱。流感病毒不断引起流行,主要是其血凝素(HA)和神经氨酸酶(NA)的抗原性容易发生变异所致。抗原性变异幅度的大小直接影响流感流行的规模,可分析流行株的抗原特征,评估控制措施的效果,还可根据监测资料推荐控制流感的方法等。流感监测包括疾病监测和病毒学检测等方面。疾病监测主要是确定疾病流行的程度及严重性,区分流感和流感相似疾病,而病毒学检测,则可为研制新疫苗提供依据。规范实验方法及建立快速诊断技术是流感监测中的关键。

6. 流感病毒对热、日光、紫外线敏感,56℃,30min 可将其灭活。在 pH 低于 3.0 或高于 10.0 时感染力会很快被破坏。流感病毒对氯仿、乙醚、丙酮、乙醇等有机溶剂以及氧化剂,如高锰酸钾、升汞、碘酒和卤素化合物等也敏感。流感病毒流行时,在公共场所每 100m³ 空间,用 2～4ml 乳酸加 10 倍水混匀、加热熏蒸,能灭活空气中的流感病毒。

7. 疫苗接种可降低发病率,但必须与流行毒株型别基本相同。WHO 根据以下三种数据确定每年推荐的流感疫苗株:①世界范围内分离的流行病毒株基因及抗原分析资料;②流行病学和病毒学数据确定是否有新的毒株在疾病暴发中出现;③已有疫苗株是否可诱导机体产生针对新发现毒株的抗体反应。

8. 流感治疗至今尚无特效疗法,抗流感病毒药物,如神经氨酸酶抑制剂奥司他韦(Oseltamivir,达菲)和离子通道 M_2 阻滞药金刚烷胺(Amantadine)和金刚乙胺(Rimantadine)、甲基金刚烷胺、利巴韦林以及扎那米韦等有一定的治疗作用。此外,干扰素滴鼻以及中草药板蓝根、大青叶等有一定疗效。

9. 流感病毒的诊断:

(1)病毒分离:病毒分离是唯一能发现新毒株的方法,采集标本的时间以发病头 5d 为宜,鼻咽分泌物作为病毒分离的标本,阳性检出率高于其他标本。

(2)快速诊断:取患者鼻咽部分泌物脱落细胞涂片,用免疫荧光法直接检查病毒抗原,或采用分子生物学方法检测流感病毒核酸。

(3)血清学诊断方法:①血凝抑制试验:简便,恢复期血清的溶血环比急性期大 2mm 以上有诊断意义,易受血清中非特异性抑制素干扰;②中和试验:用于检测人工免疫后或患病后机体血清中抗体消长情况以及病毒鉴定,敏感性强,特异性高,但操作烦琐,且易受血清中非特异性抑制素的影响;③单扩溶血测定:所用抗原与血凝抑制试验相同,敏感性高于血凝抑制试验,且不受血清中非特异性抑制素干扰,缺点是需要补体;④特异性补体结合试验:敏感性高,不受血清中非特异性抑制素的干扰,也不受流感病毒表面抗原变异的影响。血清补体效价>1:32,可作为新近感染的证据,缺点是操作烦琐,容易受试验条件的影响。④特异性 IgM 抗体检测:采用 ELISA 或 IFA 检测,有助于近期感染诊断。

(二)禽流感病毒(Avian Influenza virus,AIV)

【临床解读】

1. 禽流感病毒是引起禽流感的病原体,根据国际兽疫局(OIE)制定的标准,分为低致病性、中致病性和高致病性三类。根据禽流感病毒包膜表面刺突(血凝素 H 和神经氨酸酶 N)抗原性不同,分为 16 个 H 亚型(H1～H16)和 10 个 N 亚型(N1～N10)。目前发现最易感染人类的高致病性禽流感病毒亚型有 H5N1、H9N2、H7N7、H7N2、H7N3、H7N9 等,其中感染 H5N1 亚型的患者病情严重,致死率高。

2. 禽流感是由禽流感病毒(甲型流感病毒的一种亚型)引起的传染性疾病,被国际兽疫局定为甲类传染病,又称真性鸡瘟或欧洲鸡瘟。1997 年之前没有禽流感病毒感染人类的报道。1997 年 5 月,我国香港特别行政区 1 例 3 岁儿童死于不明原因的多器官衰竭,同年 8 月经美国疾病预防和控制中心以及 WHO 荷兰鹿特丹国家流感中心鉴定为禽甲型流感病毒 A(H5N1)引起的人类流感。这是世界上首次证实流感病毒 H5N1 亚型感染人类。根据世界卫生组织的统计,到目前为止全球共有 15 个国家和地区的 393 人感染禽流感,其中 248 人死亡,病死率 63%。中国从 2003 年至 2009 年 6 月有 31 人感染禽流感,其中 21 人死亡。患者预后与感染的病毒亚型有关,感染 H9N2、H7N7 者大多预后良好;而感染 H5N1 者预后较差,其他影响预后的因素还包括患者年龄,是否有基础性疾病,治疗是否及时以及是否发生并发症等。

3. 禽流感主要在鸟类中间传播,传染源主要是鸡、鸭,特别是感染了 H5N1 的鸡,世界上带禽流感病毒的鸟类达 88 种,偶可通过呼吸道、消化道、皮肤损伤和眼结膜等多种途径传播给人,但尚未发现人与人之间直接传播的证据。人类感染禽流感病毒 A 的概率很小,主要是由于三个方面的因素阻止了其对人类的侵袭:首先,它不容易被人体细胞识别并结合;其次,所有能在人群中传播的流感病毒,其基因组必须含有几个人流感病毒的基因片段,而禽流感病毒 A 没有;最后,高致病性的禽流感病毒由于含碱性氨基酸数目较多,使其在人体内的复制比较困难。

4. 禽流感的临床表现与人类流行性感冒相似,主要为发热、流涕、鼻塞、咳嗽、咽痛、头痛、全身不适。部分患者可有恶心、腹痛、腹泻、稀水样便等消化道症状。但人禽流感症状重、并发症多、病死率高、疫苗接种无效,与普通流感有一定区别。

5. 禽流感病毒是囊膜病毒,对去污剂等脂溶剂比较敏感,没有超常的稳定性,对病毒本身的灭活并不困难。在野外条件下,禽流感病毒常从病禽的鼻腔分泌物和粪便中排出,病毒受到这些有机物的保护极大地增加了抗灭活能力。禽流感病毒可以在自然环境中,特别是凉爽和潮湿的条件下存活很长时间。粪便中病毒的传染性在 4℃ 条件下可以保持长达 30～50d,20℃ 时为 7d。

6. 禽流感的预防措施

(1)加强禽类疾病的监测,一旦发现禽流感疫情,动物防疫部门立即按有关规定进行处理。

（2）加强对密切接触禽类人员的监测。当这些人员中出现流感样症状时，应立即进行流行病学调查，采集病人标本并送至指定实验室检测，以进一步明确病原，同时应采取相应的防治措施。抗病毒治疗可行启动，不必等待病原学检测结果。

（3）接触人禽流感患者应戴口罩、戴手套、穿隔离衣。接触后应洗手。

（4）要加强检测标本和实验室禽流感病毒毒株的管理，严格执行操作规范，防止医院感染和实验室的感染及传播。

（5）注意饮食卫生，不喝生水，不吃未熟的肉类及蛋类等食品；勤洗手，养成良好的个人卫生习惯。

（6）药物预防，对密切接触者必要时可试用抗流感病毒药物或按中医药辨证施治。

（7）不要去疫区旅游。

（8）重视高温杀毒。

7. 禽流感的治疗措施

（1）对疑似和确诊患者应进行隔离治疗。

（2）对症治疗，可应用解热药、缓解鼻黏膜充血药、止咳祛痰药等。儿童忌用阿司匹林或含阿司匹林以及其他水杨酸制剂的药物，避免引起儿童Reye 综合征。

（3）抗流感病毒治疗，应在发病 48h 内试用抗流感病毒药物，如神经氨酸酶抑制剂奥司他韦（oseltamivir，达菲）和离子通道 M_2 阻滞药金刚烷胺和金刚乙胺。

（4）及早使用中医药治疗，清热、解毒、化湿、扶正祛邪。

（三）甲型 H1N1 流感病毒（A/H1N1 Influenza virus）

【临床解读】

1. 2009 年 3 月，在美国和墨西哥发生人感染猪流感病毒疫情，造成人员死亡，世界卫生组织（WHO）初始将此次流感疫情称为"人感染猪流感"，但随着对疫情性质的深入了解，现已将其重新命名为"甲型 H1N1 流感"。研究发现，此次疫情的病原为变异后的新型甲型 H1N1 流感病毒，该毒株包含有猪流感、禽流感和人流感三种流感病毒的基因片段，可在人间传播。我国卫生部于 2009 年 4 月 30 日宣布将其纳入《中华人民共和国传染病防治法》规定的乙类传染病，依照甲类传染病采取预防、控制措施。

2. 甲型 H1N1 流感是由新型 H1N1 流感病毒引起的一种具有高度传染性的急性呼吸道疾病,可以通过飞沫、气溶胶、直接接触或间接接触传播。人群普遍易感,目前报道的病例以青壮年为主,患者多数年龄在 25～45 岁。传染期为发病前 1d 至发病后 7d。若患者发病 7d 后仍有发热症状,提示仍具有传染性。儿童,尤其是幼儿,传染期可能长于 7d。临床症状与流感相似,包括发热、咳嗽、咽痛、躯体疼痛、头痛、畏寒和疲劳等。有些人还会出现腹泻和呕吐,甚至引起严重疾病(肺炎和呼吸衰竭)和死亡。从目前病例来看,甲型 H1N1 流感病毒引起的病死率与普通季节性流感病毒相仿,只是由于其传播力强,造成很大危害,将来是否发生变异也尚未可知。

3. 实验室检查

(1)外周血象,白细胞总数一般不高或降低,重症患者多有白细胞总数及淋巴细胞减少,并有血小板降低。

(2)血清学诊断:可采用间接 ELISA、抗原捕捉 ELISA、荧光免疫法等。

(3)反转录-聚合酶链反应(RT-PCR):具有简便、快速、灵敏和特异性强等特点,是目前甲型 H1N1 病毒基因检测和分子流行病学调查的主要检测方法。

(4)病毒分离:从患者呼吸道标本中(咽拭子、口腔含漱液、鼻咽或气管吸出物、痰或肺组织)分离甲型 H1N1 病毒。常用方法有鸡胚接种法和细胞培养法,较敏感,但需要 2～3 周时间。

4. 人感染甲型 H1N1 流感病毒的诊断标准:人感染甲型 H1N1 流感应注意与流感、禽流感、上感、肺炎、SARS、传染性单核细胞增多症、巨细胞病毒感染、军团菌肺炎、衣原体或支原体肺炎等相鉴别。

(1)医学观察病例:曾到过疫区,或与甲型 H1N1 流感患者有密切接触史,1 周内出现流感临床表现者。列为医学观察病例者,对其进行 7d 医学观察(根据病情可以居家或医院隔离)。

(2)疑似病例:曾到过疫区,或与甲型 H1N1 流感患者有密切接触史(也可流行病学史不详),1 周内出现流感临床表现,呼吸道分泌物、咽拭子、痰液、血清 H 亚型病毒抗体阳性或核酸检测阳性。

(3)临床诊断病例:被诊断为疑似病例,且与其有共同暴露史的人被诊断为确诊病例者。

(4)确诊病例:从呼吸道标本或血清中分离到特定病毒,RT-PCR 对上述标本检测有甲型 H1N1 流感病毒 RNA 存在,经测序证实,或两次血清抗体滴度 4 倍升高者。

5. 甲型 H1N1 流感的个人预防措施:养成良好的个人卫生习惯,充足睡眠,勤于锻炼,减少压力,足够营养;避免接触流感样症状(发热,咳嗽,流涕等)或肺炎等呼吸道疾病患者;注意个人卫生,经常使用肥皂和清水洗手,尤其在咳嗽或打喷嚏后;避免前往人群拥挤场所;咳嗽或打喷嚏时用纸巾遮住口鼻,然后将纸巾丢进垃圾桶;如在境外出现流感样症状(发热,咳嗽,流涕等),应立即就医(就医时应戴口罩),并向当地公共卫生机构和检验检疫部门说明,注意室内保持通风等。

6. 甲型 H1N1 流感的治疗:主要是综合对症支持治疗,注意休息、多饮水、注意营养,密切观察病情变化,发病初 48h 是最佳治疗期。药物治疗,可选用奥司他韦(Oseltamivir,达菲),对金刚烷胺和金刚乙胺耐药。中医辨证治疗,常用中成药有莲花清瘟胶囊、银黄类制剂、双黄连口服制剂、藿香正气制剂以及清开灵、血必净等。

(四)SARS 冠状病毒(SARS-CoV)

【临床解读】

1. 冠状病毒为正链单股 RNA 病毒,含包膜。2002 年底在我国广东省首先发现临床上类似肺炎的病例,称为"传染性非典型肺炎"(infectious atypical pneumonia)。2003 年 3 月 WHO 命名为"严重急性呼吸系统综合征"(severe acute respiratory syndrome,SARS),同年 4 月正式确认冠状病毒的一个变种是引起 SARS 的病原体,称之为 SARS 冠状病毒(SARS-CoV)。

2. 不同实验室的基因测序结果显示,SARS-CoV 的基因序列基本一致。与已知人类冠状病毒基因同源性较低,与动物冠状病毒基因同源性较高。SARS-CoV 可能是一个比较稳定的病毒,有利于宿主针对病毒产生特异性抗体,降低复发感染的可能,并增加疫苗研制的可行性,但也提示病毒随传代毒力降低的可能性减小,给控制 SARS 的流行增加了难度。

3. SARS-CoV 易受各种理化因子的影响。对乙醚和乙醇敏感,紫外线照射、甲醛、高锰酸钾、去污剂可使病毒灭活。在痰、粪便、尿液和血液中,该病毒能长时间保持活力。在 24℃条件下,在痰和粪便中可存活 5d,在尿液中可存活 10d,血液中可存活 15d。在室内条件下,在物体表面可存活 3d。56℃加热 30min 或 100℃加热 10min 可杀死病毒。

4. 传染源主要是患者,潜伏期患者传染可能性很小,治愈患者没有排毒现象,不存在传染性。在 SARS 流行早期,平均每个患者能传染 2~4 个健康人,即 SARS 的基本传染数约为 3,但不同患者传播能力不同,有的患者排毒量大,排毒时间长,特别是咳嗽症状明显、行气管插管术时喷出飞沫量多者,可能是最危险的传染源。SARS 主要通过近距离飞沫传播,这是医务人员受感染的主要途径。也可通过手接触患者呼吸道分泌物,经口、鼻、眼传播。此外,亦可能存在粪—口途径传播。

5. SARS-CoV 的致病机制尚不清楚。所致严重急性呼吸系统综合征(SARS)主要临床表现为:起病急,以发热为首发症状,可伴有头痛、关节和肌肉酸痛、乏力、腹泻;常无上呼吸道卡他症状;可有咳嗽,多为干咳、少痰,偶有血丝痰;可有胸闷,严重者出现呼吸困难,进而发展为急性呼吸窘迫综合征、免疫功能低下和全身继发性感染。治疗不及时会危及患者生命。自 2002 年 11 月至 2006 年 6 月,我国共报道临床诊断病例 5327 人,死亡 348 人,病死率为 6.8%。全球先后有 32 个国家和地区报告有 SARS 流行,被感染人数超过 8000 人,其中 800 多人死亡,病死率约为 10%。

6. 患者发病 7d 内血清中通常检测不到抗 SARS 抗体。10~14d 后,IgM 和 IgG 抗体出现,并且 IgM 很快达到高峰。2 个月后,约有 1/2 患者仍可检出 IgM,IgG 则达到高峰。3 个月后,IgM 基本消失,但 IgG 仍维持高水平,提示 IgG 可能是保护性抗体。

7. 临床上尚无快速、特异、灵敏的早期检测 SARS-CoV 感染的方法。病毒分离培养是诊断的"金标准",在急性期标本分离阳性率高,但通常需要 2 周时间;RT-PCR 和荧光定量 PCR 适用于 SARS 的早期临床诊断,但仅 40%~60% 的患者检测结果呈阳性;血清学试验,包括免疫荧光试验、ELISA、胶体金免疫分析等,均有赖于患者抗体的产生,在患病 12d 以后检出阳性率较高,无助于 SARS 的早期诊断。

(五)副流感病毒(parainfluenza virus)

【临床解读】

副流感病毒是引起儿童和成人呼吸道感染的一类较重要病原体。当时根据新发现病毒生物学性质和其引起类似流感样症状的特点定名为副流感病毒,分 4 型。通常它在成年人中引起的疾病较轻,在儿童中有可能引起严重后果。1 型和 2 型可以在 2~6 岁的儿童中引起哮吼(喉器官支气管炎);3 型是引起 2 岁以下儿童支气管炎的重要原因,感染高峰在春秋季。引起的局部免疫反应不牢固。4 型引起的病症较轻,多引起成人和儿童的上呼吸道感染,通常不引起肺炎。

(六)呼吸道合胞病毒(respiratory syncytial virus,RSV)

【临床解读】

1.RSV 是婴幼儿病毒性肺炎和毛细支气管炎的主要病原因子,人们早已认识到 RSV 会在幼儿园引起流行。它还能引起成年人特别是老年人的感染。RSV 感染者是重要的传染源,发病早期住院患儿大量排出 RSV,排毒时间可持续 3 周以上。最有效的传播方式是与患儿密切接触,在院内感染的主要传播途径是通过手→眼和手→鼻途径。

2.我国已发生过多起 RSV 广泛流行。目前我国 RSV 感染的特点是:①仍主要在婴儿中流行,<1 岁组发病率最高,1 岁组次之,随年龄增长发病率下降;②南方、北方均可暴发流行,在南方多发生在春夏季,在北方多发生于冬春季;③常出现一种特殊的临床类型——流行性喘憋性肺炎,可致部分患儿死亡;④院内 RSV 感染流行增多,RSV 暴发流行期间,住院 1 周以上的患儿有 35%～45%受感染。

3.RSV 感染所产生的免疫是很短和不完全的,无论其抗体水平和以前的感染次数如何,所产生的抗体只有部分保护作用,目前疫苗正在研制中。

4.RSV 的病原学诊断主要是病毒分离,RT-PCR 直接检测患者鼻咽分泌物中的 RSV,免疫荧光法检测患者鼻咽分泌物脱落细胞中的 RSV 抗原等,其中后一种方法是 WHO 推荐的快速诊断方法。

(七)麻疹病毒(measeles virus)

【临床解读】

1.麻疹病毒是麻疹的病原体。麻疹曾是儿童时期最常见的急性传染病,在易感人群中的发病率几乎达 100%,常因发生并发症而致命。自广泛应用麻疹减毒活疫苗后发病率大幅下降,发病年龄有后移现象,成人(17～25 岁多见)麻疹较以往增多,临床表现明显不同于儿童麻疹,症状不典型。麻疹病毒还与亚急性硬化性全脑炎的发生有关。

2.麻疹自然感染,一般可获得牢固免疫。减毒活疫苗主动免疫后抗体的持久性不如自然感染,一般持续 10～15 年,与减毒疫苗的减毒程度有关。

3.病原学诊断有病毒分离、核酸杂交及血凝抑制试验、间接血凝试验、ELISA 等血清学方法。

(八)腮腺炎病毒(mumps virus)

【临床解读】

1.腮腺炎病毒是流行性腮腺炎的病原体。人是其唯一宿主,但病毒可感染其他动物。病毒通过飞沫或唾液污染的食物、玩具传播。潜伏期 2～3 周。临床表现为一侧或双侧腮腺肿大,若无合并感染,病程经 1～2 周自愈。有时可引起睾丸炎(约 20%)、卵巢炎(约 5%)、无菌性脑膜炎(约 1%)或获得性耳聋等,是导致男性不育和儿童期获得性耳聋的常见原因。

2. 不论何种类型的感染,均能获得持久的免疫力。

3. 典型病例无须实验室检查。若怀疑是由其引起的无菌性脑膜炎,可取患者唾液或脑脊液进行病毒分离、血清学试验或分子生物学方法检测其特异性基因片段。

(九)腺病毒(adenovirus)

【临床解读】

1. 腺病毒分布十分广泛,能侵犯呼吸道、眼结膜、淋巴组织、胃肠道和泌尿道,少数型别对动物尚有致癌性。主要通过呼吸道、眼结膜或胃肠道传播,引起婴幼儿上呼吸道感染、急性眼结膜炎、流行性角膜结膜炎,少数可引起病毒性原发性肺炎、腹泻、尿道炎、宫颈炎等。

2. 病后机体产生的相应抗体对同型病毒有保护作用。目前尚无理想疫苗。

3. 腺病毒耐酸、耐乙醚。紫外线 30min 或 56℃、30min 可被灭活。病原学诊断有病毒分离、分子生物学方法、血清学试验如补体结合试验等(急性期和恢复其抗体滴度有 4 倍以上升高有诊断意义)。

(十)风疹病毒(rubella virus)

【临床解读】

1. 风疹又称“德国麻疹”或三日疹,是病毒性出疹的感染性疾病,经呼吸道传播。人群对其普遍易感,但 25% 不出现症状。在儿童及青少年中通常为亚临床或轻微表现。症状通常为发热、斑丘疹,伴淋巴结肿大。妊娠期感染,尤其是头 3 个月,易垂直传播,可导致胎儿死亡、先天性畸形或先天性风疹综合征如先天性心脏病、耳聋、失明和精神发育迟滞。因此,育龄妇女及学龄前儿童应接种风疹疫苗。一般感染一次后能获得终身免疫,但也并非所有 IgG 抗体均可维持终身成为保护性抗体,血液中风疹病毒 IgG 抗体检测是目前多数医院开展的优生优育检测项目,抗体阴性者最好选择重新接种风疹疫苗。

2. 早期检测风疹病毒感染相当重要。目前常用的方法是血清学试验,如 ELISA 法等检测血清中特异性 IgM 和 IgG 抗体。初次感染风疹的患者,IgG 和 IgM 抗体的出现与临床症状和体征的出现相关。IgM 抗体在症状和体征出现后几天即可检测到,7～10d 达到峰值。在之后的四五周,这些抗体的浓度迅速下降,直至临床上检测不到的水平。而在之后的 7～21d,IgG 抗体迅速生成,然后保持稳定或逐渐下降。被动免疫的 IgG 的半衰期约为 1 个月,因此人出生后的头 3～5 个月总体 IgG 水平下降,之后,婴儿开始产生自己的 IgG,IgG 水平就又会升高。患者血样中出现 IgM 抗体说明最近感染过风疹病毒,在多数情况下,感染就发生在上个月。与出生后感染风疹的患者相比,受感染的婴儿可持续数月产生特异性 IgM 抗体,后者成为此期间的主要抗体。

3. 建议同时检测新生儿及其母亲的血样。新生儿血清中出现 IgM 抗体才能考虑为胎传感染。另外,如果婴儿的确是胎传感染,则其 IgM 与 IgG 抗体水平会持续或升高;若抗体来自母亲,其抗体水平的下降会与其半衰期相一致。检测不到风疹病毒 IgM 抗体并不能排除最近或目前的风疹病毒感染,应在 5～7d 后再次采样,重新测定。对免疫抑制患者的 ELISA 结果必须慎重解释。另外,某些抗核抗体会导致假阳性反应。

(十一)鼻病毒(rhinovirus)

【临床解读】

鼻病毒耐乙醚,对酸敏感,pH3.0 迅速失活,该特性可与肠道病毒区别。鼻病毒通过飞沫传播,在感染后 2～4d,鼻分泌物含大量病毒,传染性强。1/3 的成人普通感冒是由其引起。除卡他症状外,有时伴有低热。婴幼儿可引起支气管炎或支气管肺炎。不感染胃肠道。

二、肠 道 病 毒

肠道病毒是一大群寄居于人消化道并在肠道细胞内增殖的病毒,迄今已发现 72 个型别。主要有脊髓灰质炎病毒、柯萨奇病毒、艾柯病毒以及新型肠道病毒 68～71 型等。临床表现多样。经粪-口途径传播。病毒经消化道侵入,先在肠道细胞内增殖,但所致疾病多在肠道外,包括中枢神经、心肌损害及皮疹等。急性胃肠炎病毒感染的症状相似,多产生急性呕吐和腹泻,但通常较轻且是自限性的,并不引发炎症,也不发生出血性腹泻。

(一)脊髓灰质炎病毒(poliovirus)

【临床解读】

1. 脊髓灰质炎病毒是脊髓灰质炎的病原体。病毒侵犯脊髓前角运动神经细胞,引起暂时性或弛缓性肢体麻痹,故亦称小儿麻痹症,多见于儿童。主要通过粪—口途径传播,粪便中排毒量大,人群普遍易感,但临床上95%以上为隐性感染,部分患者有轻度上呼吸道或肠道感染症状,出现神经系统症状者仅占极少数。

2. 病后对同型病毒具有牢固的免疫力。由于不同型间具有部分共同抗原,所以对异型也有低滴度保护力。我国自1986年实行2月龄小儿开始连服3次三价口服脊髓灰质炎减毒活疫苗(TOPV)后,脊髓灰质炎的发病率持续下降。

3. 病原学诊断有病毒分离,分子生物学方法如核酸杂交、PCR、寡核苷酸指纹图谱、限制性酶切片段多态性(RFLP)分析等,血清学试验如补体结合试验或中和试验等(急性期和恢复其抗体滴度有4倍以上升高有诊断意义),还可采用ELISA或IFA法进行快速诊断。

(二)柯萨奇病毒(coxsackievirus,CV)A、B组

【临床解读】

1. CV的生物学形状与脊髓灰质炎病毒基本类似,隐性感染多见,表现为轻微上呼吸道感染或腹泻症状。偶尔侵犯中枢神经系统,损害脊髓前角运动神经细胞,引起弛缓性肢体麻痹,但一般较脊髓灰质炎轻。B组柯萨奇病毒能引起病毒性心肌炎,新生儿感染后引起的心肌炎病死率高(360/10万)。CV还能引起肌肉系统疾病,如流行性肌痛、多发性肌炎、皮肌炎;在夏季能引起广泛的发热型感冒和咽痛,并可导致肺炎;CVA_{24}能引起传染性极强的急性出血性结膜炎;CVA_9、CVA_{16}常致手足口病(在这些部位出现以溃疡性疱疹为特征的综合征);柯萨奇病毒还可能是1型糖尿病的病原体。

2. 病原学诊断有病毒分离、血清学试验,如补体结合试验、中和试验或血凝抑制试验等(抗体滴度有4倍以上升高,或一次血清抗体检测滴度>1:320有诊断意义),还可采用ELISA检测特异性IgM、IgG抗体。分子生物学方法有膜相核酸杂交、原位杂交、PCR等。

(三)艾柯病毒(ECHO virus)

【临床解读】

艾柯病毒又称为人类肠道致细胞病变孤儿病毒(entericcytopathogenic human orphan virus,ECHO),理化性质与脊髓灰质炎病毒和柯萨奇病毒类似,是20世纪50年代初期在脊髓灰质炎流行期间,偶尔从健康儿童的粪便中分离出来的。在下列情形时必须考虑到ECHO病毒:无菌性脑膜炎在夏季流行时;有红疹的发热病(尤其是幼儿)在夏季流行时;暴发性婴幼儿腹泻,

但不能发现致病性肠道菌时。

（四）轮状病毒（rotavirus，RV）

【临床解读】

1. 轮状病毒分 A～F 共 6 群。其中 A、B、C 3 群可感染人。所致婴幼儿腹泻是儿童仅次于呼吸道感染的第二位常见多发病，也是婴幼儿死亡的主要原因之一。发病集中在 2 岁以内，又以 6 个月至 1 岁婴儿最多。起病急，症状主要有呕吐、腹泻、水样便，排便较急、量多、无脓血。据统计，全世界每年因急性腹泻住院的儿童中有 50％～60％是由轮状病毒引起，以 A 群轮状病毒为主。20 世纪 80 年代中期，发现 B 群轮状病毒可感染成人引起成人腹泻。轮状病毒胃肠炎引起的障碍不在于肠道分泌功能，而在于肠道吸收功能。感染一般局限于肠道，除引起腹泻外很少在其他疾病中发现 RV。

2. 本病传染性强，家庭内和医院内传播迅速。大多经粪－口途径传播。急性期患者粪便中含有大量病毒，起病后第 3～4d 排出多，排毒最长可达23d。因此，当患者被怀疑是由于病毒性胃肠炎住院时应采取适当措施防止传染。轮状病毒对理化因子的作用有较强的抵抗力。耐酸、耐碱，耐乙醚、氯仿、反复冻融和超声波处理。粪便中的轮状病毒可在外环境中存活数日乃至数周。不耐热，50℃、30min 后感染性消失 90％。可被氯气、臭氧、过氧乙酸、70％～90％乙醇、碘、酚等灭活。

3. 病原学检测方法有病毒分离、电镜或免疫电镜、RT-PCR 等。目前临床实验室最常用的诊断方法还是通过各种酶免疫方法和乳胶凝集试验鉴定病毒的抗原，存在的主要问题是可能出现假阳性。

（五）诺瓦克病毒（Norwalk virus）

【临床解读】

诺瓦克病毒能引起急性肠胃炎，在美国已造成多次流行和散发性感染。其他病毒在婴幼儿中主要是只引起无症状感染，而诺瓦克病毒在所有年龄组的人群中都可引起感染和临床疾病。主要以粪－口途径传播。诺瓦克病毒耐酸、耐碱，对热较稳定（60℃、30min 不能完全灭活），对它的实验室诊断正处于研究阶段。

三、肝炎病毒（hepatitis virus）

【临床解读】

肝炎病毒是一组以肝细胞为主要感染靶细胞的病毒。迄今为止，肝炎病毒大致分为甲、乙、丙、丁、戊、己、庚型肝炎病毒共 7 型。近来还发现一种新型肝炎病毒——输血传播肝炎病毒。各型肝炎病毒的病毒特征及临床表现等均不相同。参见本书第 7 章临床免疫学检验第四节。

另外,还有一些 DNA 病毒,如单纯疱疹病毒、巨细胞病毒、EB 病毒、腺病毒等,某些 RNA 病毒,如黄热病毒、腮腺炎病毒等,也能引发肝炎,但都属于继发性感染,不被列入肝炎病毒之列。

四、虫媒病毒(arbovirus)

虫媒病毒又称为节肢动物媒介病毒(arthropod borne virus),是指一大类通过吸血的节肢动物(蚊、蜱、白蛉等)叮咬人、家畜及野生动物而传播疾病的病毒,具有自然疫源性。现已发现对人致病的达 100 多种。在我国主要有属于黄热病毒科的流行性乙型脑炎病毒、森林脑炎病毒和登革病毒,以及属于布尼雅病毒科的新疆出血热病毒。

(一)流行性乙型脑炎病毒(epidemic B encephalitis virus)
【临床解读】

1. 流行性乙型脑炎病毒简称乙脑病毒,曾被称为日本脑炎病毒。人感染乙脑病毒后,绝大多数表现为隐性或轻型感染,只有少数引起中枢神经系统症状,发生乙型脑炎(简称乙脑)。严重者病死率高,幸存者可留下神经性后遗症。

2. 乙脑病毒抗原性稳定,很少变异,不同地区、不同时期分离的病毒株之间无明显差异,应用疫苗预防的效果良好。近 10 年来,我国乙脑发病率明显下降,但每年仍有 2 万~4 万病例。以儿童居多,发病集中在 10 岁以下,尤以 2~6 岁儿童发病率高,病死率为 5%~20%。由于疫苗的应用,发病年龄有上升趋势。

3. 乙脑主要在东南亚地区流行。我国的流行季节主要在夏季。主要传染源是(幼)猪,其次是鸟和驴。蚊是传播媒介,也是病毒的长期储存宿主,可带病毒过冬。三代喙库蚊是传播乙脑的最强的蚊种。防蚊和灭蚊是预防乙脑的关键。

4. 乙脑病毒分离条件要求严格,临床应用价值不大。现多采用血清学试验或分子生物学方法检测。人体感染乙脑病毒后约 1 周出现特异性 IgM 抗体,第 2 周达到高峰,IgG 抗体在感染 2 周后出现,持续时间可达 5~15 年,均为中和抗体。脑脊液中 IgM 出现早于血清,有早期诊断价值。现在常用的血清学方法有免疫酶技术、直接或间接免疫荧光和单克隆抗体技术等,原来的血凝抑制试验、补体结合试验等由于操作烦琐、影响因素多等原因已渐被临床实验室淘汰。

(二)登革病毒(dengue virus,DV)

【临床解读】

1. 登革病毒是登革热(dengue fever,DF)的病原体,包括 4 种不同的血清型。初次感染 DV 一般只引起发热和疼痛等轻微症状,可自愈,称为登革热;当再次感染异型登革病毒时,部分患者出现严重的登革出血热或登革休克综合征,常可导致死亡。

2. 登革热的流行是热带和亚热带地区,特别是东南亚、西太平洋、中南美洲地区的一个严重的公共卫生问题。自 1978 年以来,我国南方的海南、广东、广西等地发生过 7 次流行。目前尚无安全有效的疫苗。主要传播媒介是伊蚊,防蚊和灭蚊是预防本病的基本措施。传染源是登革热患者或隐性感染者。人对登革病毒普遍易感。在新流行区,任何年龄均易感;在地方性流行区,发病主要是儿童。

3. 病毒分离主要有动物接种(乳小鼠脑内腹腔联合接种)和组织细胞培养法,费时、烦琐,一般不被临床实验室采用。血清学测定比较简单、迅速,常用血凝抑制试验、补体结合试验和中和试验等,双份血清抗体效价升高 4 倍以上有诊断意义,但由于登革病毒与其他黄病毒之间存在交叉反应,因此有时可发生假阳性。分子生物学技术,如斑点杂交、原位杂交、RT-PCR 技术等,在登革热的诊断中应用日益广泛。准确的诊断有时需要应用几种方法综合判断。

(三)森林脑炎病毒(forest encephalitis)

【临床解读】

森林脑炎病毒是森林脑炎(又称苏联春夏脑炎、远东脑炎)的病原体。传播媒介是蜱,因此是自然疫源性疾病。我国东北、西北的一些林区曾有流行,多为散发,4~8 月份为多发季节。人群普遍易感,但感染后仅有 1‰ 出现症状。临床症状为突发高热、头痛、意识障碍、脑膜刺激征、瘫痪等。常有后遗症,病死率高。病后免疫力持久。微生物学诊断方法与乙脑相似。

(四)新疆出血热病毒

【临床解读】

新疆出血热病毒是一种真正的蜱传虫媒病毒,分布准确定位于 hyalomma,属硬蜱的分布区域内,我国报道的病例主要在新疆南部塔克拉玛干沙漠的北、东缘,属自然疫源性疾病。亚洲璃眼蜱是其传播媒介。发病有明显的季节性,患者主要出现在4～6月份。临床表现为发热、全身疼痛、中毒症状和出血。病后免疫力牢固。

五、出血热病毒

【临床解读】

1. 出血热是临床上以发热和出血为主症的一类疾病的统称。它可由多种病因引起,可能的病原体包括病毒、衣原体(鹦鹉热)、弓形体、立克次体(斑点热、斑点伤寒、Q热)、细菌(各种败血症)、真菌(假丝酵母菌病、组织胞浆菌病)、螺旋体(钩端螺旋体、回归热螺旋体)、原虫(恶性疟疾、锥虫病)等。病毒性出血热特指其中的某些由节肢动物或啮齿类动物传播的病毒感染。在我国已发现的出血热病毒有汉坦病毒、新疆出血热病毒、登革病毒(后两者在虫媒病毒中已作叙述)。

2. 汉坦病毒(Hantaan virus,HV)是流行性出血热(epedimic hemorrhagic fever,EHF),又称为肾综合征出血热(hemorrhagic fever with renal syndrome,HFRS)的病原体,主要分布于亚洲和欧洲,我国疫情最重,占患者数的90%以上,除青海和新疆外均有病例报道。HV有广泛的动物宿主,但主要宿主动物和传染源均系啮齿类动物鼠,在我国主要是黑线姬鼠和褐家鼠。人群普遍易感,接触宿主动物的排泄物,或吸入其污染尘埃形成的气溶胶而感染,其中29～55岁约占80%,男女比例为7:3。本病流行有明显的季节性(以冬春季多见)、周期性(自20世纪70年代以来,平均每8年出现一次流行高峰)和易变性。

3. HV隐性感染率低。EHF的主要病变是全身小血管和毛细血管广泛损伤。典型临床表现为高热、出血和肾损害,常伴有三痛(头痛、眼眶痛、腰痛)和三红(面、颈、上胸部潮红),眼结膜、咽部及软腭充血,软腭、腋下、前胸等处有出血点。病死率高达10%。

4. HV病毒分离费时长,对EHF诊断无意义,仅用于回顾性流行病学调查。血清学试验,如免疫荧光、ELISA、McAb等,是目前的主要诊断方法。患者感染后抗体出现早,发热第3天即可检测出特异性IgM抗体,第7～10天达高峰。IgG抗体在第3～4天出现,第10～14天达高峰,可持续多年(属中和抗体,所以病后可获得持久免疫力)。原位杂交、RT-PCR等也已用于

HV 感染的诊断。

六、疱疹病毒(herpes virus)

现已发现 100 多种疱疹病毒。根据其生物学特性分为 3 个亚科。①α 疱疹病毒:如单纯疱疹病毒(HSV)、水痘-带状疱疹病毒(VZV),宿主范围广,能迅速繁殖,细胞病变作用强,可在神经组织中建立潜伏感染;②β 疱疹病毒:如巨细胞病毒(CMV)、疱疹病毒 6 型(HHV-6)和疱疹病毒 7 型(HHV-7),宿主范围较窄,生长周期较长,可在涎腺、肾、单核巨噬系统细胞中潜伏存在;③γ 疱疹病毒:如 EB 病毒(EBV)、疱疹病毒 8 型(HHV-8)宿主范围很窄,属于自然宿主,感染的靶细胞主要是 B 细胞或 T 细胞,可在淋巴细胞内长期潜伏。疱疹病毒感染机体后,由于细胞的敏感性和机体的免疫力不同,可引起多种感染形式,如增殖性感染、潜伏感染、整合感染以及胎传感染等。

(一)单纯疱疹病毒(herpes simplex virus,HSV)

【临床解读】

1. HSV 是所有人类病毒性疾病中最常见的病毒。与 HSV 感染有关的主要临床疾病为龈口炎、角膜炎、结膜炎、皮肤疱疹、无菌性脑膜炎、脑炎、生殖器疱疹以及新生儿疱疹。新生儿感染可局限在皮肤,或者泛发,严重的可累及中枢神经系统、眼、皮肤以及其他器官。HSV 还可能与宫颈癌的高发有关。

2. 新生儿感染疱疹病毒的高发病率(1/2000~1/5000)和高病死率决定了在孕产妇中开展 HSV 感染状况检测的重要意义。大多数新生儿 HSV 感染发生在产道中,可以通过剖宫产来防止感染的发生,特别是当孕产妇表现有感染症状时。

3. 大多数 HSV 感染为症状轻微的隐性感染,人初次感染 HSV 后,病毒即在中枢神经系统潜伏。大多数人是在一生中长期携带,并受到它频繁发作的困扰。其中 HSV-Ⅰ 主要引起生殖器以外(也有例外)的皮肤、黏膜和器官感染,感染后在三叉神经节的感觉神经细胞中潜伏;HSV-Ⅱ 主要引起生殖器及腰以下的皮肤疱疹,感染后多潜伏在腰骶背根神经节的感觉神经细胞内。外因和环境因素诱发激活病毒后,引起皮肤的疱疹性损害,特别是在面、唇和鼻部。

4. HSV 的传染源是患者和健康携带者眼、咽或生殖器分泌物。HSV-Ⅱ通过性接触传播,或由母亲的生殖器感染传递给新生儿。HSV-I 主要通过非性途径传播,通常是由于接触了感染者的唾液而受到传染。除新生儿疱疹外,儿童时期的大多数 HSV 感染均是由 HSV-I 引起的。

5. 病原学检查主要有病毒分离、免疫电镜,以及核酸杂交、PCR 等分子生物学方法。对分离自生殖道的 HSV 进行分型可以为预后判断提供非常有价值的信息,因为与Ⅱ型相比,HSV-I 感染生殖道(约占 1/3)后复发的病例要少得多。临床实验室最常用的方法是检测 HSV 抗体。由于大多数人在 20 岁之前就已感染过 HSV,只有进行特异性 IgM 抗体检测才能提示有近期感染。

(二)水痘-带状疱疹病毒(varicella-zoster virus,VZV)

【临床解读】

1. VZV 在儿童感染时引起水痘,皮疹分布呈向心性,只偶发病毒性脑炎或肺炎。儿童在水痘痊愈后,病毒能长期潜伏于脊髓后根神经节或脑神经的感觉神经节中。中年以后,当机体免疫力下降,疾病或某些治疗损害了宿主的免疫状态,潜伏的 VZV 被激活,复发,表现为沿感觉神经支配的皮肤分布的带状疱疹。所以称之为水痘-带状疱疹病毒。

2. 不论成人还是儿童患带状疱疹,都能成为儿童水痘的传染源,引起暴发流行。带状疱疹复发一次以上者极为罕见。如果成人是首次感染 VZV,常发生病毒性肺炎,病死率高。孕妇患水痘可引起胎儿畸形、流产或死产。

3. 人是 VZV 的唯一自然宿主,皮肤是 VZV 的主要靶器官。VZV 主要经呼吸道侵入人体,直接接触破损的水疱也可以感染。患病后可获得终身免疫,但体内的抗体不能清除潜伏在神经节中的 VZV,所以若干年后仍可发生带状疱疹。由于临床症状典型,故一般不依赖实验室检测。

(三)巨细胞病毒(cytomegalovirus,CMV)

【临床解读】

1. CMV 如所有疱疹病毒一样广泛存在,除胎传感染、器官移植、输血以及潜伏病毒被激活等原因外,其他传染方式均不明了。人巨细胞病毒(HCMV)感染在人群中普遍存在,35 岁以上的人有抗体(IgG)者占 80%。HCMV 在健康人群中绝大多数表现为隐性或轻症状感染。病毒可长期存在于咽部、涎腺、子宫颈、阴道分泌物、精液、乳汁以及血液中。当人免疫功能低下时,常导致严重的感染,部分病例可因此丧生。如 1/3 以上的骨髓移植患者可并发有症状的 CMV 感染并导致间质性肺炎,是目前导致骨髓移植失败的重要原因之一。

2. 年龄相关性发病率研究提示,在人的一生中围生期和生殖期发生

CMV 感染的危险性增高。围生期感染可通过宫颈分泌物和母乳传播,而在性成熟期血清转化的突然升高则提示性病传播的可能性。虽然产前 CMV 感染的发生频率较低,但它可通过胎盘由母亲传递给胎儿,并成为新生儿精神发育迟缓和其他先天性缺陷的主要感染性原因。2000 名婴儿中只有 1 名会出现严重的巨细胞包涵体病(CID),而获得宫内无症状性感染的却有 10 倍之多。

3. 在出生最初 3 周的新生儿尿液、呼吸道分泌物或者其他体液分离出 HCMV 是胎传感染最敏感和特异的确诊依据。尿液所含的病毒量较高,因此为首选的标本。由于母体 IgG 抗体能被动通过胎盘,IgG 抗体测定在 HCMV 胎传感染诊断方面的应用价值有限。由于母体的 IgM 不会通过胎盘屏障,因此新生儿血清中出现 CMV 特异性 IgM 抗体,高度提示胎传感染或新生儿感染的可能性。如果婴儿具有典型症状,其 HCMV 抗体的滴度持续与母体的相当或者更高,存在胎传感染的可能性很大。如果母体和婴儿的 HCMV IgG 抗体均为阴性,可排除先天性 HCMV 感染。

4. 如果没有实验室检查的支持,如病毒分离、IgM 特异性抗体阳性或 IgG 特异性抗体水平显著升高,临床上不能诊断 CMV 感染。

(四)EB 病毒(Epstein-Barr virus,EBV)

【临床解读】

1. EBV 是一种嗜 B 细胞的人疱疹病毒,主要侵犯 B 细胞。感染非常普遍,涎液是 EBV 传播的主要方式。大多数初次感染发生在幼儿时期,没有明显的临床症状,但终身携带病毒。我国 5 岁以下儿童 90% 以上存在 EBV 抗体。青春期发生原发感染,有 50%～75% 出现传染性单核细胞增多症(IM)。此外,EBV 与非洲儿童恶性淋巴瘤(又称 Burkitt 淋巴瘤)、鼻咽癌、霍奇金病、艾滋病或移植患者的淋巴瘤具有密切关系,因此被认为是可能致癌的人类肿瘤病毒之一。

2. 目前临床实验室普遍应用的仍是 EBV 的血清学检查。传统的方法是嗜异性凝集试验,主要用于 IM 的辅助诊断,在发病 5d 后即可呈阳性(≥1:160)。目前已有商品化的试剂盒,但总体上敏感性和特异性都有一定差距。

七、人类免疫缺陷病毒
(human immunodeficiency virus,HIV)

【临床解读】

1. HIV 是获得性免疫缺陷综合征(acquired immunodeficiency syndrome,

AIDS,简称艾滋病)的病原体。对 HIV 敏感的细胞都带有 OKT4/Leu3α 表型受体,最重要的靶细胞是 $CD4^+$ 淋巴细胞。

2. HIV 在体内的潜伏期为 1～10 年,平均 5～8 年,感染 HIV 在 10 年内发展为艾滋病的患者在发病后 5 年内死亡。艾滋病患者的特征是 B 淋巴细胞相对正常,T 淋巴细胞显著减少,辅助性 T 细胞(CD_4^+)减少,抑制性 T 细胞(CD_8^+)增加或正常,CD_4^+/CD_8^+ 下降。

3. HIV 感染后的临床疾病谱非常广。由于免疫功能遭受破坏,艾滋病患者易患各种机会性感染,主要的病原体有卡氏肺孢子菌、鸟型分枝杆菌、CMV 等。

4. HIV 在室温可保存活力达 7d。HIV 对理化因素的抵抗力较弱。耐碱、不耐酸,56℃30min 可使病毒的酶破坏,但不能完全灭活血清中的 HIV,60℃3h 或 80℃30min 可使病毒感染性消失。HIV 对射线有抵抗力。对化学试剂敏感,0.5％次氯酸钠、70％乙醇、0.1％含氯石灰、5％苯酚、0.3％过氧化氢或 0.5％甲酚溶液处理 5min,对病毒均有灭活作用。

5. HIV 的传染源是 HIV 携带者和艾滋病患者。从其血液、精液、阴道分泌物、乳汁、唾液、脑脊液、骨髓、皮肤及中枢神经组织标本中均可分离到 HIV 病毒。传播方式主要有三种:①通过同性或异性间的性接触传播;②输入含 HIV 的血液或血制品、器官或骨髓移植、人工授精、静脉药瘾者共用污染的注射器及针头;③母婴垂直传播,包括经胎盘、产道或经哺乳等方式引起的传播。日常生活接触不传播 HIV,即以下行为不传播 HIV:握手、接吻、共餐、生活在同一间房或办公室、共用电话、接触门把、便具、汗液、泪液及蚊子或其他昆虫叮咬。

6. 检测 HIV 的方法有很多,包括检测 HIV 抗体、HIV 抗原和 HIV RNA,检测抗体是临床实验室常规使用的诊断方法,其他方法一般仅用做抗体检测方法的验证和补充。检测 HIV 抗体的方法有多种,根据方法学分类有酶联法、快速法和简单法。根据检测的程序分类有初筛方法和确认方法,确认试验又有蛋白质(免疫)印迹法、间接免疫荧光法和放射免疫沉淀法等。实际应用时可以根据用途、检测条件、检测对象和检测目的选择不同的检测方法。需要注意的是必须使用国家正式批准、鉴定合格的试剂。

7. 没有一种检测方法是绝对准确的,而 HIV 检测又要求有尽可能高的准确性,任何一种错误的结论,不论是假阳性还是假阴性都有十分严重的后果。为了最大限度地保证检测结果的准确性,HIV 检测采用特殊的策略,即用敏感性高的方法初筛以后,再用特异性强的方法进行确认。HIV 初筛检测的目的是发现所有的阳性者,要求具有较高的敏感性,因而难免出现假阳性。为了识别真正的阳性,排除假阳性,对初筛阳性的结果必须用特异性好的方法确认才能下结论。因此 ELISA 阳性的结果不是最终的结果,必须用蛋白质印迹法试验确认后,方可确认阳性或排除假阳性结果。

8. HIV 筛查实验的基本程序是①初筛试验:标本验收合格后,用初筛试剂进行抗体检测,如呈阴性反应,报告 HIV 抗体阴性;对呈阳性反应的标本,须进行重复检测;②重复检测:对初筛试验呈阳性反应的标本,用两种不同原理或不同厂家的试剂重复检测,如两种试剂复测均呈阴性反应,则报告 HIV 抗体阴性;如均呈阳性反应,或一阴一阳,需送艾滋病确认实验室进行确认。应尽可能将重新采集的受检者血液标本和原有标本一并送检。

9. ELISA 法检测抗 HIV 阳性而确认实验阴性是 HIV 检测经常出现的情况,说明 ELISA 的阳性结果为假阳性。假阳性反应的原因多数尚不清楚。经验证明,一些含有针对 HLA 抗原的抗体和患自身免疫性疾病(如系统性红斑狼疮、风湿病等)、寄生虫病(如疟疾等)、其他病毒病(如病毒性肝炎等)患者以及孕妇、经常输血的患者的血清标本容易出现假阳性。越是在传染病流行率高、病种复杂的地区,发生假阳性反应者越多,这可能是由于一些传染病病原体与 HIV 某些抗原决定簇有交叉反应,在分析初筛试验结果时必须考虑到这些因素。

10. HIV 确认实验的结果“HIV 抗体不确定”,指的是 HIV 抗体确认不是阴性,但又不能满足判断阳性的标准。不仅初筛阳性的标本可以出现不确定的结果,初筛阴性的标本做确认检测时也有大约 15% 出现不确定结果。原因一般有两个方面:一种情况可能是处于 HIV 感染的早期,在这一时期 HIV 抗体应答还不完善,特征性的抗体还没有出现;另一种情况是假阳性。对不确定结果都应进行随访,随访时间为 1～6 个月。如果 6 个月以后,带型消失或没有进展,可以排除 HIV 感染;如果在随访的过程中出现了带型的进展,特别是出现了包膜抗原的条带,可以确定是早期 HIV 感染。持续的不确定结果则提示非特异反应,如高球蛋白血症、饮食或由于其他病原微生物感染导致存在交叉反应的抗体等。

11. 常用的检测 HIV 感染的方法是检测血液中的 HIV 抗体,但是抗体不是感染以后立刻就会在血液中出现,抗体产生并达到能够检测的水平需要一定的时间,这个时期一般称为窗口期。因此有过危险行为者需要等窗口期过了以后再检测。多数人在感染以后 3 个月内可以产生抗体,平均是 1 个月,个别情况下可能延迟到 6 个月,因此,现在一般推荐在可疑感染后 3 个月和 6 个月各检测 1 次,6 个月以后检测 HIV 抗体阴性基本可以确认没有感染 HIV。

12. 抗-HIV 检测不适用于婴儿感染的早期诊断,这是因为婴儿可以在出生前通过胎盘和出生后通过乳汁被动获得母体的抗-HIV IgG,在出生后 8～14 个月抗体逐渐消失,18 个月以后,婴儿的免疫系统才能产生自己的抗体。因此,HIV 阳性母亲所生婴儿检出抗-HIV 不一定表明已受到 HIV 感染。动态观察 HIV 阳性母亲所生婴儿的抗-HIV,将发现出生后其抗-HIV 为阳性,经过一段时间后,抗体将会转为阴性。如果 18 个月以后,婴儿的血清又出现 HIV 抗体阳性反应,提示婴儿真正感染了病毒。检测 HIV 的核心蛋白(P24)、PCR 方法检测 HIV 核酸和 HIV 的体外分离培养有助于婴儿 HIV 感染的早期诊断。P24 出现于感染的早期,此时感染者具有高度的传染性,当 P24 抗体出现时,P24 与其结合形成免疫复合物,P24 不再能被检测到。到 AIDS 的晚期,P24 抗体的滴度下降,P24 又出现。P24 的检测有助于多数急性感染者血清抗体阳转之前的诊断,大约可使抗体的窗口期缩短 1 周,抗原检测的阳性结果,特别是抗体阴性者的抗原阳性结果可以有效地预示早期感染。因此,P24 的检测有助于筛选 HIV 抗体阴性的、处于窗口期的 HIV 感染者,可提高输血安全;P24 的检测也有助于新生儿 HIV 感染的诊断。

八、人乳头瘤病毒(human papilloma virus,HPV)

【临床解读】

1. HPV 的宿主范围极窄,仅在有一定分化程度的上皮角蛋白细胞内增殖,在基底干细胞内呈潜伏状态,与人类皮肤和黏膜的良性与恶性肿瘤关系较密切。HPV 共有 62 型,其中与人类疾病关系密切的有 2、3、6、11、16、18 等型。其中 HPV6、11 型引起的生殖器尖锐湿疣传染性强,在性传播性疾病中有重要地位。本病的传播途径主要是性接触传播,约 2/3 与尖锐湿疣患者有性接触的人可发生本病,婴幼儿尖锐湿疣近年来也在增多,主要是分娩过程中感染或出生后与母亲密切接触而感染。临床表现多种多样,常在皮肤黏膜交界部位出现多发性乳头瘤样或疣状损害。位于温度较低、干燥部位的生殖器疣,表现为小而扁平疣状;湿热、湿润部位的病变常呈丝状或乳头瘤状,易融合成大团块。小的湿疣可有患处痛痒不适、疼痛感。

2. 尖锐湿疣的实验室检测可分为细胞学检查、组织病理学检查、DNA杂交法和 PCR 检测法等。由于 HPV 不能在体外组织细胞中增殖,所以现在还没有血清学方法对 HPV 进行确诊及分型。

(1)细胞学检查:尖锐湿疣的疣组织有特殊的组织学改变。取疣组织做成涂片,经巴氏染色检查出特殊形态的细胞时有助于诊断。取阴道、子宫颈或包皮、阴茎头的疣体组织涂片,做巴氏染色,结果在涂片中可见空泡细胞及角化不良细胞,这两种细胞常可混合存在,见到这两种特征性细胞时有助于诊断。

(2)组织病理学检查:尖锐湿疣的早期损害主要表现为局限性表皮增生、真皮乳头受压呈扁平,成熟期损害表现为角化不全、棘层高度肥厚、表皮突增厚延长呈乳头瘤样增生、表皮与真皮之间界限清楚。

(3)DNA 杂交法:尖锐湿疣时,HPV6/11DNA 多数为阳性,极少数可同时含 HPV6/11DNA 和 HPV16/18DNA 或仅含 HPV16/18DNA,但也有的尖锐湿疣两种 DNA 皆阴性。

(4)PCR 检测法:应用 PCR 检测 HPV DNA 具有效率高、敏感性高、特异性强、快速和简便等优点。但使用不当时易出现假阳性和假阴性,故 PCR 检测 HPV DNA 可作为辅助诊断手段。间接原位 PCR 在尖锐湿疣的诊断中具有敏感性高、特异性强、定位准确、背景清晰、结果可靠、容易判定等优点,在尖锐湿疣的诊断中具有重要意义。

3. HPV16、18 型主要感染子宫颈,感染的妇女患子宫颈癌的发病率高于正常人群。孕妇的免疫力下降,易导致 HPV 感染,是婴幼儿感染 HPV的主要原因。此外,HPV1、HPV4 是跖疣和寻常疣的病因;HPV3 和 HPV10 主要引起皮肤扁平疣。

九、狂犬病病毒(rabies virus)

【临床解读】

1. 狂犬病病毒是弹状病毒科的一种嗜神经元性病毒。目前全世界绝大部分地区均有流行,对狂犬病的控制是目前 WHO 优先考虑的任务之一。病毒的动物感染范围较广,有野生动物如狼、狐狸、臭鼬、浣熊、蝙蝠等以及家畜如狗、猫等。人主要是被病兽或带毒动物咬伤而受感染,亦可因破损皮肤黏膜接触含病毒材料而致感染。潜伏期一般为 1～3 个月,亦有短至 1 周或长达数年才出现症状者。典型临床表现是神经兴奋性增高,吞咽或饮水时喉头肌肉痉挛,甚至听到水声或其他轻微刺激均可引起痉挛发作,故又称恐水病。最后因脑实质损伤导致呼吸和循环衰竭而死亡,病死率达 100%。

2. 人被动物咬伤后要立即用 20% 肥皂水、0.1% 苯扎溴铵(新洁尔灭)或清水反复冲洗伤口,再用 70% 乙醇或碘仿涂擦,并及早接种疫苗,可以预防发病。

3. 实验室诊断多采用直接或间接免疫荧光法检测取自患者或动物标本中的病毒抗原。免疫酶法则适用于广大基层医疗单位和现场的大规模流行病学调查。中和试验重复性好、特异、可靠、稳定,但费时、费力,一般用于评价狂犬病疫苗的免疫效力,也是评价其他新方法的参考方法。

十、人类微小病毒
(human parvovirus B_{19}, $HPVB_{19}$)

【临床解读】

1. 骨髓的红细胞系前体细胞表面的 P 抗原是 $HPVB_{19}$ 的受体。P 抗原,即红细胞糖苷脂(Gb4),不仅存在于红细胞,也可存在于其他细胞膜上,如血小板、单核巨噬细胞、粒细胞、肝、滑膜液和胎盘内皮等多种细胞。$HPVB_{19}$ 常通过呼吸道、密切接触和宫内感染,可引起儿童及成人的无症状感染、传染性红斑和关节炎,也可引起溶血性贫血患者发生一过性再生障碍性贫血危象和免疫缺陷患者的慢性贫血,有时引起血小板减少和血管性紫癜。$HPVB_{19}$ 宫内感染可导致胎儿水肿、流产等。

2. 临床实验室检测多采用血清学试验,如 ELISA、RIA 和 IFA 等检测特异性抗体。血清 $HPVB_{19}$-IgM 阳性证明感染已持续 2~4 个月。血清 $HPVB_{19}$-IgG 阳性则提示既往感染。由于 $HPVB_{19}$ 抗原来源困难,故血清学试验尚难普及。其他检测方法有核酸杂交、PCR 技术等。

第7章 临床免疫学检验

第一节 体液免疫检验

一、血清免疫球蛋白 G、A、M
（serum immunoglobulin G、A、M，IgG、IgA、IgM）

【正常值】

免疫速率散射比浊法：正常值参考范围见表7-1。

表7-1 不同年龄人群免疫球蛋白正常值参考范围(g/L)

	IgG	IgA	IgM
脐带血	7.0～17.0	0～0.005	0.04～0.24
新生儿	7.0～15.0	0～0.220	0.05～0.30
1～6个月	3.0～10.0	0.03～0.82	0.15～1.09
6个月至2岁	5.0～12.0	0.14～1.08	0.43～2.39
2～5岁	5.2～13.5	0.2～1.8	0.3～2.6
6～12岁	7.0～16.0	0.29～2.7	0.5～2.6
成人	7.2～16.8	0.69～3.82	0.63～2.77

【影响因素】

1. 标本不应有脂血、溶血、黄疸。

2. 一般采用成品试剂盒进行检测，要注意试剂盒质量；抗原与抗体的比例合适，防止 hook 效应的发生；各种器皿如比色杯等要清洁。

3. 实行标准化操作,各种实验条件一旦确定不应轻易改变,同时要加质控品以保证结果准确可靠。

【临床解读】

血清 Ig 测定是观察体液免疫功能最常用的方法,临床一般同时检测 IgG、IgA 和 IgM 水平,以便全面了解患者病情。

1. IgG 是人血清中含量最高的 Ig,占 Ig 总量的 $75\%\sim80\%$。血浆半衰期为 $20\sim23d$。人类 IgG 有 4 个亚型:分别是 IgG_1、IgG_2、IgG_3 和 IgG_4,主要由浆细胞合成分泌。血清 Ig 含量正常人之间个体差异很大,且随年龄等不同而发生变化。IgG 是唯一能够通过胎盘的抗体,因而新生儿 IgG 与母体水平相近,随后逐渐下降。出生 3 个月降至最低水平,3 个月后开始自身合成,$3\sim5$ 岁达到成年人水平。IgG 是再次免疫应答的主要抗体,大多数抗细菌、抗病毒、抗毒素抗体、某些自身抗体、Ⅱ型及Ⅲ型超敏反应抗体均属于此类,在机体抗感染、中和毒素等免疫防御中发挥重要作用。

2. IgA 大部分是由胃肠道淋巴样组织合成,少部分来自局部呼吸道、涎腺、生殖道黏膜以及产妇乳腺组织细胞等。新生儿仅含有极微量 IgA,出生后 $4\sim6$ 个月开始合成,$4\sim12$ 岁达到成年人水平。IgA 有 IgA_1、IgA_2 两个亚类,IgA_1 主要存在于血清中,约占血清 IgA 总量的 85%,IgA_2 主要存在于初乳、涎液、泪液、胃肠液、支气管等外分泌液中,是黏膜局部免疫最重要的免疫因子。

3. IgM 是由 5 个单体组成的五聚体,又称为巨球蛋白,占血清 Ig 总量的 10%。新生儿血清中仅含有 $0.1g/L$,以后迅速升高,1 岁左右即可达到成年人水平。IgM 是体液免疫应答过程中最先产生的抗体,在补体参与下其溶血能力比 IgG 强 500 倍以上,且通过补体 C_{3b}、C_{4b} 发挥调理吞噬作用,在机体早期免疫防御中发挥重要作用。

4. 血清 Ig 增高:Ig 增高可分为多克隆性和单克隆性。

(1)单克隆性 Ig 增加多见于骨髓瘤、巨球蛋白血症、恶性淋巴瘤,这种 Ig 又称为 M 蛋白。根据 M 蛋白种类不同分为:IgG 型骨髓瘤、IgA 型骨髓瘤和 IgM 异常增高的原发性巨球蛋白血症。

(2)结节病 IgG、IgA、IgM 均升高。

(3)结缔组织病如 SLE 以 IgG 增高为主,IgA、IgM 也可增加;类风湿关节炎 IgM 增高为主。

(4)在肝脏疾病中,慢性活动性肝炎主要为 IgG 升高,肝硬化时 IgG 和

IgA 显著增加,肝硬化合并肝癌时 IgG 和 IgA 增加更为显著,胆汁性肝硬化以 IgM 升高为主。

(5)冷免疫球蛋白血症:单克隆型通常以 IgG 或 IgM 型多见,IgA 型少见;混合型常见为 IgG-IgM 型。

(6)重链病:μ 重链病、α 重链病均属于 IgA_1 型,γ 重链病多属于 IgG_1 型和 IgG_3 型。

5. 血清 Ig 减少

(1)霍奇金病 IgG、IgA、IgM 均下降。

(2)Bruton 无丙种球蛋白血症,血清中 IgG、IgA、IgM、IgD、IgE 均显著降低,Ig 总量<2.5g/L,IgG<2.0g/L。

(3)婴儿暂时性低丙种球蛋白血症,总 Ig<3.5g/L,以 IgG 缺乏为主,IgA、IgM 一般下降不明显,1.5～3 岁恢复正常。

(4)多样性低丙种球蛋白血症,总 Ig<3.0g/L,IgG<2.5g/L,IgA、IgM 缺乏或极少,常伴感染、自身免疫病和恶性肿瘤。

(5)IgM 正常或升高的性联低丙种球蛋白血症,IgM 正常或显著升高达 1.5～10 g/L,IgG、IgA 显著降低或缺乏。

(6)选择性 IgG 亚型缺乏症,可有 4 种亚型不同组合的缺陷。如选择性 IgG_2 和 IgG_4 缺乏,血清 Ig 总量正常或略低,IgA、IgM 正常。

(7)选择性 IgA 缺乏症最为常见,IgA<0.05g/L,IgG 和 IgM 正常,IgM 可代偿性升高。

(8)选择性 IgM 缺乏症,IgM 低于 0.1～0.2 g/L,甚至缺如,IgG、IgA 正常。

(9)重症联合免疫缺陷病,出生 6 个月内除尚有部分来自母体 IgG 外,其他 Ig 均极低。

(10)伴 Ig 合成异常的细胞免疫缺陷病,Ig 可有一种或数种降低,但 IgM 升高。

(11)伴有共济失调、毛细血管扩张的免疫缺陷病,大部分患者 IgA 缺乏,部分 IgG、IgM 降低。

(12)Wiskott-Aldrich 综合征,早期以体液免疫缺陷为主,IgM 下降,IgA 升高,IgG 正常。

(13)Good 综合征,IgG、IgA、IgM 均显著降低。

二、血清免疫球蛋白 D
(serum immunoglobulin D,IgD)

【正常值】

ELISA 法:0.001～0.004 g/L。

【影响因素】

ELISA 法要避免溶血,因红细胞中含有过氧化物酶,与 ELISA 试验中的辣根过氧化物酶作用相似,并且能够与预包被抗体结合,可使结果假性增高。

【临床解读】

血清 IgD 含量很低,占血清总 Ig 不到 1%,结构与 IgG 相似。在个体发育中合成较晚,文献报道正常人血清 IgD 浓度亦极不一致,迄今为止对其结构和功能仍知之甚少。IgD 的一个重要特征是非常不稳定,在储存和分离过程中可因血浆酶的作用而自发降解成碎片,半衰期为 2.8d。IgD 是 B 细胞的重要表面标志,在 B 细胞分化至成熟 B 细胞阶段,细胞表面除表达 SmIgM 外,还同时表达 SmIgD,此时 B 细胞受到抗原刺激方可激活产生免疫应答,未成熟的 B 细胞只表达 SmIgM。此外完整的 IgD 不能激活补体,但凝集 IgD 的 Fc 碎片在高浓度时能激活补体旁路途径。

IgD 升高主要见于 IgD 型骨髓瘤、慢性骨髓炎、皮肤感染、流行性出血热、胶原性疾病和吸烟者。有学者发现结核病和霍奇金病患者 IgD 也有升高。此外,有报道 IgD 可能与某些超敏反应有关,如变态反应性支气管炎、接触性皮炎、荨麻疹。SLE、类风湿关节炎、甲状腺炎等自身免疫性疾病中的自身抗体,有 IgD 型抗体。

IgD 降低见于原发性无丙种球蛋白血症、硅沉着病、细胞毒药物治疗后;目前尚未证明 IgD 有抗感染的作用。

三、血清免疫球蛋白 E
(serum immunoglobulin E,IgE)

【正常值】

ELISA 法:男性 0.0003～0.0055 g/L;

女性 0.0003～0.002 g/L。

【影响因素】

同 IgD 检测。

【临床解读】

IgE 由呼吸道(鼻咽部、扁桃体、支气管)和消化道黏膜固有层的浆细胞产生,主要分布于这些部位的黏膜组织、外分泌液及血液内,以单体形式存在,血清中 IgE 含量极微,仅占血清总 Ig 的 0.002%,且水平比较恒定。IgE 又称为反应素或亲细胞性抗体,其重链较 γ 重链多一个功能区(CH_4),借 CH_4 与细胞结合。肥大细胞、皮肤组织、嗜碱性粒细胞和血管内皮细胞表面表达 IgE 的 Fc 受体,因此 IgE 极易与上述细胞结合,成为导致 I 型超敏反应的主要抗体。除此之外,B 细胞、部分 T 细胞、巨噬细胞表面亦可表达 IgE 的 Fc 受体,这在调节 IgE 抗体产生和防御感染方面可能起重要作用。

IgE 升高主要见于过敏性疾病,如变应性鼻炎、支气管哮喘、特应性结膜炎、特应性皮炎、变应性脉管炎、肉芽肿、春季结膜炎、荨麻疹等。高 IgE 综合征、Job 综合征 IgE 也明显升高,血清中含量可达 2000~4000U/ml(U=2.4ng);IgE 型骨髓瘤、绦虫和蛔虫等寄生虫病、嗜酸粒细胞增多症、SLE、肝炎、类风湿关节炎、真菌感染等 IgE 也升高。当血清总 IgE 在 0.005 g/L 以上时,应考虑寄生虫感染的可能性。

IgE 降低:原发性无丙种球蛋白血症、共济失调-毛细血管扩张症、肿瘤和应用化疗药物的患者。

四、免疫球蛋白轻链和重链
(immunoglobulin light chain and heavy chain)

【正常值】

免疫电泳法:正常人为阴性。

免疫速率散射比浊法(ARRAY-360 测定仪参考值)

Kappa 链:血清 0.598~1.329g/L,尿液<18.5mg/L。

Lambda 链:血清 0.280~0.665g/L,尿液 <500mg/L。

Kappa/Lambda:血清 1.47~2.95。

【影响因素】

1. 免疫电泳法:标本要新鲜,不可污染或有沉淀,否则电泳时会出现拖尾现象;用抗 κ 或抗 λ 血清电泳时,其中一种抗血清有时出现 2 条沉淀线,靠近加样孔较粗的为骨髓瘤蛋白所致,另一条通常较弱为游离轻链所致,极少数情况下提示标本与抗血清中可能存在非特异性反应物质,应用抗 IgD、抗 IgE 血清进一步鉴定;另外琼脂浓度、缓冲液离子强度、电压等要合适,每次试验必须做阴性、阳性血清对照。

2. 速率散射比浊法：抗血清效价高、特异性和亲和力强是实验的关键；PEG 的相对分子质量、浓度要适当，所用器具必须清洁；注意抗原和抗体的比例，防止 hook 效应的发生。

【临床解读】

1. 正常 Ig 分子的基本结构是由 4 条多肽链组成，即 2 条相同的分子量较小的轻链（L 链）和 2 条相同的分子量较大的重链（H 链）。L 链共分为两型：κ 型和 λ 型，同一个天然 Ig 分子 L 链的型均相同，正常人血清中 κ 型:λ 型约为2:1。H 链大小约为 L 链的 2 倍，根据 H 链抗原性可将其分为 5 类 γ 链、α 链、μ 链、δ 链、ε 链，不同的 H 链与 L 链（κ 型或 λ 型）分别组成一个完整的 Ig 分子，称为 IgG(γ)、IgA(α)、IgM(μ)、IgD(δ) 和 IgE(ε)。

2. L 链阳性或升高见于多发性骨髓瘤、慢性淋巴细胞性白血病、巨球蛋白血症、淀粉样变性和恶性肿瘤等。在多发性骨髓瘤患者中，约 20% 患者只分泌游离轻链，50% 的既有单克隆免疫球蛋白，又有单克隆尿轻链，前者预后较差。免疫电泳只出现单一 L 链沉淀线提示多属于恶性疾病，两条同时出现则多属于 SLE、肝疾病等。

尿液中游离 L 链又称为本周蛋白或凝溶蛋白，由于其分子量较小，易通过肾小球迅速从尿中排出，因此血中可呈阴性反应。将轻链病患者尿液加热至 56℃，15min 凝固，继续加热至 100℃ 时溶解，在冷至 60℃ 以下又重新凝固而沉淀。本周蛋白含量＜1.45g/L 时加热法检测常为阴性。

3. H 链升高见于重链病，重链病是一类淋巴细胞和浆细胞来源的恶性肿瘤，在患者血清/尿液中大量出现某一类型 Ig 的 H 链或片段，其中 γ、α 及 μ 重链病较常见。

五、血清单克隆丙种球蛋白
（serum monoclonal gamma-globulin，MGG）

【影响因素】

区带电泳和免疫电泳影响因素较多，蛋白质性质、缓冲液的 pH、载体选择、电压大小、电流强度、电泳时间、抗体效价及纯度、染色时间等均与结果有密切关系。

1. 标本必须新鲜，防止溶血。区带电泳一般不能完全确定 M 蛋白的 Ig 类别，某些情况下还可出现假阳性，如溶血标本中血红蛋白能够形成 β 部位的区带、陈旧血清中聚合 IgG 形成靠近原位窄区带、类风湿因子形成位于 γ 区中间的窄区带等,遇此情况还需要用免疫电泳和血清 Ig 定量等方法进一步鉴定。

2. 免疫电泳和血清 Ig 定量测定,有时会由于实验室所用抗血清特异性的差异,而造成结果明显不同,应做好质量控制。抗原与抗体之间的比例要适当,做游离 L 链分析时,由于其分子量很小,扩散很快,要密切注意观察结果,并且标本浓度不可过高。

3. 非分泌型骨髓瘤常检测不出单克隆 Ig,但有低丙种球蛋白血症,可进行免疫荧光染色分析或提取恶性浆细胞,经溶解后做 Ig 测定。

4. 少数情况下常规免疫电泳不能对 M 蛋白作出鉴定,如 IgA 或 IgM 类 M 蛋白,因其四级结构可影响与抗体的结合,易误认为重(H)链,此时应用 2-巯基乙醇对标本进行处理后再做检测。

【临床解读】

由于患者单克隆浆细胞失控性过度增殖,产生单一类型的不具有抗体活性的异常 Ig 或 Ig 片段,在血清蛋白区带电泳时,出现 M 区带,较多情况下位于 γ 区或 β 区,称为单克隆丙种球蛋白又称为 M 蛋白。

单克隆丙种球蛋白血症或 M 蛋白血症有恶性与意义不明两大类。恶性 M 蛋白血症见于多发性骨髓瘤、巨球蛋白血症、单个浆细胞瘤、淀粉样变性、重链病、恶性淋巴瘤、慢性淋巴细胞白血病;意义不明的 M 蛋白血症又分为两类,一种为良性,可发生于 50 岁以上(约占 5%)和 70 岁以上(约占 8%)正常人群,其中仅有很少数人最终发生多发性骨髓瘤。另一种是与其他肿瘤,如淋巴瘤等伴发的 M 蛋白血症。良性单克隆丙种球蛋白病除 M 蛋白外,其他 Ig 含量一般在正常范围,而恶性单克隆丙种球蛋白病常是某一类 Ig 含量显著升高,其他 Ig 含量显著下降。

六、血清冷球蛋白(serum cryoglobulin,CG)

【正常值】

正常人血清可有微量血清冷球蛋白(CG),但各家报道不一(<14mg/L、<80mg/L、<150mg/L 等),可根据自己实验室对正常人群调查定出参考值范围。

【影响因素】

1. 将针管与试管置 37℃ 温箱中预热后,抽取患者空腹静脉血,标本要避免脂血,过量脂类存在时,微量 CG 不易检出;此外血液必须充分凝固后方可分离血清,由于血中纤维蛋白也可产生沉淀,此种沉淀在 37℃ 水浴不溶解。

2. 混合型 CG 一般情况下 4℃ 放置 72h 沉淀最多,继续放置沉淀则很少增加,且会使其溶解困难。但有时需要在 4℃ 连续放置 5～10d 才发生沉淀,有文献报道冷浴 10d 可使 CG 阳性检出率提高 26.4%。

3. 如单克隆性 CG 浓度较高,有时抽血时即可发生凝固,可用 EDTA-Na₂ 或 ACD 血保养液抗凝,分离血浆,再按血浆:160g/L 氯化钙＝100:1容积之比例加入氯化钙,待凝固后分离血清。

【临床解读】

1. CG 是一种放置 4℃ 时沉淀,37℃ 又能溶解的蛋白或抗原抗体复合物,其实质为 γ 球蛋白,也属于免疫球蛋白。根据其组成分为 3 型:Ⅰ型为单克隆型,多由 IgG 或 IgM 组成,约占 CG 的 25%;Ⅱ型为单克隆混合型,由 2 种或 2 种以上 Ig 组成,其中一种必为单克隆 Ig,约占 CG 的 25%;Ⅲ型为混合多克隆型,由多克隆性 Ig 组成,约占 CG 的 50%。通常单克隆型 CG 引起大血管损害,而混合型多引起皮肤和肾小血管损害,常见症状为皮肤紫癜、坏死、溃疡、寒冷性荨麻疹、雷诺现象、关节痛、感觉麻木、肌力减退、肾小球损害、深部血管受累可有肝脾大、肝功能异常、腹痛等。

2. Ⅰ型 CG 血症见于多发性骨髓瘤、淋巴瘤、原发性巨球蛋白血症、慢性淋巴细胞白血病;Ⅱ型 CG 血症见于类风湿关节炎、干燥综合征、血管炎、淋巴增殖性疾病、混合性特发性 CG 血症(指不伴有任何明确的疾病,临床特点为紫癜、关节痛、乏力,常有淋巴结与肝脾大,血管炎和肾炎,可因急性肾衰竭而死亡,约有 1/3 病例于 2～10 年发展成为自身免疫性疾病或血液病);Ⅲ型 CG 血症见于类风湿关节炎、干燥综合征、SLE、传染性单核细胞增多症、巨细胞病毒感染、急性病毒性肝炎、慢性活动性肝炎、链球菌感染后肾炎、原发性胆汁性肝硬化、麻风、黑热病、传染性心内膜炎及热带性巨脾综合征等。

七、脑脊液免疫球蛋白和脑脊液 IgG 指数测定

【正常值】

IgG:19～53mg/L。

IgA:4.3±5.5mg/L。

IgM:0mg/L。

IgG 指数:脑脊液 IgG(mg/L)/血清 IgG(g/L)3～8。

【影响因素】

标本采集以腰椎穿刺最常用,也可进行小脑延髓池穿刺及脑室穿刺。以常规法消毒抽取脑脊液,开始第 1~5 滴弃去,留取中段脑脊液测定。

【临床解读】

中枢神经系统与机体其他部分的免疫反应并不完全一致,脑脊液 Ig 是中枢神经系统局部产生抗体的反应。正常情况下中枢神经系统每天可产生 3mg 左右的 IgG,脑脊液 IgG 指数是反映鞘内 IgG 产生速度的指标。在某些疾病脑脊液单克隆 IgG 的合成量与病情变化密切相关。

1. IgG 升高见于急性脑血管病、脑血栓、缺血性脑血管病、重症肌无力、90％格林-巴利综合征、多发性硬化症、神经性梅毒、精神分裂症等;IgG 减少见于癫痫、X 线照射,服用类固醇药物等。

2. IgA 升高见于脑血管病、各种类型脑膜炎、多发性硬化症急性期、30％吉兰-巴雷综合征等。IgA 减少见于支原体脑脊髓膜炎、20％~30％癫痫、小脑共济失调等。

3. IgM 升高是感染存在的标志,见于 SLE 脑病、50％神经性梅毒、多发性硬化症急性期、精神分裂症等。IgM 轻度增高是急性病毒性脑膜炎的特征,若超过 30mg/L,则可排除病毒感染的可能。

4. IgG、IgA、IgM 均升高:脑外伤合并蛛网膜下腔出血、结核性脑膜炎、化脓性脑膜炎、散发性脑脊髓膜炎、颅内感染等以 IgG 增高最为明显,而化脓性脑膜炎则 IgM 显著增加;神经系统肿瘤以 IgA、IgM 增高更加明显。

八、血清 C3 和血清 C4 测定
(Complement3 C3 and complement 4,C4)

【正常值】

免疫速率散射比浊法:

C3:0.85~1.93g/L。

C4:0.12~0.36g/L。

【影响因素】

同免疫球蛋白测定。

【临床解读】

C3 是血清中含量最高的补体成分,也是连接补体经典途径与旁路途径的枢纽,主要由肝细胞合成,属于 β_1 球蛋白,半衰期为 50~70h。在补体经典激活途径中,C3 在 C3 转化酶作用下,裂解为 C3a、C3b,游离 C3a 可发挥过敏毒素作用。补体 C3 缺乏则机体调理作用减弱,易发生反复感染,先天性 C3 缺乏通常伴有反复严重的化脓性感染。

C4 属于 β_1 球蛋白,由肝细胞和巨噬细胞合成,C4 活化后被裂解为 C4a、C4b 两个小片段。C4b 活性期较短,多在液相中失活,一部分与抗原－抗体复合物及细胞表面分子结合,并与活化的 C2a 形成 C3 转化酶,参与补体激活的经典途径。

1. C3 和 C4 升高见于风湿性疾病的急性期,包括风湿性关节炎、风湿热、强直性脊柱炎等;其他疾病如急性病毒性肝炎、恶性肿瘤、糖尿病、甲状腺炎、伤寒、大叶性肺炎等;此外器官移植排异反应时 C3 常升高。

2. C3 降低的意义较大,敏感性更高。70％以上的急性肾小球肾炎早期、85％的链球菌感染后肾炎患者及狼疮性肾炎 C3 下降;冷球蛋白血症 C4 明显降低;SLE 大多数患者 C3 和 C4 降低,严重肝疾病蛋白质合成受损补体下降。

九、血清 B 因子测定(serum B factor,BF)

【正常值】

免疫速率散射比浊法:0.144～0.268g/L。

【影响因素】

待检血清要新鲜,最好当日内检测完毕,不宜在冰箱保存,否则活性降低影响结果。

【临床解读】

BF 又称为 C3 激活剂前体,由巨噬细胞和肝细胞产生,是补体旁路活化途径中的一个重要成分,属于不耐热的 β_2-微球蛋白,50℃、30min 即可失活。BF 在 D 因子的作用下裂解为抗原性不同的 Ba、Bb 两个片段,Bb 与 C3b 结合形成旁路途径的 C3 转化酶。

BF 水平下降可见于肝炎、肾炎、镰状红细胞贫血、SLE、混合结缔组织病、肝硬化、荨麻疹、风湿性心脏病等,由于这些疾病中补体旁路途径被激活,使 BF 消耗所致。BF 显著升高见于肿瘤患者,可能由于其体内单核-巨噬细胞系统活力增强,合成 BF 的能力也增强,是机体一种抗肿瘤的非特异性免疫应答反应;此外反复呼吸道感染的急性期,BF 也明显升高。

十、C3 裂解产物(complement 3 splitting product,C3SP)

【正常值】

因检测方法不同而异,ELISA 法正常为阴性;有文献报道<12mg/L。

【影响因素】

同血清 Ig 测定。

【临床解读】

C3SP 是补体在经典途径或旁路途径活化时,C3 被 C3 转化酶等裂解而形成 C3a 和 C3b 两个具有重要生物学活性的片段。C3a 是强碱性多肽,具有过敏毒素活性,可刺激组织肥大细胞和血液嗜碱性粒细胞释放组胺及其他生物学活性物质,增强毛细血管通透性并使血管平滑肌收缩。C3b 不耐热,在血清中半衰期极短,具有一个不稳定结合位置和两个稳定结合位置,能够与红细胞、血小板、嗜中性粒细胞、单核-巨噬细胞表面的 C3b 受体结合,发挥免疫粘连、调理吞噬作用;C3b 还可作为 B 细胞的有丝分裂原,促进 B 细胞增殖;可与抗体分子共价连接,减弱抗原-抗体结合的能力,使免疫复合物溶解。C3a 和 C3b 进一步裂解为 C3c、C3d、C3e 等小的生物活性片段。

C3SP 升高,无论 C3 含量是否正常,提示有补体激活。如果同时 C3 含量正常,说明补体合成与分解同时增加,如果 C3 含量减低而 C3SP 不增加说明合成减少。C3SP 阳性可见于 SLE、类风湿关节炎、肾炎等。

十一、C5b-C9 复合物测定 (complement 5b-9,C5b-9)

【正常值】

ELISA 法:0.02～0.60g/L。

【影响因素】

同血清 C3、C4 测定。

【临床解读】

补体终末复合物 C5b-C9 是补体活化程度最直接最准确的证据,其意义参见血清 C3、C4 等测定。

十二、C3 肾炎因子
(C3 nephritis factor, C3NeF)

【正常值】

吸光度(OD)<0.128。

【影响因素】

待测标本与正常对照采血后应尽快分离血清,立即检测或−20℃保存,1周内检测。

【临床解读】

C3NeF 是补体激活旁路途径 C3 转化酶的一种 IgG 类自身抗体,也是旁路途径中重要的病理活化因子,升高见于急性肾小球、肾炎膜增殖性肾小球肾炎,部分脂肪营养不良,SCE 等。

十三、C4 肾炎因子
(C4 nephritis factor, C4NeF)

【正常值】

正常人为阴性。

【影响因素】

同 C3NeF。

【临床解读】

C4NeF 阳性可见于 SLE、肾炎等,但较 C3NeF 少见。

第二节 细胞免疫学检验

一、T 淋巴细胞亚群分型
(T-Lymphocytes Subgroup Typing)

参见流式细胞技术检测一节。

二、硝基四氮唑蓝还原试验
(nitroblue tetraczolium reduction test, NBT)

【正常值】

正常人嗜中性粒细胞阳性率<0.10(10%),范围 0.06~0.15(6%~

15%）。

【临床解读】

嗜中性白细胞在吞噬、杀菌过程中因所耗能量的改变,而影响 NBT 阳性细胞百分率,此试验可判断中性粒细胞杀菌能力以及测定吞噬功能障碍性疾病。

1.NBT 下降　细菌感染后 NBT 明显下降,在器官移植后发热时可用于鉴别是否为细菌感染;无丙种球蛋白血症、镰状红细胞性贫血、恶性营养不良、系统性红斑狼疮、类风湿关节炎、糖尿病以及用激素或细胞毒类药物治疗时均可降低,还见于长期用免疫抑制剂治疗者。

2.NBT 升高　新生儿、小儿成骨不全症、心肌梗死急性期、淋巴肉瘤、变应性血管炎、脓疱性银屑病、皮肌炎、疟疾、全身性真菌感染(如白色念珠菌性败血症)、注射伤寒密切相关菌苗后、口服避孕药或孕酮后都可升高。

三、白细胞吞噬与杀菌功能
（leukocyte phagocytosis and bactericidal assay）

【正常值】

吞噬能力(白色念珠法):吞噬率 69%±7%,吞噬指数 1.058±0.05。

杀菌能力(白色念珠法):32.72%±7.83%。

NBT 简易法:阳性细胞为 75%～95%。

【临床解读】

白细胞吞噬与杀菌的能力对于抵抗侵入人体的细菌等病原微生物发挥很重要作用,是机体抗感染免疫的重要组成部分。主要用于判断机体白细胞的功能状态和诊断白细胞所致的疾病。

1.白细胞吞噬功能降低　主要原因为①机体免疫功能下降。②营养、代谢和肿瘤因素。③体内有明显抑制白细胞吞噬因素,常见于先天慢性肉芽肿、中性粒细胞异常缺陷综合征、先天性丙种球蛋白缺乏症、粒细胞性白血病、多发性骨髓瘤,以及补体所致的调理缺陷综合征等,长期使用免疫抑制药患者也可降低。

2.白细胞吞噬功能升高　常见于细菌感染者,如败血症、骨髓炎、细菌性脑膜炎、化脓性关节炎等。在病毒感染或器官移植排异反应引起的发热时不升高,可用于鉴别诊断。

杀菌试验用于诊断某些吞噬功能正常,而细胞内杀菌功能障碍或缺乏的病例。某些疾病时患者的白细胞吞噬功能正常，却不能将吞入细胞内的细菌杀死。结果不仅使细菌免受细胞外杀菌因素作用，而且细菌还可随携带的细胞游走，使感染进一步扩散。如慢性肉芽肿、粒细胞过氧化物酶缺乏症等疾病。

四、白细胞介素 1(interleukin-1,IL-1)

【正常值】

ELISA 法:(0.19±0.06)ng/ml。

【影响因素】

1. 细胞因子的检验方法主要是根据它们的生物学活性和免疫学检验，生物学检验是确定生物活性，免疫学检验是测定蛋白的重量或体积克分子浓度。这两种信息对于了解细胞因子在疾病中的作用都有重要意义。由于按生物活性所测定的细胞因子量与免疫检验所测定的蛋白质总量可能不同，因此在临床观察时应注意到不同检测方法间的不可比性。

2. 细胞因子的免疫学检验方法主要用 ELISA 或 RIA,不同的试剂盒对检测标本的要求不同，标本留取按照该试剂盒说明书的要求操作。

【临床解读】

IL-1 是重要的炎性介质之一，也是一种热原质成分，具有致热和介导炎症的作用。它主要在细胞免疫激活中发挥调节作用。IL-1 受各种刺激因子(包括抗原、内毒素、细菌及病毒等)所诱导，在急性和慢性炎症的致病过程发挥重要作用，并与糖尿病、类风湿关节炎和牙周炎的病理过程密切相关。IL-1 参与机体造血系统、神经内分泌系统的反应以及某些抗肿瘤的病理生理过程，它还介导急性髓性白血病、急性淋巴细胞白血病及多发性骨髓瘤的发病机制。监测 IL-1 的释放有助于了解机体的免疫调节能力，可为疾病的诊断、疗效观察及预后判断等提供一项可靠依据。

1. IL-1 升高　在某些自身免疫性炎症反应，如类风湿关节炎时 IL-1 参与了关节滑膜、软骨的病理损伤过程，在多种关节炎的关节液中可测出高水平 IL-1,在结核和风湿等疾病时血中 IL-1 升高。

2. IL-1 降低　在再生障碍性贫血患者，单核细胞产生 IL-1 能力明显降低。老年人或癌症患者外周血中单核细胞产生 IL-1 的能力也低于正常人，因而在感染后不易出现发热等临床症状。

五、白细胞介素 2（interleukin-2，IL-2）

【正常值】

ELISA 法：(5.0 ± 1.5)ng/ml。

【影响因素】

同 IL-1。

【临床解读】

IL-2 原称为 T 细胞生长因子，是最为重要的淋巴因子之一，在机体复杂免疫网络中起中心调节作用，它能诱导和激活机体多种免疫细胞发挥效应。因此，IL-2 在机体免疫应答、免疫调节和抗肿瘤免疫中具有重要作用。IL-2 产生或表达异常与临床多种疾病有密切关系，通过测定人外周血、尿液中 IL-2 水平，或刺激培养淋巴细胞上清液中 IL-2 水平，可为疾病的早期诊断、预后及疗效观察提供可靠数据。

1. IL-2 增高　肿瘤、心血管病、肝病等疾病均可使 IL-2 水平升高，在器官移植后早期排斥反应时也出现 IL-2 表达增强和 IL-2 水平升高。

2. IL-2 低下　在多种原发性免疫缺陷病和继发性免疫缺陷病时均可伴有产生 IL-2 水平和表达 IL-2 膜受体的能力显著降低，如系统性红斑狼疮、麻风病、获得性免疫缺陷综合征（艾滋病）等。

六、白细胞介素 4（interleukin-4，IL-4）

【正常值】

ELISA 法：(0.78 ± 0.33)mg/ml。

【影响因素】

同 IL-1。

【临床解读】

IL-4 由激活的 T 细胞和肥大细胞产生，最初被认为是种 B 细胞生长因子，它能促进 B 细胞的增殖和分化。目前证实 IL-4 是一种作用多向性细胞因子，它可作用于多种细胞系，对 T 细胞、B 细胞、肥大细胞、巨噬细胞、造血细胞和胸腺细胞均有免疫调节作用。

在硬皮病、多发性硬化症、自身免疫甲状腺疾病、炎性肠道疾病、支气管哮喘、特异性皮炎等变态反应过敏性疾病时，机体的 IL-4 水平显著增加。通过测定人体外周血、体液或培养上清液中 IL-4 水平可辅助临床某些疾病的诊断。

IL-4 作为免疫调节药用于治疗肿瘤、免疫缺陷症、休克、霍奇金病、非霍奇金病、慢性淋巴细胞白血病都有一定疗效。

七、白细胞介素 6（interleukin-6，IL-6）

【正常值】

ELISA 法：(108.85 ± 41.48) pg/ml。

【影响因素】

同 IL-1。

【临床解读】

IL-6 主要由巨噬细胞、T 细胞、B 细胞等多种细胞产生。它可调节多种细胞的生长与分化，具有调节免疫应答、急性期反应及造血功能，并在机体的抗感染免疫反应中起重要作用。IL-6 在多种疾病时有明显改变。IL-6 表达失调可引起许多疾病，其临床表现主要为发病时 IL-6 水平增高。IL-6 上升的水平与疾病的活动期、肿瘤的发展变化、排异反应程度以及治疗效果都密切相关，因此，对病人体液中 IL-6 水平的检测可反映患者的病情变化。

1. 多克隆 B 细胞激活或自身免疫性疾病，如心脏黏膜瘤、Costlemon 病、类风湿关节炎、系统性红斑狼疮、艾滋病、Reiter 综合征、硬皮病、酒精性肝硬化、膜性增生性肾小球肾炎、银屑病等患者均表现有多克隆 B 细胞活化。

2. IL-6 与肿瘤、浆细胞瘤、慢性淋巴细胞白血病、急性髓细胞白血病、多发性骨髓瘤、Lennet 淋巴瘤、霍奇金病、心脏黏液瘤、宫颈癌等密切相关。

3. 术后、烧伤、急性感染、器官移植排异反应等疾病时，患者体液（血清、尿液、囊液、培养上清）中均可观察到 IL-6 明显升高。可由此了解患者的病情和疗效。

八、白细胞介素 8（interleukin-8，IL-8）

【正常值】

ELISA 法：(0.323 ± 0.060) ng/ml。

【影响因素】

同 IL-1。

【临床解读】

IL-8 又称为中性粒细胞因子，是炎症性疾病的重要介质，在抗感染、免疫反应调节以及抗肿瘤方面有重要作用。IL-8 对特异性和非特异性的免疫细胞具有强烈的趋化作用,其中主要是对中性粒细胞的趋化和激活作用,对淋巴细胞和嗜碱性粒细胞也有趋化作用。作为一种主要的炎症因子,IL-8 水平在感染及某些自身免疫性疾病的情况下在炎症局部、血清和体液中均有显著增加。可通过测定 IL-8 水平来进行炎症疾病的诊断、鉴别诊断和预后判断。

1. IL-8 与类风湿关节炎和麻风病密切相关,IL-8 趋化中性粒细胞产生软骨降解酶引起滑膜损伤,在患者的滑液中可检测到 IL-8。

2. 在某些与中性粒细胞积聚有关炎和呼吸系统疾病的局部或血清中 IL-8 也有明显增高,如肺纤维化、呼吸窘迫综合征、慢性支气管炎及支气管扩张等。

3. IL-8 还与败血症休克、内毒素血症、输血溶血反应、酒精性肝炎、胃炎、炎症性结肠炎、急性脑膜炎球菌感染等密切相关,这些疾病患者 IL-8 升高水平与局部组织的炎细胞浸润相一致。

4. IL-8 水平高,肿瘤组织内中性粒细胞浸润提示预后较好。

九、白细胞介素 10(interleukin-10,IL-10)

【正常值】

ELISA 法:$(38.6 \pm 10.6)\mu g /L$。

【影响因素】

同 IL-1。

【临床解读】

IL-10 是一种多功能负性调节因子,主要由 Th2 细胞、活化的 B 细胞、单核细胞、巨噬细胞产生,它参与免疫细胞、炎症细胞、肿瘤细胞等多种细胞的生物调节,在自身免疫性疾病、严重感染性疾病、肿瘤及移植免疫等多种疾病中发挥重要作用。

1. IL-10 与炎症 IL-10 是一种抗炎性因子,发挥下调炎症反应,拮抗炎性介质的作用。在感染流感病毒 A 的过敏性体质患者中,外周血 IL-10 水平明显减少;肾小球疾病患者 IL-10 水平上调,慢性肾衰尿毒症患者 IL-10 明显升高,且透析后较透析前明显增加,可能对尿毒症患者肾功能改善有意义;HIV 感染早期患者、Ommen 综合征患者血中 IL-10 水平明显高于正常人;自身免疫性脑炎的急性期 IL-4、IFN-γ 水平升高,病情好转时 IL-10 增加。

2. IL-10 与器官移植排异反应 IL-10 参与调节移植排异反应,其表达水平与移植物存活时间呈正相关,用人 IL-10 基因转染大鼠的心脏,进行异种移植,明显延长移植心脏存活时间。用抗 CD4$^+$ 抗体产生耐受的移植模型中,小鼠移植心脏 IL-10 表达频率增高,而未处理的排异心脏则无 IL-10 表达。但也有结果相反的报道,认为高剂量 IL-10 可导致血管性心脏移植排异较早发生。

3. IL-10 与肿瘤　　IL-10 是某些肿瘤细胞的生长因子,如骨髓瘤细胞,IL-10 可维持其生长和增殖。大量研究已证实许多癌组织或细胞均可产生 IL-10,如恶性黑色素瘤、卵巢癌和结肠癌细胞、基底细胞癌、肺癌组织、脑胶质组织、结直肠癌的瘤组织、淋巴结和癌旁组织,IL-10 可能还与肿瘤转移有关。

4. IL-10 与自身免疫性疾病　　类风湿关节炎主要由于机体免疫功能失调导致对细胞免疫和体液免疫的高敏感性。IL-10 具有很强免疫抑制及免疫调控作用,提示在类风湿关节炎的发病中起一定作用。胶原诱导的关节炎中 IL-10 水平升高,中和 IL-10 后关节炎加重,给予 IL-10 治疗能明显抑制关节的炎症。

十、干扰素 α、β、γ(interferon -α、-β、-γ, IFN-α、IFN-β、IFN-γ)

【正常值】

因测定方法不同而不同。

【影响因素】

同 IL-1。

【临床解读】

干扰素分为 IFN-α、IFN-β 和 IFN-γ 3 种。许多不同类型的细胞均可产生 IFN,如单核细胞、巨噬细胞、淋巴细胞及造血细胞等。这些细胞受到病毒、细菌、内毒素、原虫等刺激产生 IFN。IFN 能诱导细胞对病毒感染产生抗性,它通过干扰病毒基因转录或病毒蛋白组分的翻译,从而阻止或限制病毒感染。IFN 是目前最主要的抗病毒感染和抗肿瘤生物制品。

1. IFN 降低　　恶性实体瘤患者外周血淋巴细胞产生干扰素的能力明显降低,细胞免疫缺陷的患者 IFN 产生能力下降,如 AIDS 患者,这也是导致致死性病毒感染的原因之一。

2. IFN 升高　　自身免疫患者血清中,IFN 水平明显上升,如类风湿关节炎、硬皮病、活动性红斑狼疮,而非自身免疫患者血清中很少能查到 IFN 改变,因此血清 IFN 水平测定能区分是否患自身免疫性疾病,可以了解疾病的活动期。

十一、肿瘤坏死因子
(tumor necrosis factors, TNF)

【正常值】

ELISA 法:(1.14 ± 0.04)mg/ml。

【影响因素】

同 IL-1。

【临床解读】

TNF 主要由巨噬细胞和单核细胞产生。已发现 TNF 可对众多的组织器官产生生物效应,它是体内细胞因子网络中重要的多功能物质。TNF 具有多种生物效应,主要是介导抗肿瘤及调节机体的免疫功能,也是炎症反应介质之一,参与炎症病变的多方面病理变化。

1. 肿瘤:许多肿瘤细胞可产生 TNF,因此在多种肿瘤患者体内 TNF 表达明显升高。TNF 又可通过细胞毒作用,杀死肿瘤细胞或抑制某些肿瘤细胞增殖。

2. 风湿性关节炎患者的滑膜中有大量 TNF。

3. 在脓毒败血症、感染性肺炎等严重炎性疾病时血清中 TNF 含量明显增高。许多寄生虫病患者中 TNF 也显著改变。艾滋病患者体液中 TNF 也高于正常人。疟疾抗原、病毒和细菌均可诱导 TNF 产生,TNF 又反过来具有抗病毒、抗细菌、抗疟疾作用。

4. TNF 与移植排异反应密切相关,在患者的血清或尿液中 TNF 的表达与排异反应程度呈正相关。

十二、抗体依赖细胞毒性细胞
(antibody dependent cellular cytotoxicity, ADCC)

【正常值】

正常人外周血 ADCC 效应细胞为 2.5%～3.5%。

【临床解读】

ADCC 介导的细胞毒反应是细胞毒的一种,该类细胞表面具有抗体的 FC 受体,当靶细胞与抗靶细胞表面的抗体特异结合,使细胞表面的 FC 受体激活引起靶细胞的杀伤和破坏。

1. 升高　抗体介导的Ⅱ型免疫反应性疾病中,患者的 ADCC 活性常明显升高,如自身免疫性血小板减少性紫癜,自身免疫溶血性贫血和粒细胞减少症等,甲状腺功能亢进症患者也多见升高;乙型肝炎患者疾病活动期时也可增高。

2. 降低　肿瘤患者、免疫缺陷或功能低下者表现为降低。

十三、血管内皮生长因子
(vascular endothelial growth factor,VEGF)

【正常值】

ELISA 法:55~90ng/L。

【影响因素】

标本新鲜,不得溶血,避免反复冻融。

【临床解读】

VEGF 是一种分泌性多肽因子,相对分子质量约 43 000,VEGF 广泛分布于机体的脑、心、肝、脾等各组织和细胞中。VEGF 在体内有两种存在形式,一种是位于细胞膜表面,另一种可溶性 VEGF 主要存在于血浆或血清中。VEGF 对血管的发生和形成具有重要调控作用,是许多生理和病理性血管生成时必不可少的诱导因子。当 VEGF 紊乱时,会引导产生某些新生血管病。VEGF 的表达也受许多外部因素的调控,缺氧、低血糖是 VEGF 表达的主要刺激物,肿瘤抑制基因失活也会使 VEGF 表达过高。机体内 VEGF 水平的变化与各种新生血管形成相关疾病的发生密切相关,同时也是某些疾病发病机制的主要因素之一。

动态监测患者体内可溶性 VEGF 水平的变化,对于了解患者病情发展,观察疗效有重要意义。可溶性 VEGF 在正常成年体内表达很低,在心脑组织缺血性疾病、伤口愈合、风湿性关节炎、银屑病、迟发性过敏反应、动脉粥样硬化形成、肿瘤生长转移以及糖尿病视网膜病变期等病理情况下表达异常增高。

十四、可溶性细胞间黏附分子-1
(soluble intercellular adhesion molecule,sICAM-1)

【正常值】

(158.93 ±47.63)μg/L,所用试剂厂家不同正常值参考范围有差异。

【影响因素】

标本新鲜,不得溶血,避免反复冻融。

【临床解读】

黏附分子是一类介导细胞与细胞、细胞与细胞外基质间黏附作用的膜表面糖蛋白,在胚胎发育和分化、正常组织结构的维持、炎症与免疫应答、伤口修复、凝血及肿瘤转移等多种生理病理过程中均具有重要作用。ICAM-1 在体内有两种表达形式,一种位于细胞膜表面,另一种可溶性 ICAM-1 主要存在于血浆或血清中。在正常情况下 ICAM-1 很少表达或不表达,当受到炎性细胞因子等刺激后可表达于多种细胞,如活化的 T 细胞、单核细胞、内皮细胞、上皮细胞、滑膜细胞及杀伤细胞的靶细胞等,是白细胞积聚和 LFA-1 依赖 T 细胞活化不可缺少的分子,在炎症及免疫性疾病中发挥重要作用。

可溶性 ICAM-1 是临床上常用的辅助诊断指标,在肝疾病、寄生虫病如阿米巴病、贾第虫病和弓形体病、转移癌、溃疡性结肠炎等患者血循环中浓度明显增高,可作为血管内皮损伤及疾病严重程度的判断指标。

十五、白细胞移动抑制试验
(leukocyte migrating inhibition test, MⅡ)

【正常值】

抑制率>20% 为阳性。

【临床解读】

本试验检测机体的免疫反应程度,特别是细胞免疫反应状况,细胞因子的释放和活性。

1. MⅡ常用于检测机体的迟发型变态反应,与迟发型变态反应程度呈正相关,如结核病患者。

2. 恶性肿瘤患者 MⅡ常呈阳性,良性肿瘤者多为阴性。

十六、白细胞趋化功能(leukocyte chemotaxis)

【正常值】

白细胞趋化移动指数:3.16%±0.59%。

【临床解读】

趋化性是某些细胞群在趋化因子作用下的趋向性移动。在免疫反应,特别是炎症反应时,趋化因子的量升高,细胞的趋化移动加快。

病毒感染,尤其在早期,白细胞趋化移动指数常在正常范围内,而细菌感染时迅速升高,可以此鉴别细菌或病毒感染。

第三节 变态反应与自身免疫性疾病检验

一、循环免疫复合物
(circular immune complex,CIC)

【正常值】

散射比浊法:<300μg/L。

聚乙二醇沉淀法:各家判断阳性标准不同而有差异,有以<正常均值+2SD 为阴性;有以 OD 值≤0.12 为阴性。

【影响因素】

血清标本要新鲜,冰箱内放置过久会因凝聚 IgG 的形成和被检血清中球蛋白增高或脂肪含量过高而出现假性升高;应空腹取血;聚乙二醇的浓度、离子强度及 pH 必须严格掌握,否则造成结果不稳定。

【临床解读】

1. 当抗原刺激机体可产生特异性抗体,并形成抗原抗体免疫复合物,CIC 是指在体液中游离的抗原-抗体复合物,分子量约为 1000kD。

2. CIC 在体内的去向和作用与其形成部位、抗原、抗体性质以及浓度有密切关系。正常状态下,可溶性抗原与相应抗体结合形成 CIC,是一种有利于机体清除抗原和终止免疫反应的生理过程,这一过程通常并不伴有明显的临床症状和病理学改变。通常血液循环中大分子 CIC 迅速被单核-巨噬细胞系统清除,小分子 CIC 在血循环中难以沉积,通过肾脏排出体外,因此二者均无致病作用。一般来讲,只有中等大小的可溶性免疫复合物形成并长期存在于血液循环中,才有可能沉积于毛细血管基底膜,引起免疫复合物疾病。

3. CIC 主要是指血液中的免疫复合物,分为特异性和非特异性两种,其中非特异性 CIC 检测应用较广泛。由于非特异性 CIC 检测不能证明是何种抗原抗体反应所引起,只能做筛查用。但检测血液中 CIC 的存在及含量变化,对判断机体 CIC 的形成,病程的动态观察以及预后判断有重要意义。目前尚无一种简便、特异、敏感的 CIC 检测方法,若 CIC 与局部免疫复合物或皮肤免疫复合物同时检测,可提高疾病的阳性诊断率,对不同的自身免疫性疾病有较好的参考价值。

4. 现已证明多种疾病与 CIC 相关,临床表现主要有血管炎、肾小球肾炎、关节炎、皮炎(紫癜、结节性红斑、斑丘疹、多形性红斑)、胸膜炎、心包炎、腹膜炎、神经炎、弥散性血管内凝血、组织溃疡、梗塞(心、肺、肾、脑、肠等)、白细胞减少、雷诺现象、血液黏度增高等;在传染性疾病(如慢性活动性肝炎、肝硬化等)、自身免疫性疾病、肾疾病、肿瘤等常可检测出。

二、局部免疫复合物(local immune complex)

【正常值】

肾小球免疫复合物荧光抗体检测法:正常人为阴性。

皮肤免疫复合物荧光抗体检测法:正常人为阴性。

【影响因素】

标本制作的好坏,对荧光抗体检测技术结果有非常大的影响。临床上常见的标本有组织、细胞和细菌等,所用样品要新鲜,取材后应立即处理或冷藏,按不同标本制作成涂片、印片或切片,经荧光染色的标本应当天镜检,不宜存放;荧光抗体应具有较高的效价和特异性。

【临床解读】

局部免疫复合物是指沉着或结合于机体局部的免疫复合物,如肾小球、肺、皮肤等。

1. 肾小球免疫复合物有 2 种类型　①抗基底膜型,多见于链球菌感染后肾小球肾炎,约占肾小球肾炎的 10%;②复合物型,由血中各种复合物被动沉着于肾小球,多见于传染病、自身免疫病、肿瘤等疾病。

2. 皮肤免疫复合物可分 5 种类型　①棘细胞间免疫复合物,见于寻常性天疱疮、原发性胆汁性肝硬化及自身免疫性血管炎等;②基底膜免疫复合物,见于大疱性天疱疮及原发性胆汁性肝硬化;③乳突区或基底膜内的免疫复合物,见于红斑性天疱疮、系统性红斑狼疮(systemic lupus erythematosus,SLE)等;④细胞核内免疫复合物见于 SLE;⑤血管内壁免疫复合物,多见于自身免疫性血管炎及 SLE 等。

另外,局部免疫复合物与 CIC 及相应的自身抗体联合检测有助于提高疾病的阳性诊断率。

三、抗核抗体(antinuclear antibody, ANA)

【正常值】

间接免疫荧光法:各实验室须在自己的实验条件下进行正常人调查,确定正常值上限。

ELISA 法:按试剂盒说明书要求判断结果。

【影响因素】

1. 免疫荧光法检测影响因素参见局部免疫复合物测定。

2. ELISA 法影响因素较多,标本要避免溶血,因红细胞中含有过氧化物酶,红细胞裂解后造成标本溶血,过氧化物酶释放于血清中,与试剂中的辣根过氧化物酶作用相似,易造成假阳性。

3. 要注意 hook 效应,即标本 ANA 含量过高时,由于抗原-抗体比例不合适,致使出现假阴性结果。

4. 抗心律失常药物,如普鲁卡因胺、肼屈嗪、异烟肼、苯妥英钠、保泰松等药物可引起假阳性。

5. 洗涤次数要适当,防止洗涤不彻底致假阳性或洗涤过多致假阴性;要严格按照试剂盒说明书要求进行操作。

【临床解读】

1. ANA 是以真核细胞核成分为靶抗原的自身抗体的总称,无种属特异性和器官特异性。由于 ANA 的核抗原不同,从而产生针对细胞核多种成分的抗体,目前至少有 4 种类型:脱氧核糖核蛋白抗体可引起红斑狼疮细胞现象,是 ANA 中最主要的一种,其相应抗原是 DNA 与核组蛋白复合物;可提取-抗核原抗体相应抗原是可溶性核蛋白;DNA 抗体的相应抗原是 DNA;RNA 抗体的相应抗原为 RNA。由于 ANA 的多样性,使其检测方法很多,用荧光抗体法检测 ANA 时,可见以下 4 种荧光图谱。

(1)均质型:此型与抗组蛋白抗体有关,几乎所有活动性 SLE 患者均可检出,但某些自身免疫性疾病此抗体的检出率也可达 20%~30%。

(2)周边型:其对应抗体为抗 ds-DNA 抗体,多见于 SLE,特别是肾炎患者,在此型 ANA 阳性时,应进一步检测抗 ds-DNA 抗体。

(3)斑点型:与此型相关抗体有抗 U1-RNA、抗 Sm、抗 Scl-70(Og)、抗 SS-B(La)、抗 SS-A(Ro)、抗 Ki、抗 Ku 及抗其他非组蛋白抗体,多见于混合型结缔组织病(MCDT),也可见于 SLE 和 60% 以上的进行性全身性硬化患者。

（4）核仁型：此型与核糖体、U3-RNP、RNA 聚合酶的抗体有关，当其阳性时抗核糖体阳性的可能性较大，除 SLE 外，硬皮病患者阳性率可达 40%。

2. 正常人有少数 ANA 阳性，一般当血清稀释 1:4 时，男性有 3% 阳性，女性有 7% 阳性，而 80 岁以上者阳性率可达 49%，临床上以血清稀释度大于 1:16 以上者判为阳性。

3. 测定 ANA 对 SLE 等自身免疫性疾病有重要意义，SLE 活动期阳性率达 100%，以周边型为主，缓解期以均质型为主；混合型结缔组织病以斑点型多见；系统性硬化症、干燥综合征以核仁型多见；ANA 阳性的其他疾病还见于自身免疫性肝炎（狼疮性肝炎）、慢性淋巴细胞性甲状腺炎、重症肌无力、类风湿关节炎、皮肌炎、溃疡性结肠炎、巨球蛋白血症和药物引起的狼疮等。

4. 荧光抗体测定结果判断受主观因素影响较大，因此荧光染色图谱只有相对参考意义，不能据此做出定论，必要时应进一步做特异性 ANA 检测。

四、抗双链 DNA 抗体（anti-double stranded DNA antibody, anti-dsDNA）

【正常值】

ELISA：$0 \sim 100 \text{IU/mol/L}$。

【影响因素】

参见抗核抗体测定影响因子。

【临床解读】

1. 抗 DNA 抗体属于 ANA 的一种，共有 3 类，即抗 ds-DNA 抗体（其中包括两种：一种只与 ds-DNA 结合、另一种可同时与 ds-DNA 和 ss-DNA 结合）、抗 ss-DNA 抗体、抗 z-DNA 抗体。仅与 ds-DNA 结合的抗 ds-DNA 对 SLE 有较高的特异性，但出现频率极低，临床上检出的一般是与 ds-DNA 和 ss-DNA 都结合的抗 ds-DNA 抗体。目前研究认为，能结合补体的抗 ds-DNA 抗体在 SLE 特别是狼疮性肾炎患者的发病机制中起重要作用。SLE 及狼疮性肾炎是由抗 DNA 抗体介导的一种免疫复合物病，在 SLE 患者的肾小球中有抗 DNA 抗体沉积，可与肾小球上的补体 C3 结合，产生免疫应答反应，引起病理损伤。由于抗 ds-DNA 抗体对 SLE 有较高的敏感性，并且早于临床复发出现于血液循环中，因此抗 ds-DNA 抗体已成为 SLE 的诊断标准之一。

2. 其他结缔组织病患者抗 ds-DNA 抗体也可阳性，但此类患者一般认为是 SLE 重叠综合征。抗 ss-DNA 抗体特异性较差，SLE、其他结缔组织病、药物诱发的 LE、慢活肝等均可检出；抗 z-DNA 抗体对 SLE 有很高的特异性，90% 以上的患者均可检出，且与抗 ds-DNA 抗体水平变化一致。

五、抗单链 DNA 抗体(anti-single stranded DNA antibody, anti-ssDNA)

【正常值】

酶免疫测定法：正常人为阴性。

【影响因素】

标本溶血、脂血或有重度细菌污染会影响测定结果。

【临床解读】

DNA 是一个大分子的复合物，由两条核苷酸链形成的双螺旋结构。加热时碱基间的氢键断裂，DNA 变性产生 ssDNA。抗 ssDNA 的反应位点主要是 ssDNA 上的嘌呤和嘧啶构成的碱基。抗 ssDNA 在抗 DNA 抗体中临床意义和重要性都不如抗 ds-DNA 抗体。

抗 ssDNA 的测定结果缺乏疾病特异性，除 SLE 患者有较高检出率（50%～60%）外，混合性结缔组织病（mixelconnective tissue disease，MCTD）、药物诱导的狼疮、硬皮病、皮肌炎、干燥综合征、类风湿关节炎等也都有 10%～70% 的检出率。

当抗 dsDNA 阴性而 SLE 的诊断尚未明确时，高滴度抗 ssDNA 的存在对诊断也有参考意义。由于很多 SLE 患者血清中存在的抗 DNA 抗体能同时与 dsDNA 和 ssDNA 反应，表明两者有相同的抗原表位，因而有人认为，不能排除抗 ssDNA 也有致病作用，甚至导致肾脏病变的可能。测定结果应结合临床分析，必要时应进行动态观察。

六、抗 ENA 抗体(antibodies to extractable nuclear antigen, ENA)

【正常值】

免疫印迹法：正常人为阴性。

【影响因素】

标本要新鲜，取血后及时检测；所用器皿要清洁，防止蛋白酶对 ENA 的破坏。

【临床解读】

ENA 为可提取性核抗原的简称,是人或动物细胞的正常组分,主要包括 Sm、RNP、Ro(ss-A)、La(ss-B)、PM-1 等 10 余种抗原。研究表明,RNP 与 Sm 抗原参与基因转录后的修饰过程,Ro 与 La 在 RNA 合成和装配中起重要作用。抗 ENA 抗体是针对核内可提取性核抗原的一种自身抗体,主要为抗 Sm 抗体和抗 RNP 抗体。抗 Sm 抗体针对的核抗原与 U1、U2、U4、U5、U6RNP 有关,抗 RNP 抗体针对的核抗原主要与 U1RNP 有关,一般情况下 RNP 与 Sm 抗原极难分开,具有很大的相似性,这可能因为 RNP 与 Sm 抗原代表同一大分子复合物上不同的抗原决定基,亦可能是 RNP 与 Sm 抗原为不同分子上的交叉反应决定基。

目前临床已将抗 ENA 抗体检测作为结缔组织病的重要诊断标准之一,免疫印迹法可同时检测数种多肽抗体,但与免疫电泳法比较其阳性率并无明显提高,因此,ENA 抗体阴性不能排除某种风湿病的可能性。

1. 抗 Sm 抗体主要见于 SLE 及其重叠综合征,有学者认为抗 Sm 抗体可作为 SLE 的标志性抗体,也有报告认为,抗 Sm 抗体阳性的 SLE 患者雷诺现象较多,可发生肾病变,预后不良,与其相反的观点是抗 Sm 抗体阳性与 SLE 活动期和肾损害无关,不能作为判断 SLE 及临床活动、好转和疗效的依据。

2. 抗 RNP 抗体见于多种风湿病患者,SLE、类风湿关节炎、进行性全身性硬化症、皮肌炎患者阳性率为 $10\%\sim50\%$,但混合性结缔组织病患者阳性率可达 $95\%\sim100\%$,且效价很高。抗 RNP 抗体阳性的 SLE 患者雷诺现象和手肿胀者较多,RF 阳性也多见,但肾病变少,预后较好。

3. 抗 La 和抗 Ro 抗体为干燥综合征的特异性抗体;抗 Scl-70 为全身性硬皮病的标志性抗体。

七、抗组蛋白抗体(antihistone antibody,AHA)

【正常值】

间接免疫荧光法、免疫印迹法及 ELISA 法:阴性。

【影响因素】

检测方法的特异性取决于组蛋白的纯度,采用纯化的天然组蛋白为抗原可大大提高检测的特异性。其他影响因素参见局部免疫复合物测定中免疫荧光法和抗核抗体测定中 ELISA 法。

【临床解读】

组蛋白是一种与 DNA 结合组成染色体的碱性蛋白质,无种属特异性和器官特异性,易与 DNA、Ig 及补体成分结合。组蛋白亚型较多包括 H1,H2A,H2B,H3,H4。在做组蛋白总抗体检测时,最好同时检测抗 H2A、H2B 抗体,以排除药物性狼疮。

抗组蛋白抗体见于 50%～70%SLE,也见于 95% 的药物性狼疮患者,后者常缺乏针对 H2A、H2B 的自身抗体。也有学者报道 SLE 患者抗组蛋白抗体阳性率为 35.6%,但活动性 SLE 患者高达 90%,其中 94% 的患者无明确服药史;原发性胆汁性肝硬化患者为 5%～14%,类风湿关节炎为 24%,特别是伴有血管炎的患者;抗 H2A-H2B 复合物的组蛋白抗体,在 SLE 和普鲁卡因胺诱发的 LE 阳性率较高,而抗 H3-H4 复合物的组蛋白抗体则多见于肼屈嗪诱发的 LE 患者。

八、抗核糖体抗体
(anti-ribosome antibody,ARA)

【正常值】

正常人为阳性。

【影响因素】

免疫荧光法检测影响因素参见局部免疫复合物测定。

【临床解读】

核糖体位于细胞质内,是细胞合成蛋白质的场所,它由 RNA 和几十种蛋白质组成。

抗核糖体抗体的出现与 SLE 的一些临床症状有密切关系,如与 SLE 出现中枢神经系统病变相关;在狼疮性肝损患者血清中的该抗体阳性率显著高于无肝损者;在狼疮肾炎患者,该抗体阳性组的关节炎、光敏感和神经系统损害显著高于阴性组等。因此抗核糖体抗体的检测对于 SLE 的诊断、并发疾病的判断和指导治疗具有非常重要的价值。

抗核糖体抗体与另一种 SLE 高度特异的自身抗体——抗 Sm 抗体高度相关。约 20% 具有抗 Sm 抗体的患者抗核糖体为阳性。因此,这两种抗体在诊断 SLE 时可相互补充,分别作为疾病的诊断指标,同时抗核糖体抗体还有助于判断 SLE 病人是否会出现精神症状,从而指导治疗。

九、抗核糖核蛋白抗体

（anti-ribonucleoprotein antibody，anti-RNP）

【正常值】

正常人为阴性。

【影响因素】

免疫荧光法检测影响因素参见局部免疫复合物测定。

【临床解读】

1. 该抗体阳性主要与混合性结缔组织病（MCTD）相关,高滴度的抗RNP,尤其在没有其他自身抗体存在的情况下,一般认为是 MCTD 的诊断标志。MCTD 的抗 RNP 阳性率＞95％。定期监测抗 RNP 对 MCTD 疗效观察及预后判断有实际意义。

2. 抗 RNP 在 SLE 中的阳性率为 40％左右,在其他结缔组织病阳性率较低。仅产生抗 RNP 抗体的 SLE 病人,患肾炎和出现抗 DNA 抗体的危险性低,而同时抗 RNP、抗 Sm 阳性者出现上述两种情形的危险性相对较高。

3. 该抗体阳性也常与下列临床表现相关,如雷诺现象、手肿胀、食管运动不良等,还与非坏死性关节炎、干燥综合征及重叠综合征有关。

十、抗核小体抗体

（anti-nucleosome antibody，AnuA）

【正常值】

间接免疫荧光法:正常人为阴性。

【影响因素】

免疫荧光法检测影响因素参见局部免疫复合物测定。

【临床解读】

核小体是真核生物细胞染色质的基本单位,是 DNA 与组蛋白形成的复合体,存在于细胞核中。

在系统性红斑狼疮发生过程中,核小体是主要的自身抗原,抗核小体抗体是 SLE 的早期指标之一。抗核小体抗体比抗 dsDNA 抗体、抗组蛋白抗体更早出现于系统性红斑狼疮的早期,在系统性红斑狼疮的诱导和致病中有重要作用。抗核小体抗体是诊断 SLE 很好的标志,它优于抗 dsDNA,敏感度高,且有很高的特异度。

在 SLE 患者血清中的阳性率为 $50\%\sim95\%$，特异性几乎为 100%。在非活动期的检出率为 62%，其阳性率高于抗 dsDNA 抗体，且该抗体的出现比 dsDNA 抗体早，因此，检测 AnuA 不但有助于提高 SLE 的诊断率，还有助于早期诊断。

此外，该抗体还是 SLE 病情恶化的早期标志，定期检测有助于病情观察。

十一、抗 α 胞衬蛋白抗体
（anti-α-fodrin antibody）

【正常值】

ELISA 法：正常人为阴性。

【影响因素】

参见抗核抗体测定中 ELISA 测定方法。

【临床解读】

α 胞衬蛋白是相对分子质量为 120 000 的器官特异性抗原，是干燥综合征（Sjogren syndrome，SS）患者涎腺组织中的一种特异性自身抗原。可从 NFs/sld 鼠模型的腮腺组织中纯化。纯化的抗原在体外可刺激 T 淋巴细胞增殖并产生 IL-2 等细胞因子。

由于抗 α 胞衬蛋白抗体在红斑狼疮患者中很少阳性，抗 α 胞衬蛋白抗体对于原发性干燥综合征（primary Sjogren syndrome，pSS）或继发性干燥综合征（secondarys Sjogren syndrome，sSS）的诊断有一定意义，但是它的特异性和敏感性并不理想；抗 α 胞衬蛋白抗体与 SS 患者的临床表现无明显关系，可能与患者的病情活动有关。

该抗体与高球蛋白血症、类风湿因子阳性、抗 SS-B 抗体阳性以及冻疮样皮疹相关；与环形红斑、光敏感、血管炎、肾损害无关联。

十二、抗心磷脂抗体
（anti-cardiolipin antibody，ACA）

【正常值】

ELISA 法：正常人为阴性。

【影响因素】

在某些急性细菌或病毒性感染患者恢复期和某些梅毒患者中 ACA 也呈

阳性。通常这种抗体会一过性存在，与疾病进程不相关。ACA 阳性患者过 6 ～8 周要进行复查，以排除其他疾病干扰。

【临床解读】

1. 抗磷脂抗体是一组针对各种带负电荷磷脂的自身抗体，其中以 ACA 最为重要。ACA 是以心磷脂为靶抗原的一种自身抗体，能干扰磷脂依赖性的凝血过程，抑制内皮细胞释放前列环素，与凝血系统改变、血栓形成、心脑血管缺血性疾病等密切相关。

2. ACA 阳性见于 SLE、类风湿关节炎、干燥综合征、反复自发性流产者、抗磷脂综合征（包括血栓形成、自发性流产、血小板减少、CNS 病变等）、肿瘤、AIDS、麻风病、疟疾、血小板减少症、卒中、心肌梗死等患者。

3. 从 Ig 的类型来看，风湿病以 IgG 型 ACA 为主；在肿瘤、感染及药物不良反应等情况下，以 IgM 型 ACA 为主；脑血栓患者 IgG 型 ACA 阳性率最高；约 70% ACA 阳性孕妇可发生自发性流产和宫内死胎，尤其是 IgM 型 ACA 阳性可作为自发性流产的早期指标；ACA 阳性患者血小板减少发生率明显高于阴性者，以 IgG 型 ACA 多见，并与血小板减少程度有关。

十三、抗硬皮病 70 抗体
（anti-sclerema-70 antibody, anti-Scl-70）

【正常值】

ELISA 法、蛋白质印迹法及间接免疫荧光法：正常人为阴性。

【影响因素】

免疫荧光法检测影响因素参见局部免疫复合物测定。另外，待检标本溶血、脂血、黄疸和细菌污染会影响检测结果。

【临床解读】

Scl-70 抗体阳性有助于硬皮病的确诊，但是不能排除硬皮病/SLE 和硬皮病/SS 重叠综合征。虽然 Scl-70 抗体多见于弥漫型硬皮病，但不能用来鉴别诊断弥漫型与局限型硬皮病。硬皮病患者 Scl-70 抗体总的阳性率为 20%～40%，且男女阳性率相等。硬皮病亲属不出现 Scl-70 抗体。Scl-70 抗体的效价不随疾病活动性改变波动。

除了少数原发性雷诺现象患者外，Scl-70 抗体仅见于硬皮病患者，25%～70% 的进行性系统性硬化症患者抗 Scl-70 抗体阳性，局限性硬皮病患者此抗体阴性。伴 Scl-70 抗体阳性的原发性雷诺现象患者最终也出现皮肤硬化。伴 Scl-70 抗体的硬皮病除了皮肤受累外,心脏损害也较抗体阴性者更多见。此外,Scl-70 抗体还与肾脏受累、肺纤维化、手指/足趾皮肤溃疡相关。

十四、抗 β2-糖蛋白Ⅰ抗体测定(anti-β2-glycoprotein-Ⅰ antibody,抗 β2-GPⅠ抗体)

【正常值】

ELISA 法:阴性为<20RU/ml。

【影响因素】

1. ELISA 法所使用的固相抗原有:

①β2-GPⅠ联合心磷脂包被的聚乙烯板;②吸附有 β2-GPⅠ的聚氧化聚苯乙烯板。采用心磷脂包被板时,应设置无 β2-GPⅠ孔为对照;同时比较有 β2-GPⅠ和无 β2-GPⅠ下的抗体检测结果,以评价抗体对 β2-GPⅠ的依赖性。

2. 其他参见抗核抗体测定中 ELISA 测定方法。如果患者血细胞比容>55%,标本中枸橼酸盐的含量要计算在内进行结果矫正。

【临床解读】

抗磷脂抗体综合征是一种以磷脂抗体持续升高、动静脉血栓形成、血小板减少及反复自发性流产为特征的多系统受累的疾病。

抗磷脂抗体主要包括抗心磷脂抗体、抗 β2-糖蛋白Ⅰ抗体、抗磷脂酰丝氨酸抗体及狼疮性抗凝剂。抗 β2-GPⅠ抗体是抗磷脂抗体阳性的抗磷脂综合征(antiphospholipid syndrome,APS)患者中主要的自身抗体,因此,血清中抗 β2-GPⅠ抗体的检测对于 APS 诊断尤为重要。另外,在 SLE 和动脉粥样硬化患者该抗体也有升高。

十五、类风湿因子(rheumatoid factor,RF)

【正常值】

ELISA 法:阴性 P/N<2.1。

速率散射比浊法:<30U/ml。

【影响因素】

参见抗核抗体测定中 ELISA 法。速率散射比浊法参见 Ig 测定,速率散射比浊法敏感性高,但不能区分 RF 类别,ELISA 法可定量测定不同类别的 RF。

【临床解读】

RF 是一种以变性 IgG 为靶抗原的自身抗体,无种属特异性,RF 有 IgG、

IgA、IgM、IgD、IgE 五类。由于病原体感染等原因刺激机体产生 IgG 类抗体，此类抗体与其相应抗原结合时，可能发生结构变异，成为变性 IgG。变性 IgG 作为自身抗原被机体识别为异物，产生多种 RF。80％的 RF 为 IgM 类，20％为 IgG 类，IgM 类 RF 在血液循环中通常是五聚体，IgM-RF 可与自身 IgG 的 Fc 段结合形成复合物，能够固定激活补体系统，并与各种巨噬细胞表面的 Fc 受体结合，促进吞噬功能及溶酶的释放，产生炎症等一系列免疫应答反应。正常人多数为阴性，阳性率 2％～5％，随年龄增长可呈增高趋势，但这些人中以后患 RA 的概率极小，因此一般认为，RF 检测结果只具有参考价值，而无特异性诊断价值，应结合临床病情和其他指标综合分析。

1. RF 对类风湿关节炎（RA）患者的诊断及预后判断具有一定临床意义，RA 患者 RF 阳性率为 52％～92％，一般 RF 阳性者疗效差，并伴有其他并发症，如周围神经炎及动脉炎等；RF 阴性者病情较轻，并发症较少，疗效较好。RF 阴转或含量降低，可作为评价药物疗效及病情缓解的一个指标。

2. RF 可用于自身免疫性疾病的辅助诊断：如 RF 阳性率 SLE 为 53％，皮肌炎、硬皮病及恶性贫血均为 80％，自身免疫性溶血型贫血为 75％，慢活肝为 60％，干燥综合征可达 90％～100％。慢性感染性疾病 RF 也可呈阳性，如亚急性细菌性心内膜炎、结核、梅毒、黑热病、结节病及某些高球蛋白血症等。

3. 各种不同类别 RF 的临床意义：IgG 类 RF 与 RA 患者的滑膜炎、血管炎和关节外症状密切相关；IgA 类 RF 见于 RA、硬皮病、Felty's 综合征和 SLE，是临床活动性的一个标志；IgM 类 RF 的含量与 RA 的活动性无密切关系；IgD 类 RF 临床意义目前尚不明了；IgE 类 RF 见于 RA、Felty's 综合征和青年型 RA，在关节液和胸腔积液中 IgE 类 RF 高于同一患者的血清水平。

十六、抗角蛋白抗体
（anti RA keratin antibody，AKA）

【正常值】

间接免疫荧光法：正常人为阴性。

【影响因素】

免疫荧光法检测影响因素参见局部免疫复合物测定。典型的类风湿关节炎特异性抗角蛋白抗体的免疫荧光模式为仅限于上皮角质层的较强的线性分层均质荧光。其他模式的荧光，包括角质层与其他上皮层（角质基底层、角质棘层）同时阳性荧光，均视为非特异性。

【临床解读】

1. 间接免疫荧光法检测 AKA 对 RA 诊断的特异性为 95%~99%,敏感性为 55%~40%。AKA 阴性结果不能排除 RA。此外,与类风湿因子对比发现 AKA 极少见于非 RA 的炎症性风湿病和非炎症性的风湿病患者中。在 AKA 阳性的炎症性风湿性疾病患者中 RA 发病率可达 98%。

2. AKA 的出现及滴度与患者年龄和性别无关,与疾病的持续时间亦不相关。此外,AKA 的出现可先于疾病的临床表现,有时要提前几年。

3. AKA 也是潜在的预后指标。AKA 的出现及滴度与反映疾病活动性和(或)严重程度的几种血清指标相关,如血沉(ESR)、C 反应蛋白(CRP)、RF 或可溶性免疫复合物。但有 1/3RF 阴性的 RA 患者仍可检测到 AKA,有时还是高滴度。

十七、抗环瓜氨酸肽抗体
(circum citrulline peptide antibody,anti-CCP)

【正常值】

ELISA 法:阳性为<20U/ml。

【影响因素】

参见抗核抗体测定中 ELISA 测定方法。溶血、脂血、细菌污染标本会干扰检测。

【临床解读】

瓜氨酸残基是类风湿关节炎特异的抗中间丝相关蛋白抗体识别的必要表位。抗 CCP 抗体对类风湿关节炎(RA)具有较高的敏感性和特异性,具有较高的诊断效率,可以视为 RA 的一个新的血清学指标。

RA 患者抗 CCP 抗体阳性率达到 92%,与 RF 的敏感性基本相同,而非 RA 患者抗 CCP 抗体阳性率要低于 RF,抗 CCP 抗体比 RF 特异性要高,故作为 RA 的标志物优于 RF。

十八、抗核周因子抗体
(antiperinuclear factor,APF)

【正常值】

间接免疫荧光法:正常人为阴性。

【影响因素】

免疫荧光法检测影响因素参见局部免疫复合物测定。

采用人颊膜上皮细胞作为抗原基质检测 APF。血清稀释度 1:80,每 200 个细胞至少有 10％的细胞着染,可判断为阳性。

【临床解读】

APF 对 RA 的敏感性是 49％～87％,特异性达 73％～90％,虽然 RA 患者血清中 APF 的阳性率高于 RF,但 APF 与 RF 有密切的相关性。在其他结缔组织病中 APF 很少见。在青少年 RA 患者中,APF 敏感性和特异性分别为 34％、90％,少数关节受累型比其他型阳性率更高。有报道 APF 也见于原发性和转移性肺癌患者,而且其阳性率、效价与肿瘤转移相关,但与肿瘤的组织类型无关。

依据 APF 是否阳性将 RF 阴性的 RA 患者分成两组。与 APF 阴性组比,APF 阳性组病情重、关节功能损害重,并发关节外症状多(如类风湿性结节、继发性干燥综合征和雷诺现象)以及关节骨组织病变发展快。在 RA 发病早期,APF 效价高于慢性患者。但目前尚无证据表明 APF 效价与 RA 的活动性相关。

十九、抗 RA33 抗体(anti-RA33 antibody)

【正常值】

蛋白质印迹法:正常人为阴性。

【影响因素】

1. 核提取物不纯时也可应用,但在鉴别蛋白条带时可能会遇到困难,特别是 SLE 患者的血清。可用肝素琼脂糖色谱法获得 hnRNP 制剂,进行 12％ SDS-聚丙烯酰胺凝胶电泳后,转印在硝酸纤维素膜上。

2. 血清中含 3％的脱脂奶粉的 20mmol/L Tris-HCl 或 pH7.4 磷酸盐缓冲液做 1:25 稀释,与膜上抗原一起孵育 40min。在孵育液中应避免含有去垢剂诸如 TritonX-100 或 Tween20,因为据推测去垢剂将导致 SLE 血清的 DNA-抗 DNA 免疫复合物的非特异性结合,引起假阳性的结果。

3. 推荐检测时应用碱性磷酸酶标记的抗人 IgG 抗体,原因是某些过氧化物酶标记的抗体可引起非特异性的染色,尤其是在 hnRNP-A2 带。

4. 因为在 SDS 凝胶中蛋白移行成双联体,所以抗 hnRNP-A1 染色在大约 33kD/34kD 处出现双带。抗 hnRNP-A2/RA33 在大约 36kD 处染色成一带,除此之外,在 37.8kD 处相应于 hnRNP-B1/B2 处也有双联体。这些染色特征的出现可以更好地解释蛋白质印迹的结果。

【临床解读】

抗 RA33 呈针对三种 hnRNP 蛋白 A2、B1、B2 的抗体。

1. hnRNPA/B 的抗体主要见于 RA、SLE 和 MCTD 患者,其他结缔组织病特别是在进行性系统性硬化病(pSS)较少检测到。尽管在 RA 中 hnRNP 抗体阳性率低于 RF,但特异性较 RF 高。在 SLE,hnRNPA/B 抗体,特别是 hnRNPA1 抗体与 U1-snRNP 和(或)Sm 抗体密切相关。因为抗 U1-snRNP 抗体在 20%~30% 的 SLE 和全部的 MCTD 患者可检出,但少见于 RA 患者。通常 RA 患者血清中抗 hnRNP A/B 与抗 U1-snRNP 不同时出现。

2. 抗 hnRNP-A2/RA33 在 RA 发病早期可出现,因而有助于早期诊断,特别是在血清 RF 阴性时尤为重要。如未检出该抗体并不能排除 RA。hnRNPA/B 抗体阳性可排除其他的关节疾病,如银屑病关节炎、强直性脊柱炎和骨关节炎。

3. 抗 hnRNP-A2/RA33 的出现与年龄、性别和疾病所处的阶段无关。

4. 抗 hnRNP -A/B 蛋白与疾病的活动性和分期无关,疾病缓解后抗体仍阳性。

5. 抗 hnRNP-A2/RA33 抗体对 RA 的诊断灵敏度达 35%,特异性为 85% 左右,当血清仅有抗 hnRNP-A2/RA33 阳性而不伴有抗 Ul-snRNP 时特异性可增至 96%。

二十、抗 Sa 抗体(Sa-antibody)

【正常值】

蛋白质印迹法和 ELISA 法:正常人为阴性。

【影响因素】

参见抗核抗体测定中 ELISA 测定方法。

【临床解读】

Sa 抗原是一种非酰基化多肽,相对分子质量为 50 000 和 55 000。Sa 抗原存在于人脾、胎盘和关节滑膜中,可能为人体组织的正常组成成分。

抗 Sa 抗体在 RA 患者血清中阳性率为 40%,特异性高达 98.9%,但在 RA 早期敏感性低,仅为 23% 左右。分析几种 RA 特异性抗体,结果显示抗 Sa、抗丝集蛋白及抗环状胍氨酸肽(CCP)抗体对 RA 特异性均>90%,但敏感度均<50%,其中抗 Sa 抗体与抗 CCP 抗体具有高度相关性。

二十一、抗甲状腺球蛋白抗体
（anti-thyroid globulin,anti-TG）

【正常值】

电化学发光法:0－4IU/ml。

【影响因素】

血液标本采集后,应立即分离血清检测或储存于 4℃冰箱,如 1 周内不检测则须置－20℃冻存。未经分离血清的标本在 4℃下抗体效价急剧下降。

【临床解读】

甲状腺球蛋白（TG）是由甲状腺上皮细胞产生并储存于甲状腺滤泡中的糖蛋白,由 4 个相同的亚单位组成,在 TG 分子上的碘有 30％为 T_4,6％为 T_3,其余为碘化酪氨酸。在酶的作用下 TG 水解为氨基酸,在甲状腺细胞内循环,正常情况下不分泌或极少分泌至外周血中,一般不会诱发产生抗体。在某种因子刺激下 TG 进入血液循环,成为一种特异性自身抗原,产生 TG 抗体,并与甲状腺发生特异性抗原-抗体反应,使甲状腺发生淋巴细胞和浆细胞浸润以及纤维组织增生,破坏甲状腺组织。TG 抗体主要属于 IgG 类,小部分为 IgA 类和 IgM 类。

在某些正常人群可检测出 TG 抗体,且 TG 抗体阳性率随年龄增长而增加,有学者报道,40 岁以上的妇女 TG 抗体检出率可达 18％,并认为这可能是自身免疫性甲状腺疾病的早期反应。

80％～90％慢性淋巴细胞性甲状腺炎患者 TG 抗体为强阳性,可作为诊断依据;85％甲状腺毒症患者产生甲状腺自身抗体,18％明显升高者常常伴有较严重的甲状腺功能亢进症症状,病情缓解时 TG 抗体水平下降;在鉴别假性甲状腺功能亢进症型自身免疫性甲状腺炎方面,TG 抗体常为阴性,艾迪生病患者 TG 抗体阳性率为 31％;妊娠期自身免疫病患者在妊娠 2～3 个月可检出 TG 抗体,如孕妇患甲状腺炎时 TG 抗体阳性率为 40％。

二十二、抗促甲状腺素受体抗体
（thyroid stimulating hormone
receptor antibody,TRAb）

【正常值】

电化学发光法:0－1.58U/L

【临床解读】

TRAb 又称为长效甲状腺刺激素,是直接致病的自身抗体之一。TRAb 与促甲状腺激素受体(TSHR)结合,刺激甲状腺的增生及功能亢进,此种 IgG 型抗体还可通过胎盘而导致新生儿甲状腺功能亢进。

甲状腺毒症(Graves)是由 TRAb 引起的一种自身免疫性疾病,Graves 患者血清中 TRAb 阳性率可高达 95%,TRAb 在 TSHR 上的结合部位以及激活甲状腺功能的机制均与 TSH 相同,即使 TSHR 的腺苷酸环化酶活化,细胞内 cAMP 水平升高,导致甲状腺素合成和分泌增加。不同之处是 TRAb 滴度与甲状腺吸碘率呈正相关,TRAb 的作用不依赖于垂体-甲状腺轴,故甲状腺对碘的吸收率不受反馈作用抑制,即给予甲状腺素等不能抑制碘吸收率,这是 Graves 疾病诊断的重要依据。

55%~95% 的甲状腺功能亢进症患者 TRAb 阳性,虽然甲状腺功能亢进症患者的诊断依赖于检测甲状腺激素水平,但在缺乏其他典型症状,有眼部变化时,TRAb 的检测则十分必要,同时 TRAb 也是观察甲状腺功能亢进症疗效的一个良好指标。某些情况下如甲状腺功能亢进症伴有甲状腺结节、肿瘤或急性甲状腺炎等,TRAb 可为阴性。

二十三、抗胰岛细胞抗体
(antibody to islet cells of pancreas, ICA)

【正常值】

间接免疫荧光法:正常人为阴性。

【影响因素】

同 ANA 测定。

【临床解读】

ICA 主要属于 IgG 类,能固定补体,有器官特异性,无种属特异性,能与各种动物的胰岛起反应。ICA 能与胞质中的抗原结合,使胰岛中的各种细胞(α、β、δ)的胞质呈现均匀的荧光。

正常人多为阴性,阳性率仅有 0.5%~1.7%。ICA 检测对胰岛素依赖性糖尿病(insulin-dependent diabetes,IDDM)与非胰岛素依赖性糖尿病(insulin-independent diabetes mellitus,NIDDM)患者的鉴别诊断有一定价值。IDDM 血清中存在 ICA,早期 IDDM 患者 ICA 阳性率可达 60%~80%,治疗数周后阳性率迅速下降至 50% 以下,2~3 年后,约 20% 的患者仍为阳性,提示 ICA

的出现可能是暂时现象,似与 IDDM 的起病时间紧密相关,可作为 IDDM 早期诊断指标;少数患者 ICA 滴度可持续维持很高,数年不变;有个别患者起病时为阴性,以后转为阳性;糖尿病近亲者阳性率可达 19%,预示其家族成员患病的危险性较大,特发性艾迪生病患者阳性率可达 44%;高效价 ICA 与胰岛 β 细胞功能破坏有关。NIDDM 患者阳性率仅 6.2%,其他自身免疫性内分泌系统疾病为 7.9%,ICA 持续存在 5 年以上的患者常表现有多种内分泌系统的其他特征。

二十四、抗胰岛素受体抗体
(insulin receptor antibody,IRA)

【正常值】

ELISA 法:正常人为阴性。

【影响因素】

参见抗核抗体测定中 ELISA 法。

【临床解读】

IRA 是一种多克隆 Ig,主要为 IgG,人类单核细胞、传代人淋巴细胞、人胎盘细胞、火鸡红细胞、大鼠肝脂肪细胞都已证明存在胰岛素受体。使用牛胰岛素治疗的患者,约 3 个月内可产生 IRA,此抗体可封闭胰岛素,从而增加了患者对它的使用剂量。但 IRA 也可作为载体蛋白,延缓胰岛素的降解和延长其半衰期;能缓冲游离胰岛素浓度的变化,有助于对糖尿病稳定的治疗。这些患者最典型的临床表现是胰岛素抵抗,由于 IRA 的存在,胰岛素受体对胰岛素的亲和力显著降低,胰岛素与其受体的结合受到严重阻碍。不稳定性糖尿病患者 IRA 水平较低,有增生性视网膜病和肾病的糖尿病患者 IRA 水平较高。

二十五、抗肾上腺皮质细胞抗体
(anti-adrenocortical antibody,AAA)

【正常值】

正常人为阴性。

【影响因素】

参见抗核抗体测定中的间接荧光免疫法。

【临床解读】

AAA 抗原可能是肾上腺皮质细胞微粒体内的糖脂蛋白,抗体主要为

IgG 类,间接荧光免疫法效价一般小于 1:100。

目前认为特发性艾迪生病患者与自身免疫有关,并与 HLA-B8 关系密切,约 2/3 的原发性艾迪生病为特发性患者。特发性艾迪生病患者 AAA 检出率为 44.4%~74.3%,结核性艾迪生病患者检出率仅为 0~40%,一般认为 AAA 测定可用于上述两种疾病的鉴别诊断。此外特发性甲状腺功能减退症患者检出率为 28%,慢性淋巴细胞性甲状腺炎为 4.2%,甲状腺功能亢进症为 0.6%,正常人为 0.1%。

在其他自身免疫性内分泌腺疾病患者中也可出现抗肾上腺皮质抗体。血清中抗肾上腺皮质抗体阳性者,不一定伴有肾上腺皮质功能减退症,但部分患者在一段时间后可以出现肾上腺皮质功能减退。肾上腺皮质抗体常与抗类固醇细胞抗体同时出现,因此,原发性艾迪生病患者常同时有性腺功能衰竭。90%以上的自身免疫性多腺体综合征Ⅰ型患者出现抗肾上腺皮质抗体,80%同时有抗类固醇细胞抗体。

二十六、抗白细胞抗体
(anti-leukocyte antibody,ALA)

【正常值】

间接荧光免疫法:正常人为阴性。

【影响因素】

参见抗核抗体测定中的间接荧光免疫法。

【临床解读】

正常人血清一般不与同型白细胞凝集,某些疾病时血清中出现白细胞凝集素,可与同型白细胞发生凝集,表示机体内存在抗白细胞抗体。血液病患者中以阵发性睡眠性血红蛋白尿病患者阳性率较高,其次是再生障碍性贫血,急性或慢性粒细胞白细胞白血病亦可呈阳性反应。白细胞抗体阳性者,多数有粒细胞减少现象,因此,在追查白细胞减少病因时有一定意义。

二十七、抗线粒体抗体
(anti-mitochondrial antibody,AMA)

【正常值】

间接荧光免疫法:正常人为阴性,滴度<1:10。

【影响因素】

参见抗核抗体测定中的间接荧光免疫法。

【临床解读】

AMA 是一种无种属特异性和器官特异性的自身抗体,主要以 IgG 类 AMA 为主,也可见 IgA 和 IgM 类。AMA 的靶抗原为细胞质中的线粒体,分为 M1~M6 等 6 种类型。M1 是位于线粒体外膜的心磷脂,M2 是位于线粒体内膜的对胰蛋白酶敏感的脂蛋白,M3~M5 位于线粒体外膜对胰蛋白酶抵抗,M6 性状尚不明确。AMA 与病情严重程度无关,用免疫抑制剂治疗其效价也不一定降低。

多种肝疾病可检出 AMA,原发性胆汁性肝硬化患者阳性检出率达 90% 以上,且滴度较高;慢性活动性肝炎、隐性肝硬化阳性率<25%,而总胆管阻塞性患者常为阴性,因此 AMA 对于鉴别原发性胆汁性肝硬化和肝外胆道阻塞具有重要意义。在其他疾病,SLE 检出率为 5%,干燥综合征和系统性硬化症为 8% 以上,正常人少见。

二十八、抗平滑肌抗体
(anti-smooth muscle antibody,SMA)

【正常值】

间接荧光免疫法:正常人为阴性,滴度<1:10。

【影响因素】

参见抗核抗体测定中的间接荧光免疫法。

【临床解读】

SMA 主要为 IgG 类,也可见 IgM 类抗体,无种属特异性和器官特异性,一般认为不结合补体。目前认为 SMA 的出现与肝细胞的损伤有关。

SMA 主要见于自身免疫性(狼疮样)肝炎,阳性率达 69%~81%,而 SLE SMA 为阴性,可用于两者的鉴别;此抗体与病毒性肝炎的类型无相关性,急性病毒性肝炎早期 SMA 检出率约 80%,多在发病第 1 周即可出现,与 HBsAg 阳性与否无关,持续时间较短,2~3 个月明显下降;慢性活动性肝炎,阳性率高达 80% 以上;皮肤黏膜淋巴结综合征的小儿患者 SMA 检出率达 36%;梅毒、干燥综合征、类风湿关节炎也有一定检出率;巨噬细胞病毒性肝炎、支原体性肺炎、传染性单核细胞增多症、麻疹患者等可出现 IgM 类 SMA。此外,恶性肿瘤也常出现阳性,正常人阳性率不超过 2%。

二十九、抗胃壁细胞抗体和抗内因子抗体
（parietal cell antibody, PCA and
anti-inner factor antibody, IFA）

【正常值】

间接荧光免疫法：正常人为阴性。

【影响因素】

参见抗核抗体测定中的间接荧光免疫法。

【临床解读】

1. PCA 的靶抗原为胃壁细胞胞质内的微粒体，其抗原定位于胃壁细胞分泌小管微绒毛的膜内，是一种脂蛋白。PCA 与胃壁细胞胞质内的微粒体形成抗原-抗体-补体复合物，导致胃壁细胞损伤坏死。PCA 有器官特异性，不与胃以外的其他器官和脏器发生反应，但无种属特异性。PCA 主要为IgG，也可有 IgA 和 IgM，除血清外，胃液中也可检出 PCA。

正常人有 2%～8% 阳性率，恶性贫血患者阳性率高达 80%，PCA 阳性的恶性贫血患者胃液中阳性率达 75%，以 IgA 类 PCA 为主，约占 60%。PCA的阳性率与性别无关，与恶性贫血的好发年龄一致，50 岁为高峰。恶性贫血患者的胃部病变为萎缩性胃炎，PCA 阳性率与胃黏膜病变的进展程度有关，但与抗体效价不相关，也不与治疗效果平行；在无恶性贫血的单纯萎缩性胃炎，PCA 的检出率也可达 23.6%～62.5%；原发性肾上腺萎缩、原发性甲状旁腺功能减退症、甲状腺功能亢进症等国内检出率为 10%～30%；慢性胃炎、缺铁性贫血、糖尿病等阳性率低。另外，一些老年人也可出现低的阳性反应。

2. 内因子（IF）是由胃壁细胞分泌的一种相对分子质量为 60 000 的糖蛋白，基础分泌量为 125～7000ng/h，有种属特异性，不耐热，易被蛋白分解酶灭活，但与维生素 B_{12} 结合后的对蛋白分解酶产生抵抗。IF 主要功能是与维生素 B_{12} 结合形成复合物，在 Ca^{2+} 作用下，IF-B_{12} 复合物与肠黏膜上皮细胞表面的受体结合而被吸收。IFA 是针对 IF 的一种自身抗体，分为封闭型和结合型两类，IFA 阳性主要见于恶性贫血患者，封闭型抑制 IF 与维生素 B_{12}复合物的形成，在恶性贫血患者中检出率为 65%～75%；结合型不抑制 IF 与维生素 B_{12} 复合物的形成，恶性贫血患者中检出率约为 30%，常与封闭型同时存在。血清中 IFA 为 IgG 类，胃液中常为 IgA 类，有些恶性贫血患者可能

在胃液中检测出 IFA 而血清中测不出。正常人阳性率<1%,糖尿病、甲状腺功能亢进症、慢性甲状腺炎、缺铁性贫血等检出率甚低。

三十、抗肝细胞特异性脂蛋白抗体
(liver-specific membrane
lipoprotein antibody,anti-LSP)

【正常值】

ELISA 法:正常人为阳性,P:N<1.1。

P:N 值计算法如下:P:N=P:(Xn+2S)

P 为待测血清吸光度值,Xn 为 50~100 例正常对照血清的吸光度均值。

【影响因素】

参见抗核抗体测定中 ELISA 测定方法。

【临床解读】

抗肝细胞特异性脂蛋白抗体(LSP)没有疾病特异性,它最常发生于病毒性及原发性自身免疫肝炎,在非肝病的患者,其发生率较低。抗 LSP 抗体阳性相关疾病为病毒性肝炎、新生儿肝炎综合征、戊型病毒性肝炎、妊娠合并病毒性肝炎、缺血性肝炎、肝炎双重感染、肝炎后综合征、丁型病毒性肝炎、丙型病毒性肝炎和急性重型肝炎样综合征。

抗 LSP-IgG 的检测也与肝炎病型的轻重有关,且滴度随病情变化而波动;进行动态观察,可以估计病情变化。抗 LSP-IgM 主要见于重症肝炎和急性肝炎,出现早,持续时间短,似可作为肝细胞损伤的早期指标。抗 LSP-IgA 可能主要出现于自身免疫反应持续时间较长的病例,对于区别急性肝炎和慢性肝炎急性波动有一定的意义。在慢性肾病中,可出现一些交叉反应,应予以鉴别。

三十一、抗心肌抗体
(anti-myocardial antibody,AMA)

【正常值】

间接荧光免疫法:正常人为阴性。

【影响因素】

参见抗核抗体测定中的间接荧光免疫法。

【临床解读】

AMA 是一种自身抗体,当心肌受炎症、缺氧、缺血及手术等因素引起损害时,可释放出心肌抗原,引起机体产生 AMA。AMA 有器官特异性无种属特异性。心肌炎、风湿性心脏病、心肌梗死后综合征、心脏手术后综合征、亚急性细菌性心内膜炎、冠状动脉粥样硬化性心脏病、急性肝炎、慢性活动性肝炎、克山病等疾病均可检出此抗体。其中较为严重的是病毒性心肌炎,AMA滴度高且持续时间长,经激素治疗后可转阴性。AMA 分为嗜异性和特异性两种,前者见于风湿性心脏病、急性肝炎和慢性活动性肝炎患者,属于非特异性抗体;后者见于心肌炎等患者,对心肌炎的诊断有一定参考价值。

AMA 有三种荧光类型:①肌纤维膜-肌纤维膜下型多见于急性风湿热、心肌梗死后综合征;②肌纤维间型;③肌质型多属于非特异性炎症反应。

三十二、抗可溶性肝抗原抗体
(anti-soluble liver antigen antibody,SLA)

【正常值】

ELISA 和蛋白质印迹法:正常人为阴性。

【影响因素】

脂血、溶血、非血清样本、细菌污染、加入叠氮钠等防腐剂的样本会干扰检测结果。

【临床解读】

SLA 抗体对Ⅲ型自身免疫肝炎具有高度特异性,其阳性率占自身免疫肝炎的 $11\%\sim32.5\%$,至今尚未发现在其他疾病或正常人群中存在 SLA 抗体,因而诊断价值很高。

三十三、抗肝肾微粒体抗体(anti-liver/kidney
microsomal antibody,anti-LKM)

【正常值】

间接免疫荧光法:正常人为阴性。

阳性结果主要有三种荧光模式。

LKM-1:肝细胞胞质产生明显荧光,呈细颗粒至均质状。肾仅近段肾小管有荧光,故在肾仅观察到部分肾小管有荧光。

LKM-2:门静脉周围的肝组织荧光比其他部位更强,肾仅近端肾小管有荧光。

LKM-3:肝和肾均为阴性,灵长类睾丸间质细胞荧光明显。

【影响因素】

免疫荧光法检测影响因素参见局部免疫复合物测定。

【临床解读】

1.LKM-1 是反映Ⅱ型自身免疫性肝炎的血清学指标。Ⅱ型 AIH 常常始于少儿期,且女性好发,低 IgA 水平,经常出现肝外自身免疫症状,对免疫抑制治疗有效。该病也能从急性肝炎甚至急性重型肝炎发展而来。多达7%的慢性丙型肝炎患者血清中能用免疫荧光法检测出 LKM-1。

2.LKM-2 与替尼酸引起的药物性肝炎密切相关。这种药物只在美国和法国使用过。由于这种药品已从市场上撤除,那么 LKM-2 应该不再出现。

3.10%~15%的慢性丁型肝炎存在 LKM-3,但它的临床意义尚不清楚。大约有 10%Ⅱ型 AIH 除了有 LKM-1 之外,还有针对 UGT 蛋白的 LKM-3。

三十四、抗肝细胞溶质抗原Ⅰ型抗体
（anticytolymph of I-type hepatocyte antibody,LC-Ⅰ）

【正常值】

间接免疫荧光法和蛋白质印迹法:正常人为阴性。

【影响因素】

免疫荧光法检测影响因素参见局部免疫复合物测定。

【临床解读】

1.Ⅱ型自身免疫性肝炎(Ⅱ型 AIH):抗 LC-Ⅰ 是Ⅱ型 AIH 的第 2 个血清标志物。

2.其他自身免疫性肝病:有文献报道在 SMA 阳性的 AIH 和自身免疫性胆管炎的患者血清出现 LC-Ⅰ。

3.丙型肝炎病毒感染:抗 LC-Ⅰ 同样出现于该疾病当中。LKM-1 与抗 LC-Ⅰ 之间的关联性在 HCV 感染中不如Ⅱ型 AIH 常见。抗 LKM-1/LC-Ⅰ 阳性的 HCV 患者对免疫抑制剂治疗无效,而干扰素治疗却有疗效。

4.与疾病活动程度的关系:LC-Ⅰ 抗体滴度与疾病活动程度、血清转氨酶和丙种球蛋白水平明显相关。高效价的抗 LC-Ⅰ 只在有着高活动度的慢性肝炎或肝硬化中检测到。

三十五、抗肾小球基底膜抗体(anti-glomerular basis membrane antibody,AGBMA)

【正常值】

间接荧光免疫法:正常人为阴性,血清滴度<1:5。

【影响因素】

参见抗核抗体测定中的间接荧光免疫法。

【临床解读】

肾小球毛细血管自管腔向外,由内皮细胞、肾小球基底膜(GBM)、上皮细胞足突构成。GBM 是由内、外透明层和中间致密层构成的网状结构,以糖蛋白为主体。GBM 的抗原位点在内层,在 AGBMA 作用下 GBM 网状结构变得疏松,可使大的蛋白质分子通过。AGBMA 多数产生在链球菌感染后,为共同抗原交叉诱导产生。AGBMA 与自身肾小球基底膜形成特异的抗原抗体复合物,诱导补体参与Ⅲ型变态反应。

AGBMA 常用于抗 GBM 肾炎和肺出血-肾炎综合征的诊断与鉴别诊断。肺出血-肾炎综合征可能与流感病毒 A2 感染或与接触某些化学物质有关,在这些因素作用下,导致肺泡基底膜损伤,成为自身抗原,产生相应的自身抗体。由于肺泡基底膜与 GBM 具有交叉抗原性,抗肺泡基底膜抗体除可引起肺泡病理损伤外,还可引起肾小球的病理损害。AGBMA 在抗 GBM 肾炎阳性,肺出血-肾炎综合征阴性。

三十六、抗乙酰胆碱受体抗体 (anti-acetylcholine receptor antibody,AchRA)

【正常值】

ELISA 法:<0.2nmol/L。

【影响因素】

参见抗核抗体测定中 ELISA 测定方法。在某些 48h 内使用全身麻醉或肌松药患者中 AchR 抗体出现假阳性。

【临床解读】

AchRA 可结合到骨骼肌细胞的乙酰胆碱受体上,引起重症肌无力,此病可发生于任何年龄。重症肌无力患者 AchRA 阳性率为 45%~80%,无胸腺瘤患者为 10%~80%,合并胸腺瘤者高达 70%~100%,其敏感性和特异性均较高;仅有眼肌症状患者,抗体滴度较低。

AchRA 也可见于多发性肌炎、皮肌炎、类风湿关节炎、SLE、慢性淋巴细胞性甲状腺炎、恶性贫血、艾迪生病等。

三十七、抗中性粒细胞细胞质抗体
(anti-neutrophil cytoplasmic antibody,ANCA)

【正常值】

间接荧光免疫法:正常人为阴性。

ELISA 法:正常人为阴性。

【影响因素】

1. 参见抗核抗体测定中的间接荧光免疫法和 ELISA 法。

2. 注意区别其他类型的自身抗体,如抗 Sm、抗 U1RNA 及抗着丝点,另外如基底细胞为非中性粒细胞,虽也出现类似的荧光着染,但并非是 ANCA,可用 ELISA 或 RIA 法加以鉴别。

【临床解读】

血管炎是以血管壁,主要是动脉发炎和坏死为基本病理改变所致的一组疾病。目前已证实 ANCA 是存在于血管炎患者血清中的自身抗体,是诊断血管炎的一种特异性指标。采用间接免疫荧光法可将 ANCA 分为胞质型(CANCA)、核周型(PANCA)和不典型(XANCA)三种类型。

CANCA 又称为抗蛋白酶 3 抗体,主要见于韦格纳肉芽肿病,灵敏度为 $93\%\sim96\%$,特异性达 $97\%\sim99\%$;活动性 WG 患者在病变尚未影响到呼吸系统时,CANCA 灵敏度为 65%,当患者出现呼吸系统和肾损害时其灵敏度达 90% 以上,少数未治疗的活动性 WG 患者 CANCA 可呈阴性反应,但随病情发展最终将转为阳性,非活动性 WG 患者 CANCA 阳性检出率亦可达 40%;坏死性血管炎、微小多动脉炎、结节性多发性动脉炎等疾病 CANCA 也有一定的检出率。

PANCA 又称为抗髓过氧化物酶抗体,进行性血管炎性肾炎、多动脉炎、Churg-Strauss 综合征和自身免疫性肝炎中 PANCA 阳性率较高,可达 $70\%\sim80\%$;PANCA 主要与多发性微动脉炎相关,除此之外还见于风湿性和胶原性血管炎、肾小球肾炎、溃疡性结肠炎、原发性胆汁性肝硬化等,在 WG 患者中少见。

XANCA 可见于溃疡性结肠炎、克罗恩病和原发性硬化性胆管炎等。

三十八、抗精子抗体(anti-sperm antibody,ASA)

【正常值】

正常人多数为阴性。

试管-玻片凝集试验:≥50%视野出现 3 条以上精子凝集为阳性。

精子制动试验:精子制动值≥2 为阳性。

ELISA 法:阳性 R:N<2.1。

【影响因素】

标本收集禁欲 3~5d 后丈夫之精液。

试管-玻片凝集试验:精子悬液不宜太浓,否则凝集程度不易判断;标本置 37℃ 水箱时要加塞,以免水滴落入影响结果;镜检前摇动要轻,否则易出现假阳性;标本要新鲜,陈旧或污染标本易出现假阳性。低滴度 ASA 不易出现凝集反应。

ELISA 参见抗核抗体测定中 ELISA 法。

【临床解读】

人类精子抗原非常复杂,附着于精子表面的精浆成分称为精子附着抗原,此抗原诱发相应的抗体,可引起精子运动障碍(制动作用),导致不孕;精子固有的细胞膜抗原由种属特异性抗原、器官特异性抗原、组织相容性抗原等构成,其中器官特异性抗原可引起同种和自身精子免疫反应;精子的特异性酶是细胞膜上的乳酸脱氢酶和酶前体,其相应抗体可引起受精障碍。

精子对女性是一个同种异体抗原,正常情况下女性生殖道具有能降解精子抗原的酶系统,不引起对精子抗原的免疫反应。当此种酶系统缺陷时,射入阴道的精子抗原可被阴道黏膜吸收,诱发全身或局部的免疫应答,致使女性机体产生抗精子抗体。男性体内的血-睾屏障能够使精子与自身免疫系统隔离,当此屏障受损时,精子或可溶性抗原溢出,可导致机体产生抗精子抗体,造成男性不育。

ASA 在血液和淋巴液中主要是 IgG,精液、阴道和宫颈黏膜分泌物中主要为分泌型 IgA,ASA 偶有 IgM 和 IgE。女性产生 IgE 时可引起过敏反应,如性交后出现气急、水肿、荨麻疹、子宫疼痛和心血管系统症状。

育龄夫妇婚后同居未避孕且性生活正常,≥2 年未孕者称为不孕,约占已婚夫妇的 15%,由免疫原因所致的不孕占不孕夫妇的 20%~25%。通常原因不明的不孕不育者血清 ASA 阳性检出率在 10%~30%,尤其是梗阻性无精症患者,ASA 阳性率可高达 60%。

检测 ASA 的方法很多,但这些方法所测均代表总的精子抗体,其中有些与生育无相关性,故目前所测 ASA 并非都具有临床意义。一般来说精子制动抗体较凝集抗体对生育影响更大一些。ASA 及滴度升高是造成免疫不育不孕重要但不是唯一的原因,因此判断是否由于 ASA 导致不孕不育时要慎重,必须同时做男性精液量、精子数及精子活动度,还要排除其他感染及器官性病变。

三十九、抗子宫内膜抗体
(anti-endometrium antibody,AEA)

【正常值】

ELISA 法:正常人为阴性,P:N<2.1。

【影响因素】

参见抗核抗体测定中 ELISA 法。

【临床解读】

正常情况下子宫黏膜不诱发机体产生自身免疫应答反应,剖宫产、刮宫手术及某种病理情况下,月经通过输卵管逆流均可导致子宫内膜异位症,引起自身免疫病理反应,产生 AEA,此抗体常会加重疾病进程,并干扰生育功能。抗子宫内膜抗体的检测,主要作为子宫内膜异位症、习惯性流产的辅助诊断和实验研究的指标。

人工流产刮宫时,胚囊也可能作为抗原刺激机体产生抗体。便会导致不孕、停孕或流产。不少女性因在初次妊娠时做了人工流产,而继发不孕,这种继发不孕患者多数是因体内产生抗子宫内膜抗体所致不孕。

子宫内膜异位症Ⅰ期、Ⅱ期患者 AEA 检出率可达 60%~86%,而在合并不孕的Ⅰ期患者中,阳性率可达 90%。在不明原因的不孕中,AEA 阳性率达 73.9%。AEA 也见于其他疾病,如盆腔炎。

四十、抗透明带抗体
(zona pellucida antibody,ZPA)

【正常值】

间接免疫荧光法、ELISA 法:正常人为阴性。

【影响因素】

参见抗核抗体测定中 ELISA 法和免疫荧光法影响因素。

【临床解读】

不明原因不孕症女性的阳性率为 30.6% ,并且不孕时间越长抗透明带抗体阳性率越高。因此,抗透明带抗体是不明原因不孕的一种自身免疫性病因。

四十一、肥大细胞脱颗粒试验和嗜碱性粒细胞脱颗粒试验

(mast cell degranulation test,MCDT and basophilic degranulation test,BDT)

【正常值】

脱颗粒细胞<50%为阴性。

【影响因素】

1. 将带有染料的盖玻片压于载有待检细胞悬液的玻片上,显微镜下观察,应在 15min 内完成,以免发生自发性脱颗粒;试验中要做不加抗原对照和正常血清对照。

2. 变应原种类很多,不同的患者对变应原反应也不同,因而选择抗原要恰当;变应原的加入量与检测结果有关,应做预试验选出最适合量,以防出现错误结果;肥大细胞仅可保存 4h 左右,超过 4h 则失去活性,检测结果也不稳定。

【临床解读】

1. Ⅰ型变态反应(速发型)是由再次入侵的变应原与患者体内特异性IgE 结合,再与嗜碱性粒细胞或肥大细胞上的 IgE 受体反应,引起嗜碱性粒细胞或肥大细胞脱颗粒,并释放出组胺等活性介质,这些活性介质作用于靶细胞,发生平滑肌收缩、毛细血管扩张、通透性增加等病理变化。通常检查Ⅰ型变态反应采用体内皮肤试验,虽然比较方便,但有很多缺陷:高度过敏性体质的患者可能造成严重反应;因需要试验各种变应原而进行多处注射,给患者带来痛苦;皮试可能引起机体致敏,不利于第 2 次皮试,上述两项体外试验则可避免皮试的缺点。

2. 正常人血清中不存在特异性 IgE,试验时嗜碱性粒细胞或肥大细胞圆而大,颗粒粗大,呈砖红色,均匀分布于细胞质中。过敏性疾病患者血清中含有特异性 IgE,试验时嗜碱性粒细胞或肥大细胞变形,细胞膜破裂,颗粒逸出,可有空泡。阳性多见于Ⅰ型变态反应。

四十二、抗增殖细胞核抗原抗体
（antibodies against proliferating cell nuclear antigen，anti-PCNA antibody）

【正常值】

间接免疫荧光法及 ELISA 法：正常人为阴性。

【影响因素】

免疫荧光法检测影响因素参见局部免疫复合物测定。

【临床解读】

抗 PCNA 抗体的抗原成分是 DNA 聚合酶的辅助蛋白，是系统性红斑狼疮特异性抗体。间接免疫荧光法测得 SLE 患者阳性率为 2%～10%。ELISA 法或蛋白质印迹法的敏感性优于 IIF 法。PCNA 也见于 RA、增殖性肾小球肾炎及低补体血症。另外，抗 PCNA 抗体可与抗 Sm、抗 ds-DNA 抗体同时出现于患者血清中，患者经治疗缓解后，抗 PCNA 抗体转阴性。

四十三、分泌型免疫球蛋白 A
（secretory immunoglobulin A）

【正常值】

免疫比浊法：泪液 135～549mg/L。

涎液 30～260mg/L。

【临床解读】

分泌型免疫球蛋白 A 来自局部呼吸道、涎腺、生殖道黏膜以及产妇乳腺组织细胞等，主要存在于初乳、涎液、泪液、胃肠液、支气管等外分泌液中，是黏膜局部免疫最重要的因素。

泪液中分泌型免疫球蛋白 A 降低见于疱疹性角膜炎。

涎液中分泌型免疫球蛋白 A 增高见于干燥综合征、口腔黏膜白斑、扁平苔藓、类风湿关节炎等。

四十四、结核菌素皮肤试验
（old tuberculin skin reaction test，OT）

【结果判断】

皮内注射抗原后 24～48h 观察结果，分别测量红斑与硬结的直径，若硬结直径＞5mm 即为阳性反应；若硬结较小，可能是交叉反应；4～18h 发生红肿可能合并有速发型过敏反应。

【影响因素】

实验技术操作因素：抗原保存不当或剂量不够、浓度太低；注射过深进入皮下或液体漏出；观察结果不准确等可出现假阴性反应；抗原剂量太大或浓度过高；抗原本身或溶剂的非特异性刺激；空气注入皮内等可出现假阳性反应。

【临床解读】

1. OT 是 IV 型变态反应最典型、用途最广的试验，当变应原注射至曾致敏的个体内，引起机体致敏 T 细胞分化增殖，释放出多种淋巴因子，其中炎性因子可使血管扩张、毛细血管通透性增加，形成红斑；而转移因子、促分裂因子、趋化因子、巨噬细胞移动抑制因子等可使皮试部位淋巴细胞和单核细胞浸润，产生硬结。此过程一般在 5～6h 出现，18～24h 达高峰，故应在 24h 判断结果。目前常用的结核菌素皮试抗原制剂有 OT 和结核菌素的纯蛋白衍生物（purified protein derivative，PPD）两种，OT 含有较多的类脂、多糖和培养基杂质，因此作为测试抗原不如 PPD。

2. OT 是一项简便有效的结核普查方法，OT 阴性表示未感染过结核菌，阳性则表示曾感染过结核菌，根据反应强弱和临床症状可判断结核病的严重程度，结核病患者多为强阳性；OT 还可用于观察卡介苗的接种效果，接种成功者应呈阳性；用于检测机体细胞免疫功能状态，正常者应为阳性反应。

3. OT 可出现假阴性：皮肤敏感性降低或消失，如老年人、恶病质者；结核感染早期，变态反应尚未发生，皮试可呈阴性；全身粟粒性结核、麻疹、结节病、淋巴瘤、霍奇金病、原发性细胞免疫功能缺陷疾病及其他联合免疫缺陷病均可出现 OT 假阴性反应；接种麻疹、脊髓灰质炎或黄热病疫苗后，OT 也暂时受抑制；使用免疫抑制药物如皮质激素或硫唑嘌呤也可使 OT 反应减弱或消失。

4. OT 也可出现假阳性：非典型分枝杆菌如光色分枝杆菌、暗色分枝杆菌、无色分枝杆菌和腐生菌等与结核杆菌在抗原性上有交叉反应，当患者感染上述细菌时，可出现假阳性反应；用结核菌素反复做皮试可使一些无结核菌感染者产生假阳性；患者皮肤敏感性过高，如划痕阳性者。

四十五、植物血凝素皮肤试验
（phytohemagglutinin skin test，PHAST）

【判断标准】

24～48h 观察结果：红斑直径≥15 mm 为阳性反应，正常人为阳性。

【影响因素】

抗原的纯度和剂量对试验有很大影响，应用较纯的制品，选择适当的试验浓度；此外要正确进行皮肤试验的常规技术操作。

【临床解读】

PHA 是从扁豆中提取的一种非特异性促有丝分裂原，不仅在体外能够使人或动物成熟 T 淋巴细胞转化为淋巴母细胞，而且皮内注射 24h 后，也可引起红斑与硬结。病理表现与 OT 及 SK-SD 反应相似，即以单核细胞浸润为主的炎性反应（迟发型变态反应）。PHA 皮试反应温和，对人体无明显毒性，是一种较好且安全的细胞免疫功能检测指标，临床上还可用于检查外周血 T 细胞的免疫功能。

PHA 皮试阳性表示 T 细胞免疫功能正常；恶性肿瘤、白血病、自身免疫性疾病、病毒感染、结缔组织病、粟粒性结核、应用免疫抑制剂等反应降低或阴性；70 岁以上老年人 PHA 皮试也降低。若为阴性或降低，则应进一步采用其他方法检测证实。

四十六、吸入性变应原筛查
（inhalant allergen screening）

【正常值】

ELISA 法：正常人为阴性。

【影响因素】

标本应新鲜，不得溶血，避免反复冻融。

【临床解读】

引发过敏反应的抗原又称为变应原，根据变应原进入机体途径不同分为食入性变应原和吸入性变应原。由呼吸系统进入的变应原为吸入性变应原，吸入性变应原有：如花粉、柳絮、粉尘、螨虫、动物皮屑、霉菌孢子、油烟、油漆、汽车尾气、煤气、香烟等。

吸入性变应原筛查是应用放射性过敏原吸附试验或 ELISA 试验，测定血清中特异性 IgE 水平。吸入性变应原筛查对无明确过敏原接触史,不能最终明确的超敏性肺炎、支气管哮喘、过敏性鼻炎、过敏性皮炎等过敏性疾病确诊,并且对吸入过敏性疾病的预防和选择脱敏药物及各种免疫疗法具有重要指导意义。

四十七、食物不耐受(专项变应原)筛查
(food intolerance screening test)

【正常值】

ELISA 法:正常人为阴性。

【影响因素】

标本应保持新鲜,不得溶血,避免反复冻融。

【临床解读】

食物不耐受是一种复杂的变态反应疾病,是机体对进入体内的某些食物产生的过度保护性免疫反应,产生针对食物特异性 IgG 抗体,该抗体可引起全身各系统的慢性症状。由于食物不耐受导致的症状比较隐蔽,涉及食物较多,抗体达到一定水平之前,不会引起明显的症状,很多人只偶尔出现不适,通常难以自我发现不耐受食物的存在。在机体出现慢性症状前进行特异性 IgG 抗体检测,根据检测结果积极进行食物干预,可阻断食物不耐受对机体的影响。针对病因,制订饮食计划,指导患者禁食或少食不耐受食物,控制疾病的源头,阻止疾病的发生和发展。

食入性变应原主要为食物和口服药物。据统计有 50% 的人会对某些食物产生不同程度的不良反应,多数食物不耐受患者表现为胃肠道症状和皮肤症状,也可有精神系统、神经系统、呼吸系统、肌肉骨骼、泌尿生殖系统、心血管系统等各种症状,且不同的人对同一种食物可能出现极不相同的症状。该病的发病人群可见于各年龄段。另外食物不耐受与遗传因素关系非常密切。父母双亲或单亲是食物不耐受者的婴幼儿,其患病概率比其他婴幼儿高;婴儿与儿童的发生率高于成人。

IgG 介导的食物不耐受属于迟发型反应,多在进食不耐受的食物 2h 或数天后发生,大多数人是由多种食物引发,少数人由单一食物引起;与 IgG 介导的食物不耐受不同,IgE 介导的属于速发型的过敏反应,发病大多在摄入食物后的数十分钟到 2h 发生,症状突出,且与食物摄入显著相关,主要表现在皮肤、胃肠道和肺部等,两者在诊断时应加以鉴别。

食物不耐受常见检测项目包括：牛肉、鸡肉、鸡蛋、鳕鱼、玉米、螃蟹、牛奶、猪肉、大米、虾、大豆、西红柿和小麦。另外还有 90 项食物不耐受检测可供选择，包括蔬菜、肉类、酵母和水果等。

四十八、嗜酸粒细胞阳离子蛋白测定
（eosinophil cationic protein，ECP）

【正常值】

ELISA 法：正常值参考范围各实验室不同，参照各实验室给出的参考范围。

【影响因素】

1. 待查标本置 4℃保存应小于 1 周；−20℃或−80℃均应密封保存，时间不应超过 3 个月；−80℃不应超过 6 个月。

2. 标本应新鲜，不得溶血，标本溶血会影响最后检测结果；避免反复冻融。

3. 高血脂的标本不需进行特殊处理，可直接检测。

【临床解读】

嗜酸粒细胞阳离子蛋白（ECP）是一种单链糖蛋白，呈强碱性（pH<11），是嗜酸细胞活化后脱颗粒释放的一种炎症介质，是反应炎症发生发展的重要指标之一。ECP 的主要功能：①在凝血过程中与蛋白质相互反应；②有纤维蛋白溶解作用；③有较强的细胞毒作用。

血清中 ECP 水平主要取决于嗜酸细胞的数量、激活程度和分泌蛋白的能力，它比嗜酸细胞更能准确反映患者的病情，并准确地反映患者的治疗与局部炎症控制情况。因此，动态监测血清中 ECP 水平是观察支气管哮喘等过敏性疾病患者病情变化的重要指标之一，同时也可作为判断病情严重程度和预后的指标。

四十九、脱敏免疫球蛋白 IgG 测定
（desensitizing immunoglobulin G）

【影响因素】

参见免疫球蛋白检测。

【临床解读】

免疫治疗所诱导出的 IgG 抗体，可起变应原阻断抗体的作用。由于 IgG

可竞争性地阻断变应原与肥大细胞表面 IgE 结合,避免肥大细胞激活和炎性介质释放,防止支气管哮喘发作。根据该现象提出"阻断抗体"理论,即认为 IgG 和 IgE 竞争与抗原结合,阻断肥大细胞 IgE 依赖活化。

在诱导变应原特异性 IgG 升高的脱敏治疗中,SAV(表面抗原疫苗)引起血清总 IgG 和变应原-特异性 IgG,即脱敏免疫球蛋白 IgG 水平升高,特别是的 IgG_4 升高。SAV 脱敏治疗的最初 3 个月,血清中增高的 IgG 亚类主要是 IgG_1 和 IgG_4。多数学者认为在 SAV 中起阻断作用的主要是 IgG_4,IgG_4 增高水平与临床症状的改善呈正相关,而与 IgG_1 无相关性。血清 IgG_4 和血清变应原-特异性 IgE 之间呈负相关,即血清变应原-特异性 IgG_4 浓度升高时,血清变应原-特异性 IgE 水平则下降。说明 SAV 是通过调节 IgG_4/IgE 的比例,抑制变态反应发生。此外,变应原特异性 IgG_1 和 IgG_3 可诱导嗜酸粒细胞脱颗粒。因此脱敏免疫球蛋白 IgG 增高可作为判断 SAV 治疗效果的重要标志。脱敏免疫球蛋白 IgG 测定试验可了解机体免疫状况,观察免疫治疗效果。

第四节　病毒性肝炎病原学检验

目前已确定的病毒性肝炎病原体有 5 种,即甲型肝炎病毒(hepatitis A virus,HAV)、乙型肝炎病毒(hepatitis B virus,HBV)、丙型肝炎病毒(hepatitis C virus,HCV)、丁型肝炎病毒(hepatitis D virus,HDV)和戊型肝炎病毒(hepatitis E virus,HEV),除 HBV 为双链 DNA 病毒外,其余均为单链 RNA 病毒。病毒性肝炎病原学标志物包括肝炎病毒本身、该病毒的构成成分、病毒抗原产生的抗体等。

一、HAV 抗体(anti-hepatitis A virus antibody,HBV-Ab)

【正常值】

ELISA 法:抗 HAV-IgM 阴性;

抗 HAV-IgG 阴性或阳性。

【影响因素】

参见抗核抗体测定中 ELISA 法。

【临床解读】

HAV 属于小 RNA 病毒科,为嗜肝 RNA 病毒,在体内主要在肝细胞内进行复制,通过粪-口途径传播,多数学者认为 HAV 不存在慢性携带状态。HAV 是 20 面体球形颗粒,直径 27～28nm,无包膜,病毒颗粒立体对称,沉降系数为 156～160s,其核心为单链正股 RNA,由 7500 个核苷酸组成,核酸外面包裹 VP1、VP2、VP3、VP4 4 种衣壳蛋白。HAV 仅有一个血清型,因而只形成一个抗原-抗体系统,目前临床主要通过抗 HAV-IgM 和抗 HAV-IgG 对 HAV 进行检测。

　　血清中抗 HAV-IgM 在发病 1～2 周出现,3 个月后滴度下降,6 个月后则不易测出,抗 HAV-IgM 阳性已被公认为是早期诊断甲型肝炎的指标。抗 HAV-IgG 出现较抗 HAV-IgM 稍晚,可长期或终身存在,抗 HAV-IgG 阳性表示既往感染,但体内已无 HAV,是一种保护性抗体,可用于检测机体或注射甲肝疫苗后是否具有对 HAV 的免疫力以及流行病学调查。

二、乙型肝炎病毒(HBV)病原学指标

　　HBV 属于有包膜的嗜肝 DNA 病毒科,血液循环中与 HBV 有关的颗粒从形态上至少可分为 3 类:①小球形颗粒并非完整的 HBV,而是病毒的外壳(或称包膜),由脂蛋白构成,厚 7nm,直径约 22nm,是乙型肝炎表面抗原(HBsAg)的主要成分,HBsAg 由于在肝细胞内参与装配 Dane 颗粒后过剩,游离于外周血,本身无传染性;②管形颗粒实际为一串聚合的小球形颗粒,长 50～220nm,直径与小球形颗粒相近,具有 HBsAg 特性;③大球形颗粒即完整的 HBV,又称为 Dane 颗粒,呈球形,直径为 42～45nm,由外壳和核壳组成。核壳内含有环状双股 DNA、DNA 多聚酶、核心抗原(HBcAg)、e 抗原(HBeAg)等,是病毒复制的主体。

　　HBV 主要通过血液途径传播,也可通过母婴垂直传播性传播。一般机体感染 HBV 后产生 3 种抗原-抗体系统:HBsAg 和乙型肝炎表面抗体(抗-HBs)、HBeAg 和乙型肝炎 e 抗体(抗-HBe)、HBcAg 和乙型肝炎核心抗体(抗-HBc)。HBV 基因组为部分双链环状 DNA 结构,长链(L 链)又称负链,约 3 200 个核苷酸;短链(S 链)又称正链,长度为 L 链的 50%～80%。L 链含有 4 个开放读码框架(ORF),分别为 S 区、C 区、P 区、X 区,其中 S 区与 P 区完全重叠,C 区、X 区与 P 区部分相互重叠。S 区编码 HBsAg、前 S1 蛋白(preS1)、前 S2 蛋白(preS2);C 区编码 HBcAg;P 区编码 DNA 聚合酶;X 区编码 HBxAg。目前临床上检测 HBV 病原学方法较多,常用的有 ELISA 法及电化学发光法测定血清乙型肝炎 5 项指标、PCR 检测 HBV-DNA、荧光定

量 PCR 检测 HBV-DNA、HBV-DNA 基因芯片多态性等。

(一)乙型肝炎病毒表面抗原(hepatitis B virus surface antigen,HBsAg)

【正常值】

HBsAg 定性(ELISA 法):正常人为阴性。

HBsAg 定量(电化学发光法):<10 U/ml。

【影响因素】

参见抗核抗体测定中 ELISA 法。

【临床解读】

HBsAg 存在于 HBV 的外壳,是一种糖蛋白,为大、小球形颗粒和管状颗粒所共有。HBsAg 的抗原性较复杂,采用血清学方法分类含有 5 种不同的抗原表位,分别为 a、d、y、w、r,其中 a 属于特异性共同抗原决定簇。目前已知有 10 种亚型,最常见的主要有 adr、adw、ayw、ayr 4 种,各亚型分布有明显的地区性,我国长江以北以 adr 为主,长江以南以 adr 和 adw 为主,新疆、西藏、内蒙古等少数民族地区主要为 ayw,因此 HBsAg 亚型对乙型肝炎流行病学调查和预防有一定意义。

HBsAg 一般在感染 HBV 后 1~2 个月出现于血清中,短时在 2 周内即能够检出,可维持数周、数月、数年以至长期携带。HBsAg 虽然本身不具有传染性,但由于其常与 HBV 同时存在,因此 HBsAg 阳性时常被作为传染性的标志之一。HBsAg 阳性见于乙肝潜伏期和急性期、慢性迁延性肝炎、慢性活动性肝炎、肝硬化、肝癌、慢性 HBsAg 携带者等。血清 HBsAg 仅为 HBV 感染的标志,不反映有无复制、复制程度、传染性强弱及预后等情况。

HBsAg 定性试验:血清 HBsAg 仅为乙肝病毒携带标志,不能直接反映复制程度、传染性强弱及预后等情况,还需进行乙肝病毒 5 项指标或 HBV-DNA 的检测。

HBsAg 定量试验:该试验的临床意义与定性试验相同,但它能间接反映乙肝病毒的水平,通过监测 HBsAg 含量的变化可进一步观察乙肝患者病情的变化及抗病毒药物的疗效。

(二)乙型肝炎病毒表面抗体(hepatitis B virus surface antibody,HBsAb,抗-HBs)

【正常值】

抗-HBs 定性(ELISA 法):阴性。

抗-HBs 定量(电化学发光法):<10 U/ml。

【影响因素】

参见抗核抗体测定中 ELISA 法。

【临床解读】

1. 抗-HBs 是机体针对 HBsAg 产生的一种保护性抗体,表明对 HBV 具有一定免疫力。一般情况下,抗-HBs 在 HBsAg 消失后出现,多为 IgG,少数患者中有 IgM,是疾病恢复的开始,可持续多年,其滴度与特异性保护作用相关。

2. 抗-HBs 阳性见于既往感染 HBV 现已恢复,且对 HBV 有一定免疫力;接种乙肝疫苗后,仅出现单项抗-HBs 阳性;被动性获得抗-HBs 抗体,如注射特异性 Ig 或输血等。

3. 抗-HBs 和 HBsAg 可同时出现在 HBV 感染恢复期,此时 HBsAg 尚未消失,而抗-HBs 已产生;或是 S 区基因发生变异,野生株抗-HBs 不能将其中和清除;或是抗-HBs 阳性者感染了免疫逃逸株。HBsAg、抗-HBs 和抗-HBc 同时存在多见于急性重型肝炎患者。

4. 抗-HBs 定性试验:①用于确定受检者在被乙肝病毒感染后是否产生抗-HBs 抗体;②被检者接种乙肝疫苗后确定其体内是否产生了保护性抗体。

5. 抗-HBs 定量测定:抗-HBs 作为预防乙肝病毒感染唯一的保护性抗体,定量试验用于观察受检者体内是否有足够对抗该病毒的保护性抗体,当抗-HBs 消失或减少时,则应及时接种乙肝疫苗。

(三)乙型肝炎病毒 e 抗原(hepatitis B virus e antigen,HBeAg)

【正常值】

HBeAg 定性(ELISA 法):正常人为阴性。

HBeAg 定量(电化学发光法):<1U/ml。

【影响因素】

参见抗核抗体测定中 ELISA 法。

【临床解读】

HBV 的 C 区由前 C 基因和 C 基因组成,前 C 基因开始编码的蛋白质经加工后分泌至细胞外即为 HBeAg,C 基因开始编码的蛋白质为 HBcAg。HBeAg 位于 HBV 的核心部分,是一种可溶性抗原,由感染的肝细胞分泌入血液,在血液中可游离存在。

急性 HBV 感染时 HBeAg 出现稍晚于 HBsAg,消失先于 HBsAg,长期存在提示病情趋于慢性化。在慢性 HBV 感染时 HBeAg 是主要的免疫耐受因子,大部分情况下 HBeAg 存在表示患者处于高感染低应答状态。

HBeAg 阳性常见于 HBsAg 阳性者,患者血清中含有较多的 HBV 颗粒,由于 HBeAg 与 HBV DNA 密切相关,因此是 HBV 复制活跃且有较强传染性的标志;HBeAg 持续阳性的病毒性乙型肝炎患者易转为慢性肝炎;HBeAg 和 HBsAg 同时阳性的孕妇可发生 HBV 母婴垂直传播,其感染率为 70%～90%。

HBeAg 定性试验:HBeAg 阳性常见于 HBsAg 阳性者,患者血清中含有较多的 HBV 颗粒,HBeAg 持续阳性的乙型肝炎患者易转为慢性肝炎;HBeAg 和 HBsAg 同时阳性的孕妇可发生 HBV 母婴垂直传播,其感染率为 70%～90%。

HBeAg 定量试验:临床意义同定性试验,监测 HBeAg 含量变化,可用于观察乙型肝炎患者病情的发展及抗病毒药物的疗效。

(四)乙型肝炎病毒 e 抗体(hepatitis B virus e antibody,HBeAb,抗-HBe)

【正常值】

抗-HBe 定性(ELISA 法):正常人为阴性。

抗-HBe 定量(电化学发光法):>1U/ml。

【影响因素】

参见抗核抗体测定中 ELISA 法。

【临床解读】

抗-HBe 是在 HBeAg 消失后,机体所产生的一种非保护性抗体,抗-HBe 阳转表示病毒复制多处于静止状态,但并不代表病毒复制停止或无传染性,20%～50%患者仍可检测到 HBV DNA,部分患者可能由于前 C 区基因变异,导致不能形成 HBeAg 所致,一般情况下抗-HBe 和 HBeAg 不会同时存在。抗-HBe 出现早于抗-HBs,检出抗-Hbe 提示传染性明显降低或相对降低,其中肝活检多为正常或基本正常。

抗-HBe 出现的快慢与肝炎转归有关。在乙型肝炎急性期出现抗-HBe,易发展为慢性乙型肝炎;慢性活动肝炎出现抗-HBe 可能进展为肝硬化;若HBsAg 阳性伴有抗-HBe,且 ALT 升高,须注意原发性肝癌的可能性。

抗-HBe 阳性常伴抗-HBc 阳性,检出率在慢性乙型肝炎、肝硬化、肝癌患者有逐渐递增的现象,提示多数患者 HBV 感染时间较长。

抗-HBe 定性试验:从 HBeAg 阳性转为抗-Hbe 阳性提示传染性明显降低或相对降低;抗-HBe 常伴随抗-HBc 同时出现,检出率在慢性乙型肝炎、肝硬化、肝癌患者有逐渐递增的现象,提示多数患者 HBV 感染时间较长。

抗-HBe 定量试验:临床意义同定性试验,监测抗-HBc 含量变化,可用于观察乙型肝炎患者病情的发展及抗病毒药物的疗效。

(五)乙型肝炎病毒核心抗体(hepatitis B virus core antibody,HBcAb,抗-HBc)

【正常值】

抗-HBc 定性(ELISA 法):正常人为阴性。

抗-HBc 定量(电化学发光法):>1 U/ml。

【影响因素】

参见抗核抗体测定中 ELISA 法,此外由于抗 HBc-IgM 的检测受类风湿因子影响较大,低滴度抗 HBc-IgM 时,应注意鉴别是否为假阳性。

【临床解读】

HBcAg 是位于 HBV 的核心部分,主要存在于被感染肝细胞的细胞核内,游离 HBcAg 在血清中含量极少,检测比较烦琐,一般不作为常规测定。抗-HBc 是针对 HBcAg 而产生的非保护性抗体,主要包括抗 HBc-IgM、抗 HBc-IgG、抗 HBc-IgA 3 型,目前临床常检测总抗-HBc。

抗 HBc-IgM 是感染 HBV 后血中最早出现的特异性抗体。急性期滴度升高,是诊断急性乙型肝炎、判断病毒复制活跃及具有强传染性的指标;另外抗 HBc-IgM 阳性还见于慢性活动性肝炎。抗 HBc-IgG 在感染 HBV 后 1 个月左右开始升高,临床上测定总抗-HBc 主要反映的是抗 HBc-IgG 水平,高滴度表明 HBV 正在感染与复制;低滴度则表明既往感染,体内持续时间长,具有流行病学意义。

抗-HBc 定性试验:临床上测定的总抗-HBc 主要反映的是抗 HBc-IgG 水平,高滴度表明 HBV 正在感染与复制;低滴度则表明既往感染,体内持续时间长,具有流行病学意义;抗 HBc-IgM 阳性是近期感染标志。

抗-HBc 定量试验:临床意义同定性试验,监测抗-HBe 含量变化,可用于观察乙型肝炎患者病情的发展及抗病毒药物的疗效。

(六)乙型肝炎病毒前 S₁ 抗原和乙型肝炎病毒抗前 S₁ 抗体(hepatitis B virus Pre-S₁ antigen and hepatitis B virus anti-Pre-S₁ antibody)

【正常值】

ELISA 法:正常人为阴性。

【影响因素】

参见抗核抗体测定中 ELISA 法。

【临床解读】

Pre-S$_1$ 是 HBV 外膜蛋白成分,通常连接在 Pre-S$_2$ 蛋白的氨基末端,Pre-S$_1$ 第 21~47 位氨基酸为肝细胞膜受体,HBV 可通过此受体黏附于肝细胞膜上,进而进入肝细胞。Pre-S$_1$ 抗原性较强,可刺激机体产生抗 Pre-S$_1$ 抗体。

Pre-S$_1$ 阳性提示病毒复制活跃,具有较强传染性;抗 Pre-S$_1$ 是 HBV 的中和抗体,机体较早出现表示预后良好。抗 Pre-S$_1$ 阳性见于急性乙肝恢复期,提示 HBV 正在或已被清除。

(七)乙型肝炎病毒前 S$_2$ 抗原和乙型肝炎病毒抗前 S$_2$ 抗体

【正常值】

ELISA 法:正常人为阴性。

【影响因素】

参见抗核抗体测定中 ELISA 法。

【临床解读】

Pre-S$_2$ 是 HBV 外膜蛋白成分,其 C 末端直接与 HBsAg 的 N 末端相连,Pre-S$_2$ N 末端第 109~133 位氨基酸为聚合人血清清蛋白受体,其可与聚合人血清清蛋白结合。人肝细胞膜上也有聚合人血清清蛋白受体,因此 HBV 可通过病毒受体-聚合人血清清蛋白-肝细胞膜受体黏附于肝细胞膜,成为 HBV 侵入肝细胞的主要结构组分之一。Pre-S$_2$ 蛋白抗原性较强,刺激机体可产生抗 Pre-S$_2$ 抗体。

Pre-S$_2$ 阳性提示病毒复制活跃,具有传染性;抗 Pre-S$_2$ 是 HBV 的中和抗体,阳性时表示病情好转,较早出现是预后良好的指标,特别是对于急性乙型肝炎的预后有重要意义。

(八)乙型肝炎病毒 DNA(hepatitis B virus DNA,HBV-DNA)

【正常值】

荧光定量 PCR 法:$<1.0 \times 10^3$ U/ml 或拷贝/ml。

【影响因素】

PCR 技术灵敏度很高,可由于实验操作不当、实验室设置不规范、消毒处理不彻底、标本收集不符合要求等造成污染,致使结果出现假阳性。因此必须严格按照 PCR 实验室要求进行操作,采血使用一次性试管,标本室温放置不能超过 6h,所用物品必须高压灭菌等。

【临床解读】

血清 HBV-DNA 测定是评价 HBV 感染和复制最直接、最灵敏、最特异的指标,也是观察乙型肝炎患者有无传染性最可靠的方法。血清 HBV-DNA 检测结果与乙型肝炎五项指标的关系:

1. HBV-DNA 与 HBsAg:一般 HBsAg 阳性时,HBV-DNA 常阳性;但在 HBsAg 含量极低采用 ELISA 法检测不出时,可能会出现 HBsAg 阴性而 HBV-DNA 阳性的情况;或是患者正处于 HBV 感染早期,机体乙型肝炎 5 项标志物尚未产生,但由于 PCR 检测具有极高的灵敏度,HBV-DNA 含量很低也可检出。

2. HBV-DNA 与抗-HBs:HBV 感染恢复期抗-HBs 呈阳性,血清 HBV-DNA 一般为阴性,但少数患者特别是在肝组织 HBV-DNA 含量很高时,也可为阳性,提示体内 HBV 尚未完全被清除。

3. HBV-DNA 与 HBeAg、抗-HBe、抗-HBc:HBeAg 阳性时 HBV-DNA 几近全部为阳性;HBeAg 阴性、抗-HBe 和抗-HBc 阳性时,说明 HBV 复制减弱,其 HBV-DNA 阳性检出率降低,浓度也低于 HBeAg 阳性者。

除此之外还用于乙型肝炎患者抗病毒药物的疗效观察、献血员筛查、血液制品及乙型肝炎疫苗安全性评价。

(九)HBV-DNA 基因多态性

【正常值】

基因芯片:正常人为阴性。

【影响因素】

1. 芯片检测关键技术是 PCR 扩增与核酸杂交。为了保证使用质量与结果分析的可靠性,要求有规范化的分子生物实验室(或 PCR 实验室),操作人员应接受上岗前培训。

2. 结果判读时注意:①待检样品的斑点的观察应参照阴、阳性对照及试验有效质控点的斑点;②注意弱阳性样品斑点与阴性对照斑点的区别。

3. 核酸杂交时注意:①探针在 4℃ 状态下融化,并在冰上应用;②加盖片时不可产生气泡。③从杂交到显色的每一步芯片都要保持水平位置。

【临床解读】

近年来国内外发现一些特殊类型的乙型肝炎,它们的血清学标志与临床表现存在矛盾现象。例如 e 抗原阴转,e 抗体阳性的乙型肝炎患者病情仍处于活动状态,并且血清中 HBVDNA 阳性,进一步研究表明,这类乙型肝炎是由一些 HBV 变异株引起的,其中主要是前 C/C 基因变异。

1896 位点突变(前 C 区基因突变)患者可表现为 HBe 阴性或抗 HBe 阳性,HBV DNA 阳性并仍有肝炎活动。由于 HBeAg 分泌下降,机体发生免疫逃避,造成持续感染进行性损伤而使原发性肝癌危险性升高。上述变异也可发生于干扰素治疗后,故干扰素治疗复发率高。该突变病毒株的特点为病毒清除更难,免疫激活不能有效清除变异的 HBV,抗病毒治疗反应差,病情不易自然缓解,而导致持续肝损伤,故易于发展成为肝硬化,肝细胞癌。

1814 位点突变(前 C 区基因突变)导致 HbeAg 阴性或含量极度降低,使病毒逃逸免疫应答形成慢性感染状态。大量的研究报道显示,随着 HBV 免疫耐受持续感染突变株病毒的患者发生急性重型肝炎的危险性增高。

1762 位和 1764 位点突变(基本核心启动子 BCP 区)常联合变异,在慢性 HBV 感染者血清及肝硬化、肝癌癌组织中检出率较高,与活动性肝炎、肝硬化、肝癌等密切相关。T1762 和 A1764 变异很少在急性肝炎中检出,主要出现于慢性感染过程中,该变异使 C 区启动子活性下降,在转录水平上可使 HBeAg 表达下调,有利该变异株逃避宿主免疫清除,而变异株的复制能力反而增加。所以 HBV 1762 与 1764 双突变的预后极差,易于重症化和恶变,干扰素的反应与 HBV 的 BCP 区有无突变和 HBV DNA 水平有关,大三阳患者中 1762 点突变的年轻患者免疫易于激活而适于干扰素治疗。检测 HBV 1762 与 1764 双点突变有利于 HBV 感染者预后预测和用药参考。

P 区基因变异(552 位和 528 位氨基酸突变)与病毒耐药性有关。P 基因主要表达 HBV-DNA 聚合酶(DNAP),P 基因的变异可影响 HBV-DNA 的合成。目前临床上广泛使用的胞苷类似物拉米夫定(1amivudine)和鸟苷类似物泛昔洛韦(famciclovir)等抗 HBV 药物,作用靶位主要是 DNAP,抑制 HBV 的逆转录和复制。HBV 病毒的反跳,是由于长期应用拉米夫定诱发了 HBV P 基因区发生点突变的缘故。YMDD 主型区(酪氨酸－蛋氨酸－天门冬氨酸－天门冬氨酸)是 HBV 反转录酶生物活性部位,也恰恰是拉米夫定干扰 HBV 复制的药物结合位点。由于该处发生基因突变导致拉米夫定的结合部位消失,抗毒活性也随之消失,产生 HBV 病毒的反跳。发生拉米夫定耐药的点突变主要为:一种是 P 区 552 位甲硫氨酸变为亮氨酸(YMDD-YIDD);另一种是 552 位甲硫氨酸变为缬氨酸(YMDD-YVDD)。这两种变异均导致拉米夫定与多聚酶亲和力下降或消失,变异毒株就会具有强大的抗拉米夫定能力,且 YMDD 变异株的复制能力低于野生株。因此,一般血清中 HBVDNA

水平较低,但停止治疗后,野生株可重新成为优势菌株。当发生 YMDD 变异时,可引起对拉米夫定的耐药,HBV 又重新复制,病人病情可以复发。

长期应用泛昔洛韦治疗亦可发生 HBV 变异。在 HBV DNA 多聚酶第528 位密码子亮氨酸(L)为甲硫氨酸(M)取代,成为 L528M。在应用拉米夫定治疗时亦可有相同的变异。因此,泛昔洛韦治疗发生 L528M 变异时,也可与拉米夫定发生交叉耐药。

(十)乙型肝炎病毒基因分型(hepatitis B virus gene typing)

【影响因素】

参见 PCR 测定。

【临床解读】

HBV 基因组长 3.2kb,有正负 2 条不等长的 DNA 链组成部分呈双链开环状结构,负链为长链,长度固定,正链则长度不定。负链含 4 个主要区域或称开放阅读框架(ORF),即 S 区、C 区、P 区和 X 区。

S 区包括前 S1、前 S2 和 S 三部分,编码病毒外壳蛋白;C 区包括前 C 和C 基因两部分,其编码产物具有信号肽功能,与 e 抗原分泌有关;P 区编码DNA 聚合酶,此酶参与 HBV 复制,还可能参与基因表达调控及核心颗粒的装配;X 区编码 X 蛋白,或称 HBxAg。X 蛋白是一重要的反式调节因子,可能参与了 HBV 免疫发病机制,在 HBV 致癌过程中也具有重要作用。

HBV 基因组含有至少 4 个启动子和 2 个增强子,如果其插入到细胞基因的 ORF 调控区,可使这些基因表达失控,而致细胞发生转化;4 个 ORF 均可发生不同类型的突变,包括点突变、称码、缺失、插入及重排。临床 HBV 基因的突变可对 HBV 感染和机体免疫产生重大影响,并与患者病情变化及免疫失败有密切关系。

前 C 区基因变异有近 10 种:如第 1896 位点变异,致使 e 抗原不能表达。早期研究认为这种变异与严重肝损害有关,后研究发现无症状携带者也存在此变异,故推测 1896 位点变异可能与病情加重无因果关系,只是病毒逃逸免疫监视的一种方式;其他还包括第 1899 位点变异、前 C 区第 15 位密码子变异、第 17 位密码子变异,致使血清中 e 抗原缺如,但 e 抗原前体在肝细胞内大量积聚,第 15 位密码子和第 17 位密码子变异患者预后较差。

C 区基因变异:在对慢性肝病患者 C 区基因序列分析中发现肝损害早期与晚期的变异不同,说明 C 区基因变异与肝病病情及进展有一定关系。

S 区基因变异:我国约有 3% 的普通人群感染 HBsAg 阴性株,加强对 S

区基因变异研究对控制 HBV 感染具有重要意义。

HBV 基因分型可分析 HBV 的耐药基因、鉴定 HBV 的亚型、确定 HBV 变异株,对于临床指导用药和观察疗效具有重要意义。此外要特别注意变异是普遍发生的现象,在评价变异发生的临床意义时应慎重。

三、丙型肝炎抗体
(antibody to hepatitis C vivus,anti-HCV)

【正常值】

ELISA 法:正常人为阴性。

【影响因素】

根据包被抗原不同所用试剂可分为第一代(抗原为 C100-3)、第二代(抗原包括 C 抗原、NS_3、NS_4)、第三代(抗原又增加 NS_5),随着检测试剂代数的增加,特异性和灵敏度也增加,但由于 HCV 易发生变异、不同患者抗 HCV 抗体出现阳转的时间差异较大(1 个月至 1 年),故抗 HCV 抗体阴性也不能排除丙型肝炎。抗 HCV-IgM 的检测影响因素较多,如球蛋白、类风湿因子等,稳定性不如抗 HCV-IgG。

【临床解读】

丙型肝炎病毒(hepatitis C virus,HCV)属于黄病毒科丙型肝炎病毒属,是一种直径为 30~60nm 的球形颗粒,外有脂质外壳、囊膜和棘突结构,内有由核心蛋白和核酸组成的核衣壳。HCV 基因组为单股正链 RNA,编码区从 5′端依次为核心蛋白区(C),包膜蛋白区(E_1、E_2/NS_1),非结构蛋白区(NS_2、NS_3、NS_4、NS_5)。C 区编码核心蛋白和核酸;E_1、E_2/NS_1 区编码包膜蛋白构成病毒外壳主要成分,可能含有与肝细胞结合的表位;NS_3 区编码螺旋酶和蛋白酶,NS_3 蛋白具有很强的免疫原性,可刺激机体产生抗体,在临床诊断上具有重要价值;NS_5 区编码 RNA 多聚酶,在病毒复制中起重要作用。

HCV 基因组具有显著的异质性,同一基因组不同区段变异程度有显著差别,E_2/NS_1 区变异程度最大,此区含有 HVR_1/HVR_2 两个高变区。同一病例存在准种特性,即体内 HCV 是由一系列不同的但紧密相关的基因群体组成,在群体中有优势株和非优势株。HCV 根据基因序列的差异分为不同的基因型,同一基因型中可分为不同的亚型,其基因型分布具有明显区域性,我国以 1b 型为主。

抗 HCV 分为抗 HCV-IgM 和抗 HCV-IgG,均为非保护性抗体,目前临床上检测的为总抗体,抗 HCV 阳性即是 HCV 感染的重要标志。抗 HCV-IgM 阳性见于急性 HCV 感染,一般持续 1～3 个月,是诊断 HCV 早期感染、病毒复制和传染性的指标,若持续阳性则提示病情易转为慢性;抗 HCV-IgG 出现晚于抗 HCV-IgM,抗 HCV-IgG 阳性表示体内有 HCV 感染,但不能作为早期诊断指标,低滴度抗 HCV-IgG 提示病毒处于静止状态,高滴度提示病毒复制活跃。

四、丙型肝炎病毒核心抗原
(hepatitis C virus core antigen, HCV-cAg)

【正常值】

ELISA 法:正常人为阴性。

【影响因素】

标本应新鲜,不得溶血,避免反复冻融;不同批号试剂不可混合使用。

【临床解读】

丙型肝炎是重要的血液传播疾病之一,是由丙型肝炎病毒(HCV)污染血液、血制品引起输血后肝炎,目前通过抗 HCV 检测筛查献血者,可在很大程度上预防输血后丙型肝炎,但抗 HCV 阴性者经输血导致的 HCV 感染病例仍有发生。因此,进一步提高 HCV 检测方法的灵敏度和特异性,应用新的更灵敏、特异的检测项目显得尤为重要。

健康人群感染 HCV 后,从体内 HCV 病毒进行大量复制至产生的抗体含量增加到可检出水平,需要经过 6～12 周的时间,此阶段即称为 HCV 感染的"窗口期",因而当待测标本抗 HCV 阴性时不能排除携带 HCV,仍具有传染性的可能;此外亦不能排除还有少数 HCV 感染的患者,由于免疫功能紊乱或免疫功能低下未产生抗体以及某些自身免疫的原因尚未产生抗体的 HCV 携带者,因此抗 HCV 检测并不能全面反映 HCV 感染的真实情况。外周血中 HCV-cAg 检测可以很大程度上缩短 HCV 感染后检测的"窗口期",将 HCV 感染后检测的"窗口期"从 70d 缩短至 14d。

HCV 核心抗原蛋白约含 190 氨基酸,是 HCV 基因组中最为保守的氨基酸序列编码组成,不同基因型的 HCV 其核心抗原保持不变,是 HCV 感染的重要标志。据研究表明,HCV 核心抗原与 HCV-RNA 具有良好的相关性,它在 HCV-RNA 出现后的 1～2d 出现,且与 HCV-RNA 的水平相平行,因而 HCV 核心抗原阳性者即可表明 HCV-RNA 阳性。HCV-RNA 是目前检测 HCV 感染的"金标准",但其检测方法操作繁杂、影响因素多,HCV-cAg 试验比 HCV-RNA 试验的成本低,且易于操作,有学者认为 HCV-cAg 试验可作为 HCV 病毒复制的替代检测标志。

五、丙型肝炎病毒 RNA
(hepatitis C virus RNA, HCV-RNA)

【正常值】

RT-PCR 法:正常人为阴性。

【影响因素】

PCR 技术灵敏度很高,操作比较复杂,可由于实验操作不当、实验室设置不规范、消毒处理不彻底、标本收集不符合要求等造成污染,而出现假阳性或假阴性,因此必须严格按照 PCR 实验室要求进行操作。

标本室温放置分离血清不能超过 1 h,采血使用一次性及无核酸酶的试管,所用物品必须高压灭菌,以免 RNA 酶污染标本。

HCV-RNA 检测是诊断 HCV 感染的方法之一,特别是对早期特异性抗体产生前的诊断具有重要价值,但对体内 HCV-RNA 波动较大的患者往往容易漏诊,有的可能会低于 RT-PCR 检测下限,致使在抗 HCV 抗体存在情况下,HCV-RNA 检测为阴性。

【临床解读】

HCV-RNA 是目前检测 HCV 感染的"金标准",血清中 HCV-RNA 测定是评价 HCV 感染、病毒复制及传染性的最直接、灵敏、特异的指标。

动物实验表明 HCV 感染后 48h,大多数肝细胞的胞质中可查出 HCV-RNA,而血清中 HCV-RNA 于感染后 1～2 周出现,随后滴度逐渐增高,在症状出现前达高峰。

血清抗 HCV 检出于感染后 6～12 周的时间,HCV-RNA PCR 测定比 HCV 抗体检出可提前 4～10 周,将 HCV 感染后检测的"窗口期"从 70d 缩短至 14d。

显性感染者血清中 ALT 升高和肝损害症状往往在感染后 4～6 周出现。丙型肝炎 RNA 测定在临床症状出现前数周即可检出血清中 HCV-RNA。

六、丙型肝炎病毒基因分型
(hepatitis C virus gene typing)

【影响因素】

由于 HCV 序列差异性和株特异性抗体的存在,易出现假阴性结果。因此在做常规 HCV 感染诊断时要避开这些差异,特别是在引物、探针或多肽合成时应充分考虑这些因素,同时应用多引物、多探针和复合多肽有利于克服这一问题。

【临床解读】

HCV 是一具有高变异率的病毒株,由于 HCV 的快速变异造成 HCV 株的不均质性。HCV 株不均质性可用两个指标描述:即准种和基因型。HCV 感染者体内存在着以某一株型为主的多株感染,而 HCV 各区序列变化的不平衡性,特别是编码包膜蛋白区的快速变异可能有着特别重要的意义。

临床已知不同的 HCV 基因型在其致病毒力、预后及其对抗病毒治疗的反应性方面都有差异。但确切关系尚待进一步研究证实。一般认为如果不考虑宿主及 HCV 准种现象等因素,1b 常与严重肝病有关,对干扰素治疗的反应性也较差。相比之下 2a 和 2b 病毒血症水平较低,引起严重肝病的比例较 1b 要少,对干扰素反应的比例也较高。这些结果还须依据患者的年龄、机体状况、免疫治疗及感染病毒的含量等多种因素进行综合分析才能得出客观结果。此外一些基于核酸的治疗如核糖酶,反义寡核苷酸及基因治疗,也需要考虑 HCV 基因型问题。

七、丁型肝炎病毒抗原和丁型肝炎病毒抗体（hepatitis D virus antigen, HDVAg and antibody to hepatitis D virus, anti-HDV）

【正常值】

ELISA 法:正常人为阴性。

【影响因素】

参见抗核抗体测定中 ELISA 法。

【临床解读】

HDV 是一种缺陷的单股负链 RNA 病毒,呈球形,直径为 $35\sim37nm$,其复制需依赖于 HBV 的存在,包括以 HBsAg 作为外壳,核心为 HDAg 和 HDV-RNA,只有与 HBV 共存才能感染患者。HDAg 是 HDV 唯一的抗原成分,因此仅一个血清型,刺激机体所产生的抗 HDV 不是保护性抗体。临床诊断 HDV 感染主要依据为血清 HDAg、抗 HDV-IgM、抗 HDV-IgG 测定。

HDAg:HDV 急性感染早期出现,但很快下降,一般 $1\sim2$ 周即难以检测到;慢性感染患者血清中 HDAg 可持续阳性。短期内阴转预后较好,持续阳性表示肝损害严重,预后欠佳。

抗 HDV-IgM:抗 HDV-IgM 出现较早,但持续时间较短,用于急性感染早期诊断。

抗 HDV-IgG:只能在 HBsAg 阳性患者中检出,是诊断慢性 HDV 感染的可靠指标,急性期时滴度低,慢性感染滴度高,且 HDV 被清除后仍可持续多年。重叠感染 HBV 和 HDV 时,常表现为抗 HBc-IgM 阴性,抗 HDV-IgM 和抗 HBc-IgG 阳性,提示患者可能发展为肝硬化,且进展快。

八、戊型肝炎病毒抗体
(antibody to hepatitis E virus, anti-HEV)

【正常值】

ELISA 法:正常人为阴性。

【影响因素】

参见抗核抗体测定中 ELISA 法。

【临床解读】

HEV 是引起肠道传播的戊型肝炎之病原体,为人畜共患疾病。传播方式及临床表现与甲型肝炎相似,主要流行于亚洲、非洲、墨西哥等国家和地区,常通过饮用被污染的水源而导致戊型肝炎暴发流行,散发病例分布于世界各地。HEV 为二十面对称体球形颗粒,直径 $27\sim34nm$,是一种无包膜RNA病毒,在核苷酸和氨基酸水平高度同源性的基础上,具有广泛的地理分布和一定的遗传异质性。HEV 基因组为单股正链 RNA,结构简单,且不同于以往发现的单股正链 RNA,是一种新的类型 RNA 病毒。HEV 基因组全长约 7 500 个核苷酸,至少有 2 个基因型,分别以 HEV 缅甸株和 HEV 墨西哥株为代表,我国分离的 HEV 株与缅甸株同源性较大,属于同一亚型,感染后可产生抗 HEV-IgM 和抗 HEV-IgG,两者均为近期感染的标志。

急性期患者血清中可检出抗 HEV-IgM,持续 $2\sim3$ 个月;恢复期可检出抗 HEV-IgG,持续约 1 年,提示戊型肝炎病后免疫不能持久。戊型肝炎为自限性疾病,一般不会转为慢性,但一部分患者,尤其是妊娠期若合并戊型肝炎时,易发展为重症肝炎,可导致流产或死亡,病死率高达 20%~30%;HBV 感染者重叠感染 HEV 也易发展为重症肝炎。

九、庚型肝炎病毒抗体
（antibody to hepatitis G virus，anti-HGV）

【正常值】

ELISA 法：正常人为阴性。

【影响因素】

参见抗核抗体测定中 ELISA 法。

【临床解读】

1995 年，由美国的两个实验室先后发表了一种非甲至戊型的新型肝炎病毒基因序列，分别命名为 GBV-C 和 HGV，其结构与 HCV 相似。该病毒为单股正链 RNA 病毒，全长约 9400 个核苷酸，编码约 2800 个氨基酸，但核心蛋白区可能缺失或缺损。HGV/GBV-C 常与 HCV 等以混合感染形式存在。

HGV 与 HCV 相似主要经血液和血液制品传播，也有可能从母体垂直传播，并有证据提示存在性传播。感染人群主要有：肝病患者、献血员、HIV 感染者和静脉吸毒者、持续性血液透析者、血友病患者、多次受血者等。HGV 可与 HCV 和 HDV 重叠感染，已证实在 HCV-RNA 阳性组中 23.3% 伴有 HGV 感染。

HGV 感染者临床症状多数较轻，部分患者血清丙氨酸转氨酶（ALT）仅轻微升高，但慢性感染患者 ALT 多长期反复波动。

十、庚型肝炎病毒 RNA
（hepatitis G virus RNA，HGV -RNA）

【正常值】

RT-PCR：正常人为阴性。

【影响因素】

HGV 因与 HCV 均属于 RNA 病毒，其检测方法的影响因素同 HCV-RNA RT-PCR 测定。

【临床解读】

庚型肝炎病毒是导致输血后非甲非戊型病毒性肝炎的病原之一。HGV 的基因组为一单股正链 RNA，长约 9400 个核苷酸，有一开读框架，分为结构基因区和非结构基因区。编码一个约 3000 个氨基酸的多聚蛋白前体。HGV 分为 4 个基因群（genetic group），即基因群 1～4，其中基因群 2 又分为

2a 和 2b 两个亚群。基因群 1 主要分布于非洲;2a 群分布于亚欧和美洲,2b 群分布于欧美和东非;3 群主要分布于亚洲;4 群仅见于中国。

HGV 病毒血症存在状况与受感染者 ALT 水平无明显关系,HGV 的基因组变异频率相对不高,所以 HGV 可能是通过变异以外的其他途径逃避机体的免疫监视而形成持续感染。

第五节　肿瘤标志物检验

一、甲胎蛋白(alpha feto fetoprotein in serum,AFP)

【正常值】

电化学发光法:<20ng/ml。

【注意事项】

1. 新生儿 AFP 水平明显高于正常成人水平,足月顺产新生儿血清 AFP 为 $(11.0\pm17.3)\mu g/L$,通常在 6~12 个月降至正常成人水平,但部分早产儿例外。

2. 正常孕妇在妊娠 2.5 个月以后血清 AFP 开始升高,6~7 个月达最高水平,产后 20d 内降至正常成人水平。

3. 有 20% 左右的肝癌患者 AFP 阴性,因此不能把 AFP 作为肝癌的绝对诊断指标。对 AFP 含量低的病人进行异质体分析可提高检出率。

【临床解读】

1. AFP 是胎儿发育早期由卵黄囊或肝合成的一种血清糖蛋白。癌变的肝细胞有合成 AFP 的能力,因此原发性肝癌患者血清 AFP 水平明显升高,阳性率达 80% 以上,因此 AFP 成为肝细胞癌重要的肿瘤标志物,但它无特异性,其他恶性肿瘤患者(如胚胎细胞癌、胃癌、胆管癌、胰腺癌、肺癌等)血清 AFP 含量也可升高。临床动态监测 AFP 更有意义,癌症根治后 AFP 降至正常水平,复发时再升高。AFP 已成为肝癌筛查诊断、疗效评价和判断复发的常规检测指标。

2. AFP 可用于急性肝炎和肝硬化鉴别诊断,肝脏良性疾病,如病毒性肝炎、新生儿肝炎、肝硬化等疾病时,由于受损的肝细胞再生而幼稚化,使患者血清 AFP 水平有不同程度升高。急性肝病在病情好转后 AFP 的含量下降或正常,肝硬化可呈下降或持续低水平,肝癌则逐渐上升。

3. 先天性疾病的诊断:妊娠期监测羊水中 AFP 含量有助于某些先天性

疾病的出生前诊断,此时 AFP 高于正常胎儿值提示胎儿畸形,如脊柱裂、无脑畸形、食管闭锁、开放性神经管缺损等,或是死胎、畸胎瘤等。睾丸和卵巢肿瘤时血清 AFP 也明显升高。

鉴别肝细胞癌与肝转移癌时,应联合 CEA、CA19-9 测定。

二、甲胎蛋白异质体（AFP varuants）

【正常值】

亲和交叉免疫电泳法:正常人为阴性。

亲和电泳免疫印迹法:阴性。

【临床解读】

AFP 异质体形成是由于各种疾病时,不同来源的 AFP 因糖链结构的差异,对小扁豆凝集素(LCA)和刀豆素的结合能力不同,由此分为结合型与非结合型 AFP。此种糖链结构不同的 AFP 称为 AFP 异质体。该试验可用以对原发性肝癌的鉴别诊断。分析鉴别 AFP 升高的原发性肝癌与良性肝病(如急、慢性肝炎和肝硬化等)。

肝硬化患者血清 LCA 非结合型 AFP 为 0.871 ± 0.082（87.1%± 8.2%）。

肝细胞癌患者血清 LCA 非结合型 AFP 为 0.411 ± 0.344（41.1%± 34.4%）。

LCA 结合型 AFP≥0.25 提示为原发性肝癌。

三、癌胚抗原（carcinoembryonic antigen,CEA）

【正常值】

电化学发光法:$0 \sim 5 \mu g/L$。

【影响因素】

CEA 正常值因方法不同而稍有差异,观察时应用相同的方法进行比较。

【临床解读】

1.CEA 是一种广谱的肿瘤标志物,与消化系统肿瘤有关,也见于非消化系统肿瘤和非肿瘤性疾病,为低器官特异性肿瘤标志物,在胰腺癌、胆管癌、肺癌、胃癌、结肠癌、直肠癌、乳腺癌、肝细胞癌、食管癌等患者可出现 CEA 增高。CEA 含量与肿瘤大小、有无转移存在一定关系,与肿瘤分化程度没有必然的联系。化疗或放疗肿瘤细胞坏死或损伤使 CEA 释放,可提高阳性率。CEA 的动态检测还可作为估计预后、复发、转移和考核治疗效果的依据之一。术前或治疗前 CEA 浓度越低,说明病期越早,肿瘤复发、转移的可能性就越小,其生存时间也越长;反之,术前 CEA 浓度越高,说明病期越晚。手术切除原发病灶后,一般在 $1 \sim 3$ 周血清 CEA 可下降到正常水平,如持续阳性或仅有轻度下降,则表示手术切除后仍残留病灶,预后较差,仍需要做随访复查。尿液 CEA 测定对泌尿系统肿瘤有相对特异性,其升高见于膀胱癌(78%)、尿道癌(71%)、前列腺癌(43%)。

2. 良性肿瘤、炎症和退行性疾病,部分病人的 CEA 的含量也可增高,但其值远低于恶性疾病,一般 $< 20 \mu g / L$。对于一些难以鉴别的病例可做动态检查,其值逐渐上升或持续高水平则良性的可能性较小。结肠炎、胃肠道息肉、胰腺炎、硬化性胆管炎、肝疾病、肺气肿、支气管炎等疾病时血清 CEA 水平也可增高。

3. 吸烟者根据其吸烟程度而轻度增高,吸烟者中约有 3.9% 的人 CEA $> 5 \mu g / L$。

四、β-人绒毛膜促性腺激素
(beta human chorionic gonadotrophin, β-HCG)

参见第 5 章临床生物化学检验第十三节激素及内分泌代谢检验。

五、糖类抗原 19-9
(carbohydrate antigen 19-9, CA19-9)

【正常值】

电化学发光法:$0 \sim 39$ U/ml。

【影响因素】

1. 女性在检查 CA19-9 时应避开经期和妊娠期,以免出现假阳性。

2. 送检标本不能用肝素抗凝,以免影响结果。

【临床解读】

1. CA19-9 为高分子糖蛋白,属于胚胎性抗原,此抗原为消化道肿瘤相关抗原,在胰腺癌时 CA19-9 阳性率高达 80%～90%,特异性为 72%～90%,是胰腺癌重要的辅助诊断指标。其他消化道恶性肿瘤也可呈明显上升,如胆囊癌和胆管癌阳性率可达 88%,胃癌阳性率约为 50%,结肠癌阳性率约为

60%,肝癌约为 51%。动态检测患者血清中 CA19-9 值对于了解肿瘤的发展、治疗效果及病灶是否复发提供重要依据。

2. 正常成人期,在胰腺、胆管中有少量生成,血清中水平很低,因此,消化系统病变时,CA19-9 有不同程度升高。在某些良性疾病中,如急性胰腺炎、胆囊炎纤维化、胆汁淤积性胆管炎、肝炎、肝硬化、结肠息肉样腺瘤及自身免疫性疾病时 CA19-9 也有不同程度升高,此外重症肝炎、肺炎、糖尿病、卵巢囊肿、子宫肌瘤等疾病时也有假阳性,应注意与恶性肿瘤的鉴别。妇女在经期和妊娠期都有 CA19-9 升高现象。

3. 应注意,CA19-9 抗原决定簇是由 Lewis A 血型物质与涎酸连接后形成的。约有 10%的人是遗传性缺乏 Lewis 合成酶,呈 Lewis 阴性,这些人即使有癌症,CA19-9 也呈阴性。此类患者 CA50 检测可为阳性。

4. 血清 CA19-9 含量很高,但肝、胆、胰无异常者,应全面检查胃、结肠、肺等脏器。CA19-9 与 CEA、CA50、CA125 联合检测可明显提高诊断的敏感性和特异性。

六、糖类抗原 125
(carbohydrate antigen 125,CA125)

【正常值】

电化学发光法:0~35U/ml。

【影响因素】

1. 女性在检查 CA125 时应避开经期和妊娠期,以免出现假阳性。

2. 送检标本不能用肝素抗凝,以免影响结果。

【临床解读】

1.CA125 是一种糖蛋白,广泛存在于间皮细胞组织中,是很重要的卵巢癌相关抗原,在非黏液性卵巢癌和上皮细胞性卵巢癌细胞株上表达,正常或良性卵巢组织不表达,卵巢浆液性腺癌患者阳性率为 82%,Ⅲ~Ⅳ期的病变阳性率可达 100%,黏液性卵巢癌 CA125 不升高。CA125 升高可先于临床症状出现之前,因此是观察疗效的良好指标。CA125 阳性患者在手术、化疗及免疫治疗有效时,CA125 浓度可在 1 周后逐渐降至正常人水平。若不能恢复,则提示治疗无效或有残存肿瘤存在。还应注意到由于 18%的卵巢癌患者 CA125 值在参考范围内,诊断时应结合临床和其他诊断手段一起使用。

2. 其他非卵巢恶性肿瘤也有部分 CA125 阳性,乳腺癌 40%,胰腺癌

50%,胃癌 47%,肺癌 41.1%,结肠直肠癌 34.2%,其他妇科肿瘤 43%。

3. 某些良性疾病如肝硬化、慢性胰腺炎、肝炎、子宫内膜异位症、子宫肌瘤、子宫肌腺症、卵巢囊肿和盆腔炎症等疾病时都可见 CA125 升高。其中子宫肌腺症患者 CA125 的阳性率可达 80%。肝硬化时血清中的 CA125 大幅度升高,阳性率可达 90%,而腹腔积液中的 CA125 浓度更高。心功能减退时,CA125 可大幅度升高,胸部疾病所致的胸腔积液中的 CA125 浓度异常升高。羊水中也有较高浓度的 CA125。早期妊娠 3 个月内,CA125 可升高。CA125 短期内升高,还可与月经周期有关,月经前 10d 高值多,增殖期均值也较分泌期高。

七、糖类抗原 15-3
(carbohydrate antinegen 15-3,CA15-3)

【正常值】

电化学发光法:0~25U/ml。

【影响因素】

CA15-3 对病毒感染有一定的敏感性,对蛋白酶和神经酰胺酶很敏感,检测标本应避免微生物的污染,否则影响测定结果。

【临床解读】

1. CA15-3 属于多形上皮黏蛋白。CA15-3 测定广泛用于乳腺癌的辅助诊断。60%~80%进展期乳腺癌患者的 CA15-3 浓度>30U/ml。CA15-3 有助于判断肿瘤的进展和疗效,测定值>1000U/ml 者预后不良。在乳腺癌初期其灵敏度较低,在Ⅲ期时约为 12%,因此 CA15-3 测定不能用作乳腺癌的筛选手段。当怀疑乳腺癌而 CA15-3 又正常时,可以结合 CEA 值进行考虑。应注意到治疗后由于肿瘤细胞死亡,CA15-3 起初会升高,然后才逐渐下降。持续不降或上升者则提示病情恶化。

2. 其他恶性肿瘤,如肺、结肠、胰腺、肝、卵巢癌、子宫颈和子宫内膜的恶性肿瘤也都可见到 CA15-3 不同程度的阳性率(低于 10%)。

3. 肝硬化、肝炎、结节病、结核病、自身免疫性疾病(SLE)以及卵巢、乳腺的良性病变中,CA15-3 值略高于正常范围,但阳性率一般低于 10%,妊娠中后期,有近一半孕妇血清 CA15-3 升高。

八、糖类抗原 50 (carbohydrate antigen 50,CA-50)

【正常值】

电化学发光法:0～25IU/L。

【临床解读】

1.CA-50 广泛分布于结肠、直肠、肺、胰、胆囊、子宫和肝等多种肿瘤组织中。癌症时因癌细胞糖酵解不完全和酸性产物堆积,使 CA-50 产生过多,释放于血液中。消化道肿瘤时血清 CA-50 浓度升高最多见,尤其以胰腺癌和胆囊癌阳性率最高,在 80% 以上,结肠癌和直肠癌为 60%～70%,肝癌时也为60%～70%,肺癌为 60%,对肺癌的鉴别诊断优于 CEA,在溃疡性肠炎、肺炎、胃炎时 CEA 均可升高,而 CA-50 无此现象。卵巢癌、肺癌、子宫颈癌、乳腺癌患者血清 CA-50 浓度也可升高。癌症患者血清 CA-50 值与病程进展相关,CA-50 值越高,预后越差。恶性胸、腹腔积液中 CA-50 阳性率很高,良性胸腔积液中极少阳性,提示用胸、腹腔积液进行鉴别诊断比血清更有意义。

2. 慢性胰腺炎、结肠炎、胆囊炎和肺炎时也有 CA-50 量升高,但随着炎症消除而下降。肝硬化时 CA-50 阳性率达 50%,肝炎约 25%,未透析的肾功能不全患者约有 37% 阳性,应引起临床注意。

3.CA-50 与 CA19-9 相关性极高,因此 CA-50 检测对消化道肿瘤诊断价值与 CA19-9 相似,但部分 Lewis 阴性的结肠癌、胰腺癌患者 CA19-9 检测阴性时,CA-50 可为阳性。

九、糖类抗原 72-4
(carbohydrate antigen 72-4,CA72-4)

【正常值】

电化学发光法:0～10 U/ml。

【影响因素】

1. 标本严重溶血影响结果,不能测定。

2. 标本在 2～8℃ 只能存放 48h,否则应于 -20℃ 存放并应避免反复冻融。

【临床解读】

CA72-4 是由 cc49 和 B72.3 两株单抗识别的一种血清中黏蛋白样肿瘤相关糖蛋白(TAG72)。CA72-4 的相对分子质量>400 000,表面结构有多种不同的表位,对胃癌、卵巢黏液性囊腺癌和非小细胞肺癌具有相对较高的敏感性和特异性,与 CA19-9 或 CEA 联合检测可进一步提高其敏感性。CA72-4 对胆道系统肿瘤、结直肠癌和胰腺癌等亦具有一定的敏感性,可作为联合检测的参考指标。

十、糖类抗原 24-2
(carbohydrate antigen 24-2,CA24-2)

【正常值】

电化学发光法:0～20 IU/L。

【影响因素】

1. 不同厂家、不同批号的试剂不相匹配,不能混用。

2. 试验应在 18～25℃进行,自冷藏处取出试剂盒和待测血清后应恢复至室温,冷冻血清应在室温中缓慢融化并轻轻混匀。

【临床解读】

糖类抗原 24-2 是一种唾液酸化的鞘糖脂抗原,是从人结肠癌细胞系 Co-Lo205 单克隆抗体中发现的,同时发现在胰腺边缘顶端的细胞和结肠黏膜上皮及 Goblet 细胞中 CA24-2 的存在部位与 CA19-9 和 CA50 相同,但在良性和恶性肿瘤中 CA24-2 的表达与其他肿瘤标志物唾液酸化的黏蛋白不同。CA24-2 通常作为胰腺癌及结直癌的肿瘤标志物,并常用来与良性的肝、胆、胰及肠道疾病相鉴别。

十一、前列腺特异性抗原
(prostate specific antigen,PSA)

【正常值】

电化学发光法:T-PSA:$< 4\mu g/L$;F-PSA $< 1\mu g/L$;F-PSA:T-PSA > 0.16。

【影响因素】

1. 不同方法测出的 PSA 值有所不同,不能相互混用。

2. 激素治疗会影响 PSA 的表达,此时低水平的 PSA 不能正确反映病情是否复发或有无残留病灶。

3. 采集血标本前应避免进行前列腺按摩、直肠指检、前列腺活检、膀胱镜操作、留置导尿管等可使前列腺创伤的因素,否则将导致血清 PSA 升高。

血清 PSA 检测应在前列腺操作前或操作后 1 周后进行,前列腺活检则须等待更长时间。

【临床解读】

1. PSA 是由前列腺上皮细胞分泌的一种糖蛋白,含糖量 70%。存在于前列腺上皮组织和精液中,正常人血清内含量极微,当腺管结构遭到良性、恶性肿瘤或炎症的破坏时,致使血清中 PSA 含量升高,前列腺癌患者 PSA 阳性率 50%～80%。血清总 PSA(T-PSA)中有 20% 的 PSA 以未结合的形式存在,称为游离 PSA(F-PSA)。血清中 T-PSA 浓度和阳性率与病程的进展呈正相关。因此 PSA 测定可作为监测前列腺癌病情变化和疗效观察的重要指标。若 T-PSA 和 F-PSA 升高,而 T-PSA/F-PSA 比值降低,考虑诊断前列腺癌,可以此提高诊断的特异性和正确性。诊断病人时必须连续监测 PSA 浓度,与本人基础浓度相比较。PSA 值持续递增时应高度怀疑前列腺癌。前列腺癌 C 期、D 期和部分 B 期患者血清 PSA 浓度明显高于良性前列腺疾病患者。通过定期复查与临床其他诊断手段相结合也可用于诊断 A 期患者。

2. 前列腺肥大、前列腺炎、前列腺息肉、肾炎和泌尿生殖系统的疾病也可见血清 T-PSA 和 F-PSA 轻度升高。单独使用 T-PSA 或 F-PSA 诊断前列腺癌时,不能排除前列腺良性疾病的影响,特别是当 T-PSA 在 $4.0\sim20.0\mu g/L$ 时,血清中 F-PSA/T-PSA 比值测定显得更有价值。据报道 F-PSA/T-PSA 比值<10% 提示前列腺癌,F-PSA/T-PSA 比值>25% 可能为前列腺增生,其特异性达 90%,正确性>80%。

3. 约有 5% 的前列腺癌患者 T-PSA 在正常范围内,但前列腺酸性磷酸酶(PAP)升高,两项目同时检测可提高前列腺癌的检出率。

4. 年龄的老化将使前列腺上皮细胞增生加快,从而影响腺体的体积和 PSA 的水平。肾和泌尿生殖系统疾病时,也可见 PSA 升高。研究发现乳腺癌病人血清 PSA 的水平也增高。

十二、前列腺酸性磷酸酶
(prostatic acid phosphatase,PAP)

【正常值】

酶免疫法(EIA):$<2.0\mu g/L$。

【影响因素】

由于一天中 PAP 值可上下波动 50%,因此,PAP 测定应于每日固定时间采血。

【临床解读】

1. PAP 是前列腺合成的一种糖蛋白。血清 PAP 值升高出现的频率与前列腺癌分级的高低成正比,在初期(A 期、B 期)为 58%,C 期为 68%,D 期达 91%。因此 PAP 测定可用作肿瘤定级的辅助指标。同时可根据 PAP 值监控患者对治疗的反应。血清 PAP 测定敏感性、特异性较差,30%～40%发生转移的前列腺患者为假阴性。因此对该疾病无早期诊断价值。

2. 前列腺肥大病人有约 10%的假阳性率,前列腺炎和泌尿生殖系统疾病时也可见 PAP 升高。因此,血清 PAP 测定应与其他临床检查手段联合使用诊断前列腺癌。

十三、细胞角蛋白 19 片段(CYFRA21-1)

【正常值】

电化学发光法:<4ng/ml。

【影响因素】

1. 标本可采用血清或 K_3-EDTA 抗凝血浆。

2. 分离血清或血浆在 2～8℃可保存 4 周,-20℃可保存 6 个月。

3. 胆红素<1112μmol/L,血红蛋白<1.5g/dl 对测定结果无影响。

【临床解读】

CYFRA21-1 是一种新的检测肺癌的肿瘤标记物,尤其对非小细胞肺癌的诊断具有重要价值,其对各类非小细胞肺癌阳性检出率可达 70%～85%,且水平高低与肿瘤临床分期呈正相关。血清 CYFRA21-1 浓度及敏感性随病情进展而升高,从组织学角度看,CYFRA21-1 对鳞状细胞肺癌的敏感性高达 76.5%,可以很好地区别肺鳞癌和良性肺部疾病,且其浓度高低与肺鳞癌分期密切相关。另外,CYFRA21-1 与 CEA 联合测定可将肺腺癌的检测敏感性提高到 55%。CYFRA21-1 还可作为肺癌手术和放化疗后追踪早期复发的有效指标。对其他肿瘤,如头颈部、乳腺、宫颈、膀胱、消化道肿瘤均有一定的阳性率。

十四、血清铁蛋白(serum ferritin in,SF)

【正常值】

电化学发光法:男 30～400ng/ml;女 13～150 ng/ml。

【影响因素】

1. 送检标本应新鲜,避免溶血。

2. 绝经期妇女偏低。

【临床解读】

铁蛋白是人体重要的铁储存蛋白,参与对造血和免疫系统的调控。血清中铁蛋白水平可反映铁储备情况及机体营养状态,它与多种疾病相关。

1. 铁蛋白降低:铁蛋白降低几乎都可以诊断为铁缺乏,主要因为:①铁储存减少:如缺铁性贫血、营养不良等;②铁蛋白合成减少:维生素 C 缺乏等。在体内铁缺乏早期,尚无显著的贫血改变时,仅有体内铁储存量减少,常规生化指标正常,血清铁蛋白就开始减少。铁蛋白含量测定是目前诊断隐性贫血最早最准确的指标,诊断符合率可达 95.5%。部分自身免疫性疾病如系统性红斑狼疮、干燥综合征、某些结缔组织病时铁蛋白也可明显降低。妊娠和哺乳期也可低于正常值。

2. 铁蛋白升高:①铁储存增加。见于原发性血色病、继发性铁负荷过多,如过多输血、不恰当铁剂治疗、溶血性贫血等。②铁蛋白合成增加。炎症或恶性病变,如许多恶性肿瘤细胞可以合成和分泌铁蛋白,如肝癌、肺癌、胰腺癌、白血病、霍奇金病、多发性骨髓瘤等,铁蛋白测定已成为恶性肿瘤辅助诊断指标之一;甲状腺功能亢进时铁蛋白合成也增加。③组织内的铁蛋白释放增加。急性肝炎、慢性肝炎或其他肝病时血清铁蛋白也明显增高。在肝硬化等高危病人中同时测定 AFP 与铁蛋白对于早期发现肝癌有重要价值。急性心肌梗死早期也出现铁蛋白升高。

十五、鳞状上皮细胞癌相关抗原(squamous cell carcinoma associated antigen, SCCAg)

【正常值】

化学发光法:<2.5 ng/ml。

【影响因素】

SCCAg 正常分布于汗液、涎液和其他体液内,因而标本应避免汗液、涎液或气溶胶(喷嚏)污染,而导致的测定值假性升高。取血时应用加塞子试管。SCCAg 升高的标本应做重复测定。

【临床解读】

1. SCCAg 存在于鳞状细胞癌的胞质内,是鳞癌肿瘤标志物。SCCAg 在宫颈鳞癌病人血清和组织提取物中升高,其阳性率与肿瘤分期相关,Ⅰ期阳性率29%,Ⅳ期为89%。不同部位肿瘤阳性率不同,子宫颈癌最高为45%～83%,肺鳞癌为39%～78%,头颈部癌为34%～78%,食管癌为30%～39%,肛管和皮肤鳞癌病人SCCAg也可见不同的升高。肿瘤越到晚期,SCCAg水平越高。手术后SCCAg下降不明显或反而升高,说明有残余病灶。

2. 其他非鳞癌恶性肿瘤如肺腺癌、子宫颈腺鳞癌、胰腺癌和胃癌患者的SCCAg水平也升高。

3. 良性疾病如子宫内膜异位症、肺炎、肾衰竭、结核、肝炎、肝硬化、结核等SCCAg水平也有不同程度升高。因此,SCCAg测定不是诊断恶性肿瘤的绝对指标,必须结合其他的检查手段。

十六、组织多肽抗原
(tissue polypeptide antigen,TPA)

【正常值】

ELISA法:<120U/L。

【临床解读】

1. TPA是一种含糖和脂质的非特异性肿瘤标志物,主要存在于胎盘和大部分肿瘤组织中。各种恶性肿瘤时血清TPA均可升高,血液内TPA水平与细胞分裂增殖程度密切相关,与肿瘤原发部位和组织类型无相关性,是高敏感性低特异性肿瘤标志物。恶性肿瘤细胞分裂、增殖活跃,患者血清中TPA检出率可高达70%以上。临床主要用于辅助诊断迅速增殖的恶性肿瘤,如膀胱癌、卵巢癌、乳腺癌、胃肠道肿瘤、前列腺癌和甲状腺癌等实体肿瘤以及白血病、恶性淋巴瘤时均有较高的阳性率,尤其对膀胱癌检出更具有价值。在癌性胸、腹腔积液中也见TPA升高。有效治疗后TPA降低,故可用于肿瘤疗效判断、复发和转移监测。

2. 在良性疾病时TPA可有不同程度上升,如肺、肝、胰腺、胃肠和前列腺等脏器炎症以及播散性红斑狼疮等疾病中TPA也可增高。正常人TPA假阳性率为4.7%。此外还应注意到手术侵袭、组织修复过程、创伤愈合期的增殖细胞也可产生和释放TPA。

3. 生理性TPA升高,妊娠期和大量饮酒可见TPA升高。

十七、血清唾液酸（sialic acid，SA）

【正常值】

酶法：45.6~75.4mg/L。

【影响因素】

1. 尽量使用新鲜标本，样本采血后应尽快分离血清，血清在 2~8℃ 可稳定 1 周。

2. 试剂置 2~8℃ 避光保存可稳定 1 年，开瓶后 2~8℃ 避光可使用 1 个月。

3. 样本浓度超过测定范围时，用生理盐水稀释标本后，结果乘以稀释倍数。

4. 胆红素<50mg/dl，血红蛋白<500mg/dl，Vc<100mg/dl 对测定没有影响。

【临床解读】

SA 的测定主要用于恶性肿瘤的诊断及预后观察，在一些炎症、发热等情况 SA 也会升高。

1. 作为一种肿瘤标志物使用，SA 明显升高的疾病有：急性白血病、食管癌、贲门癌、胃癌、肠癌、肝癌、肺癌以及卵巢癌等，其中以急性白血病患者为最高。SA 作为一个急性时相反应指标，在一些炎症，如类风湿关节炎、肾病、SLE 及急性肺部感染时亦可轻度升高，但这些病在治疗转归后，SA 水平可下降至正常水平。

2. 动态观察血清 SA 含量的变化，不仅可以排除一些非肿瘤因素引起的 SA 升高，及一些自身水平较高的假阳性，更可预示肿瘤的复发、转移及预后，具有重要的临床意义。SA 同其他的肿瘤标志物进行联合测定，能更准确地对肿瘤进行诊断和治疗，弥补单一测定的脱诊和漏诊，提高诊断的准确性。

3. 血清 SA 虽然不是一项肿瘤诊断的特异性指标，但它可作为多种肿瘤诊断的过筛实验，更适用于大批人群健康筛查，以便对肿瘤患者做到早期发现、早期诊断和治疗。

十八、肿瘤特异生长因子
（tumor specific growth factor，TSGF）

【正常值】

比色法：0~64 U/ml。

【影响因素】

1. 采集清晨空腹静脉血,及时分离血清放入带盖试管中。

2. 标本如不立即进行测定应在 -20℃ 以下温度储存,血清避免反复冻融。

【临床解读】

肿瘤特异生长因子是由肿瘤细胞产生的一种特殊物质,在恶性肿瘤形成和生长时,它能促进肿瘤的生长及周边毛细血管的大量增生,正因为这一物质的作用,肿瘤组织得到了更多的血液供应,致使其不断增长。TSGF 是一种独立的恶性肿瘤标志物,大量实验数据证实,TSGF 与 AFP、CEA、CA19、9、CA125、CA153、PSA 等肿瘤标志物中的任一项没有明显的相关性。此外TSGF 是一种广谱的肿瘤标记物,从大量临床应用的资料来看,已用于检测的肿瘤有脑瘤、胶质瘤、鼻咽癌、甲状腺癌、肺癌、食管癌、贲门癌、胃癌、结直肠癌、肝癌、胰腺癌、胆管癌、乳腺癌、卵巢癌、宫颈癌、绒癌、膀胱癌、肾癌、淋巴瘤、多发性骨髓瘤及白血病等数十种,而其中包括的类别又有腺癌、鳞癌、胶质瘤及血液病等。

十九、肿瘤坏死因子(tumor necrosis factor,TNF)

【正常值】

酶联免疫法(ELISA):TNF-α:0~8.1pg/ml。

【影响因素】

1. 采集清晨空腹静脉血,即时分离血清放入带盖试管中。

2. 标本如不立即进行测定应在 -20℃ 以下温度储存,血清避免反复冻融。

【临床解读】

肿瘤坏死因子是一类单核细胞因子,分为 TNF-α、TNF-β 两种。TNF-α又称为恶液质素,相对分子质量 17 000,常以二聚体形式存在,由单核巨噬细胞、中性粒细胞、NK 细胞、活化的 T 淋巴细胞、活化的血管内皮细胞等产生,TNF-β 又称为淋巴毒素,相对分子质量 25 000,由活化 T 淋巴细胞产生,TNF 是具有多种生物学效应的炎性介质,能促进 IL-1、IL-6、IL-8 及急性期反应物质(如淀粉样蛋白 A)的产生,增强 T 细胞、B 细胞对抗原刺激的增殖反应,增强 MHC I 类抗原的表达,引起白细胞增多和内皮细胞的黏附性增强,是中性粒细胞功能的启动因子,对多种肿瘤细胞和病毒感染细胞有抑制生长或细胞毒作用。

二十、尿核基质蛋白
（nuclear matrix protein 22，NMP22）

【正常值】

酶联免疫法（ELISA）：尿液：0～10U/ml。

【影响因素】

1. 尿液标本要新鲜。

2. 收集尿液标本后要加入试剂盒内附带的稳定剂，在室温下保存样本即可。

3. 尿液标本内如加入错误的稳定剂或未加入稳定剂，可影响结果测定。

【临床解读】

NMP22 是核基质的重要组成部分，与 DNA 的复制、转录及 RNA 的合成和基因表达的调控有关。NMP22 是核有丝分裂装置蛋白（NuMA）的一个亚单位。NuMA 与有丝分裂期间纺锤体的形成有关，其主要功能为协调核有丝分裂期间染色体正确均匀地分配到子代细胞。当细胞发生恶变时，核内遗传物质在有丝分裂末期分配极度异常，NuMA 合成激增。

测定尿液 NMP22 浓度对诊断尿道移行细胞癌有一定价值，可作为膀胱移行细胞癌的一种较特异肿瘤标志物。

二十一、神经元特异性烯醇酶
（neuron specific enolase，NSE）

参见第 5 章临床生物化学检验第七节酶类检验。

第六节　移植免疫学检验

一、HLA 分型（HLA typing）

【临床解读】

供、受者 HLA 抗原一致是移植成功的最有利条件。但是由于免疫抑制药的广泛使用，即使 HLA 抗原不完全一致，使用适量的免疫抑制药，移植组织或器官亦可存活并发挥正常的功能。配型一致的组织或器官移植无疑可以减少免疫抑制药的使用,对提高接受器官移植者的生存质量,有利于减少免疫抑制药不良反应。HLA 分型试验是组织、器官移植的配型以及 HLA 基因与疾病相关性研究的主要技术手段,HLA 分型试验的基本方法主要分为血清学的微量细胞毒方法与近年来新建立起来的 HLA 基因分型方法。

二、HLA DNA 分型(HLA DNA typing)

【临床解读】

HLA DNA 分型方法有多种,但目前广泛使用的方法是顺序特异性寡核苷酸探针杂交(SSOP)和顺序特异性引物扩增(SSP)以及最有自动化潜力的基于核酸序列的 HLA 基因定型技术(SBT)。SBT 技术不但能够准确确定 HLA 等位基因,而且还能够及时发现新的等位基因,这一特点是其他技术无法比拟的。目前 DR 位点 SBT 技术比较好的方法是组织特异性扩增、PCR 产物直接测序获得序列后与标准序列比较的方法。

正确配型是组织、器官移植成功的重要保证,可以减少免疫抑制药的使用,延长移植器官存活时间,减轻病人负担,提高病人生活质量。

三、淋巴细胞预成抗体试验
(lymphocyte provide antibody test)

【正常值】

细胞死亡率≥0.20(20%)为阳性。

【临床解读】

采用受者血清与供者淋巴细胞共同孵育,在补体的作用下观察死亡细胞数的一种实验方法,目的是检查受者血清中是否存在抗供者淋巴细胞的抗体,或者抗供者组织抗原的抗体。受者血清中存在抗供者淋巴细胞的抗体时一般不适宜进行组织、器官移植。使用特异性抗体吸附柱通过血液透析方法可以去除大部分相应抗体,以适应组织、器官移植。

四、白细胞介素 2(interleukin-2 IL-2)

参见第 7 章临床免疫学检验第二节细胞免疫检验。

五、白细胞介素 6(interleukin-6 IL-6)

参见第 7 章临床免疫学检验第二节细胞免疫检验。

第七节 流式细胞技术检验

一、T 淋巴细胞亚群（T cell subset）

【正常值】

CD3$^-$:61～85%

CD3$^+$CD4$^-$:28～58%

CD3$^+$CD8$^-$:19～48%。

CD4$^-$/CD8$^+$:1.5～2.5

各实验室应设立自己的参考值。

【影响因素】

1. 标本最好用 EDTA 抗凝，其次用肝素。

2. 标本要新鲜采集，不能发生凝血。

3. 使用标准溶血剂以使红细胞充分溶解。

4. 血液采集后，应在 48h 内进行免疫荧光染色和固定。

5. 标记后的细胞应尽快上机检测，最迟不能超过 72h。

【临床解读】

正常机体中 T 淋巴细胞各亚群相互作用，维持机体的正常免疫功能。当不同淋巴细胞亚群的数量和功能发生异常时机体就可导致免疫紊乱，并发生一系列的病理变化。目前越来越多的研究表明，T 淋巴细胞亚群在各种临床疾病如自身免疫性疾病、免疫缺陷性疾病、变态反应性疾病、再生障碍性贫血、病毒感染、恶性肿瘤等都有异常改变。因此，T 淋巴细胞亚群的检测对研究这些疾病的发生、发展及指导临床治疗都有极其重要的意义。

1. T 淋巴细胞亚群与自身免疫和免疫缺陷病 在自身免疫病中，CD8$^+$细胞的数量和功能的低下是发病的重要因素，有时也有 CD4$^+$细胞数量和功能的增高。系统性红斑狼疮（SLE）活动期患者外周血 CD8$^+$细胞百分率下降，常伴有 CD4$^+$细胞百分率增高，CD4$^+$/CD8$^+$比值升高。其他自身免疫病如 HBsAg 阳性的乙型肝炎、多发性硬化症活动期、自身溶血性贫血、类风湿关节炎、重症肌无力、急性 GVHD 或排异反应时患者都具有类似的 T 淋巴细胞亚群异常分布的特征。

CD4$^-$/CD8$^+$比值减小是免疫缺陷病的重要指征。在获得性免疫缺陷综合征(AIDS)病人中,就存在着 CD4$^-$ 细胞数显著减少的现象,因而常常出现 CD4$^+$/CD8$^+$ 比值倒置。在一些上呼吸道感染的病人中,体内 CD8$^+$T 淋巴细胞的数量和功能都有异常增高。

2. T 淋巴细胞亚群和病毒感染 很多感染性疾病和免疫抑制有关, CD4$^+$/CD8$^+$ 比值倒置是病毒感染性疾病的重要指征。在水痘、猩红热、麻疹病人中 CD3$^+$、CD4$^+$ 细胞数减少,CD8$^+$ 细胞数增多,CD4$^+$/CD8$^+$ 比值降低。在急性期和复发的传染性单核细胞增多症中也有 CD4$^-$/CD8$^+$ 比值降低的现象,它是由 CD8$^+$ 细胞数增高引起的。此外,HBsAg 阳性的乙型肝炎、疱疹感染以及血吸虫病患者都有类似的 CD4$^+$/CD8$^+$ 比值下降的报道。

3. T 细胞亚群和肿瘤发生 许多研究都证实肿瘤病人外周血中 T 淋巴细胞亚群数值异常。其特征是患者体内 CD3$^+$ 细胞、CD4$^+$ 细胞明显减少,而 CD8$^+$ 细胞明显增加,CD4$^+$/CD8$^+$ 比值显著降低。在实体瘤患者像消化道癌症、肝癌、乳腺癌等病人中都有 CD3$^+$、CD4$^+$ 细胞数降低,CD8$^+$ 细胞数增多, CD4$^+$/CD8$^+$ 比值明显降低的现象。在血液系统肿瘤病人中 T 淋巴细胞亚群的异常变化就更为复杂。上述结果说明肿瘤病人的细胞免疫功能处于免疫抑制状态,患者对识别和杀伤突变细胞的能力下降,形成了肿瘤的生长、转移。通过监测肿瘤病人 T 淋巴细胞亚群的异常变化,了解机体的免疫动态,可指导临床上使用免疫调节剂及其他药物治疗肿瘤病人,以调节其免疫功能,增强机体的抗肿瘤能力。

4. T 淋巴细胞亚群与造血 随着 T 淋巴细胞亚群检测技术在各方面的应用,现已发现骨髓造血细胞的增殖和分化障碍与 T 淋巴细胞亚群异常有关。如在再生障碍性贫血与粒细胞减少症中,患者体内外周血 CD4$^+$ 细胞数减少,CD8$^+$ 细胞数增多,CD4$^+$/CD8$^+$ 比值明显下降。在血小板减少症患者中 CD3$^+$、CD4$^+$ 细胞百分比都有明显的下降,相应的 CD4$^+$/CD8$^+$ 比值显著下降。骨髓重建期病人的 T 淋巴细胞亚群也存在着数量上的不平衡,它可能是骨髓移植后病人免疫功能低下的重要原因。骨髓异常增生综合征(MDS)患者的 CD4$^+$ 细胞百分比减少,CD8$^+$ 细胞百分比增高,CD4$^+$/CD8$^+$ 比值下降。这可能是骨髓异常增生综合征的继发表现,也可能是其发病的原发因素。

二、B 细胞(B cell,CD19)

【正常值】

CD19$^+$:0.10~0.15(10%~15%),各实验室应设自己的参考值。

【影响因素】

同 T 淋巴细胞亚群。

【临床解读】

1.B 细胞与免疫缺陷　免疫缺陷可以是先天性或获得性的。低丙种球蛋白白血病和无丙种球蛋白白血病常伴有 B 细胞减少。

2.B 细胞与淋巴瘤　非霍奇金淋巴瘤,80％来源于 B 细胞。因而一旦怀疑为淋巴瘤,就应仔细用 FCM 对 B 细胞的表现型进行分析,可以分析血、骨髓及活检淋巴结等。首先确定肿瘤细胞的来源:B 细胞性($CD19^+$)或 T 细胞性($CD3^+$)。也有可能某些淋巴病来源于单核细胞($CD11^+$)或裸细胞,而表现出非 T 细胞非 B 细胞。

三、造血干细胞($stem\ cell, CD34^+/38^-$)

【正常值】

$CD34^+$ 细胞在正常外周血中占有核细胞的 0.1％～0.3％,骨髓 7％～3％。

【影响因素】

骨髓或外周血白细胞要用 PBS 稀释至 $1×10^6/ml$ 后进行免疫标记,并注意设立相应的同型对照。

【临床解读】

1. 外周血造血干细胞(PBSC)采集前 $CD34^+$ 细胞动员有效性的监测　一般来说,外周静脉血有核细胞中 $CD34^+$ 细胞达到 1％以上时,可以考虑行 PBSC 单采术。否则,应继续动员。

2. 各种造血干细胞移植物的 $CD34^+$ 细胞剂量控制　BMT、PBSCT 的 $CD34^+$ 细胞剂量＞$2×10^6/kg$,脐血干细胞移植时,$CD34^+$ 细胞剂量可少至 BMT 或 PBSC 的 1/10,即 $2×10^5/kg$。

3. 化疗强弱的掌握　化疗后血象恢复的快慢取决于对造血干/祖细胞损伤的强度。$CD34^+$ 细胞的测定可以判断化疗的强度。要求化疗强度控制在杀伤一定比例而非所有 $CD34^+$ 细胞。

4. 贫血的鉴别(如再生障碍性贫血、缺铁性贫血)　如果再生障碍性贫血的原因属于干细胞受累,则 $CD34^+$ 细胞可以明显降低(＜0.01),缺铁性贫血时,$CD34^+$ 细胞数量应在正常范围之内。

5. 基因治疗　$CD34^+$ 的 HSC 作为缺陷基因的靶细胞有它独特的优点,因为 HSC 具有自我更新的能力,因此,缺陷基因导入此类细胞后能维持终身,从而彻底治愈疾病。显然,CD34$^+$ HSC 的精确测定显得非常重要。

四、自然杀伤细胞
(Natrural killer cell,CD3$^-$/CD(16+56)$^+$)

【正常值】

CD3$^-$/CD(16+56)$^+$:7~40%。

【影响因素】

同 T 淋巴细胞亚群。

【临床解读】

自然杀伤细胞(NK 细胞)在体内具有免疫监视功能,对肿瘤的生长及转移具有抑制作用。许多临床资料表明,胃、乳腺、卵巢、肺癌及白血病等患者 NK 细胞功能低下。研究发现恶性脑瘤、胃及直肠癌患者外周血 NK 活性的测定值都低于正常对照组,其中晚期癌症患者下降尤为显著,提示 NK 活性与癌症的发生,发展及预后相关。

五、人白细胞抗原 B27
(human leukocyte antigen B27,HLA-B27)

【正常值】

不同试剂正常值参考范围不同。

【影响因素】

建议在每一次测试样本前,同批处理一个已知 HLA-B27 阳性和 HLA-B27 阴性的样本,作为测试系统的质控品。同时要求:获取的细胞中至少有 2% 为 T 淋巴细胞,以保证软件能够设门;CD3$^+$ 和 CD3$^-$ 细胞群要能清楚分开,软件能够识别。

【临床解读】

HLA-B27 抗原的表达与强直性脊椎炎有高度相关性,超过 90% 的强直性脊椎炎患者其 HLA-B27 抗原表达为阳性,普通人群中仅 5%~10% 为阳性,而强直性脊椎炎由于症状与许多疾病相似而难以确诊,因此 HLA-B27 的检测在疾病的诊断中有着重要意义。此外,许多其他的疾病与 HLA-B27 抗原的表达有或多或少的相关性,比如 Reiter's 综合征,HLA-B27 阳性率为 70%~90%;银屑病性关节炎,HLA-B27 阳性率为 50%~60%;葡萄膜炎,HLA-B27 阳性率为 40%~50% 等。HLA-B27 的检测在这些疾病的诊断中也非常有价值。

六、白血病免疫分型
（leukemia immunophenotyping）

【影响因素】

骨髓或外周血白细胞要用 PBS 稀释至 $1 \times 10^6/ml$ 后进行免疫标记,并采用 CD45/SSC 设门进行分析,以避免细胞碎片、死细胞及红细胞的污染,同时需设同型对照及阴性对照,减少假阳性。

【临床解读】

白血病免疫分型对白血病诊断、治疗、预后的判断,微量残留的检测以及发病机制的研究都具有较重要的作用。

1. 弥补 FAB 分型的不足:FAB 对 ALL 的分辨能力有限。仅将 ALL 分为 L1、L2、L3 型。已经证实小淋巴细胞 L1 型和多型性 L2 型对临床治疗没有帮助,也没有发现免疫学和遗传学的差异。免疫分型不仅准确地将 ALL 分为 T-ALL 和 B-ALL,而是将 B-ALL 进一步分为 Pro-B（B-Ⅰ）、普通 B（B-Ⅱ）、Pre-B（B-Ⅲ）和成熟 B（B-Ⅳ）。

2. 诊断仅表达个别非本系列相关抗原的急性白血病（LY$^+$-ALL、MY$^+$-ALL）,通过免疫分型,可诊断表达个别淋巴细胞系统抗原的急性髓系白血病（LY$^+$-ALL）。其临床特征,预后转归与 LY$^-$-AMY、MY$^-$-ALL 不同,应采用不同的治疗策略,故免疫分型为白血病治疗措施的个体化提供了依据。

3. 急性双系或双表型白血病的诊断:急性混合细胞白血病指急性白血病髓系和淋巴细胞系统均受累的一个亚型,是一种少见类型的白血病。常分为双表型、双系列型、双克隆型,其中双表型、双系列型较常见。双表型是指同一白血病细胞群,同时表达髓系和淋系标记;双系列型指存在两种或两种以上的细胞亚群,分别表达淋系和髓系标记。由于双表型急性白血病（BAL）是一种起源较早的疾病,预后较差,其诊断率的提高需要较全面的免疫表型（尤其是系列特异性较强的标记）检查。

七、P-糖蛋白（P-glycoprotein，P-gP）

【正常值】

P-gP$^+$ ≤0.05（5%）（血液）。

【影响因素】

同 T 淋巴细胞亚群。

【临床解读】

1. P 糖蛋白是一种相对分子质量为 170 000 的跨膜糖蛋白(P170),它具有能量依赖性"药泵"功能。P-gP 既能与药物结合,又能与 ATP 结合,ATP供能,使细胞内药物泵出细胞外,减低了细胞内的药物浓度使细胞产生耐药性。MDR$_1$ 有两种不同的表型:对第一次化疗产生的耐药天然性耐药;在化疗过程中产生耐药的获得性耐药。化疗前 MDR 高表达的肿瘤,其化疗作用往往不理想,化疗前 MDR 低表达的肿瘤,对化疗有较好的效果,化疗后高表达的肿瘤与肿瘤的疗效及复发有关,如非霍奇金淋巴瘤、急性淋巴细胞白血病、慢性淋巴细胞白血病等。有资料报道,复发和难治的白血病其 P-gP 表达增加。

2. 成人白血病 P-gP 表达与预后的关系:据苏州医学院对成人白血病 P-gP 检测的报道,以 P-gP≥10% 为阳性:P-gP$^+$ 的 AML 完全缓解率明显小于 P-gP$^-$ 的 AML,而在 ALL 中无显著性差异;P-gP$^+$ 的 ALL 患者,6 个月复发率高于 P-gP$^-$ ALL 患者,P-pg$^+$ 患者的平均无病生存期较 P-gP$^-$ 者短,提示 P-gP 过度表达是成人急性白血病预后不良的因素,P-gP 是判断疗效及早期复发的一个重要指标。

八、血小板选择素(platelet-selectin,CD62P)

【正常值】

CD62P$^+$≤0.048(4.8%)(血液)。

【影响因素】

同 T 淋巴细胞亚群。

【临床解读】

血小板黏附分子 CD62P 可以诊断处于血栓前状态或已有血栓形成的患者,为手术中血小板活化提供特异性指标,对抗血小板药物的应用具有指导意义。CD62P 与肿瘤转移密切相关。国内外研究表明,肿瘤患者尤其是中晚期肿瘤患者血小板黏附分子的表达和释放增加,处于激活状态;血管内皮损伤、血小板与肿瘤细胞相互作用及作用时释放的生物活性物质是血小板激活和释放的主要原因;血小板可增强肿瘤细胞与内皮细胞,内皮下细胞外基质的黏附,对肿瘤细胞血行转移的所有中间步骤多有促进作用,并直接参与肿瘤细胞的转移过程。

九、DNA 倍体分析（DNA ploidy analysis）

【DI 判定标准】　①DI＝1.0±0.1(0.9～1.0)为二倍体；

②DI＝1.0±0.15(0.85～1.15)为近二倍体；

③DI＝2.0±2CV(1.90～2.10)为四倍体；

④DI＞2.10 为多倍体。

【影响因素】

1. 实验应设正常对照，一般以人外周血淋巴细胞作为正常二倍体参照，若检测标本为组织，则应以同种正常组织细胞为参照。

2. 人为因素造成的死细胞都会影响荧光参数。死细胞会成为 G_0/G_1 期前峰，可误认为是亚二倍体峰或凋亡峰。死亡细胞超过 20％，免疫试验多不可靠。

【临床解读】

DNA 的非整倍体出现与癌变率和癌前病变增生程度有关，是癌前病变发生癌变的一个重要指标。DNA 非整倍体出现是鉴别良性与恶性肿瘤的特异性指标：良性肿瘤和正常组织良性增生不出现 DNA 非整倍体细胞而恶性肿瘤常可出现异倍体细胞，实体瘤以超三倍体或多倍居多。实体恶性肿瘤的非整倍体出现率＞70％，淋巴瘤和白血病以亚二倍体居多，出现率达 50％。交界性肿瘤形态学介于良、恶性之间，难于鉴别。如果交界性肿瘤出现异倍体即已具有恶性特征，尽管病理形态学尚不能证实，也应视为恶性。非整倍体的肿瘤：恶性程度高，复发率高，转移率高，预后差。近二倍体和二倍体肿瘤，预后差。但少数肿瘤的 DNA 分析对预后无判断价值。

第8章　常用治疗性药物浓度监测

一、环孢素 A(cyclosporine A,CsA)

【正常值】

CsA 有效血药浓度:骨髓移植 100~200ng/ml;肝移植 200~300ng/ml;肾移植 100~200ng/ml。

【影响因素】

1. 性别与年龄　使用相同的剂量,CsA 血药浓度男性、年轻患者低于女性、老年患者,主要原因是 CsA 受肝 P450 酶的影响,而 P450 酶活性在男性、年轻患者中较高、代谢较快。

2. 饮食　食物的脂溶性或水溶性可影响 CsA 的吸收程度,CsA 是脂溶性药物,口服吸收慢且不完全。当与某些脂溶性食物(如牛奶)、果汁或其他饮料同时服用,会使 CsA 峰浓度、谷浓度及 AUC 都增高,从而提高其生物利用度。果汁中葡萄柚汁应特别注意,葡萄柚汁可使小肠上皮细胞中 CYP3A4 含量降低 62%,使 CsA 在通过小肠吸收进入血液前被代谢的量减少,而使 CsA 血药浓度增高。另外,绿豆食品可使 CsA 血药浓度降低。

3. 术后时间　肾移植术后,CsA 用量从 8~10mg·kg·d^{-1},逐渐递减,最后维持在 1.2~3mg·kg·d^{-1}。CsA 血药浓度监测显示在术后 0~3 个月,3~6 个月及 6 个月以后浓度呈现由低至高,再逐渐降低,然后趋于平稳的趋势。可能原因是术后 CsA 吸收缓慢而不规则,生物利用度较低,因此术后早期尽管服用 CsA 剂量较大,但血药浓度仍相对偏低。随着时间延长,机体功能逐渐恢复,吸收增加,同时药物在体内逐渐蓄积,因而在剂量减少的情况下,CsA 反而呈现出上升趋势。约 6 个月后患者的各项功能已基本恢复正常并相对稳定,故血药浓度又随着剂量的递减呈下降趋势。

4. 红细胞计数及血红蛋白含量　临床发现 CsA 血药浓度与红细胞计数(RBC)、血红蛋白(HGB)含量呈正相关,可能因为长期慢性肾衰竭导致体内促红细胞生成素水平低下,而影响骨髓造血功能。肾移植术后,短期内体内促红细胞生成素还达不到正常水平,故患者红细胞计数(RBC)、血红蛋白(HGB)含量降低。而 CsA 广泛分布于所有血液组分中,60%～70% 被红细胞摄取,约 30% 结合于血浆蛋白质和其他蛋白质,因此 RBC、HGB 含量会影响 CsA 血药浓度。

5. **样本凝血**　CsA 广泛分布于所有血液组分中,全血是监测 CsA 浓度最理想的样本,因此当全血样本中出现凝血块时可导致 CsA 血药浓度明显减低。因此,留置 CsA 血药浓度监测样本时,一定要选用含抗凝剂的试管。

6. **留样时间**　留样时间准确与否直接影响到 CsA 血药浓度监测结果。CsA 服药方法为 12h 1 次,血药浓度监测点为服药前(谷浓度 Cmin)及服药后 2h(峰浓度 Cmax)。故留样时间应在每次服药前及服药后 2h。

7. **监测时机**　服用 CsA 后达稳态血药浓度的时间一般为 3d,肝功能异常的患者达稳态血药浓度的时间则更长,因此,对于一般患者,CsA 血药浓度的监测时机应为调节剂量开始 3d 后,才能取得准确的 CsA 血药浓度监测值。

8. **采血部位**　CsA 静脉给药时,其血药浓度监测样本的采集部位应是输液侧的对侧,以确保样本的血药浓度值能准确反映患者体内的药物浓度。

9. **药物剂型**　CsA 的生物利用度与其制剂的工艺密切相关,例如瑞士Sandoz 药厂的山地明(CsA sandimmunc)与新山地明(neoral),后者在剂型及工艺都较前者优良,使得其生物利用度、吸收稳定性等较前者有了很大的提高和改善。临床观察发现更换服用不同厂家、不同批号、不同剂型的药物都会造成 CsA 浓度的异常波动。

10. **生理或病理状态**　①肝功能的影响。CsA 的组织分布主要在肝,由肝细胞色素 P450 酶代谢,主要经胆汁及粪便排泄,6% 经尿排出。肝功能减退可减少 CsA 的清除和代谢,造成 CsA 在体内蓄积,增加其全血浓度,大部分轻、中度肝功能异常的患者可通过减量及采取护肝措施恢复肝功能,但对胆红素＞100umol/L 的患者,一般很难治愈,其最后死于肝衰竭。②胃肠道的影响。CsA 主要在回肠缓慢吸收,胃排空加快、糖尿病患者胃低张力、长期服药可增加药物的吸收。而胃排空减慢、胆汁分流、胃肠蠕动增加、胰外分泌减少、腹泻和肠炎均可减少药物的吸收。

11. **移植器官种类**　不同类型器官移植受者对 CsA 的生物利用度有明显差异。健康人口服 CsA 的生物利用度平均为 30%;而骨髓移植病人为

34%；肾移植病人为 27.6%；儿童肾移植病人为 31%；成人心脏移植病人为 35%；肝移植病人为 27%。

12. 药物相互作用

(1)可使 CsA 血药浓度升高的药物：高血压是肾移植术后常见的严重并发症，发病率＞50%。对其并发症的治疗一般首选钙通道阻滞药。常用的药物有尼卡地平、硝苯地平、维拉帕米等，由于钙通道阻滞药大多会改变肝微粒体 P450 酶的活性，合用这些药物会使 CsA 血药浓度升高。大环内酯类抗生素，如红霉素、交沙霉素、罗红霉素、克拉霉素等，能抑制 P450 酶的活性，减少 CsA 及其产物的清除以及促进其胃肠的吸收，与 CsA 合用可升高其浓度。促胃动力药，如西沙比利、甲氧氯普胺、多潘立酮，可加快 CsA 的胃排空速度，缩短 CsA 在胃内的滞留时间，使 CsA 很快进行肝肠循环，吸收增加，CsA 浓度随之升高。H_2 受体拮抗药，如西咪替丁、雷尼替丁，具有抑制胃酸分泌和对肝药酶的抑制作用，从而抑制 CsA 的代谢，使 CsA 血药浓度升高。氟喹诺酮类药，如左氧氟沙星、环丙沙星等属于肝药酶的抑制药，与 CsA 合用将会抑制 CsA 的代谢和清除，使 CsA 血药浓度升高。四环素、氯霉素、多西环素都是肝药酶抑制剂，合用可使 CsA 血药浓度升高。唑类抗真菌药，如咪唑类的酮康唑、克霉唑；三唑类的氟康唑、伊曲康唑等，在体内的代谢，主要是以其环上的氮原子与细胞色素 P450 系统的血红素铁结合，从而抑制 CYP3A4 酶活性，与 CsA 合用，可使 CsA 血药浓度升高。口服避孕药，如炔诺酮、甲基孕酮、炔诺孕酮，与 CsA 合用，抑制 CsA 的代谢，使 CsA 血药浓度升高。大剂量甲泼尼龙与 CsA 合用，会使 CsA 血药浓度显著升高。抗病毒药物更昔洛韦、阿昔洛韦使 CsA 血药浓度升高。抗糖尿病药格列本脲，利尿药乙酰唑胺都可使 CsA 血药浓度升高。中草药如盐酸小檗碱、小柴胡冲剂、汉防己甲素、大黄制剂等与 CsA 合用，会使 CsA 血药浓度显著升高。

(2)可使 CsA 血药浓度降低的药物：抗癫痫药苯巴比妥、苯妥英钠、卡马西平、扑米酮、甲琥胺为肝药酶诱导剂 CsA 合用，会使 CsA 血药浓度降低。抗结核药利福平、异烟肼、乙胺丁醇、吡嗪酰胺，抗糖尿病药曲格列酮均与肝药酶诱导药 CsA 合用，会使 CsA 血药浓度降低。联苯双酯对肝细胞色素 P450 酶有明显的诱导作用，可加速 CsA 的代谢，使 CsA 血药浓度降低。新青霉素Ⅲ、甲氧苄啶、磺胺甲基异噁唑和静脉注射磺胺二甲嘧啶等都可使 CsA 血药浓度降低。奥曲酞能降低 CsA 的肠道吸收，使 CsA 血药浓度降低，合用后可能增加 CsA 肾毒性的药物：与两性霉素 B、氨基糖苷类、顺铂、吲哚美辛、环丙沙星、甲氧苄啶等合用时,可增加肾毒性。与肾上腺皮质激素、硫唑嘌呤、环磷酰胺合用,会增加感染的概率。与普伐他汀、辛伐他汀、洛伐他汀、秋水仙碱合用,可抑制降血脂药的肝代谢,增加横纹肌溶解的不良反应。硝苯地平可增加牙龈病的增生。与甲氨蝶呤合用,可增加甲氨蝶呤与 CsA 的毒性作用,使血肌酐升高,交互降低两种药物的清除。与地高辛合用,能减少地高辛血浆清除率和体内分布容积,肌酐清除率降低,使地高辛血药浓度上升,而易出现蓄积中毒。与氢氯噻嗪、呋塞米等利尿药合用,可使肾小管重吸收,尿酸增加,易诱发痛风发作。

【临床解读】

CsA 血药浓度与疗效及毒性密切相关,生物利用度个体差异较大,血药浓度受许多因素的干扰,而剂量过大,则极易产生毒性,包括难以与排异反应相区分的肾毒性。因此进行血药浓度监测,寻找影响血药浓度变化的可能因素,对于提高器官移植的成功率,提高自身免疫性疾病的治愈率,降低其毒性和不良反应,具有重要的临床意义。同时,CsA 价格昂贵,器官移植病人用药期较长,剂量不足会影响疗效,出现排异反应,给病人造成很大的经济负担,或移植肾失活。因此,寻找能够提高 CsA 的血药浓度、降低 CsA 的剂量和不良反应的药物,具有药物经济学意义。

二、他克莫司(taerolimus,FK506)

【正常值】

根据美国匹兹堡推荐的有效血药浓度标准:移植后 1 个月以内 $15\sim20\mu g \cdot L^{-1}$;$2\sim3$ 个月 $10\sim15\mu g \cdot L^{-1}$;3 个月至 1 年 $5\sim10\mu g \cdot L^{-1}$;1 年以后 $5\mu g \cdot L^{-1}$。

【影响因素】

1. 种族、基因多态性　FK506 在体内主要由细胞色素 P450(cytochrome P450,CYP)3A 亚家族代谢。汉族人 CYP3API 等位基因出现的频率和基因型分布与白人存在显著差异,其在正常汉族人中出现的频率为 0.23,远高于白人的 0.092。研究发现,CYP3API 基因为 AA 型患者的血药浓度明显高于 AG 型或 GG 型。FK506 还是 P-糖蛋白(P-glycoprotein)的底物,编码 P-糖蛋白的基因是多药耐药基因 1(MDR1)。以往的研究表明,MDR1 基因为 CC 型患者的血药浓度明显低于 CT 型或 TT 型。

2. 性别、年龄　男性患者的浓度/剂量比值高于女性患者,老年人的浓度/剂量比值高于年轻人,达到目标浓度所需要的剂量较小。儿童对 FK506 的代谢较成人快,其要达到与成人相同的血药浓度,剂量为成人要求剂量的 1.5~2 倍。

3. 肝功能　肝功能不良者的 FK506 血药浓度高峰水平高于肝功能正常者,且易引起肾毒性。

4. 不同的移植群体　研究发现,肝移植后肝功能不全者 FK506 的半衰期延长,总清除率下降。另有研究发现,骨髓移植患者的半衰期和表观分布容积与肾移植患者相似,但高于肝移植患者;骨髓移植患者的总清除率高于肝移植患者,低于肾移植患者。提示不同的移植群体对 FK506 药动学有影响。

5. 血细胞比容、血红蛋白　FK506 在血液中大量进入红细胞,其红细胞内部分可达全血浓度的 75%~95%。所以血红蛋白和血细胞比容可能对 FK506 在体内的分布和代谢产生影响。由于高血红蛋白或高血细胞比容时 FK506 进入红细胞增加,使血浆浓度和血浆游离药物浓度低于低红细胞比容者,进而导致肝对药物的清除减慢,同时红细胞中大量结合的药物也可以直接增高 FK506 的全血浓度。

6. 饮食　研究发现,进食可影响该药的吸收,含一定脂肪的食物可降低该药的吸收速度和数量。因此,为使 FK506 有最大程度的吸收,患者应在进食前 1h 或进食后 2~3h 服药。

7. 给药时间　研究发现,早晨服 FK506 后测得的药动学参数与晚间服药相比,时间-浓度曲线下面积显著增大,峰值时间显著缩短,峰值浓度显著提高。提示 FK506 药动学参数会因给药时间的不同而改变。

8. 联合用药　由于 FK506 在肝通过 CYP3A 进行代谢,所以当其与抑制或诱导 CYP3A 的药物联合应用时,将影响其代谢过程,导致血药浓度增加或降低。

(1)能升高 FK506 血药浓度的药物:唑类抗真菌药酮康唑、伊曲康唑、咪康唑、克霉唑中的杂环氮原子能与 P450 血红素中的铁原子直接结合,从而抑制 P450 的活性,肝代谢会因此受到抑制,血药浓度升高。临床上利用酮康唑的这一特点将其与 FK506 或环孢素 A 合用,以达到降低免疫抑制药的剂量和费用。

钙拮抗药硝苯地平、地尔硫草等是 CYP3A4 的重要底物,与 FK506 合用时有可竞争性抑制 FK506 的肝代谢。

大环内酯类抗生素红霉素、克拉霉素、罗红霉素等与 CYP3A4 结合并抑制其活性,与 FK506 合用时增加其浓度。

另外氯霉素、奈法唑酮、达那唑、溴隐亭、环孢素 A(CsA)、舒林酸、奎尼丁、利多卡因、麦角胺、咪达唑仑、奥美拉唑、泼尼松龙、他莫昔芬、甲地孕酮、炔诺酮、地塞米松、炔雌醇、交沙霉素等,与 FK506 合用时增加其血药浓度。

(2)能降低 FK506 血药浓度的药物:抗结核药利福平是 CYP 和 P-糖蛋白的强效诱导药,它对 CYP1A2、CYP3A4 和 CYP2C 均能产生诱导作用,所以当它与 FK506 合用时能通过诱导肝及小肠的 CYP3A4、P-糖蛋白,促进 FK506 的代谢,使其血药浓度下降。

当 FK506 与其他 CYP 3A4 的诱导药如苯妥英钠、苯巴比妥、卡马西平、安乃近及异烟肼等合用时可能会增加 FK506 的代谢,从而降低其血药浓度。

9. 测定温度　FK506 大部分与红细胞结合,红细胞似巨大的 FK506 存库,药物在红细胞和血浆之间快速转化,这种转化与温度有关,当温度升高后,FK506 自红细胞中释放量增多,血药浓度上升。

10. 监测方法　生物体液中 FK506 的测定方法较多,如放射受体分析法、ELISA、MEIA、HPLC/MS、化学发光法等。不同的方法样本提取过程不同,对代谢物的识别亦不同,因此所得结果也不相同。

【临床解读】

FK506 作为新型免疫抑制药,对多种器官移植及免疫系统疾病有很好的疗效,目前已被广泛用于肝、肾、心、肺等器官的移植。但是该药具有肾毒性及神经毒性等不良反应,且和用药剂量呈相关性,故临床上可通过降低剂量改善症状。该药用药剂量较小,有效血药浓度范围窄,血药浓度稍高易出现毒副作用,稍低则出现排异反应。此外由于影响细胞色素 P450 中介的药物相互作用以及患者个体药动学的差异,因此对 FK506 稳态谷浓度进行治疗药物监测是十分必要的。

三、地高辛(digoxin)

【正常值】

地高辛血清浓度正常值为 0.5～2.0ng/ml。

【影响因素】

1. 年龄　老年患者血清地高辛浓度较高的原因可能为①老年人因脏器的退行性改变,肝、肾清除率降低,可致地高辛半衰期延长;②老年人由于骨骼肌减少,导致地高辛表观分布容积降低,引起血药浓度上升;③老年人组织Na^+、K^+-ATP酶活性下降,对药物更敏感。因此在应用常规剂量治疗心力衰竭时,地高辛在体内的排泄随着年龄增长而延长,故老年人应用地高辛时应减少剂量并延长给药间隔时间。

2. 体重　地高辛在体内分布广泛,以肾、心肌浓度最高,骨骼肌浓度虽低于心肌浓度,但骨骼肌重量大,体内大部分药物与骨骼肌结合,成为地高辛在体内的重要贮库。当体内骨骼肌量下降,体重减轻时地高辛表观分布容积相应缩小,血药浓度可相对增高。

3. 疾病　不同疾病状态对地高辛血药浓度有显著影响。地高辛主要经肾排泄,肾功能不全的患者清除率下降,排泄减慢,半衰期延长,易引起地高辛在体内蓄积中毒;严重的心功能不全、冠心病、肺源性心脏病、甲状腺功能减退症等患者,由于心肌缺氧缺血,可使心肌对地高辛的敏感性增加,易发生中毒现象;甲状腺功能亢进症患者对地高辛药动学的影响表现在机体清除率增加,消除半衰期减短,表观分布容积减小等,可导致地高辛血药浓度降低。

4. 药物相互作用

(1)可使地高辛血药浓度升高的药物:抗心律失常药奎尼丁、维拉帕米、胺碘酮与地高辛合用,可使后者肾清除率下降、表观分布容积降低,血浆地高辛浓度增高50%以上。卡托普利和地尔硫䓬等钙拮抗药与地高辛合用,可降低肾清除率,使地高辛血药浓度增高。抗生素如红霉素、四环素等可抑制肠腔菌群,减少地高辛降解,以致其生物利用度提高,可使地高辛浓度增高40%以上。噻嗪类和襻利尿药使用不当,可致低钾血症,导致心肌对强心苷敏感性增加,而出现强心苷中毒性心律失常。

(2)可使地高辛血药浓度降低的药物:利福平、苯妥英钠、苯巴比妥等肝药酶诱导药,可通过诱导肝药酶而促进地高辛在肝内的代谢,使血清地高辛浓度降低。硝普钠、左旋多巴等,可促进地高辛在肾小管的分泌和肾清除率增加,使地高辛浓度降低。癌症化疗药物,如环磷酰胺、长春新碱、氟尿嘧啶、甲氨蝶呤、阿糖胞苷和多柔比星等,可损伤肠道黏膜,减少地高辛的吸收,使地高辛浓度降低。氢氧化铝、胃舒平、药用炭、氮芥等药物口服时,能使胃肠道吸收受阻,降低或缩短地高辛作用,使血清地高辛浓度降低。甲氧氯普胺、西沙比利、莫沙比利、多潘立酮能加快胃及小肠蠕动,联合用药时,可使地高辛吸收减少、血药浓度降低。降血脂药考来烯胺和考来替泊与地高辛合用,可在肠腔内吸附地高辛,使其经肠道吸收减少,地高辛浓度降低。

5. 患者依从性　不按医嘱用药,造成用药剂量不足和用药间隔时间不当,可影响地高辛血药浓度。

6. 取样时间　取样时间对其测定结果的临床价值有较大影响,取样时间一般应在达稳态后(一般需 5~6 个 $t_{1/2}$,用药 7~10d)取血,口服给药后药-时曲线呈吸收、分布和消除相,注意要在消除相取样,此时能反映效应组织靶器官的药物浓度。

7. 地高辛生物利用度　有报道称不同厂家生产的地高辛片,生物利用度有显著性差异;同一厂家生产的不同批号的地高辛片,生物利用度也有差异。因此在治疗过程中更换厂家制剂时,应注意血药浓度的变化。

8. 其他　为保持实验室测定结果的连续性和可比性,应尽量避免更换免疫分析试剂盒的生产种类和厂商以及批号,并应在同一间实验室和相对恒定的温度下进行监测。

【临床解读】

地高辛血药浓度监测的目的是使药物达到最佳治疗效果,同时使药物的不良反应降到最低。地高辛有效治疗范围只是一个较为笼统的概念,相同的血药浓度值在不同患者引起的药理作用可能不同,有的表现为良好的治疗作用,有的则表现为中毒。因此,在血药浓度监测的基础上,全面考虑、综合分析临床症状和相关指标,利用临床药物动力学和临床药理学的原理,制订合理的个体化给药方案,以保证临床用药做到安全有效。

四、氨茶碱(aminophylline)

【正常值】

氨茶碱有效血药浓度为 10~20μg/ml。

【影响因素】

1. 年龄　新生儿肝药酶活性远远低于成年人,可使茶碱代谢减慢,故新生儿用氨茶碱时应控制剂量;儿童对茶碱的敏感性较成人高,清除率较快,半衰期较成人短,需慎用;老年人茶碱清除率低,半衰期延长,因此老年患者及长期用药者应注意氨茶碱血药浓度监测,以防中毒。

2. 吸烟　吸烟能诱导肝微粒体药物代谢酶,可使氨茶碱清除率增加 50%~100%,对每天吸烟>15 支者的清除率影响更为明显。因此,对吸烟患者,按一般常规给药方案很难达到有效治疗浓度,临床应根据患者情况制订个体化给药方案。

3. 疾病 充血性心力衰竭、急慢性通气阻塞、肺源性心脏病、肝硬化、呼吸道病毒性感染等疾病时,患者茶碱分布容积与正常对照组均无明显差别,但清除率明显下降。

4. 食物 高蛋白饮食可增加肝内生物转化,使茶碱代谢加快,半衰期下降;高碳水化合物及含甲基黄嘌呤饮食可干扰肝生物转化而降低其清除率。

5. 给药时间 茶碱的药动学参数有明显的昼夜变化规律:上午给药,生物利用度及半衰期均较高,故血药浓度也较高;下午及晚上给药,生物利用度及半衰期均有明显下降,晚上清除率较上午、下午为高。茶碱血药浓度:上午>下午>晚上,因此对于夜间有哮喘发作的患者,可在晚上稍增加剂量。

6. 药物相互作用

(1)可使氨茶碱血药浓度升高的药物:大环内酯类抗生素,如红霉素、麦迪霉素、乙酰螺旋霉素等,为肝微粒体酶抑制药,可抑制茶碱的代谢和清除,使血药浓度异常升高;喹诺酮类,如依诺沙星、环丙沙星、氧氟沙星、克林霉素、林可霉素等可抑制肝微粒体混合功能氧化酶,使茶碱代谢降低,总清除率下降,血药浓度升高,尤以依诺沙星为著,当茶碱与上述药物伍用时应适当减量。西咪替丁为 H_2 受体拮抗剂细胞色素 P450 的抑制剂,合用时,可使茶碱代谢减慢,清除率下降,血药浓度升高。异烟肼为肝药酶抑制剂,长期合用,可使茶碱血药浓度升高。磺胺甲基异噁唑的血浆蛋白质结合率较高,在体内竞争性地与蛋白质结合,使茶碱的血药浓度明显升高。美西律能阻止茶碱的脱甲基而使茶碱的清除率减慢,血药浓度升高。别嘌醇、口服避孕药为肝药酶抑制剂,可使茶碱的清除率减慢,血药浓度升高。大蒜素可使茶碱的清除率减慢,半衰期明显延长,血药浓度异常升高。沙丁胺醇,该药为β-受体激动药,可使茶碱半衰期延长,分布容积减少,消除速率常数变小,吸收速率增加,血药浓度升高。

(2)可使氨茶碱血药浓度降低的药物:苯巴比妥、苯妥英、卡马西平、利福平为肝药酶诱导药,可刺激茶碱肝中代谢,加快茶碱清除率,使血药浓度降低;另外茶碱也干扰苯妥英的吸收,两者血浆中浓度均下降,合用时应调整剂量。咖啡因可与茶碱竞争酶系统和受体,加速茶碱消除,缩短半衰期,同时可增加茶碱的毒副反应。特布他林(博利康尼)可使茶碱血药浓度降低,但疗效相加,故可降低茶碱的毒副反应,增强其疗效。泼尼松(强的松)可使茶碱的生物利用度与半衰期分别下降 53% 与 27%,同时泼尼松的生物利用度也下降 48%,长期使用泼尼松即使停药后,短期内仍会对茶碱产生耐受性。硝苯地平可使茶碱的血药浓度明显下降,AUC 明显减小,但不影响茶碱的代谢过程。酮体芬可使茶碱代谢加快,血药浓度下降,但同时可加强支气管扩张作用,使茶碱的血药浓度在 $5.2\mu g/ml$ 时即可出现较好的疗效,故两药合用较有益。两性霉素也可使茶碱的血药浓度下降。普萘洛尔为 β-受体阻滞药,可抑制支气管扩张作用,故两药不宜配伍,但普萘洛尔可用于茶碱中毒,可用于纠正茶碱中毒患者的低钾血症和高糖血症,改善血流动力学。麻黄碱可使茶碱血药浓度下降,不良反应增加,故不宜配伍。茶碱与锂盐合用时,可使锂的肾排泄增加,使疗效下降。

【临床解读】

氨茶碱的"治疗范围"是一个较笼统的概念,医生不能机械的遵照"治疗范围",这是 TDM 工作中的一条普遍规则。氨茶碱中毒或有效浓度的界限不是绝对的,有的人血药浓度低于 $20\mu g/ml$,却已发生不良反应,高于 $20\mu g/ml$ 仍无任何不良反应,另有一些人血药浓度低于 $10\mu g/ml$ 就有良好的治疗效果,这与患者对药物的反应性、敏感性、病理生理状态、年龄、吸烟、饮食、药物相互作用、遗传等因素有关,即治疗范围本身也存在个体差异,所以氨茶碱疗效的判断、剂量的调节等应与临床疗效结合起来才客观科学。

五、卡马西平(酰胺咪嗪,Carbamazepine,CBZ)

【正常值】

CBZ 有效血药浓度为 $4\sim12\mu g/ml$。

【影响因素】

1. 药物自我诱导作用　由于本品具有自我诱导作用(autoinduction),治疗一段时间后,需要增加剂量才能维持原来的血药浓度。

2. 联合用药　由于卡马西平与其他抗癫痫药物(如苯妥英钠、苯巴比妥、丙戊酸等)均可诱导肝细胞色素 P450 同工酶,同时服用则相互影响各自的血药浓度,故提倡单一用药,从而减少药物相互作用,并易于评定疗效。

3. 年龄　研究表明,儿童与成人的 CBZ 药动学不尽相同。儿童应用该类药物时应注意药物代谢随发育的成熟程度的不同而不同,新生儿期药物的清除率低,出生后 6 个月内明显增高,到幼儿期达最高值,以后逐渐降低,到青春期达到成人值。

4. 药物相互作用　西咪替丁、烟酰胺、抗抑郁药、大环内酯抗生素、异烟肼、西咪替丁等均可使 CBZ 血药浓度升高,出现毒性反应。而丙氧吩(Prop-

oxyphene)及三乙酰竹桃霉素(Troleandomycin)可干扰 CBZ 代谢而致血药水平及毒性增高。

【临床解读】

由于 CBZ 具有吸收不规则、代谢酶诱导作用、有效治疗浓度范围窄[(4~12)μg/ml]等特点,使 CBZ 药物动力学存在着明显的个体差异,每位患者治疗前所需要维持的最低有效血药浓度不尽相同,进行血药浓度监测可以帮助患者找出最佳控制浓度,以达到最佳疗效及最小不良反应。对其进行血药浓度监测,对病人实施个体化给药,是临床安全用药的保障。

六、丙戊酸(valproic acid,VPA)

【正常值】

VPA 有效血药浓度为 50~100μg/ml。

【影响因素】

1. **联合用药** 治疗癫痫提倡单一用药。但在治疗一些难治性癫痫时常需要两种或两种以上抗癫痫药物联合应用才能奏效。VPA 和 CBZ 联合应用在癫痫治疗中最常见(VPA 为肝药酶抑制剂,CBZ 为肝药酶诱导剂)。两药合用时能使 VPA 的肝毒性代谢产物增加,并增加 VPA 清除率,且随 CBZ 合用剂量增加而增加。在两药合用时必须对 VPA 进行血药浓度监测,根据监测结果加大 VPA 使用剂量。

2. **药物相互作用** 阿司匹林和其他水杨酸类可将 VPA 从血浆蛋白结合点上置换出来,使游离型 VPA 浓度升高到足以导致中毒的程度;VPA 和苯巴比妥、扑癫酮、苯妥英钠等合用时,由于后几种药的酶诱导作用,使 VPA 的半衰期缩短。

3. **标本留样时间** VPA 与血浆蛋白质的结合在常规治疗浓度范围内可达到饱和。游离型的部分和清除率在 1 日内的波动(高达 2 次)可因被游离脂肪置换或因昼夜节律的影响而发生变化,因而进行血药浓度监测时,应在统一的时间内采取标本。

4. **肝肾功能** VPA 主要在肝脏代谢,其血药浓度过高易引起肝功能损害,因此,要定期对患者肝、肾功能进行检测,并根据血药浓度监测结果,调整用药剂量。

【临床解读】

VPA 不良反应轻微,近几年来受到临床的广泛应用。但 VPA 的药动学较复杂,受年龄、性别、身高和体重等生理特征;肝功能、肾功能损害等病理情况;合并用药、吸烟及饮食对药物处置的影响等。药动学存在明显的个体差异,剂量和血药浓度之间缺乏稳定的相关性,因此,必须对患者进行定期的肝、肾功能检测及 VPA 血药浓度监测,以实行个体化用药,避免因剂量过小致疗效不足或剂量过大而加重不良反应的危险以及不必要的经济负担。

七、苯妥英钠(phenytoin sodium)

【正常值】

苯妥英钠有效血药浓度为 $10\sim20\mu g/ml$。

【影响因素】

1. 药物的吸收　抗酸剂、细胞毒性药物、活性炭等可减少苯妥英钠的吸收。

2. 生理或病理状态　苯妥英钠与血浆清蛋白结合率高。老年人、妊娠晚期、肝硬化、尿毒症等血浆清蛋白减少,同时服用可与苯妥英钠竞争清蛋白结合位点的药物如丙戊酸、保泰松、水杨酸类、磺胺类等以及体内具有较高浓度的尿素、胆红素等内源性物质,均可使苯妥英钠与清蛋白结合率下降、游离药物浓度升高而总浓度无变化。对测定苯妥英钠总浓度的结果进行分析解释必须考虑上述影响。另外肝功能损害者,因对苯妥英钠生物转化受损,亦可致血药浓度升高,半衰期延长。

3. 药物相互作用　同时服用苯巴比妥、卡马西平、利福平等肝药酶诱导药,可使苯妥英钠血药浓度降低;同时服用西咪替丁、异烟肼、氯霉素、胺碘酮等肝药酶抑制药,可使苯妥英钠血药浓度升高。

【临床解读】

由于苯妥英钠有效治疗浓度范围窄、个体差异较大以及饱和代谢及非线形动力学等特征,使得它的稳态血药浓度、药物消除速率与剂量不成正比例变化,而且中毒症状与癫痫发作症状相似,仅凭服药剂量或症状难以判断,因此非常有必要对苯妥英钠进行血药浓度监测,以减少或避免因其血药浓度过低或过高而造成的疗效不佳或不良反应。监测苯妥英钠的血药浓度,使给药方案个体化,对保证苯妥英钠在临床测定方法应用的安全性、有效性等方面具有积极的作用。